KB071437

정신신경면역학 개론

An Introduction to Psychoneuroimmunology

신경희 저

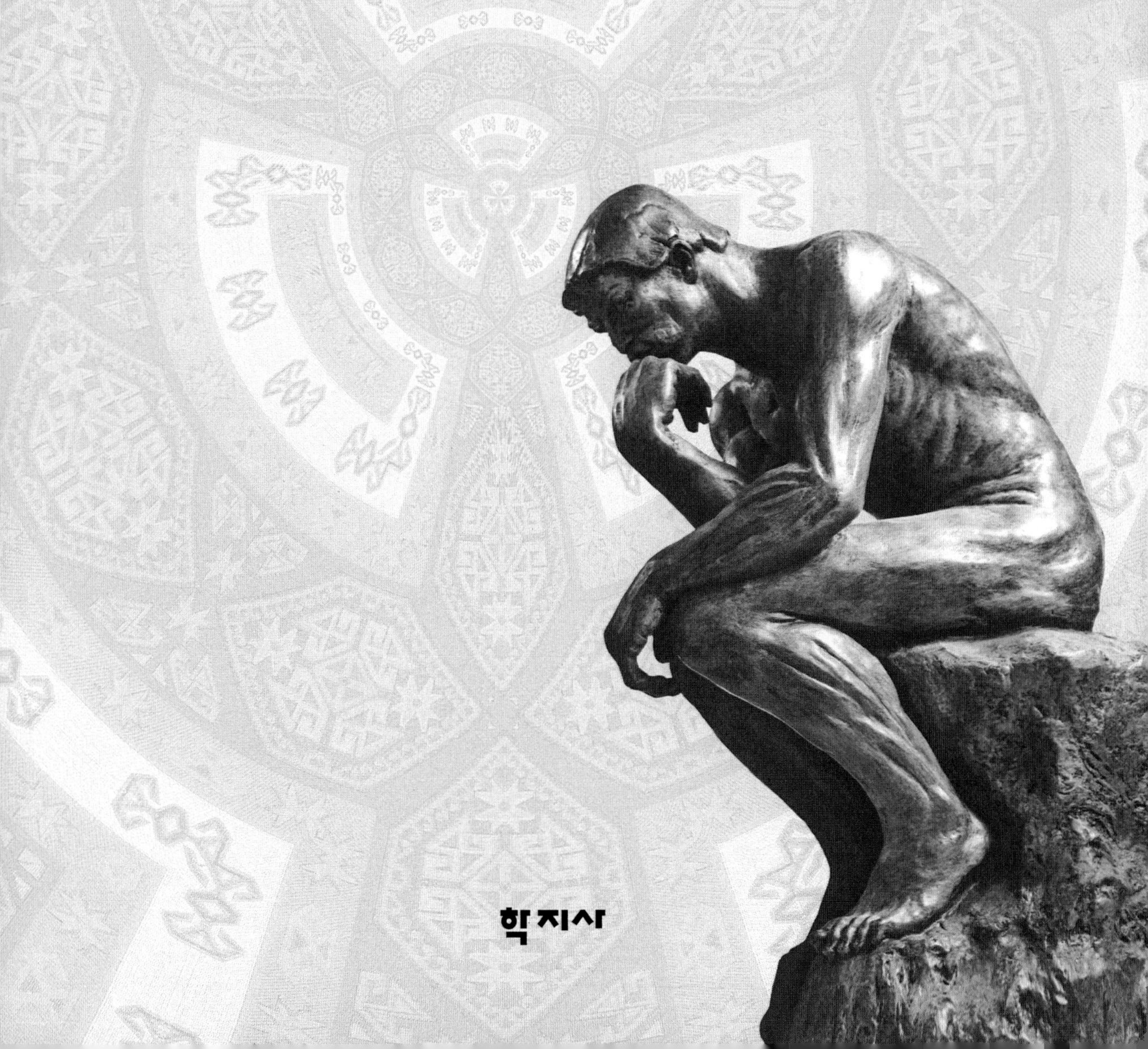

학지사

저자의 말

우울증을 흔히 마음의 감기라 하지만 우울하다고 감기약을 복용하는 사람은 없다. 그런데 감기약은 실제로 우울증을 완화할 수 있다. 면역계의 전령물질인 사이토카인(cytokine) 중에는 중추신경계에 작용하여 우울감을 만드는 것도 있는데, 감기약에 처방되는 소염진통제가 그 사이토카인의 작용을 억제하기 때문이다. 항우울제인 선택적 세로토닌 재흡수 억제제(selective serotonin reuptake inhibitor: SSRI)는 급성 심근경색을 경험한 환자의 심근경색 재발 및 사망 위험을 절반 가까이 감소시킨다. 질병이나 스트레스가 있을 때 발생하는 체내 염증반응과 자살 충동이 관련이 있다거나, 스트레스 시 방출되는 스트레스 호르몬들이 면역 기능을 억제하여 감염성 질환과 악성종양의 발생률을 증가시킬 뿐 아니라 만성 대사성질환과 노화의 원인이 된다는 것도 밝혀졌다. 이러한 현상들은 몸과 마음의 세계를 엄격히 분리하고 인체를 소화기계, 호흡기계, 순환기계 같은 모듈(module)식 시스템의 집합으로 바라보는 기존 생리학의 모델로는 설명할 수도 없고 질병의 예방이나 치료를 위한 지식으로 활용되지도 못한다.

신경계-내분비계-면역계가 양방향으로 연결되어 있고 이를 기반으로 몸과 마음이 상호작용한다는 정신신경면역학(psychoneuroimmunology: PNI)의 발견은 우리의 상식과 과학을 얼마나 뒤흔드는 것일까? 면역계가 신경계에 영향을 미친다면 면역 기능의 부조가 정신과적 장애의 원인이 될 수도 있을까? 면역학적 자아가 분열되어 면역계가 자기(self)를 비자기(non-self)처럼 공격하는 자가면역질환이 정신적인 분열, 즉 조현병(정신분열증)과 흔히 동반되는 이유를 이러한 방식으로도 설명할 수 있을까? 동전의 앞뒷면이 떼려야 뗄 수 없는 관계이어서 한쪽의 크기가 변하면 다른 쪽의 크기도 반드시 변하고, 한쪽이 구부러지면 다른 쪽도 반드시 구부러진다는 단순한 사실을 몸과 마음에 관한 의학적 지식으로 전환하는 것은 왜 이렇게 어려울까?

우리가 현대의학이라 부르는 생의학(biomedicine)은 뉴턴 물리학과 데카르트의 심신이원론을 기반으로 한 기계론적 · 환원론적 패러다임에 기초한 질병 치료 중심의 의학이다. 따라서 질병으로 고통받는 사람과 질병을 분리해서 보고 질병을 진단, 치료하는 데 있어서 환자의 삶의 맥락이나 마음의 세계를 고려할 수 있는 이론을 가지고 있지 않다. 어찌 보면 현대 의과학은 정신(精身)의 분열 위에 성립된 셈이다. 20세기의 의학은 현대 과학 문명의 상징으로 여겨질 만큼 괄목할 진보를 했지만, 역설적으로 신종질환의 출현과 만성질환의 만연이라는 현실 앞에서 점점 무력한 모습을 드러냈다. 스트레스 학자 로버트 사폴스키(Robert Sapolsky)의 표현처럼, 현대인은 순전히 머리로 질병을 만들어 낼 수 있을 만큼 너무 지혜롭고, 온갖 질병에 시달려 볼 수 있을 만큼 너무 오래 살게 되었지만, 의학은 여전히 질병 중심의 의학 모델, 기계론적 특정병인론에서 벗어나지 못하고 있다.

20세기 중반부터 건강의 의미는 다중차원의 웰빙(multi-dimensional well-being)이라는 개념으로 변화되었다. 다중차원의 웰빙으로서 건강을 추구하는 데에는 의학 이외의 학문도 참여하는 다학제적 접근이 필수적이지만, 그 협력도 아직은 제한적인 분야에서의 방법론적 접촉에 머물고 있다. 전일적 건강을 주창하고 시작된 통합의학(integrative medicine) 역시 그 철학을 온전히 구현하지 못한 채, 심리학과 보완대체의학(complementary and alternative medicine)이 생의학의 기술적 레퍼토리를 추가하는 것에 그치고 있다. 근본적인 협력을 위한 선결과제는 학문 간, 의학 체계 간 철학과 이론까지 교류할 수 있는 정합적 원리를 마련하는 것이다. 정신신경면역학은 그러한 원리를 제공하는 학문이자 통합 연구의 학문적 플랫폼이다. 이미 정신신경면역학의 연구 주제는 심리학과 정신의학은 물론 철학, 신학, 사회학, 생태학, 진화학 등으로까지 확대되고 있다.

정신신경면역학에 기반을 두고 실질적 경계가 허물어진 학문들, 비과학에서 주류과학으로 편입된 연구 주제들은 무수히 많다. 특히 보완대체의학에 관한 서적들은 정신신경면역학을 열정적으로 인용하며 과학적 타당성을 확보하고 현대적 세련미를 더하려 한다. 하지만 그 이면에서는 여러 문제가 나타나고 있다. 오도된 정신신경면역학에 대한 관심이 학계뿐 아니라 대중에게까지 확대되고 있는 현재 상황은, 오히려 정신신경면역학의 학문적 위상을 위협하고 있다. 무엇보다도 정신신경면역학이 마치 기존의 과학적 연구 규범과 절차를 필요로 하지 않거나 그것을 우회하는 것을 허용하는 듯한 오해를 일으키는 내용들이 국내의 대중서적은 물론 학술 저널에서조차 발견되는 것은 매우 우려스러운 일이다. 이러한 문제들은 정신신경면역학에 대한 국내 교육과 연구가 미진한 데에서 비롯된다. 정신신경면역학이 주류에서 이탈한 '프린지(fringe)'라거나 '정신 나간 면역학(crazy immunology)'이라 불리던 적이 있었다. 하지만 이제 프린지는 팩트(fact)가 되었고, 정신 나간 면역학은 학자들이 열광하는(crazy) 주류과학(mainstream science)이 되었다. 이러한 변화는 정신신경면역학의 연구자들이 철저하고 엄격한 과학적 검증을 거친 연구물로써 학계의 높은 벽을 허물었기 때문에 가능했던 것임을 기억해야 할 것이다.

저자가 정신신경면역학 강의를 시작한 지도 꽤 오랜 시간이 흘렀고 정신신경면역학에 관한 관심도 다방면에서 많이 증가하였지만, 아직 국내에는 교과서는 물론 제대로 된 번역서조차 없는 실정이다. 그 사이에 여러 분야에서 정신신경면역학 연구가 부분적으로 소개되었고, 서적이나 기사를 통해 대중들도 그 내용을 접하게 되었다. 그러나 그중 적지 않은 내용이 정신신경면역학을 잘못 이해하거나 자의적으로 해석하여 무분별하게 이용하고 있다. 국내에서 정신신경면역학이 학문적으로 발아하기도 전에 학문의 토양이 오염되고 있는 것이다.

이 책은 저자가 그동안 해 온 정신신경면역학 강의 내용을 요약한 것이다. 연구 범위가 하루가 다르게 확대되고 있고, 세부적인 지식들이 이내 새것으로 대체되어 버리고 마는 본 학문의 특성상, 매년 강의 교안을 전면적으로 재검토할 수밖에 없다. 이러한 상황에서 교과서를 집필한다는 것은 쉽지 않은 작업이고, 위험을 감수해야 하는 일이기도 했다. 다양한 전공 분야의 독자들을 대상으로 하여 개론서를 쓰는 것은 기술적으로 쉽지 않은 일이고, 독자들이 이 거대한 규모의 학문에 압도되지 않도록 내용을 구성하는 것은 더욱 난제였다. 이와 같은 이유로 이 책에서는 지나치게 전문적이고 세부적인 사항에 관한 기술은 최소화하고 큰 틀과 흐름을 포괄적으로 이해하도록 하는 데 중점을 두었다. 어떤 독자에게는 익숙한 개념이 다른 독자에게는 생소할 수 있으므로 이를 위한 배려에도 고민을 하였다. 그러한 개념 중 필수적인 것을 선별하고 [주]에 설명을 담았다. 독자들은 본문의 흐름이 끊어지지 않는 가운데, 각자 선택적으로 주석을 활용할 수 있을 것이다. 또한 책의 내용이 상호 참조되도록 주석으로 안내하여, 한 단원에서 부족한 설명을 다른 단원에서 보완할 수 있도록 하고, 반복되는 설명 없이 내용 전체가 유기적으로 연결되도록 하였다. 물론 이 정도의 장치로도 충분하지 않음을 느끼는 독자들이 있을 것이다. 그러한 독자들에게는 장편소설의 줄거리를 파악하는 느낌으로 책을 읽기를 권한다. 이야기의 맥락을 파악할 때 등장인물 하나하나의 이름과 특징을 정확히 짚고 넘어가는 것은 중요하지 않다. 독자들이 이 책에서 처음 만나는 전문용어 중 대부분은 조연이나 엑스트라에 불과하므로 새 용어에 걸림이 없기를 당부드린다. 주연급의 용어들은 조금씩 의미가 확대되면서 반복 설명되므로 어느 순간 친숙하게 느껴질 것이다.

이 책의 일차적인 목표는 기계론이고 환원론적인 패러다임 위에 구축된 기존 학문들의 경계와 이원론적인 질병 치료 패러다임을 허물고 몸과 마음, 생명체와 환경의 관계를 유기적이고 통합적인 관점에서 조망할 수 있는 통합 치유의 생리학적 프레임을 제공하는 것이다. 먼저 순환기계, 소화기계, 호흡기계처럼, 해부학에 기초한 기존 생리학의 틀을 허물고 생체의 모든 시스템을 하나로 연결하는 호르몬, 신경전달물질, 사이토카인 같은 전령물질들의 흐름에 주목한다. 이들 전령물질들에 의해 생리학 분과들의 통합이 이루어지고 난 다음에는, 몸과 마음의 통합이, 마지막으로는 생명체와 환경의 통합이 단계적으로 설명될 것이다. 정신신경면역학 공부를 시작하면, 어떤 전령물질은 어느 장기에서 분비가 되고 어떤 작용을 한다는 식으로 정리해 두었던 기존 생리학의 지식은 대부분 쓸모없는 것이 되고 만다. 신체의 시스템(계)들 사이, 몸과 마음 사이를 오가는 전령물질들의 기능과 고도의 상호작용 방식을 특정하려는 시도는, 달리는 말에서 네 다리의 위치를 결정하려는 것과 같을 것이다. 우리가 알 수 있는 것은 각 전령물질들의 가장 기본적인 의미와 용법일 뿐이며, 정신신경면역학을 통해서 궁극적으로 얻게 되는 깨달음은 수십조에 이르는 인체 세포 사이에서, 몸과 마음 사이에서, 나아가 생명과 환경 사이에서 고도의 복잡성, 정밀성, 유연성을 가지고 소통과 조절을 유지해 가는 통합 시스템에 대한 경외일 뿐이다.

정신신경면역학은 전일적 건강을 추구하는 통합적 의학의 생리학적 기반, 즉 통합생리학이다. 통합생리학이 동양의학과 서양의학, 전통의학과 현대의학, 심리학과 생의학의 병인론과 치유론을 하나로 엮는 중심에는 '스트레스'라는 허브(hub)와도 같은 개념이 있다. 정신신경면역학을 비롯한 현대의 많은 통합적 학문의 발전을 견인해 온 스트레스 연구는 정신신경면역학을 생리학적 기반으로 하는 새로운 의학에서도 여전히 중심 개념이 될 것이다. 몸과 마음의 건강 증진과 질병 치료에 관하여 연구하고 헌신하는 모든 사람이 정신신경면역학과 스트레스의학을 통하여 생명과학 시대의 학문적 지평을 넓히고 생명에 대한 철학적 깊이를 더하게 되기를 바란다.

2018년 2월

신경희

| 축약 차례 |

제1부 정신신경면역학 개요

제1장 정신신경면역학의 성립 18

1. 정신신경면역학의 정의와 역사 20
2. 의료 환경의 변화와 정신신경면역학의 성립 31
3. 또 다른 통합적 접근들 45

제2장 정신신경면역학으로의 접근 64

1. 통합생리학으로서의 정신신경면역학 66
2. 통합 패러다임으로서의 정신신경면역학 70
3. 통합의 3단계 73

제2부 통합생리학

제3장 생리학의 재구성 76

1. 생의학과 전령물질 78
2. 항상성과 정보전달시스템 80
3. 신경-내분비-면역계와 항상성 84
4. 전령물질 140
5. 신경-내분비-면역계의 상호작용 177

제4장 심신의 상호작용 196

1. 마음의 생리적 기반 198
2. 마음의 생리학 203
3. 심신의학과 마음 233

제5장 정신신경면역학과 에너지의학 272
1. 전령물질과 에너지 274
2. 화학적 정보와 물리적 정보의 변환 275
3. 생명에너지 291
4. 현대 에너지의학 301

제6장 질병과 치유 304
1. 새로운 의학모델 306
2. 전일주의 의학과 내적 치유기제 316
3. 전일적 스트레스의학 343

제3부 임상 적용과 연구

제7장 임상에서의 실제 370
1. 스트레스 연구와 임상에서의 변화 372
2. 통합의학의 과학적 기반 375

제8장 PNI 연구 과제 380
1. 현대적 양생의학 수립 382
2. PNI 패러다임과 정밀의학의 접목 385
3. 생명과학 시대의 패러다임 제시 387
4. 의학의 진, 선, 미 회복 390

차례

저자의 말 3

제1부 정신신경면역학 개요

제1장 정신신경면역학의 성립 18

1. 정신신경면역학의 정의와 역사 20
   1) 정신신경면역학의 정의 20
   2) 정신신경면역학의 철학과 역사 21
      (1) 생의학의 패러다임 22
      (2) 정신신경면역학의 철학적 기원 23
      (3) 정신신경면역학의 출범 26
2. 의료 환경의 변화와 정신신경면역학의 성립 31
   1) 건강과 질병에 관한 인식의 변화 31
   2) 서브헬스와 질병 없는 병 36
   3) 면역학의 발달과 내적 치유기제의 발견 38
   4) 통합의학, 심신의학의 출범 40
3. 또 다른 통합적 접근들 45
   1) 통합스트레스의학 46
   2) 행동의학과 행동신경학 49
   3) 후성유전학 51
   4) 심리학과 통합심리학 54
   5) 정신신체의학과 신체심리학 58
   6) 양자론과 홀로그램 패러다임 59

제2장 정신신경면역학으로의 접근 64

1. 통합생리학으로서의 정신신경면역학 66

2. 통합 패러다임으로서의 정신신경면역학 70

3. 통합의 3단계 73

제2부 통합생리학

제3장 생리학의 재구성 76

1. 생의학과 전령물질 78

2. 항상성과 정보전달시스템 80

3. 신경-내분비-면역계와 항상성 84

1) 신경계, 내분비계, 면역계 84

(1) 신경계 85

(2) 내분비계 93

(3) 면역계 97

(4) 신경-면역 통합체계와 적응-방어 기제 104

2) 항상성 삼각형 107

3) SAM축과 HPA축 111

4) 주요 통합 기관 114

(1) 시상하부 115

(2) 뇌하수체 116

(3) 위장관 118

(4) 피부 124

(5) 심장 127

(6) 송과체 130

(7) 흉선 136

(8) 부신 138

4. 전령물질 140

1) 신경전달물질 141

(1) 아미노산, 아민 141
(2) 신경펩타이드 147
(3) 아세틸콜린, 기체형 신경전달물질 152
2) 내분비 호르몬 153
(1) 고전적 호르몬과 호르몬의 작용 방식 154
(2) 면역 조절에 관련된 호르몬 157
(3) 인지, 정서, 행동에 영향을 미치는 호르몬 162
3) 면역계의 전령물질 171
(1) 사이토카인과 신경내분비계 172
(2) 면역세포가 만드는 펩타이드 호르몬 175
5. 신경-내분비-면역계의 상호작용 177
1) 면역계와 항상성 177
2) 감각기관으로서의 면역계 179
3) 신경내분비계와 면역계 181
4) 자율신경계와 면역계 183
5) 면역계의 기억과 학습, 그리고 임상적 의미 184
6) 스트레스와 면역 187
7) 정신장애와 면역 192

제4장 심신의 상호작용 196

1. 마음의 생리적 기반 198
2. 마음의 생리학 203
1) 변연계와 편도체 204
2) 정서와 정서반응 210
3) 인지와 정서, 기억과 감정 214
4) 이성과 감성의 통합 219
5) 전두-변연 연결, 심리적 차원의 건강 225
6) 사회적 뇌, 사회적 차원의 건강 228
3. 심신의학과 마음 233
1) 전일주의적 심신의학과 현대 심신의학 235
2) 플라세보와 선택적 약효 발현 239
3) 조건화된 면역반응 243
4) 통증과 고통, 그리고 마음 246

5) 인지과학과 구성주의 251
6) 영적 건강, 종교, 그리고 건강과 질병 256
7) 종교와 영적 활동의 치유 기제 259
8) 양자물리학과 의식 267

제5장 정신신경면역학과 에너지의학 272

1. 전령물질과 에너지 274

2. 화학적 정보와 물리적 정보의 변환 275
1) 물리적 정보의 형태 276
2) 감각 정보의 여과, 그리고 송과체 282
3) 생체 전자기 284
4) 생체광자 289

3. 생명에너지 291
1) 생명에너지 사상과 생체장 292
2) 빛, 파동, 생명 현상의 조절 296
3) 호흡과 압전 현상 299

4. 현대 에너지의학 301

제6장 질병과 치유 304

1. 새로운 의학모델 306
1) 건강생성모델과 스트레스 306
2) 시스템이론과 항상성, 항동성 308
3) 스트레스, 적응, 질병 312

2. 전일주의 의학과 내적 치유기제 316
1) 전일주의 의학의 병인론과 치유론 316
2) 내적 치유기제 320
3) 이완 시스템 323
4) 오타코이드와 내인성 치유물질 327
5) 중추신경계의 내인성 치유물질 329
6) 멜라토닌 334
7) 일산화질소 338
8) 내인성 치유물질과 외인성 약물 340

3. 전일적 스트레스의학 343
1) 스트레스와 전일적 건강 344
2) 스트레스와 질병 346
(1) 스트레스와 신체적 질병, 노화 350
(2) 스트레스와 심리·행동적 장애 356
(3) 스트레스의 후성유전학적 영향 360
3) 스트레스의학과 전일주의 의학 364

제3부 임상 적용과 연구

제7장 임상에서의 실제 370

1. 스트레스 연구와 임상에서의 변화 372
2. 통합의학의 과학적 기반 375

제8장 PNI 연구 과제 380

1. 현대적 양생의학 수립 382
2. PNI 패러다임과 정밀의학의 접목 385
3. 생명과학 시대의 패러다임 제시 387
4. 의학의 진, 선, 미 회복 390

참고문헌 392
찾아보기 415

그림 목차

[그림 2-1] 신경계, 내분비계, 면역계의 상호작용 66
[그림 2-2] 존재의 대둥지 68
[그림 2-3] 스트레스와 질병을 연결하는 경로들 71
[그림 3-1] 세포막의 수용체 단백질과 이온의 흐름 83
[그림 3-2] 신경계의 구성 85
[그림 3-3] 자율신경계의 작용 86
[그림 3-4] 대뇌피질과 변연계 87
[그림 3-5] 신피질 88
[그림 3-6] 신경세포와 시냅스 89
[그림 3-7] 호르몬과 수용체 94
[그림 3-8] 내분비, 측분비, 신경분비, 자가분비 95
[그림 3-9] 면역 기관 99
[그림 3-10] 면역반응의 전개 과정과 주요 사이토카인 신호 103
[그림 3-11] 신경-내분비-면역계를 연결하는 호르몬 108
[그림 3-12] SAM축, HPA축과 면역계 114
[그림 3-13] 시상하부와 뇌하수체 117
[그림 3-14] 장신경계 120
[그림 3-15] 송과체와 시교차상핵 131
[그림 3-16] 부신의 위치와 구조 138
[그림 3-17] 면역계-신경계-내분비계의 상호작용 178
[그림 4-1] 변연계의 구조 206
[그림 4-2] 편도체의 입출력 경로 208
[그림 4-3] 편도체의 두 가지 입력 경로 216
[그림 4-4] 전전두엽의 주요 부위 223
[그림 4-5] 피니스 게이지의 뇌 손상 225
[그림 4-6] 항고혈압제 임상시험에서의 부작용 발생률 242
[그림 4-7] 인지적 표상으로서의 세상 252
[그림 4-8] 자아초월적 의식 상태에 도달하는 신경학적 과정에 대한 뉴버그의 모델 265
[그림 5-1] 생체 매트릭스와 세포골격 279
[그림 6-1] 안토노브스키의 건강생성모델 308
[그림 6-2] 일반적응증후군 314
[그림 6-3] 스트레스 시스템과 이완 시스템 325
[그림 6-4] 약물과 호르몬 수용체 327
[그림 6-5] 매슬로우의 욕구 위계 344
[그림 6-6] 스트레스 과정 모델 346

[그림 6-7] 항상성 모델과 이상성 모델 365
[그림 6-8] 취약성-스트레스-대처자원 모델과 체질-사기-정기론 367
[그림 8-1] 맞춤의학을 위한 시스템생물학과 PNI 기반의 생물심리사회적 모델 386

표 차례

〈표 1-1〉 윌버의 사상한 모델과 암의 다차원적 원인 43
〈표 3-1〉 면역세포의 종류 100
〈표 3-2〉 SAM축과 HPA축 113
〈표 3-3〉 주요 내분비 기관과 호르몬 155
〈표 4-1〉 편도체로부터 입력을 받는 뇌 영역들 209
〈표 6-1〉 통합적 의학의 사상한 345
〈표 6-2〉 스트레스에 대한 행동 반응의 유형 360

글상자 차례

[글상자 1-1] 심신의 관계에 관한 철학적 관점 24
[글상자 1-2] 생물심리사회적 모델과 과민성대장증후군 33
[글상자 1-3] 미국 보완통합건강센터의 보완대체의학 44
[글상자 2-1] 심장병 치료의 새 패러다임과 PNI 72
[글상자 3-1] 혈뇌장벽 89
[글상자 3-2] 현대 내분비학과 PNI 96
[글상자 3-3] 면역과 만성질환: 친염증성 사이토카인과 대사 항상성 110
[글상자 3-4] 장신경계와 뇌-장관 축 123
[글상자 3-5] 차크라 135
[글상자 3-6] 페닐에틸아민과 키스펩틴 147
[글상자 3-7] 옥시토신과 신뢰 행동 166
[글상자 3-8] 환경호르몬과 여성호르몬 171
[글상자 4-1] 불교 수행과 통증, 고통 250
[글상자 5-1] 근막과 기억 280
[글상자 5-2] 전자기파와 질병 288
[글상자 5-3] 일곱 에너지체와 존재의 대등지 295
[글상자 6-1] 체액설과 동양의학 318
[글상자 6-2] 자연의학의 원칙 320
[글상자 6-3] 옥시토신과 아난다마이드 334
[글상자 6-4] 허버트 벤슨과 내적 치유기제 339
[글상자 6-5] 당질코르티코이드 348
[글상자 7-1] 치유의 예술과 히게이아의 의학 374

제1부

정신신경면역학 개요

제1장

정신신경면역학의 성립

정신신경면역학은 신경과학, 내분비학, 면역학, 심리학을 중심으로 인간에 관한 모든 학문이 만나는 다학제적 학문으로서, 전인적 건강을 도모하는 의학의 기초가 되는 통합생리학이다. 건강의 정의는 신체적 · 정신적 · 사회적 차원을 포함하는 다중차원의 웰빙(multi-dimensional well-being)으로 변화되었다. 이에 따라 인간을 구성하는 모든 차원을 통합적으로 인식하는 비이원론적 패러다임과 질병 및 건강에 대한 다학제적 접근의 필요성이 증가하였다. 현재 생명과학의 최전선에서는 생명과 물질, 생명체와 환경, 몸과 마음의 경계를 넘나드는 연구들이 이루어지고 있다. 후성유전학(epigenetics)처럼 유전자라는 분자적 단위와 환경을 통합하는 연구, 양자생물학(quantum biology)이나 에너지의학(energy medicine)처럼 생물학과 물리학을 통합하는 연구들이 그러하며, 행동의학(behavioral medicine), 건강심리학(health psychology), 스트레스의학(stress medicine)처럼 의학과 심리학을 통합한 학문들의 연구 성과는 실제 임상 현장에 적용되고 있다. 정신신경면역학은 이 모든 연구가 교류하는 통합 연구의 학문적 플랫폼을 형성한다.

정신신경면역학의 역사에서 언급되는 첫 연구들은 20세기 초반의 스트레스 연구로 거슬러 올라

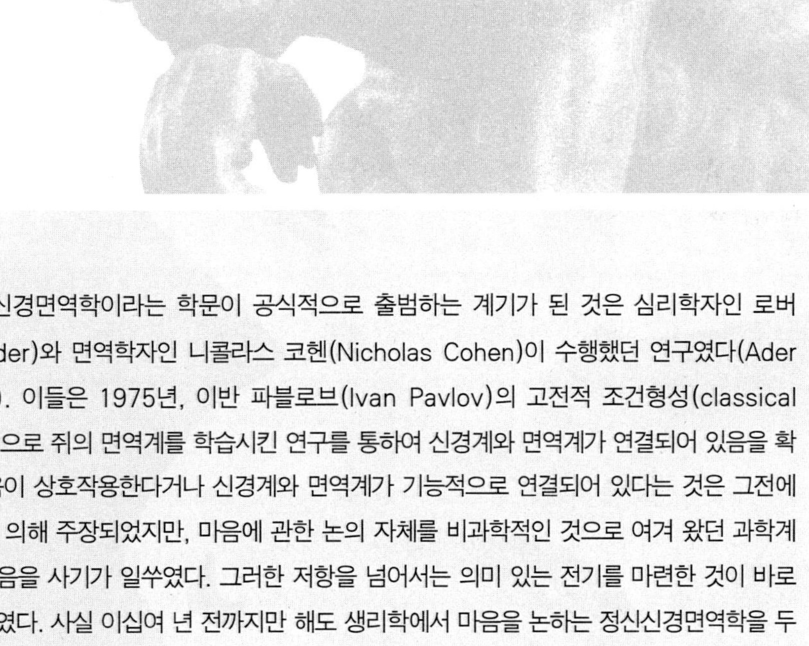

간다. 하지만 정신신경면역학이라는 학문이 공식적으로 출범하는 계기가 된 것은 심리학자인 로버트 애더(Robert Ader)와 면역학자인 니콜라스 코헨(Nicholas Cohen)이 수행했던 연구였다(Ader & Cohen, 1975). 이들은 1975년, 이반 파블로브(Ivan Pavlov)의 고전적 조건형성(classical conditioning) 방식으로 쥐의 면역계를 학습시킨 연구를 통하여 신경계와 면역계가 연결되어 있음을 확인하였다. 몸과 마음이 상호작용한다거나 신경계와 면역계가 기능적으로 연결되어 있다는 것은 그전에도 많은 연구자들에 의해 주장되었지만, 마음에 관한 논의 자체를 비과학적인 것으로 여겨 왔던 과학계에서는 비난과 비웃음을 사기가 일쑤였다. 그러한 저항을 넘어서는 의미 있는 전기를 마련한 것이 바로 애더와 코헨의 연구였다. 사실 이십여 년 전까지만 해도 생리학에서 마음을 논하는 정신신경면역학을 두고 프린지(fringe)라고 비판하거나 심지어 정신 나간 면역학(crazy immunology)이라고 조롱했던 사람들도 있었다. 그러나 그러한 수식들은 '통합생리학' '통합의 패러다임'이라는 새로운 표현으로 대체된 지 오래이며, 정신신경면역학은 주류과학(mainstream science)의 최첨단에서 과학의 새로운 지평을 열고 있다.

1. 정신신경면역학의 정의와 역사

정신신경면역학(psychoneuroimmunology: PNI)이라는 용어는 1980년 미국정신신체학회(American Psychosomatic Society)의 강연에서 로버트 애더(Robert Ader)가 처음 소개하였다(Ader, 1980). PNI는 신경계, 내분비계, 면역계의 상호작용, 그리고 이 상호작용에 행동이나 심리적 변인이 미치는 영향을 규명하고, 건강과 질병에 대한 함의를 연구하는 분야이다. 학문적 지위로는 신경내분비학(neuroendocrinology)과 면역학(immunology)을 중심으로 생리학의 여러 분야를 통합하고, 여기에 마음을 연구하는 심리학(psychology)을 결합하여 인간을 더욱 통합적, 전일적(全一的)으로 연구하는 다학제적 분야이다.

1) 정신신경면역학의 정의

PNI는 심리신경면역학 또는 정신신경내분비면역학(psychoneuroendoimmunology: PNEI)으로도 불린다. [주: 어떤 이들은 PNI와 PNEI를 별개의 학문으로 구분하기도 한다.] 어떤 명칭으로 불리든, 심리학, 신경내분비학, 면역학은 PNI의 중요한 세 축을 이루며, PNI는 심리/정신계, 신경내분비계, 면역계의 관련성을 과학적으로 규명하여 심신의 건강을 증진하고 질병을 치료하는 데 이용하려는 다학제적 학문이라 할 수 있다.

PNI는 오랜 기간에 걸쳐 여러 분야의 많은 연구자에 의해 발전해 온 개념이므로 연구자의 관점에 따라 PNI의 정의에도 다소의 차이가 있다. 먼저 생의학적 관점에서는 '신경계, 내분비계와 면역계 사이의 상호작용 및 연관성을 연구하는 분야'로 정의되거나, '의학 영역 안에서 면역 기능과 심리적 요인과의 상호작용이나 여러 가지 연관 기제(mechanism)를 해명하기 위해 발전한 학문'으로 소개되기도 한다. [주: 생의학(biomedicine)은 근대 이후 신체적 질병 치료를 중심으로 발전해 온 의학으로서 현대 서양의학을 뜻한다. 생물의학이라고도 한다.] 생리심리학이나 심리학적 관점에서는 '신경계에 의해 조절되는 행동과 면역계 간의 상호작용을 연구하는 분야' 또는 '행동, 신경계, 내분비계 및 면역계의 상호작용을 연구하는 학제간 분야' '마음, 면역계, 건강 사이의 관계를 연구하는 학문' '사회적·심리적 요인이 신경내분비, 면역 기능에 미치는 영향을 연구하는 분야' 등으로 정의되기도 한다. 한편 PNI 연구의 선구자 중 한 사람인 로널드 글래서(Ronald Glaser)는 '중추신경계, 내분비계, 면역계의 상호작용과 이 상호작용에 행동 및 스트레스가 미치는 영향, 그리고 이러한 상호작용의 건강에 대한 함의를 연구하는 분야'로 PNI를 정의하였다(Glaser, 1999).

PNI는 여러 별칭도 가지고 있다. 마음, 뇌, 면역계 간의 양방향 상호작용과 그에 따른 임상적 질환의 발현, 진행, 억제에 관하여 연구하는 이론이라는 의미에서, PNI를 '몸과 마음의 생리학(physiology of psyche and body)'이라 부르기도 한다. 레너드 위스네스키(Leonard Wisneski)는 PNI가 마음, 정서, 영성과 같은 개인의 정신세계가 외부의 세계와 상호작용하여 신체적 변화를 유도하는 방식을 전통적 생리학과 통합하는 학문이라는 의미에서 PNI를 '통합생리학(integral physiology)'이라 하였다(Wisneski, 2017). 생리학은 생명의 몸에 관한 이론이지만 통합생리학은 몸, 마음, 영성을 포함한 생명의 모든 것에 관한 이론이다.

2) 정신신경면역학의 철학과 역사

'정신신경면역학(psychoneuroimmunology)'이라는 용어는 로체스터대학의 심리학자인 로버트 애더(Robert Ader)와 면역학자인 니콜라스 코헨(Nicholas Cohen)에 의해 만들어졌다. 1975년 애더와 코헨은 PNI 분야의 기념비적 연구가 된 실험을 수행하였다. 이것은 러시아의 생리학자 이반 파블로브(Ivan Pavlov)의 고전적 조건형성(classical conditioning) 방식으로 쥐의 면역계를 학습시켜 신경계와 면역계가 연결되어 있음을 확인한 것이다(Ader & Cohen, 1975). 조건형성은 피드포워드(feed-forward) 학습이며 학습은 중추신경계에서 일어난다. 신경계가 면역계의 변화를 실질적으로 조절할 수 있다면, 이는 중추신경계와 면역계가 서로 연결되어 있음을 의미하는 것이다. 이것은 당시 생리학의 기본 이론을 뒤엎는 것이었으므로 수많은 논란을 불러일으켰다. 이들의 연구가 발표되기 전, 조지 솔로몬(George Solomon)과 루돌프 무스(Rudolph Moos)가 마음과 면역계의 관계에 관한 연구를 진행하고, 1964년 한 논문에서 '정신면역학(psychoimmunology)'이라는 용어를 사용하였는데(Solomon & Moos, 1964), 이를 PNI의 시작으로 보는 견해도 있다.

그러나 PNI의 역사에서 언급되는 첫 연구들은 20세기 초반 스트레스 연구자들의 것으로 거슬러 올라간다. 20세기 초에 월터 캐넌(Walter Cannon)은 감정의 변화가 신경계를 통하여 신체에 변화를 일으킨다는 것을 밝히고, '스트레스(stress)' '항상성(homeostasis)' '투쟁-도피 반응(fight-or-flight response)' 등의 용어를 정의하였으며, 스트레스 생리학자 한스 셀리에(Hans Selye)는 스트레스라는 과정 속에서 신경-내분비-면역계가 상호작용하는 것을 설명하는 생리학 이론을 확립하였다. 신경-내분비-면역계가 서로 연결되어 상호작용한다는 것의 궁극적 함의는 마음과 몸이 연결되어 있다는 것이다. 이러한 발견은 인간의 모든 시스템(계)과 차원을 통합적으로 인식하는 다학제적 연구와 비이원론적 패러다임의 출현으로 이어지게 되고, 수십 년 뒤 PNI라는 학문을 성립시키는 초석을 마련하였다.

(1) 생의학의 패러다임

모든 학문과 지식 체계는 각각의 철학, 즉 그들의 사고관과 인식을 규정하는 패러다임 위에서 성립되고 발전한다. 현대 과학의 철학적 기초는 르네 데카르트(René Descartes)의 심신이원론(mind-body dualism)이다. 모든 현상은 정확한 수학적 법칙 하에 존재한다고 한 갈릴레오 갈릴레이(Galileo Galilei)와 아이작 뉴턴(Isaac Newton), 실제적 사실만이 지식으로 받아들여질 수 있다는 데카르트, 새로운 과학의 접근은 쌓여 있는 기존 지식 하에서 시도되어야 한다는 프랜시스 베이컨(Francis Bacon) 등의 주장은 생의학을 비롯한 모든 현대 학문의 사상적 모태가 되었다.

16세기에 시작된 과학혁명과, 이어진 계몽주의 시대를 거치면서, 히포크라테스(Hippocrates)와 갈렌(갈레노스, Galenos)으로부터 이어져 온 전일주의적 서양의학은 점차 막을 내리게 되었다. 심신이원론에 기초하여 몸만을 다루는 유물론적 의학이 시작되고 기계론적 병인론이 수립되면서 인체는 물리 법칙에 의해 작동하는 기계와 같은 것으로 간주되었다. 심신이원론 자체가 정신적 세계를 부정한 것은 아니지만, 몸과 마음은 서로 영향을 미칠 수 없는 전혀 다른 세상에 놓이게 되었다. 물질적 우주 전체가 수학적인 용어로 설명이 가능하다는 피타고라스(Pythagoras)의 오래 전 통찰이 2000년 후 뉴턴에 의해 공식화되고, 우주는 수학적 법칙에 의해 정밀하게 움직이므로 미래는 결정되어 있다는 결정론적 우주론이 확립되자 과학에서 인간의 자유의지나 정신이 설 자리는 없었다. 건강은 신체적 이상이 없는 상태이고, 질병은 신체의 구조나 작동상의 결함으로 설명되었다. 객관적으로 관찰되는 증상을 교정하여 정상화하는 것이 의학적 개입의 목적이 되었고, 환자와 질병을 분리하여 환자보다 질병에 관심을 가지는 것이 합리적이고 바람직한 태도로 여겨졌다.

화가 나면 심장박동이 빨라지고 머릿속에 레몬을 떠올리면 입안에 침이 고이는 것처럼 심리적 자극이 신체적 변화를 유발하는 것은 누구나 일상적으로 하는 경험이다. 시험 기간 중의 학생들에게는 감기 발생이나 잠복형 바이러스 질환의 재발이 훨씬 많고, 전투를 앞둔 군인들에게는 예방접종에 대한 항체 생성률이 감소한다. 염증을 억제하는 약물이 우울증을 완화시키고, 백혈병 치료에 적용되는 골수이식이 정신과적 장애에서 치료 효과를 나타내기도 한다. 이처럼 몸과 마음이 별개가 아니라는 것을 입증하는 증거들은 개인의 경험에서부터 과학적 보고에 이르기까지 일일이 열거할 수 없을 만큼 많지만, 우리는 이러한 사실들을 질병을 이해하고 치료적 전략을 구성하는 데 충분히 활용하지 못하고 있다. 질병을 예방, 치료하는 데 있어서 삶의 맥락이나 마음의 세계를 고려할 수 있는 이론적 토대를 가지고 있지 않기 때문이다.

병리검사실에서 환자의 혈액이나 조직(tissue) 절편 같은 검체를 분석할 때 환자의 마음이나 삶은 고려되지 않는다. 그 분석 결과에 기초하여 질병을 진단하고 치료를 시행하는 과정에서도 환자의 몸은 마음이나 정서(emotion)로부터 분리된 것으로 취급한다. 정신분석학에 기초하여 몸 중심 심리치료를 행하는 일부 심리치료사들을 제외하면, 심리치료사들도 마음(mind)을 몸과 분리된 것으로 취급한다. 그러나 이러한 구분을 해제하고 몸과 마음의 치료를 통합해야 할 필요성이 현대의학의 황금기이자 심리학의 부흥기인 20세기 전반에 걸쳐 의학과 심리학 모두에서 서서히 대두되어 왔다. 데카르트의 심신이원론을 거부하는 현상은 서구의 문화에서 보편적 현상이 되었고, 분자적 수준의 생리학 연구가 이루어지고 뇌과학과 신경과학이 급속히 발달하면서 이들 분야에서는 심신이원론이 실질적으로 폐기되었다. 모든 생리적 변화는 의식적으로든 무의식적으로든 감정 상태에 변화를 일으키고, 역으로 의식적이거나 무의식적인 감정 상태의 변화는 생리적 변화를 일으킨다는 것은 신경생리학, 신경과학의 정설로 굳어졌다.

(2) 정신신경면역학의 철학적 기원

PNI를 간략히 몸과 마음이 어떻게 연결되어 있는가를 설명하는 학문이라 정의하기도 한다. 이 정의는 흔히 '심신상관성'이라는 단어로 축약된다. 많은 사람이 심신상관론은 심신이원론적 패러다임을 벗어난 통합적 관점이라고 생각한다. 이러한 의미에서 신경과학이나 인지과학도 심신이원론은 이미 폐기되었다고 말한다. 그러나 심신상관론이 무엇인지 정확히 정의하기는 아직 어렵다. 심신상관론은 해석하기에 따라 유심론적 일원론이나 유물론적 일원론에 포함될 수도 있고, 심신이원론의 하위 개념 중 하나에 속할 수도 있다.

[글상자 1-1] 심신의 관계에 관한 철학적 관점

동서고금을 막론하고 몸과 마음의 관계에 관한 다양한 해석은 인간의 지식에서 철학적이고 과학적인 근본적 논점 중 하나였으며, 특히 마음의 문제는 그 중심을 이루었다. 동양의학에서는 전일론적 세계관에 의해 몸과 마음, 사람과 우주를 하나의 역동하는 전체로 인식해 왔다. 전일론적 관점에서는 몸과 마음이 분리되지 않으며, 나아가 몸은 인간이 자연 및 우주와 지속적으로 교류하며 뒤섞인 현실의 장으로 인식되었다. 중국이나 인도의 사상에서는 몸과 마음이 분리되지 않은 하나였고, 사람과 자연의 관계 또한 불가분한 것이었다. 동양의학에서는 몸과 마음을 '불일이불이(不一而不二)'라 하여 둘이면서 하나이고, 하나이면서 둘인 실질적 합일체로 인식하였다.

서양에서도 마음과 몸의 관계에 대한 개념은 고대 그리스 때부터 논의되어 왔다. 의학에서 심신상관성에 관한 최초의 기술은, 정서의 불균형이 신체적 질병으로 나타나는 것에 대해 설명한 히포크라테스와 갈렌의 가르침에서부터 발견되었으며, 그러한 의학 전통은 중세까지 유지되었다. 그러나 중세를 지나면서 종교와 과학의 대립과 타협 속에서 몸과 마음의 관계에 대한 인식은 근본적으로 변화되었다. 우주나 인간에게서 나타나는 모든 현상의 배후에는 물리적 이치가 있을 것이라는 뉴턴의 기계론적 물리학을 기반으로 발전한 근대 과학은 유물론(materialism)적 심신이원론을 채택하였다.

그러나 데카르트의 심신이원론은 처음부터 딜레마를 가지고 출발했고, 스피노자(Baruch Spinoza)를 비롯한 여러 학자에 의해 비판을 받았다. 스피노자는 마음과 몸이 동일한 실체의 두 가지 다른 측면이라는 이중측면이론(double aspect theory)의 일원론(monism)을 주장하였고, 라이프니쯔(Gottfried Leibniz)는 심신평행론(psychophyisical parallelism)을 주장하며 몸과 마음은 태초부터 신에 의해 결정된 평행 상태로 존재한다고 하였다. 버클리(George Berkeley)는 실체는 마음의 지각을 통해서만 존재하며 신체는 마음 안에 있다는 유심론(immaterialism)을 주장하였다.

18세기에 라 메트리(La Mettrie)는 물질이 근본이고 마음은 신체 현상의 서술적 부분에 불과하다는 유물론을 주장하면서 인간의 영혼은 전적으로 신체 상태에 달려 있다고 하였다. 그의 주장에 따르면 생물이 자발적으로 생각하고 움직일 수 있기 위해서 마음 같은 것이 깃들어 있어야 할 필요는 없으며, 생각이나 행동은 생물의 물리적 구성으로부터 유래된 특성이다. 결국 인간은 기계이며 단지 다른 것들보다 좀 더 복잡한 기계일 뿐이다. 19세기에 호지슨(Shadworth Hodgson)은 마음은 신경계 작용의 부수적인 현상이라는 부수현상설(epiphenomenalism)을 주장하고, 사람의 그림자가 그 사람에게 영향을 줄 수 없는 것과 같이 마음은 신체에 영향을 주지 못한다고 하였다(Weiner, 2008). 더 이상 과학에서 마음이 설 자리는 없었다.

유물론은 정신적 현상 모두를 물질적 과정으로 설명할 수 있다고 본다. 의식, 감정, 행동을 신경전달물질이나 호르몬 같은 물질의 작용으로 해석하려는 신경과학적·생리심리학적 시도는 유물론적이지만 데카르트의 심신이원론과 구분하여 심신상관론이라고 부른다. 현대의 신경과학자나 인지과학자들도 마음(의식)을 신경계(뇌)에서 일어나는 물리화학적 작용의 산물로 설명한다. PNI 안에도 마음을 신경-내분비-면역계를 오가는 전령물질의 흐름에 부수적으로 나타나는 현상으로 설명하는 연구자들이 있다. 결과적으로 신체적인 장애는 물론 인지, 정서, 행동상의 문제들도 그러한 전령물질을 조절하여 교정할 수 있다는 전망을 제시하며, 심지어 인간의 영적이고 초월적인 경험들까지 뇌의 생화학적 작용으로 환원시키고 이와 같은 경험들과 정신과적 장애의 경계를 모호하게 만들기도 한다. 이러한 방식으로 심신상관성을 논하는 학문들은 유물론적 심신이원론을 더욱 공고히 하는 것에 불과할 수도 있다. 마음이 단지 전령물질들의 작용에 의한 산물이며, 마음도 결국 물질적 원리의 지배를 받는다고 결론짓는다면, 과학은 더욱 몸에 고착될 것이며, 생명은 더욱 기계론적이고 환원론적인 연구의 대상이 될 것이다.

하지만 PNI의 심신상관성은 신경과학, 인지과학의 그것과 분명히 다르다. 적어도 PNI에서의 마음은 단지 두뇌 활동과 연결되어 있는 것이 아니라, 몸 전체에서 일어나고 있는 생명 활동과 연결되어 있는 것이다. 또한 전령물질과 같은 물질적 실체들이 만드는 생화학적 현상을 전자기파, 에너지의 흐름 같은 물리적 현상으로 재해석함으로써, 생명 현상을 개체의 경계를 넘어서는 전일적 관점에서 기술하고 있다. 비록 건조한 물리학의 언어로 기술하고 있더라도, 이것은 전통적인 전일주의 의학의 철학을 현대 과학으로 풀어내는 방식 중 하나이다.

질병이 몸에서 비롯되어 마음을 괴롭히기도 하지만 마음에서 비롯되어 몸까지 상하게 한다는 인식으로 현대의학이 되돌아가는 데에는 300년 이상의 긴 시간이 소요되고 있다. 지금의 심신상관론은 현대의학이 되돌아가야 할 궁극의 목적지가 아니며, PNI의 철학적 기초라 할 수도 없다. 로이드(Lloyd)는 PNI의 뿌리가 고대의 사상과 방식에 있다고 하였다(Lloyd, 1987). 이미 PNI 연구는 몸과 마음의 관계에 관한 논의를 넘어서 생명과 환경에 관한 것으로 확대되고 있다. PNI 연구를 임상에 접목하는 가교인 심신의학(mind-body medicine)도 그러하다. 사실상 동양의학은 물론 서양의학의 원형 또한 전일론적 심신의학이다. 히포크라테스나 갈렌의 의학은 마음이 신체의 질병에 미치는 영향을 강조하였을 뿐만 아니라 사회적·생태적 환경과의 조화와 균형을 강조하였다. 심신의학자 수잔 리틀(Suzanne Little)은 "심신의학은 전인적 돌봄(whole-person care)이라는 철학적 방침으로 특징지어지며, 그 기원은 고대의 전일론적 치유 전통(holistic healing tradition)에서 발견된다"고 기술한 바 있다(Little, 2007).

(3) 정신신경면역학의 출범

PNI가 공식 출범한 것은 1970년대 후반이지만, PNI의 역사는 1900년대 초의 스트레스 연구로 거슬러 올라간다. 월터 캐넌과 한스 셀리에는 스트레스라는 현상을 통해 신경계(또는 마음)가 내분비계나 면역계와 통합적으로 작용한다는 것을 설명하는 이론적 기초를 마련하였다.

생체는 내부 및 외부의 환경으로부터 끊임없이 자극을 받고 있지만 항상 일정한 생리적 상태를 유지하는데, 이를 항상성(homeostasis)이라 한다. 캐넌은 1920년대에 항상성이라는 용어를 처음 사용하였고, 항상성을 위협하는 사건을 스트레스라고 하였다(Cannon, 1935). 그는 신체의 내분비선들이 스트레스에 반응한다는 생리적 증거를 제시하였고, 감정의 변화가 일정한 법칙에 따라서 생체에 변화를 일으킨다는 사실을 증명한 최초의 인물이다. 또한 질병 발생에 있어서 감정 반응의 역할을 인식하고, 중추신경계가 신체 기능을 조절한다는 것을 지적하였다. 그의 연구는 감정, 생리, 건강의 관계에 대한 새로운 관심을 자극하였고, 생리학과 심리학의 융합을 위한 초석을 마련하였다고 할 수 있다.

신경내분비학(neuroendocrinology)의 아버지로도 일컬어지는 제프리 해리스(Geoffrey

Harris)는 신경계와 내분비계의 상호작용을 연구하였다. 1940년대 후반에 해리스 등의 연구를 통해 뇌하수체가 시상하부의 영향을 받는다는 것이 밝혀졌고, 시상하부의 내분비 세포들이 스트레스성 자극에 예민하게 반응한다는 것이 확인되면서 시상하부-뇌하수체-부신을 잇는 스트레스 내분비 반응에 연구가 집중되었다. 캐나다의 내분비학자로서 스트레스학의 대부로 일컬어지는 셀리에는 시상하부-뇌하수체-부신 축을 중심으로 한 스트레스 반응의 과정을 '일반적응증후군(general adaptation syndrome: GAS)' 이론으로 통합하여 설명하였다. [주: 셀리에는 어떤 스트레스에 대해서든 생체 내에서는 동일한(일반적인) 생리적 적응반응이 일어난다고 하여 이것을 일반적응증후군이라 명명하였다. 당시 생리학자들은 추울 때 생체에서 일어나는 일과 더울 때 일어나는 일이 다르다고 생각했으나, 셀리에는 추위, 더위, 저혈당, 저혈압 같은 이질적 상황에서 동일한 반응 기제가 있다고 주장한 것이다. 그가 정의한 스트레스에는 기온, 기근, 외상 등 생리적이거나 양적인 것만이 아니라 흥분, 공포, 불안과 같은 심리적이며 질적인 자극도 포함된다. 셀리에의 일반적응증후군은 캐넌의 투쟁-도피 반응과 함께 6장 1의 '3) 스트레스, 적응, 질병'에서 다시 설명된다.]

일반적응증후군 이론의 핵심은 지속되는 스트레스가 면역계에 악영향을 가져온다는 것과 그 원인이 부신에서 분비하는 에피네프린(epinephrine)이나 코티솔(cortisol)과 같은 스트레스 호르몬들이 면역계에 작용하기 때문이라는 것이다. 그의 일반적응증후군 이론은 심리적 스트레스는 결코 신체적 질병을 일으킬 수 없다고 생각했던 의학계가 정신신체장애, 즉 환자가 신체적 증상을 호소하지만 신체에서 원인이 발견되지 않는 질환들의 발병 기제를 설명할 수 있는 생리학적 단초가 되었다. 신체적인 원인이든 심리적인 원인이든 유기체가 스트레스를 경험할 때 신경내분비계와 면역계가 상호작용한다는 것을 발견한 캐넌과 셀리에의 연구는 이들에게 PNI의 최초 설립자라는 지위를 부여할 수도 있을 만큼 중요한 것이었다. 그 후에도 신경계와 면역계를 연결시키려는 연구들은 주로 스트레스라는 주제에 초점을 맞추어 왔다.

1960년대에 정신면역학(psychoimmunology)이라는 용어를 처음 제시한 조지 솔로몬은 동물의 시상하부를 손상시키면 면역력이 감소된다는 것을 발견하였다. 사실상 이와 같은 연구도 이미 오래전에 시작되었다. 20세기 초부터 연구자들은 많은 동물실험을 통해 뇌의 여러 부위를 자극하거나 파괴했을 때 면역 기능이 손상되고 질병에 대한 저항성이 변화된다는 것을 발견했고, 이는 뇌와 면역계가 연결되어 있다는 움직일 수 없는 증거로서 거듭 확인되었다. 생리학적으로 뇌는 마음이 있는, 혹은 마음이 만들어지는 곳이므로 이러한 발견은 마음으로 인해 몸의 변화가 야기될 수 있다는 것을 암시하는 것이었다. 솔로몬은 외인성 스트레스가 면역계에 미치는 영향에 관한 연구도 진행하였다. 그는 암을 유발시킨 쥐들에게 반복적으로 전기충격을 가하는 스트레스를 주면 암 조직이 훨씬 더 성장하는 것을 발견했다. 이는 스트레스가 면역 기능을 저하시켰음을 의미하는 것이다. 또한 그는 유전적으로 류마티스관절염 소인을 가진 가계를 대상으로, 어떤 가족원에는 이 질병이 발생하고 어떤 가족원에게는 발생하지 않는 원인을 연구하였다. 그 결과 발병한 가족원이 그렇지 않은 가족원에 비해 정서적으로 우울하고 분노에 민감하며, 자기학대적이고 자기희생적이며 수동적인 경향을 가지고 있음을 발견하고, 그러한 특성들이 면역계에 영향을 미친다고 결론을 내렸다. 마음과 면역계의 관계에 관한 연구를 진행하면서 솔로몬은 자신이 연구하는 분야를 정신면역학이라 명명하였다(Solomon & Moos, 1964).

1975년에 발표된 애더와 코헨의 연구는 파블로브의 실험과 유사한 절차를 이용한 것으로서, 면역계의 고전적 조건형성에 관한 것이었다. 당시 애더는 쥐를 대상으로 조건형성 연구를 진행하고 있었다. 파블로브가 개에게 음식물(무조건자극)과 종소리(조건자극)을 연합하여 종소리와 타액분비(반응)를 조건형성했던 것처럼, 애더는 쥐에게 메스꺼움 같은 부작용을 일으키는 약물(무조건자극)과 단맛이 나는 사카린(조건자극)이 함께 들어 있는 물을 제공하여 두 가지 자극을 연합시키려 했다. 이 물을 마실 때마다 부작용을 경험한 쥐들은 나중에는 사카린만 들어 있는 물만 마셔도 혐오적인 반응을 하게 될 것이었다. 그런데 예상치 못한 일이 발생했다. 실험 도중에 쥐들이 죽기 시작한 것이다. 그는 부작용을 일으키기 위해 사용했던 약물이 면역억제제인 사이클로포스파마이드(cyclophosphamide)였음에 주목하고, 자신도 모르는 사이에 단맛과 면역 억제가 조건형성되었다고 추측했다. 그 결과 쥐들은 사카린만 든 물을 마셔도 면역 기능이 억제되어, 주변에 흔히 있는 세균에도 저항하지 못하고 쉽게 감염되어 죽게 되었을 것이라는 가설을 세웠다. 심리학자였던 애더는 면역학자인 코헨을 찾아가 자신의 가설에 대한 자문을 구했고, 두 사람은 가설을 확인하는 연구에 착수했다.

1975년에 발표된 이 연구 결과는 PNI의 공식 출범을 이끈 기념비적 연구로 알려져 있다. 그러나 당시만 해도 생리학에서는 면역계와 신경계가 상호작용을 하지 않는다는 것이 정설이었으므로, 애더와 코헨의 연구는 거센 비난을 받았다. 반복적인 연구에서 결과가 재현되고 나서야 생리학자들은 면역계와 신체의 다른 시스템들이 상호의존적이라는 사실을 받아들이게 되었다. 면역계와 신경계 간의 관계에 대한 지식이 발달하면서 면역계가 중추신경계와 밀접히 교류한다는 것, 그리하여 결국 심리적인 상태와도 서로 영향을 주고받을 수 있다는 것이 밝혀졌다.

애더와 코헨의 연구가 진행될 무렵, PNI 역사에 중대한 이정표가 될 또 하나의 연구가 발표되었다. 존스홉킨스대학교의 캔더스 퍼트(Candace Pert)와 솔로몬 스나이더(Solomon Snyder)가 아편제(몰핀)와 결합하는 체내 수용체를 발견한 것이다(Pert & Snyder, 1973). 이어서 외인성 몰핀과 동일한 작용을 하는 내인성 몰핀, 즉 엔돌핀(endorphin)의 존재도 체내에서 확인되었다. 아편제 수용체의 발견은 생리학의 여러 분야에서 중대한 의미를 갖는 사건이었으며 내분비학, 신경생리학, 면역학의 통합, 그리고 PNI나 행동의학(behavioral medicine)과 같은 다학제적 학문의 발전에 중대한 전기를 마련하였다.

이러한 변화에 끊임없이 동력을 제공했던 것은 스트레스 연구였다. 1950년대까지 주로 생리학과 행동주의심리학에서 동물실험 위주로 진행되던 스트레스 연구는 1960년대에 들어서면서 사람을 대상으로 한 연구로 전환되기 시작했고, 신경계와 면역계의 관계에 대한 연구 주제는 마음과 질병의 관계에 관한 주제로 변화되었다. 1960년대 말, 미국항공우주국(National Aeronautics and Space Administration: NASA)의 의사들은 지구로 귀환하는 우주비행사들의 면역계 변화에 대한 조사에서, 우주선이 지구의 중력장으로 들어오는 스트레스 기간 동안 비행사들의 면역 기능이 저하되는 현상을 발견하였다. 심리학자들도 면역 기능 측정법을 이용해서 행동이 면역계에 미치는 효과를 확인하기 시작했다.

대학에 있는 연구자들에게 대학생들이 겪는 시험 스트레스는 단기적인 생활 스트레스가 면역계에 미치는 영향을 확인하기에 적절한 주제였다. 학생들의 생활 스트레스나 시험 스트레스는 단순포진 바이러스나 엡스타인-바 바이러스 같은 잠복형 바이러스 질환의 재발을 증가시켰다(Glaser 등, 1985; Glaser 등, 1987). 시험 스트레스를 겪는 동안 의대생들은 약해진 면역반응을 보였고, 독감이나 감기 같은 평범한 질병에도 잘 걸렸으며, 자연살해세포(natural killer cell: NK세포)를 자극하는 감마-인터페론(interferon-gamma)은 시험 기간 중 90%나 감소되었다(Kiecolt-Glaser & Glaser, 1991). [주: 자연살해세포는 면역세포의 일종으로, 바이러스에 감염된 세포나 암세포를 파괴한다. 3장 3의 1), '(3) 면역계'를 참고하라.] 학생들은 시험 기간에 방학 때보다 상처 회복 기간이 길어지는데, 심리적 스트레스는 친염증성 사이토카인을 증가시켜 상처 치유를 지연시켰다(Kiecolt-Glaser 등, 1999).

급성적이거나 외상적인 스트레스성 사건이 면역계에 영향을 미친다는 것이 확인되자, 연구자들은 만성적인 스트레스가 면역계에 영향을 미치고 질병을 유발하는 기제를 탐구하기 시작했다. 불행한 결혼생활을 하는 사람들, 치매 환자를 보호하는 가족원들은 만성 스트레스가 건강에 미치는 영향을 연구하기에 적합한 대상이었다. 로널드 글래서(Ronald Glaser)와 제니스 키콜트-글래서(Janis Kiecolt-Glaser)는 알츠하이머병 환자를 간병하는 배우자나 불행한 결혼생활을 하는 사람들의 스트레스가 면역계의 기능을 감소시킨다는 것을 확인하였다(Kiecolt-Glaser 등, 1987a; Kiecolt-Glaser 등, 1987b). 고독감은 소변 중의 코티솔 상승, 자연살해세포의 활성 감소와 관련이 있었다(Kiecolt-Glaser 등, 1984). 또 다른 연구자들도 이와 관련된 연구들을 수행했다. 배우자와 사별한 지 얼마 되지 않은 사람들의 면역계를 조사한 연구에서, 사별한 남성은 아내가 사망한 후 6개월 이내에 사망한 경우가 유의하게 많이 나타났다. 아내를 암으로 잃은 15명의 남편들에게서 주기적으로 면역 기능을 측정한 결과, 아내의 사망 후 2개월 동안 면역 기능이 현저히 저하되고 일부에서는 10개월이 지나도 회복되지 않았다(Schleifer 등, 1983).

셸던 코헨(Sheldon Cohen) 또한 심리·사회적 스트레스, 사회적 지지, 감염성 질환에 대한 감수성에 관한 연구를 통해 PNI가 의과학의 주류에 편입되는 데 공헌하였다. 코헨은 감기 바이러스에 노출되었을 때 감기에 걸릴 가능성이 과거 1년간 겪은 스트레스에 비례함을 보여 주었다(Cohen 등, 1991). 레드포드 윌리엄스(Redford Williams)는 적개심, 분노 등의 부정적 정서에 따른 신경내분비학적 변화, 건강상의 결과에 관하여 연구하였다. 그는 분노와 적개심이 어떻게 심혈관계에게 파괴적인 결과를 초래하는지 설명하였다(Williams 등 1980; Williams 등 1988).

마음이 면역계에 직접적인 영향을 미친다는 증거가 축적되면서, 1981년 조지 솔로몬과 로버트 애더는 솔로몬이 제시했던 정신면역학(psychoimmunology)에 마음의 생리학적 기반인 신경계의 중요성을 포함시켜 정신신경면역학(psychoneuroimmunology)이라는 새로운 분야를 열었다. 1987년에는 PNI 분야의 연구를 소개하는 학술지 『뇌, 행동 그리고 면역(Brain, Behavior, and Immunity)』이 창간되었다.

현재 PNI는 일개 학문을 넘어, 생명과학 시대의 새로운 패러다임으로 주목되고 있다. 이미 PNI는 질병의 이해와 치료법에 관하여 새로운 영감을 제공하여 의학을 새로운 차원으로 이끌고 있다. 연구자들은 생각이나 감정이 어떤 전령물질들을 통해 신체와 상호작용하는지, 이들이 신체에 어떠한 전자기 파동을 만드는지, 나아가 내적 치유기제를 활성화하는 마음 상태는 어떤 것이며, 어떻게 그러한 상태를 유도할 수 있는지 연구하고 임상에 활용하는 단계에 이르고 있다.

2. 의료 환경의 변화와 정신신경면역학의 성립

20세기 초부터 스트레스에 대한 생리적 연구가 본격화되면서, 면역계가 중추신경계 및 내분비계와 상호작용하며, 이 상호작용이 심리·사회적 요인들로부터 영향을 받을 수 있다는 증거들이 축적되기 시작하였다. 이러한 연구들이 암시하는 바는 대단히 심오한 것이었지만, 당시의 과학계에서 수용하기에는 벅찬 발견이었다. 그러나 20세기 후반에 들어서면서 현대 보건의료계에는 PNI라는 새로운 의과학의 원리와 철학의 성립을 필연적으로 요구하는 변화가 일어나게 되었다. 신경과학과 분자생물학을 필두로 한 신생학문들의 급속한 발전은 현대 과학의 철학적 토대인 심신이원론을 둘러싼 해묵은 논쟁을 재점화하였고, 새로운 분석, 측정 기법을 이용하여 심신의 관계를 본격적으로 탐구하는 연구들은 엄격한 과학적 근거 위에 PNI라는 학문을 출범시키기에 이르렀다.

1) 건강과 질병에 관한 인식의 변화

해럴드 코닉(Harold Koenig)은 PNI 연구는 건강관리시스템에서 전인적으로 사람을 다루어야 한다는 점의 중요성을 입증하였다고 말하였다(Koenig & Cohen, 2002). 우리가 현대의학이라고 부르는 의과학(medical science)은 서구의 산업화된 국가들에서 지난 200년 간 발전되어 온 생의학이다. 생의학은 데카르트의 심신이원론 철학에 기반을 둔 신체 중심, 질병 중심의 의학으로서, 질병과 그 질병으로 인해 고통 받는 사람을 분리하고 질병을 앓는 환자보다 질병 자체에 관심을 가진다. 과학적 의학은 정확한 관찰과 측정에 가치를 두고 유물론적 접근을 하며, 기본적으로 신체의 모든 기능과 그 기능의 이상이 물질적 원인, 기계적 작용, 구조상의 결함으로 설명될 수 있다고 본다. 20세기 들어 심신이원론적·환원론적·

기계론적 생물관에 기초한 생의학은 현대에 만연한 질병의 치료에서 점차 한계를 드러내게 되었다. 또한 질병치료 중심의 패러다임은 건강 유지, 건강 증진을 중심으로 하는 패러다임으로의 전환을 요구받게 되었다.

건강은 신체적·사회적·문화적·정신적·영적·도덕적·생태적 요인 등 수많은 변수가 복잡하게 연결되어 상호작용하는 가운데 결정된다(Thorsen & Harris, 2002). 과거에는 질병이라는 부정적 측면에 중점을 두고, 심신의 질병이 없이 일상생활을 정상적으로 수행하는 것을 건강으로 보았지만, 점차 행복, 심리·사회적 웰빙, 삶의 질과 같은 질적 요소들이 고려되기 시작하였고, 나아가 지지적인 대인관계, 삶의 의미와 목적 추구, 스트레스에 대한 회복탄력성(resilience) 같은 긍정적인 요소들까지 추가적으로 논의되고 있다. 이미 1948년에 세계보건기구(World Health Organization: WHO)는 건강을 '단순히 질병이나 장애가 없는 상태가 아니라 신체적, 정신적, 사회적으로 완전한 웰빙 상태'라고 정의하였다. 1998년에는 이 정의에 영적(spiritual) 웰빙까지 추가하는 개정안이 제안되었다. 건강의 정의는 최근까지도 계속 변화하고 있는데, 그 핵심은 '다중차원의 웰빙(multi-dimensional well-being)', 또는 '전일적(holistic) 차원의 웰빙'으로 요약될 수 있다. 전일적이라는 것은 개인과 연결된 사회·문화적 환경, 물리·생태적 환경까지도 고려하는 가장 포괄적인 개념이다.

생의학은 특정병인론에 기초한 의료모델을 가지고 있다. 결핵이 결핵균이라는 특정 세균에 의해 발병하고 독감이 인플루엔자 바이러스에 의해 발병하는 것처럼 각 질병에는 그 질병 특유의 원인이 있다고 보는 특정병인론은 감염성 질환의 병인론으로만 머물지 않고, 신체에 나타나는 질병은 신체에서 그 원인을 찾아 '제거' 또는 '교정'함으로써 치료할 수 있다는 생의학의 기본 원리를 형성하고 있다. 이러한 관점에서 보면 건강이나 질병은 개인에게 국한된 문제이며, 건강은 물리적 개입을 통해 질병에서 벗어남으로써 얻어진다.

이와 같은 전통적 의료모델에 대한 대안으로, 조지 엥겔(George Engel)은 생물심리사회적 모델(biopsychosocial model)이라 불리는 새로운 모델을 제시하였다(Engel, 1977). 이 모델에서는 질병이나 건강의 문제를 생물학적 요인뿐 아니라 심리적 요인, 그리고 사회·경제·문화·생태 환경의 요인들이 상호작용한 결과로 본다. 엥겔의 모델은 의료계 안팎에 커다란 반향을 일으켰다. 이 모델이 PNI의 탄생에 기초를 제공했다고 설명하는 학자들도 있다. 질병에 대한 연구와 치료에서 생물심리사회적 관점에 기초한 'A-B-C-D 모델'이 소개되었는데, A는 마음(mind) 또는 행동(behavior), B는 두뇌(brain), C는 정보전달체계

(information communication system)로서 자율신경계, 신경내분비계, 면역계이며, D는 질병(disease)을 의미한다(Lane 등, 2009). PNI는 C를 중심으로 A, B, D의 상호작용을 설명하는 학문이라 할 수 있다.

[글상자 1-2] 생물심리사회적 모델과 과민성대장증후군

과민성대장증후군(irritable bowel syndrome: IBS)은 생물심리사회적 모델에 의해 병인론이 구체적으로 제시된 대표적인 질환이다. 전 세계적으로 5~15%의 유병률을 나타내는 비교적 흔한 질환인 IBS는 특정한 기질적 문제가 없음에도 불구하고 복통, 복부 불편감, 배변장애를 일으키며, 환자의 삶의 질을 심각하게 저하시킨다. 대장 증상뿐 아니라 위식도 역류질환, 방광염 같은 다른 장기의 문제도 나타날 수 있고 만성피로, 불면증, 두통, 섬유근육통 등의 질환과도 공병률이 높아 환자의 고통이 가중된다. 이에 따라 오래전부터 IBS의 원인을 다차원적으로 이해하려는 시도와 함께, 치료에 있어서도 다양한 접근이 이루어져

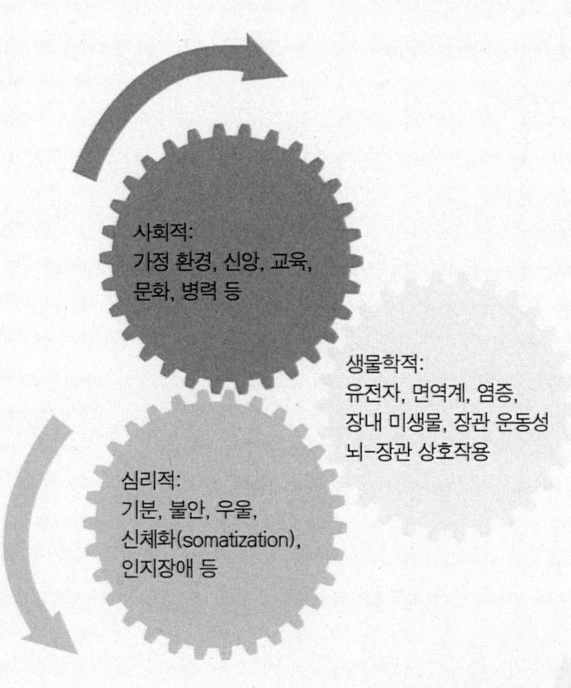

왔다.

IBS는 단일 원인에 의한 것이기보다는 여러 요인이 상호작용하여 유발되는 것으로 확인되고 있다. 주요 요인으로는 소화관 운동의 변화, 유전적 요인, 장내 미생물의 변화 등도 꼽을 수 있지만, 중추신경계와 장의 상호작용, 스트레스, 생애 초기의 학대 경험 등과 같은 요인들도 관련이 있는 것으로 확인되고 있다. 따라서 치료에 있어서도 이러한 복합적인 요인들에 대한 고려와 개입이 요구되며, 환자의 삶의 질을 개선하는 것이 중요시 된다.

창(Full Young Chang)은 IBS와 관련하여 지금까지 언급되었던 기제들을 통합하여 생물심리사회적 기능장애 모델(biopsychosocial dysfunctional model)을 제안하였다(Chang, 2014). 그림에서와 같이 세 개의 톱니바퀴 체계로 묘사되는 이 모델은 여러 요소 사이에 일어나는 양방향성 상호작용과 피드백의 특징을 보여 준다. IBS의 발생뿐 아니라 임상적 징후, 환자의 질병행동(disease behavior), 질병의 예후도 생물심리사회적 기능장애의 영향 하에 있다.

아론 안토노브스키(Aaron Antonovsky)는 건강생성모델(salutogenic model)이라는 새로운 의료모델을 통해, 삶에의 적응을 통한 질적 전환 과정을 건강으로 보는 유기적이고 동적(動的)인 관점을 제시하였다(Antonovsky, 1972; Antonovsky, 1996). 이 모델에 따르면 건강과 질병은 이분법적으로 구분될 수 없으며 사람의 웰빙 상태는 건강과 질병의 연속선상에서 계속 변화하고 있다. 즉, 건강은 고정된 상태가 아니라 역동적인 변화와 적응의 과정이다. 따라서 질병 퇴치가 아닌 삶에 대한 전반적 적응에 주력해야 하며, 그 적응은 사회 체계, 물리적 환경, 유기체, 세포 수준에 이르기까지 모든 차원에서 이루어져야 한다고 본다. [주: 건강생성모델에 대해서는 6장의 '1. 새로운 의학모델'에서 상세히 논의된다.] 이러한 인식의 변화들은 신체를 넘어 마음과 삶을 포함한 인간의 모든 차원을 통합적으로 인식하는 전일적 관점과, 각 차원의 상호작용을 설명할 수 있는 과학적 원리를 요구하게 되며, 이는 필연적으로 의학이나 생리학뿐 아니라 심리학과 철학의 참여를 필요로 하게 된다.

웰빙이라는 말의 기원은 아리스토텔레스(Aristotle)가 말한 '유데모니아(eudaimonia)'로 거슬러 올라가는데, 그가 말한 유데모니아는 자신의 고유한 목적과 의미에 맞는 삶을 사는 것을 의미한다. 1957년 세계보건기구 소위원회에서도 "건강이란 주어진 환경 여건 하에서 인간이 적절하게 기능하는 상태 수준이다"라고 정의하였다. 어떤 것의 적절한 기능이란 그

것이 존재하는 목적과 의미에 맞게 기능하는 것이다. 그러기 위해서는 신체적 건강, 정신적 건강, 사회적 건강이 모두 필요하다. 따라서 건강이란 단지 의학에 국한된 문제가 아니라 철학적 문제로까지 확대된다. 신체의 한 장기가 불건강하면 다른 모든 장기가 건강하더라도 전반적 건강 상태는 불건강한 그 장기의 기능 수준에서 결정되고, 객관적인 의학의 기준으로도 환자가 된다. 이와 동일한 원리로, 한 사람의 모든 차원, 그 사람에게 영향을 주는 내적·외적 요소들이 건강과 웰빙의 변수로서 함께 작용하고 있는 것이므로, 신체적으로 완벽한 정상 상태라 하더라도 그 이외의 차원 및 관련 요소들의 상태에 따라서, 사람에게 경험되는 안녕감은 다르게 결정된다. [주: 모든 사물에는 성질(性質)이 있다. 물질적 성질이 질(質)이고 비물질적 성질이 성(性)이다. 건강(健康)은 단지 물질적 몸에 병이 없는 상태를 뜻하는 것이 아니라, 몸의 질이 양호한 건(健)과 마음의 성이 평안한 강(康)을 합쳐 이르는 것이다. 통합의학자 전세일은 서양의학이 질을 강조한다면 동양의학은 성을 강조한다고 하였다(전세일, 2012).] 다중차원의 웰빙, 즉 전일적 건강은 심신통합적이고 전일적인 접근을 필요로 하며, 이를 위해 요구되는 이론과 기술은 신체적 질병 치료를 중심으로 발전해 온 생의학의 범주를 넘어서게 된다.

21세기에 접어들면서 사회, 문화 전반의 키워드로 부상한 '치유(healing)'라는 단어 또한 다중차원의 웰빙이라는 말로 갈음될 수 있다. 마릴린 슈리츠(Marilyn Schlitz) 등의 지적처럼, 치유에 기반한 새로운 의학 시스템의 필요성에 대한 공감도 널리 확산되고 있다(Schlitz 등, 2005). 치유라는 말은 병에서 낫는다는 의미 외에도, '개인의 정신, 육체, 영혼을 하나로 융합하는 것'이라는 뜻도 가지고 있다. 이 용어는 '전체를 이룬다'는 의미의 앵글로색슨어 'healan'에서 유래했다. 한편 '전일적인(holistic)' '전체의(whole)' '건강한(healthy)' '성스러운(holy)' 등의 단어들은 모두 'hal'이라는 동일한 어원을 갖고 있다. 따라서 치유라는 단어와 전일주의(holism)라는 단어는 완전함이나 통합됨이라는 개념을 공유하며, 건강의 본래 의미에는 인간의 모든 측면이 하나로 전체를 이룰 뿐 아니라 사회나 자연과도 통합된 전체가 되어야 한다는 뜻이 담겨 있음을 알 수 있다. 그 전일성의 회복이 바로 치유인 것이다. PNI는 인체의 모든 시스템이 연결되어 있고, 몸과 마음이라는 구분도 하나의 생명 현상을 경험하는 두 가지 방식일 뿐이며, 생명은 환경에 대해 열린 시스템임을 보여 주고 있다.

캐나다의 보건부장관이었던 마크 라론드(Marc Lalonde)는 건강이 단일 요인에 의해서 결정되는 것이 아니라 생물학적 요인, 환경, 생활습관, 보건의료 체계 등 여러 요인에 의해 결정되는 것이며, 건강 행태와 생활환경의 개선으로 질병과 조기 사망을 유의하게 감소시킬 수 있다는 보고서를 발표하여(Lalonde, 1974), 20세기 후반 서구 국가들의 보건의료 정책에 커다란 변화를 가져왔다. 그리하여 1986년에는 세계보건기구가 '오타와헌장(Ottawa Charter)'을 통해 건강 증진에 관한 구체적 원칙과 전략들을 천명하기에 이르렀다. 철학자 데이비드 레빈(David Levin)이 말하였듯이, 몸은 진화적인 생물학적 실체 이상이다. 몸은 그것이 담겨져 있는 사회적·문화적 맥락의 일부이다. 따라서 환자의 주관적 세계, 사회·문화적 환경, 생태·물리학적 환경 모두 건강과 질병의 문제에서 고려되어야 한다.

2) 서브헬스와 질병 없는 병

마크 바라시(Marc Barasch)는 생활양식, 식이, 사회적 지위, 환경, 나아가 의식과 감정까지 고려하지 않고서는 질병을 논할 수 없다는 것을 의학계에서 인식하기 시작했다고 하였다(Barasch, 1993). 그러나 신체적인 고통이 정신적 고통을 만드는 것처럼, 정신적 고통 또한 생리적 변화를 일으키고 질병을 야기한다는 사실에 대한 생의학의 태도는 아직 불분명하다. 의료 영역이 고도로 세분화, 전문화되는 한편에서는 환자들이 가진 마음의 문제를 발견하지 못하는 의료 전문가들이 점점 증가하였다. 한 보고에 따르면, 심리적 문제들을 지닌 환자들 중 3/5은 다른 일차진료만 받고 정신과 진료는 받지 못하며, 일차진료의(general practitioner)들은 우울증 환자의 일부에서만 우울증을 발견할 수 있을 뿐, 다른 유형의 정신장애는 1/4도 인식하지 못했다(Strain, 1993). 마음에 대한 인식의 기반이 없는 생의학에서는 환자가 병(illness)으로 고통 받고 있어도 의사가 진단하고 치료할 수 있는 질병(disease)이 발견되지 않는 경우가 허다하다. 레온 아이젠버그(Leon Eisenberg)는 이것을 '질병 없는 병'이라고 하였다(Eisenberg, 1977).

전통적인 생의학적 모델에서 질병은 신체의 상해, 악화 또는 생리적 기능 장애로 간주되며, 그 원인은 바이러스 같은 외부 인자이거나 유전자 같은 내부 인자이므로, 치료 전략은 그 원인을 제거 또는 교정하는 것에 집중된다. 객관적인 몸의 정상 상태를 건강으로 보아 그것을 회복하는 것을 목표로 하므로 치료의 경로 또한 몸이 된다. 그러나 현대의학이 질병과 건강을 이분법적으로 구분하는 방식에는 너무도 넓은 사각지대가 있다. 세계보건기구는 전 인구의 75%가 서브헬스(sub-health) 상태에 속한다고 발표한 바 있다. 나머지 25% 중

20%는 이미 질병으로 진행된 상태이고, 단 5%만이 건강한 상태이다. 현대의학의 대상은 대개 20%의 질병 인구이다.

미병(未病), 질병 전 단계(pre-disease state) 또는 아건강(亞健康)이라고도 불리는 서브헬스 상태는, 의학적으로는 명확히 질병으로 진단되지 않으나 건강하지도 않는 것으로, 방치하면 질병으로 진행될 수밖에 없는 상태이다. 의학적으로 질병으로 진단되지 않는다는 말은 현재의 의학으로는 진단도 치료도 할 수 없다는 말과 다르지 않다. 조기진단, 조기치료라는 것도 측정 가능한 수준의 병리적 변화가 나타난 이후에야 가능하다. 따라서 대개 만성적으로 진행되는 현대의 질병들에 있어서, 의학적 개입이 시작되는 시기는 증상이 몸으로 나타난 이후가 될 수밖에 없고, 그때는 이미 치료의 최적 시기가 지난 뒤이다.

몸에 증상이 나타나 의료기관을 찾는다고 해서 바로 문제가 해결되는 것도 아니다. 환자가 호소하는 증상(symptom)이 있어도 의사에게 발견되는 징후(sign)가 없는 경우는 무수히 많다. 의학적으로 이를 '기능적신체증후군(functional somatic syndrome: FSS)' 또는 '의학적으로 설명할 수 없는 다중 증상(multiple medically unexplained symptoms: MUS, MMUS)'이라 한다. 이러한 장애를 가진 사람들이 지출하는 의료비용은 다른 환자들이 지출하는 비용보다 높으며, 원인을 찾기 위해 실시하는 검사와 불필요한 약물 이용이 많아지는 만큼 의원성질환(iatrogenic disease)의 발생 위험도 높아진다.

그런데 FSS라는 문제에 접근하기 위한 새로운 통찰은 시스템이론(systems theory)과 PNI에서 제공된다. [주: 이 주제는 6장 1의 '2) 시스템이론과 항상성, 항동성'에서 구체적으로 논의한다.] 간략히 말하자면, 건강이나 불건강은 특정 생리적 지표들로부터 확인할 수 있는 것이 아니다. 생물학자인 베르탈란피(Ludwig von Bertalanffy)는 『일반시스템이론(general system theory)』에서 "단일 방향 인과관계 속에서 작용하고 있는 분리된 단위들의 체계는 적절하지 않은 것으로 입증되었다" "결국 우리는 서로 상호작용하는 요소들의 시스템에 관해 생각하지 않을 수 없다"고 하였다(von Bertalanffy, 1968). 생명체를 구성하는 모든 시스템은 유기적으로 통합된 전체로서 작용한다. 시스템에 조절장애(dysregulation)가 생겼을 때 비로소 생리적 지표들이 하나둘씩 정상을 벗어나는 것이다. 생물학적 시스템이 통합된 전체로서 작용하는 것은 모든 하위 시스템 사이를 연결하는 정보, 즉 전령물질들이 하위 시스템 사이에 통용되고 있기 때문에 가능하다. PNI의 모든 것은 바로 이것을 설명하는 것이다. FSS의 원인은 신경-내분비-면역계의 기능학적인 변화에서 기인하는 것으로 설명될 수 있다(Henningsen 등, 2007). 서브헬스 문제 또한 PNI의 주제와 직접적으로 연결된다. 서브헬스는 주로 불건강한 생활습관에서 기인하는데, 불건강한 생활습관의 가장 중요한 원인은 스트레스이다. 따라서 의학계뿐 아니라 보건의료계 전반에 커다란 문제가 되고 있는 서브헬스나 FSS에 대한 접근이 PNI로 수렴되고 있음을 알 수 있다.

마음이 신체적 질병을 일으키는 경로도 되고 치유하는 경로도 된다는 것을 확인한 연구들은 현대의학의 병인론에 심대한 영향을 주었으며, 내적 치유기제에 관한 연구들은 생의학의 공격적 치료 방식에 근본적 문제를 제기하였고, 건강 증진 의학으로의 전환에 대한 당위성을 공고히 하였다. 이는 필연적으로 건강에 대한 스스로의 책임과 참여를 강조하게 된다. 따라서 건강 증진의 의학은 양생(養生)과 양심(養心)을 통한 미병선방(未病先防)을 최고의 의술로 여긴 전통의학들의 원리로 회귀한다. 그러한 의학들은 질병도 새로운 균형을 회복하려는 생명 활동의 일환으로 이해하고 의학적 개입을 최소화하며, 치료에 있어서도 공격적인 치료가 아니라 내적 치유기제를 존중하고 돕는 방식을 채택한다는 공통점을 가지고 있다. PNI는 전통의학의 치유관을 사변적 논리로부터 과학적 원리로 풀어내고, 건강 증진 및 질병 치료의 과정에서 환자가 치유의 주체로서 능동적으로 참여하도록 하는 새로운 의학의 수립을 촉구하고 있다.

3) 면역학의 발달과 내적 치유기제의 발견

PNI는 신체에서 질병 기제(disease mechanism)에 대응되는 치유 기제(healing mechanism)를 발견하고 분자생물학적·신경생리학적 측면에서 그 본질을 규명하고 있다. 내적 치유기제의 발견은 질병에 대응하는 주체와 그 대응 행위에 대한 인식에 근본적인 변화를 가져왔다. 즉, 질병 극복의 주체는 병을 치료하는 자가 아니라 병으로부터 낫는 자이며, 질병에만 주목한 공격적 치료가 아니라 내적 치유력(자연치유력)을 향상시키는 것이 질병으로부터 벗어나는 궁극적 방법이라는 인식이다.

동서양의 전일주의적 의학에서 보면, 치료는 보조적 행위이며 의학적 처치의 목적은 치유를 돕는 것이다. 사전적으로 치유(治癒)는 '치료하여 병을 낫게 함'으로, 치료(治療)는 '병이나 상처 따위를 잘 다스려 낫게 함'으로 정의된다. 일견 동의어처럼 보이지만, 치유의 '유(癒)'는 병이 낫는다는 의미이며, 치료의 '료(療)'는 병을 고친다는 의미이다. 병을 고치는 치료(cure, treatment)는 외부에서 개입하는 물리적 힘이 주체가 되는 것이지만 병으로부터 낫는 치유는 병을 앓는 사람이 능동적 주체가 되는 것이다. 즉, 치유를 결정하는 것은 자신의 내적인 힘이다. 이러한 힘을 한의학에서는 정기(正氣)로, 현대의학에서는 면역으로 설명한다. 정기가 쇠하면 심신 활력이 저하되고 질병이 발생하며 생명이 단축된다. 면역 역시 생명을 질병으로부터 보호하고 생명력을 유지하는 힘이라 할 수 있다. 흔히 면역이라 하면 병원체나 암세포에 대한 감시와 방어 기능을 먼저 떠올리지만, 광의의 면역은 신체의 항상성(homeostasis)을 위협하는 각종 상황에 대응하는 조절 기능을 포함한다. 과거에는 항상성 유지나 스트레스에 대한 생체 반응을 설명할 때 신경계와 내분비계의 역할을 중심으로 논하였으나, 현재는 면역계를 포함시켜 신경계-내분비계-면역계가 연결된 항상성 삼각형 모델(그림 2-1)이 이용되고 있으며, 이 모델을 통하여 마음이 몸에 질병을 일으키는 기제들도 설명되고 있다. 면역이 단순히 감염증이나 면역학적 질환들과만 관련된 것이 아니라 악성종양, 당뇨병, 심·뇌혈관계 질환, 심지어 정신과적 질환의 발병과도 관련이 있다는 것이 밝혀지고, 스트레스가 그러한 면역계의 기능에 직접적인 영향을 미친다는 것이 확인되면서 '스트레스-면역-질병 모델(stress-immune-disease model)'은 현대의학의 병인론에 깊이 자리 잡게 되었다.

어떤 연구자들은 PNI를 '스트레스와 같은 심리적 변인의 생리적 영향을 연구하는 것', 또는 '스트레스와 질병의 관계를 이해하기 위해 심리학, 신경학, 면역학을 연결하는 분야'로 정의하기도 한다. 로버트 사폴스키(Robert Sapolsky)는 PNI를 '머릿속에서 일어나는 일이 면역 기능에 미치는 영향을 연구하는 분야'라고 하였고(Sapolsky, 2004), 닐 칼슨(Neil Carlson)은 'PNI는 면역계와 행동 간의 상호작용을 연구하는 분야'라 하였다(Carlson, 1998). 즉, 스트레스와 면역은 PNI에서 가장 중심적인 단어이며, 현대의학에서 심리·행동적 요인과 질병을 잇는 연결고리라 할 수 있다. 심신의 항상성을 위협하는 자극을 뜻하는 스트레스와 방어 및 조절 능력을 뜻하는 면역은 각각 사기(邪氣)와 정기(正氣)라는 개념에 상응한다고 할 수 있다. 즉, 면역과 정기, 스트레스와 사기라는 개념의 유사성은 PNI와 한의학 모두 인체의 내적 치유기제를 중시하고 전일적 관점에서 생명을 조망한다는 것을 시사한다. 현재의 스트레스 연구는 생물심리사회적 관점에서, 스트레스라는 현상을 스트레스성 자극과 개체의 반응 간의 상호작용으로 보는 관점이 주류인데, 이것은 사기-정기의 역동적 관계를 설명하는 방식과 유사한 것이다. [주: 이 주제에 관한 논의는 6장 3의 '3) 스트레스

의학과 전일주의 의학'에서 이어진다.] 나아가, 병증이 발생한 후에 치료적 개입에 나서는 질병 중심 의학보다, 양생을 강조하는 건강 중심 의학인 전통의학이 건강과 질병에 대한 PNI의 조망과 잘 부합한다는 것을 보여 주고 있다.

PNI는 스트레스 연구를 통해, 면역이라는 치유기제와 더불어 이완 시스템(relaxation system)이라는 더 포괄적인 치유기제를 발견하였다. 이 기제는 평온한 상태, 근육 이완, 혈압과 호흡률의 저하와 같은 신체적 변화를 동반한다. 그러나 이것은 단순한 휴식의 기제가 아니다. 스트레스 시스템이 활성화될 때 스트레스 호르몬들이 분비되는 것처럼, 이완 시스템이 활성화될 때 분비되는 이완 호르몬들은 심신의 치유와 회복을 촉진하는 내인성 약물들이다. 이들의 약리학적 작용 방식은 외인성 약물들의 것과 동일하며, 생체의 피드백 시스템을 통해 정밀하게 조절되므로 부작용이나 의존성의 가능성이 낮다. PNI 연구에서 가장 활발히 연구되어 온 주제 중 하나가 이완 시스템을 활성화시키는 이완요법들에 대한 것이며, 이러한 연구들은 다양한 심신의학적 중재법들이 임상에 도입되는 데 커다란 기여를 해 왔다. [주: 이것은 6장 2의 '2) 내적 치유기제'와 '3) 이완 시스템'에서 다룰 주제이다.]

4) 통합의학, 심신의학의 출범

'505050'이라는 말이 있다. 2050년대에는 우리나라 인구 중 50세 이상인 사람이 50% 이상 될 것이라는 의미이다. 고령화 사회가 되면서 질병의 패턴이 만성질환 위주로 바뀌고 환경오염과 질병 전파 속도의 확산으로 신종 질병의 발생도 증가하고 있으나, 현대의학은 이러한 문제들에 대해 충분히 대응하지 못하고 있다. 현대 서양의학은 진보의 상징으로 여겨지기도 하나, 한편에서는 각종 첨단 장비와 기구, 고가 의약품 등의 개발에 주력하면서 고비용, 저효율의 대명사가 되었다는 비판도 있다. 무엇보다도 인간이 의학이나 의술을 통해 도달하려는 궁극적 목표는 단순히 몸의 질병을 없애는 것이 아니라 심신 모두의 다차원적 웰빙을 얻는 것이지만 신체 중심, 질병 중심으로 발달한 생의학의 패러다임이 이러한 목표에 접근하는 데에는 근본적인 한계가 있다.

20세기 후반에 접어들면서 건강의 정의가 다중차원의 웰빙이라는 개념으로 변화되면서, 인간의 모든 차원을 통합적으로 인식하는 비이원론적 패러다임과 다학제적 접근의 필요성이 증가하게 되었다. 한편에서는 양자물리학(quantum physics)에 기반한 신과학적 사고와 더불어 전일적 철학에 기초한 동양의 전통의학이 재발견되면서 정규의학(orthodox medicine)과 보완대체의학(complementary and alternative medicine: CAM)을 통합적으로 제공하는 통합의학(integrative medicine)이 시작되기에 이르렀다. [주: 신과학(new science)이란 뉴턴의 고전물리학에서 벗어난 여러 학문을 의미한다. 신과학적 사고는 '살아 있는 우주' '모든 것이 하나로 연결되어 있는 우주'로 요약된다. 이는 만물이 서로 기대어 존재한다는 관점을 강조하므로 생태론적 세계관이라고도 할 수 있다. 고전물리학에 기반을 두고 근대 이후 과학을 지배해 온 기계론적 사고를 뒤흔든 것은 20세기 초에 등장한 양자물리학이다. 신과학적 세계관은 동양철학의 세계관과 매우 흡사하며, 실제로 양자물리학의 선구자들은 동양의 철학으로부터 많은 영감을 받았다.] 보완대체의학이란 정규의학에 대비되는 개념으로서 정규의학을 보완하는 의학, 또는 정규의학에 대해 대안적으로 선택되는 의학이라는 의미를 담고 있다. [주: 대부분의 문명화된 국가에서는 생의학이 정규의학이다. 때로 주류의학, 제도권의학, 표준의학, 정통의학이라고도 한다.]

통합의학은 환자의 신체적 건강만이 아니라 정신적·심리적·영적·사회적 건강을 목표로 하는 전인의학을 추구하여, 기존 치료 경계를 확장하려는 의학의 새로운 패러다임을 의미하기도 한다. 전인적(또는 전일적)·통합적 접근이 필요한 이유를 단지 약물이나 수술 같은 생의학적 방식이 질병을 치료하지 못하기 때문이라고 단정할 수는 없다. 더 근본적인 이유는 치료는 되어도 치유는 되지 않는 경우가 대단히 많다는 데 있다. 앞에서 설명한 바와 같이, 치유는 몸 차원이 아닌 더 상위 차원에서 이루어지는 것이므로 이를 위해서는 생의학을 보완할 통합적인 방법론이 요구되는 것이다. [주: 그러나 현재 보완대체의학에서도 단지 질병 치료만을 목표로 하고 치유를 도모하는 것과는 무관한 경우가 많은데, 이러한 방식들은 환자를 두고 정규의학과 경쟁하는 결과를 초래할 뿐이며, 통합의학의 본래 취지와도 거리가 멀다.]

미국 국립보건원(National Institutes of Health: NIH)은 미래의 의학은 현대의학(생의학)과 보완대체의학이 별도의 의료 행위를 하는 것이 아니라, 두 의학이 상호 보완하여 협력하는 통합의학이 될 것으로 예견하였다. 세계보건기구는 제약업계와 일부 의료기관들의 반발에도 불구하고 대체의학적 치료를 개발도상국의 보건 자원으로서 적극 권장하고 있다. 그러나 통학의학이 출범할 무렵까지도 의과학 안에는 심신의학(mind-body medicine)을 포함한 보완대체의학에 대하여 냉담하고 회의적인 태도가 여전히 남아 있었다. 이들의 작용 원리와 치유 기제를 설명하는 명쾌한 이론이 없고 과학적 검증이 어렵다는 점이 가장 큰 이유였다. 게다가 신체적 질병의 발생과 치료에 관한 문제를 마음에 결부시키는 방식들은 대중을 현혹하는 비과학으로 비판되거나 미과학으로 여겨져 정규의학으로부터 경계가 지어지기도 했다. 대부분의 보완대체의학들이 의학적 치료에 의존하기보다 내적 치유력을 증진할 것을 강조한다는 점도 보완대체의학들이 정규의학으로부터 환영받지 못하는 이유 중 하나였다. 그러나 이러한 분위기는 지난 40여 년간의 PNI 연구에 의해 크게 전환되었다. 수많은 보완대체의학이 생의학과 접목되어 의료 현장에 본격적으로 도입되었고, 의과대학의 커리큘럼 안에는 통합의학과 보완대체의학에 관한 교과목이 포함되었다.

PNI의 창시자 중 한 명인 니콜라스 코헨(Nicholas Cohen)은 PNI가 대안적인 치료 양식의 유효성을 확인하기 위한 과학적인 토대를 제공해야 한다고 지적한 바 있다(Cohen, 2006). 통합의학을 위한 생리학은 건강과 질병에 관한 전일적 접근과 통합적 치료 기법을 적용하기 위해 필요한 과학적 원리를 제공해야 한다. 즉, (1) 인간의 신체적·정신적·정서적·사회적·영적 세계를 연결하는 생리적 기제, (2) 생의학과 보완대체의학의 소통을 가능하게 하는 통합적 이론, (3) 질병뿐 아니라 생로병사 모두를 아우르는 포괄적 원리가 요구된다. PNI는 통합의학, 심신의학의 통합생리학으로서 생의학과 보완대체의학의 밀도 있는 협력을 위한 과학적·철학적 기반이다. PNI는 인체의 여러 생리 계통이 통합적으로 작용하는 방식을 규명하는 것을 넘어, 몸과 마음의 관계를 생리학적으로 설명하고, 나아가 사회적 관계, 문화적 환경, 생활양식 등이 건강과 질병에 미치는 영향까지 설명할 수 있는, 존재의 전 수준을 통합하는 정합적 이론이다. 이러한 이유에서 렌 위스네스키(Len Wisneski)와 루시 앤더슨(Lucy Anderson)은 PNI를 '통합의학의 과학적 기반(scientific foundation for integrative medicine)'이라 하였다(Wisneski & Anderson, 2009).

현대의학의 한 분야로 자리 잡고 있는 통합의학과 심신의학은 PNI라는 과학적 기반 위에서 새로운 의학의 시대를 열고 있다. PNI는 마음이 건강의 중요한 변수이며 인간은 대우주와 연결된 소우주라는 고대의 전일론적 치유 철학을 과학으로 재발견하고 있다. 양자물리학 또한 자연과학의 기초인 물리학(physics)을 형이상학(metaphysics)으로 뒤집어 놓으며, 물질과 비물질의 경계를 해제하고 의식의 문제를 논의하고 있다. 우리는 지금 물리학과 철학, 사람(소우주)과 자연(대우주)이 이음매 없이 다시 만나는 시점에 서 있다. 그 만남이 곧 치유라는 것이 전통의학들에서는 보편적 인식이었으므로, 건강은 당연히 신체적, 정신적, 사회적, 영적인 것을 모두 포함하는 것이다. 따라서 과거에는 인간의 건강과 행복에 기여하고자 하는 모든 학문과 종교가 하나의 목표에 동참할 수 있었다.

현대의 통합의학이 치료의 방법론적 레퍼토리만 확대하고 있을 뿐 전일적 건강을 구현한다는 목표는 등한시한다는 비판도 없지 않다. 하지만 한편에서는 통합사상가 켄 윌버(Ken Wilber)의 통합이론을 적용하여, 개인의 신체와 정신적 측면뿐 아니라 사회·문화적 환경, 생태 환경, 의료시스템과 의료정책까지 고려한 '통합적 의학(integral medicine)' 모델도 제안되었다(Astin & Astin, 2005). 이 모델에서도 현재의 통합의학이 단지 형식적·방법론적 수준에서 기존의 생의학과 다를 뿐이라고 하고, 철학적이고 개념적인 기초에서부터 다른 의학의 필요성을 역설한다. [주: 통합의학(integrative medicine)이 구체적인 의학적 체계라면 통합적 의학은 통합의학을 위한 철학적 프레임이라 할 수 있다.] 암의 다차원적 원인을 윌버의 '사상한 모델(four quadrant model)'에 적용하여 나타낸 〈표 1-1〉은 질병에 대한 통합적 접근의 범위를 잘 보여 준다(Astin & Astin, 2005). 생의학의 관심은 대체로 개인의 신체적 차원, 즉 우상 상한(It)에 한정되어 있지만, 보완대체의학은 좌상(I), 좌하(We), 우하(Its) 등의 모든 측면과 관련이 있으므로 전일적 건강을 도모하기 위해서는 통합적 접근이 요구되는 것이다.

〈표 1-1〉 **윌버의 사상한 모델과 암의 다차원적 원인**

	좌상(upper left) 상한	우상(upper right) 상한	
나 (I)	내적-개체적(interior-individual): 개인의 정신, 의식 ■ 정서적 상태 ■ 신념, 태도	외적-개체적(exterior-individual): 개인의 신체적 · 물질적 · 행동적 차원 ■ 유전적 이상 ■ 면역 부조절 ■ 건강 행동	그것 (It)
	좌하(lower left) 상한	우하(lower right) 상한	
우리 (We)	내적-집단적(interior-collective): 집단의 문화 ■ 식습관, 흡연 같은 예방적 행동의 가치에 대한 문화적 신념	외적-집합적(exterior-collective): 사회적 시스템 ■ 환경의 독소 ■ 예방 및 조기 검진을 위한 경제적 자원의 부족	그것들 (Its)

PNI는 신체적·정신적·사회적·영적 차원의 건강을 아우르는 생리학의 토대를 마련하고, 사회·문화적 환경, 생태·물리적 환경이 개체와 어떻게 상호작용하는지 규명하는 연구

를 진행하고 있다. 이러한 생리학은 인간 중심 생리학이 아니다. 전일적 건강은 환경의 건강이라는 주제와 분리되지 않는다. 여기서의 환경은 단지 신체 밖의 환경만을 의미하는 것이 아니다. 인간은 지구 생태계의 일원이기도 하지만 인체도 하나의 생태계이다. 인체는 60조 개의 인간 세포, 그리고 그것보다 2~10배나 더 많은 미생물 집단이 한 덩어리를 이루고 함께 생명을 영위하는 장이다. 인체의 미생물은 신체 기능뿐 아니라 인지와 정서에도 영향을 미친다는 것이 밝혀지고 있다. 그러나 우리는 여전히 인간이 신체 안팎에 형성된 생태계를 생명의 기반으로 살아가고 있다는 사실에 대해 무지하거나 그것을 간과하고, 자신의 생명의 기반을 파괴하거나 착취하는 것을 질병 치료의 주요 양식으로, 또는 안락하고 풍요로운 삶의 수단으로 포함시키고 있다.

우리는 2장에서 PNI의 전일적 인간관을 설명하는 구체적 모델을 확인한 다음, 3장에서 6장에 걸쳐서 몸, 마음, 영성, 환경으로 논의의 범위를 점차 확장해 나가며 이상의 주제들을 다룰 것이다.

[글상자 1-3] **미국 보완통합건강센터의 보완대체의학**

보완대체의학에는 300가지 이상이 거론되고 있으며, 대단히 이질적인 방법론들이 포함되어 있으므로 이들을 분류하는 표준화된 방법은 없다.

미국 보완통합건강센터(National Center for Complementary and Integrative Health: NCCIH[구, 보완대체의학센터(National Center for Complementary and Alternative Medicine: NCCAM)]에서는 보완대체의학의 종류를 천연물질(natural products), 심신요법(mind and body practice), 기타 보완의학 체계(other complementary medical system) 등 세 범주로 분류하고 있다. 천연물질에는 약초, 식이요법, 비타민 등이 포함되고, 심신요법에는 심리요법, 명상, 요가, 이완요법, 동작치료, 수기치료(manipulative therapy) 등이 광범위하게 포함된다. 기타 보완의학체계에는 한의학(漢醫學, 전통중국의학), 아유르베다 의학(Ayurvedic medicine) 등 생의학을 제외한 별도의 의학 체계들이 포함된다. 과거에 NCCAM에서는 보완대체의학을 대안의학 체계(alternative medical system), 심신중재법(mind-body intervention), 생물학적 기반을 둔 요법(biologically based therapy), 수기 및 신체-기반 요법(manipulative and body-based method), 에너지 요법(energy therapy) 등

다섯 가지로 분류하였는데, NCCIH의 새 분류법에서는 수기 및 신체-기반 요법과 에너지 요법 대부분이 심신요법으로 편입되었다.

다음의 도표는 2002~2012년 미국 내에서 가장 많이 활용된 10가지 보완대체의학의 방법론을 보여 준다(Clarke 등, 2015).

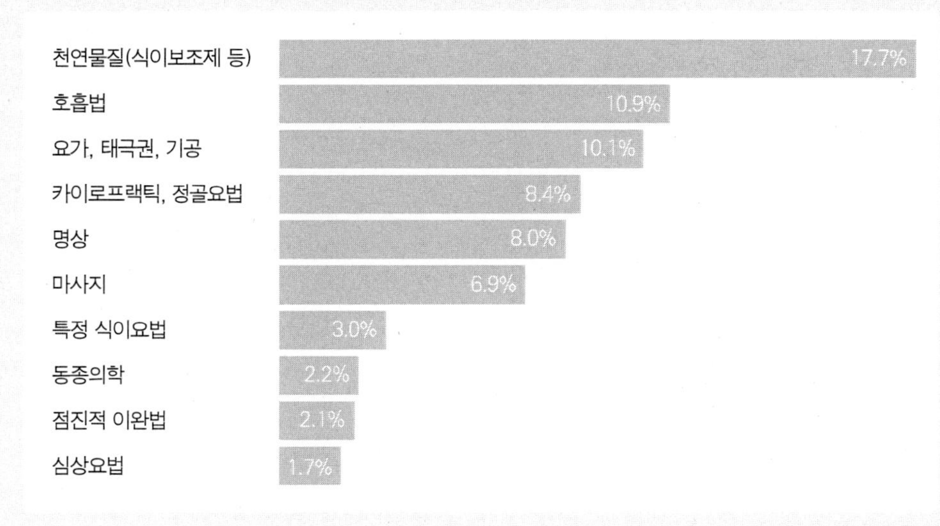

3. 또 다른 통합적 접근들

PNI는 인간에 관한 모든 학문이 만나는 다학제적 학문이며, 통합 연구의 플랫폼이라 할 수 있다. PNI라는 통합 플랫폼에서 교류하는 학문들 중에는 PNI와 다소 상이한 방향에서 PNI와 유사한 주제를 탐구하고 있는 학문, 또는 기존의 연구 범위를 확장하여 다른 학문 분야와 교류하며 새로운 학문적 지평을 열고 있는 분야들이 있다. 이 분야들에 대한 간략한 개관과 주요 이론들에 대한 소개는 PNI에 관한 본격적인 논의를 전개하기 위한 개념적 초석이 될 것이다. [주: 독자의 선호에 따라, 이곳을 건너뛰고 2부의 내용이 진행될 때 돌아와서 필요한 부분을 선택적으로 참고할 수도 있을 것이다.]

1) 통합스트레스의학

스트레스는 PNI의 출범과 발전을 견인해 온 모티프이자 PNI의 발견을 임상으로 연결하여 적용하는 데 있어서 중심적 테마이기도 하다. 마음이 신체에 영향을 미친다는 사실에 관한 과학적 근거는 스트레스 연구들로부터 축적되어 왔다. 스트레스를 만병의 근원이라 하고, 암 환자의 절대수가 자신의 암의 원인으로서 스트레스를 지목할 만큼, 스트레스가 질병을 일으킨다는 것은 현대인의 신념 속에 깊이 자리 잡고 있다. 스트레스는 심장병, 악성종양, 뇌졸중 등의 주요 사인들과 연관이 있으며(Cohen 등, 2007), 우울증, 불안, 인지기능 저하를 포함한 대부분의 정신과적 장애들과도 깊은 관련이 있다(Marin 등, 2011). 미국스트레스학회(American Institute of Stress)에서는 일차진료의를 찾는 사람 중 75~90%가 스트레스와 관련된 문제를 가지고 있다고 하였다.

17세기 이래 시작된 기계론적·환원론적 생의학의 흐름 속에서도 스트레스와 질병의 관련성은 임상에서 경험적으로 인식되고 있었고, 이러한 관련성을 임상에 적용하려는 시도도 19세기 말부터 시작되었다. 사실 그 이전에도 스트레스가 건강이나 질병과 관련이 있다는 것을 경험적으로 파악하는 사람들은 많았으나 이에 관하여 과학적 타당성을 가진 주장을 하는 학자는 없었다. 1910년 윌리엄 오슬러(William Osler)는 과도한 업무에 시달리고 불안과 걱정이 많은 유대인에게 협심증이 많이 발생한다는 것을 발견하였고, 이를 스트레스와 연관시켜 생각하게 되었다. 이것이 의학적으로 질병의 병인론 속에서 스트레스를 인식한 시초가 되었다고 할 수 있다. 오슬러의 발표가 있은 지 15년 후 월터 캐넌이 스트레스라는 용어를 현대와 같은 의미로 사용하기 시작했고, 1940년대 무렵 한스 셀리에의 스트레스 생리학 이론이 수립되면서, 스트레스라는 단어는 의학과 생리학에 본격적으로 도입되었다. 이처럼 스트레스에 대한 현대적 연구는 생리학적 관점에서 출발하였다.

생리학의 아버지로도 불리기도 하는 캐넌은 항상성을 위협하는 사건을 스트레스라 하였는데, 항상성 이론으로는 스트레스가 질병을 일으키는 과정이 충분히 설명되지 않았다. 1980년대에는 스트레스와 질병의 관계를 더 적절히 설명하기 위한 새로운 개념이 '이상성(allostasis)'이라는 이름으로 피터 스털링(Peter Sterling)과 조세프 아이어(Joseph Eyer)에 의해 제시되었다(Sterling & Eyer, 1988). 이상성 이론의 핵심은 생명 활동의 본질이 '변화를 통해 안정성을 유지하는 것'이라는 점이다. 유기체에게 그러한 변화를 반복적, 지속적으로 요구하는 상태를 이상성 부담(allostatic load)이라 한다. 이상성 부담은 항상성 모델에서 스트레스의 개념과 유사하다. [주: 이상성 이론은 6장 3의 '3) 스트레스의학과 전일주의 의학'에서 다룬다.]

20세기 중반부터는 심리학에서도 스트레스 연구가 본격화되었다. 행동주의심리학(behavioristic psychology)과 인지심리학(cognitive psychology)은 심리학 분야에서 스트레스에 관한 과학적 연구를 이끌어왔다. 토마스 홈스(Thomas Holmes)와 리차드 라헤(Richard Rahe)는 동물실험 중심의 행동주의적 스트레스 연구를 사람의 생활 스트레스 연구로 전환시키는 데 기여하였다. 그들은 '스트레스는 다양한 유해 요인이나 위협에 대한 인간의 반응에 의하여 일어나는 상태'라는 해럴드 울프(Harold Wolff)의 견해를 기초로 생활사건들과 질병의 관계를 연구하고, 스트레스를 재적응 노력을 요구하는 일상의 사건으로 보는 관점에서 연구를 진행하였다. 이들이 개발한 '사회재적응평정척도(Social Readjustment Rating Scale: SRRS)'는 지금까지도 스트레스 평가에 널리 사용되고 있다(Holmes & Rahe, 1967). 1960년대부터는 스트레스에 대한 인지심리학적 연구가 더욱 본격화되었다. 리차드 라자러스(Richard Lazarus)와 수전 포크만(Susan Folkman)은 스트레스성 자극에 대한 개인의 지각과 그 자극에 대처(coping)할 수 있는 자신의 능력에 대한 평가(appraisal) 등에 의해 스트레스가 결정된다고 보았다. 이러한 인지현상학적 관점에서 스트레스 경험에 대한 인지적 평가와 대처의 중요성을 강조하였고, 이를 바탕으로 스트레스성 자극과 개인 간의 상호작용 모델(transactional model)을 제시하였다(Lazarus & Folkman, 1984).

PNI의 출범과 비슷한 시기에 심리학에서는 행동주의 이론에 기반한 건강심리학(health psychology)이 성립되었다. 건강심리학의 중심 개념 또한 스트레스이다(Friedman, 1992). 현재 스트레스 이론의 기본 관점은 심리학적, 생물학적 과정을 사회적 요인들과 연결하는 생물심리사회적 관점이다. 최근에는 후성유전학(epigenetics)과 같은 미시적 수준의 연구, 생태학과 같은 거시적 수준의 연구까지 참여하여 보다 정교하면서도 확대된 설명을 제공하고 있다. 이처럼 스트레스 연구는 필연적으로 학제간 협력을 바탕으로 한다. 그 결과 스트레스 연구가 정신신체의학, 심신의학, 행동의학, 건강심리학, PNI 등 심신통합적인 신생 학문들의 탄생과 발전을 견인해 왔던 것이다.

PNI 연구자들은 스트레스 연구를 통해 정서 상태가 사람을 질병에 취약하게 만드는 데 중요한 역할을 한다는 것을 보여 줌으로써 새로운 병인론 수립에 기여하였으며, 질병은 그 자체가 심리적·신체적 스트레스의 한 형태가 된다는 새로운 시각도 제시하였다. 실제로 스트레스가 감염증, 악성종양, 심·뇌혈관계 질환, 당뇨병, 자가면역질환 등 무수한 질병의 발생과 경과에 영향을 주는 기제가 규명되고 있다. 한편 스트레스의 부정적 효과를 완화하기 위해 사용되는 중재법들이 인체의 치유 능력을 향상시킨다는 것이 확인되면서 질병 예방 및 치료의 방법론 또한 확대되고 있다. 건강과 질병의 기저에 있는 복잡한 과정에 있어 스트레스의 영향을 정확히 이해하는 것은 의사, 간호사, 그리고 보건의료 전문가들 모두에게 중요한 문제가 되었다(Lorentz, 2006).

통합스트레스의학(integrative stress medicine)은 전일적 철학을 바탕으로 한다는 점에서 기존 스트레스 이론들과 차별화된다(신경희, 2016). 이것은 스트레스의 범위를 인간 존재의 모든 차원(수준)으로 확대한다. 몸과 마음의 영역에는 자의식이 닿지 않는 수준의 몸과 마음이 존재한다. 우리는 혈압이나 체온을 조절하는 자율신경계의 활동을 의식적으로 감지하거나 조절할 수 없고, 세포의 분열이나 죽음, 단백질 및 지질 분자의 합성과 분해 같은 미시적 수준의 몸에서 일어나는 변화도 전혀 느낄 수 없다. 마음 중에도 자아로서 경험되는 의식적 마음이 있고 자아를 넘어서는 무의식적 마음이 있다. 노동이나 기근 같은 신체적 스트레스, 시험이나 다툼 같은 심리·사회적 스트레스는 의식할 수 있지만, 세포나 분자 수준에서 발생하는 산화 스트레스, 전자기장의 교란에 의한 스트레스, 미세먼지와 화학물질에 의한 스트레스는 의식할 수 없다. 문제는 어떤 수준에서 발생하는 스트레스든지 결국에는 존재의 전 차원에 영향을 미치게 된다는 것이다.

심리학자 애브라함 매슬로우(Abraham Maslow)는 인간은 생리적 욕구 외에도 애정, 소속, 관심, 자존감 등에 대한 심리·사회적 욕구, 자아실현과 같은 영적 차원의 욕구를 가지고 있다고 설명하였다. 우리는 충족되지 않은 욕구를 스트레스로 경험한다. 즉, 우리는 생리적 스트레스, 심리적 스트레스, 사회적 스트레스, 영적 스트레스를 경험한다. 인간 존재를 총체적, 전인적으로 이해하여 다차원적 관점에서 건강을 추구해야 한다는 인식, 그리고 스트레스는 신체적, 심리적, 사회적, 영적인 모든 수준에서 발생하며, 어떤 수준에서 발생한 것이든 전 수준에 영향을 미친다는 견해를 바탕으로 하여 전인적인 진단과 통합적인 치유를 모색하는 통합스트레스의학이 등장하게 되었다.

앞서 설명한 바와 같이 '스트레스-면역-질병 모델'은 이미 현대의학의 병인론 속에 깊이 자리 잡고 있다. 그런데 스트레스는 신경-내분비-면역계의 상호작용이라는 생리적 경로 외에도 또다른 강력한 질병 유발의 경로를 가지고 있다. 그리고 이것은 현대 보건의료계의 화두로 등장하고 있는 여러 문제와 직결된다. 스트레스는 생활양식을 변화시켜 다양한 위험인자에 노출될 기회를 높인다. 세계보건기구에서는 생활습관에서 오는 질환이 선진국 조기 사망 원인의 70~80%를 차지한다고 하였는데, 불건강한 생활습관을 초래하는 주된 원인은 스트레스이다. 심지어 모든 사망의 50% 이상은 불건강한 생활습관에서 오는 스트레스가 원인이라는 보고도 있다. 이처럼 스트레스는 직접적으로 생리학적 변화를 일으키기도 하지만 흡연, 음주, 약물남용, 위험한 행위 같은 불건강한 행동을 유발하는 경로를 통해서도 건강에 악영향을 미친다. 그리고 그러한 불건강한 생활습관은 다시 스트레스가 된다. 따라서 건강 증진의 의학은 건강한 삶을 지원하는 양생의학이 되어야 하며, 양생의학의 중심은 스트레스 관리이다.

한편 스트레스는 여러 가지 사회적 문제와도 연결된다. 스트레스에 대한 생명체의 원형적 반응은 투쟁, 도피, 포기이다. 이 반응은 현대인들에게 목표도착행동, 대체행동, 현실도피행동 같은 변형된 행동으로 나타나는데, 그 결과가 바로 각종 중독, 분노조절장애와 관련된 범죄, 집단 내 괴롭힘 같은 사회적 문제들이다. 따라서 스트레스의학의 연구와 적용 범위는 의학을 넘어 사회학, 교육학 등에서도 다방면으로 확대되고 있다.

2) 행동의학과 행동신경학

독일의 문호 괴테(Johann Wolfgang von Goethe)는 동물은 몸을 통해 배우지만 사람은 여기에 더해서 자신의 몸을 가르칠 수도 있다고 하였다. 이 말은 동물실험을 위주로 했던 초기 행동주의심리학과 현대의학의 한 분야인 행동의학(behavioral medicine)의 기본 원리를 비교하는 데 인용될 수 있을 것이다.

행동의학은 PNI의 공식 출범과 비슷한 시기인 1977년에 예일대학교에서 열렸던 컨퍼런스에서 시작되었다. PNI가 그러했듯이 당시까지 축적된 과학적 증거들은 의학 안에도 새로운 분야의 설립을 불가피하게 할 수준에 이르렀다. 이 증거들은 PNI를 출범시킨 것들과 크게 다르지 않으며, 행동의학 또한 스트레스를 주된 연구 주제로 삼고 있다. PNI와 행동의학의 연구 범위는 현재까지도 매우 많이 겹쳐지고 있는데, 일부에서는 행동의학과 PNI를 동일한 학문으로 간주하기도 한다.

행동의학은 행동주의 철학에 기초한 의학이다. 행동주의는 행동만을 본질이라 보고 그 외에 다른 어떤 것은 연구의 대상이 될 수 없다고 본다. 어떤 의식이 있다면 그것은 행동으로 환원되어야 하고 행동을 근거로 두지 못한 의식은 있을 수 없다. 따라서 통제된 실험에 기초한 연구와 통계를 바탕으로 객관적 결론을 도출하고 표준화하여 실제에 적용하는 방식을 채택한다. 이러한 입장에서 의식은 흔히 검은 상자(black box)에 비유된다. 이와 같은 관점은 개체의 개별성과 상황의 특수성에 대한 고려, 내면의 현상학적 경험과 환경과의 유기적 관계에 대한 고려가 간과될 수 있다는 한계가 있지만, 현대의 행동의학이 반드시 그렇게 경직된 태도를 고수하는 것은 아니다. 적어도 행동의학은 PNI의 발견을 임상의학에 전달하는 직접적인 가교가 되며, 환자의 몸을 빚고 동시에 그 몸 안에 담겨져 있는 심리·사회적 삶에 생의학이 주목하는 데 기여하고 있다. 학자들은 PNI가 현대의학을 외과적 수술의 혁명으로부터 화학적 혁명을 지나 이제 행동학적 혁명의 시대로 들어오게 하고 있다고 말한다.

행동신경학(behavioral neuroscience)은 신경과의 한 세부 전공으로서, 신경과학을 기반으로 하여 신경계, 특히 뇌를 중심으로 몸과 마음의 문제를 다루는 분야이다. 구체적으로는 언어, 계산, 추리, 사고, 감정 등과 관련된 인간 뇌의 작용을 연구한다. 20세기 후반에 들어서면서 컴퓨터단층촬영(computed tomography: CT), 기능적자기공명영상(functional magnetic resonance imaging: fMRI), 양전자방출단층촬영(positron emission tomography: PET) 같은 혁신적 영상장비들이 개발되고, 살아 있는 뇌의 활동을 관찰할 수 있게 되면서 뇌과학은 비약적으로 발전하게 되었다. 심리학은 마음의 생리적 기반인 뇌에 관하여, 의과학은 신체 기능의 총사령관으로서의 뇌에 관하여 그간 쌓여 있던 궁금증들을 풀기 위해 양방향에서 연구에 가세하여 방대한 자료를 쏟아 냈다. 그리하여 지난 수십 년간 우리는, 과거 수천 년 동안 축적해 왔던 뇌에 관한 지식을 능가하는 양의 지식을 축적하게 되었다.

데카르트의 이원론은 인지과학이 발달하는 과정 속에서 하드웨어와 소프트웨어라는 합리적 유비로서 유지되었다. 그러나 그러기 위해서는 소프트웨어와 하드웨어, 자극과 반응, 정보와 정보처리 같은 개념들로는 설명할 수 없는 현상들에 대한 논의를 접어 두어야 했다. 컴퓨터의 경우 하드웨어가 손상되어도 소프트웨어를 변화시키지는 않으며, 소프트웨어를 업데이트한다고 하드웨어가 달라지는 것은 아니지만 몸과 마음의 관계는 그렇지 않다. 사람의 소프트웨어(마음)와 하드웨어(몸)는 서로 분리하여 논할 수 없는 하나의 통합된 시스템이다. 이는 마음이나 행동의 변화가 신경계의 해부생리학적 변화를 가져오며, 신경계의 해부생리학적 변화가 심리·행동적 변화를 동반한다는 사실로 확인된다. 그리하여 신경과학이 이원론을 폐기하는 데는 오랜 시간이 걸리지 않았다. 신경과학에서 마음이란 개체 안팎에서 유입되는 자극이 의식, 정서, 기억의 영향과 두뇌의 정보처리 과정을 거쳐 행동으로 표출되는 통합적 생체 활동이고, 마음은 더 이상 객관적인 관찰이 불가능한 대상이 아니며, 몸과 분리되어 존재하는 것은 더욱 아니다.

3) 후성유전학

오랫동안 생물학을 지배해 왔던 중심 원리는 생명이 유전자의 지배를 받는다는 것이다. 후성유전학(epigenetics)을 가리키는 영어 단어는 '유전자(gene) 위에서(epi) 통제한다'는 뜻을 가지고 있다. 이것은 타고난 유전자 자체, 즉 DNA의 염기서열은 변화되지 않은 채 환경에 의해 유전자의 발현이 달라지는 현상을 연구하는 생물학의 새로운 분야이다. 요컨대 후성유전학은 환경이 유전자의 활성을 조절하는 분자적 기제에 관한 것이다. 최근에는 한 세대에서 일어난 후성유전학적 변화가 다음 세대까지 유전된다는 것도 확인되었다. 따라서 이미 분화한 세포에서 고정된 활동 유전자의 조합이 세대를 넘어 유지되는 것도 후성유전이라 부른다.

현재까지의 유전학은 염색체 가운데 유전암호가 코딩되어 있는 DNA를 연구하는 것에만 집중하였지만, 염색체의 나머지 부분에 들어 있던 조절단백질의 존재가 알려지고 이 단백질이 실제로 유전자의 발현을 조절하는 주역임이 밝혀지고 있다. 이 조절단백질들은 환경 신호에 따라 작동한다. 환경으로부터 들어오는 각종 신호들을 각 개체가 어떻게 인식하고 반응하는가에 따라서 그 신호에 대한 생물학적 반응 결과는 다르게 나타난다. 후성유전학자인 부루스 립튼(Bruce Lipton)은 하나의 줄기세포에서 복제되어 유전적으로 완전히 동일한 세포들도 배지(medium)의 환경에 따라서 어떤 세포는 지방세포, 어떤 세포는 근육세포, 어떤 세포는 뼈세포가 된다는 것을 실험으로 보여 주었다. 100% 일치하는 유전자를 가진 일란성쌍둥이들도 유전자 발현 양식은 서로 다르고 시간이 지날수록 그 결과가 축적되면서 건강과 노화의 정도에서 차이가 벌어진다. 꿀벌의 유충은 어떤 먹이를 먹느냐에 따라 여왕벌이 될 수도 있고 일벌이 될 수도 있다. 여기에도 후성유전학적 기제가 관여하고 있다

(Spannhoff 등, 2011).

유전자 발현의 변화는 DNA 자체 또는 DNA와 결합하고 있는 단백질이 화학적으로 수식됨으로써 일어난다. 이 화학적 수식을 후성유전체(epigenome)라 한다. 이들은 DNA가 접혀지거나 펼쳐지도록 함으로써 특정 유전자가 발현될 것인지 발현되지 않을 것인지를 결정한다. [주: DNA가 감기는 실패와 같은 역할을 하는 히스톤(histone) 단백질이 수식되는 방식에는 아세틸화와 메틸화가 있는데, 히스톤에 아세틸기(CH_3CO)가 붙으면 히스톤과 DNA의 결합이 약해져 DNA 사슬이 느슨하게 되어 그 부위의 유전자 발현이 일어나고, 히스톤에 메틸기(CH_3)가 붙으면 유전자가 기능을 하거나 하지 않게 된다. DNA 메틸화도 필요 없는 책 부분을 스테플러로 찍어 놓는 것 같은 역할을 하게 되어 유전자 발현을 억제시킨다.] 후성유전체는 DNA 염기서열처럼 고정되어 있는 것이 아니라 수시로 달라진다. 후성유전체에 의한 유전자 발현 조절의 이상이 악성종양, 당뇨병, 심·뇌혈관계 질환, 치매, 자폐증 등 다양한 질병과 밀접한 관계가 있음이 보고되고 있다. 후성유전체의 불리한 변화에 의해서 이러한 질병이 나타나기도 하지만, 때로는 질병에 의해서 후성유전체의 변화가 나타나기도 한다.

후성유전학적 변화를 일으키는 것은 무엇일까? 사람에서 후성유전학적인 변화를 만드는 요인은 식사, 운동, 질병, 스트레스 등의 요인이다. 즉, 후성유전학적 변화를 결정하는 것은 생활습관, 생활환경과 같은 요소들이다. 스트레스 시 분비되는 각종 스트레스 호르몬들도 체내의 화학적 조성을 변화시킴으로써 유전자의 발현 양상을 바꾼다. 특히 생애 초기의 스트레스가 세로토닌 수용체 유전자를 비롯한 특정 유전자들의 발현 양상을 변화시킬 수 있다는 사실이 여러 동물실험을 통해 확인되었다(Vazquez 등, 2000). 발달 과정에서 후성유전학적 영향에 가장 취약한 시기는 생애 초기이다. 생애 초기의 경험들은 신경계의 발화 패턴, 이를테면 안정적인 반응 양식을 만들어 내는 기제와 상호작용하여 신체에 각인된다. 동물과 사람의 생애 초기 경험에 대한 최근의 연구들은 환경적 영향이 유전자 발현에 미치는 영향에 대한 놀라운 정보를 제공하고 있다. 윌리엄 로발로(William Lovallo)는 생애 초기 경험이 스트레스 반응 축에 미치는 후성유전학적 영향에 대해 폭넓게 개관하였다(Lovallo, 2016).

한편 흡연자가 악성종양, 당뇨병 등의 위험이 높은 것은 이러한 후성유전학적 변화 때문일 수 있다는 것을 보여 주는 연구가 있다. 흡연의 영향으로 인한 후성유전학적 변이가 발견된 유전자들은 악성종양, 당뇨병과 관련이 있었고 면역반응 및 정자의 질에도 중요한 영향을 미치는 것들이었다(Besingi & Johansson, 2013). 앞서 언급한 바와 같이, 부모 세대에 일어난 후성유전학적 변화가 다음 세대에까지 유전될 수 있다는 것을 보여 주는, 그리하여 유전학의 기본 원리들을 완전히 뒤엎는 연구들도 발표되고 있다. 2014년 『사이언스(Science)』지에는 정자와 난자가 유전정보만이 아니라 흡연, 음주, 식습관, 비만, 연령, 약물 노출 같은 환경 정보도 전달한다는 연구가 발표되었다(Lane 등, 2014). 오래전 데이비드 바커(David Barker)가 '성인 질병의 태아 기원설(fetal origins of adult disease: FOAD)'을 통해, 임신 중 태아가 겪는 스트레스가 태아의 대사를 편성하는 배경이 된다는 것을 설명하였는데(Barker, 1990; Barker, 2004), 이 연구는 FOAD에서 한 걸음 더 나아가 임신 전 부모의 삶에 관한 정보가 정자와 난자에 유전정보와 함께 후성유전학적 정보로 제공되어 배아와 태반 형성에 영향을 미치고, 궁극적으로는 아이의 평생 건강을 결정하게 된다는 것을 시사하고 있다. [주: 임신 중 스트레스가 태아의 대사를 편성한다는 것에 대해서는 6장 3의 2) '(3) 스트레스의 후성유전학적 영향'을 참고하라.]

심지어 조부모의 삶이 손자의 수명과 관련되어 있음을 보여 주는 연구도 이미 오래 전에 발표되었다. 스웨덴의 예방의학자 비그렌(Bygren)은 큰 흉년과 큰 풍년이 반복되기로 유명한 노르보텐(Norrbotten) 지역 사람들에 관한 기록을 조사해서, 어린 시절에 풍년이 들어 과식을 했던 사람들의 손자들은 흉년 중 어린 시절을 보낸 사람들의 손자들보다 평균 수명이 6년 더 짧았다는 것을 보고하였다(Bygren 등, 2001). 2005년 『사이언스』지에는 성 기능을 손상시키는 화학물질에 임신한 쥐를 노출시키자, 3대를 내려간 자손까지 불임이 되었다는 놀라운 연구 결과가 발표되었다. 더 놀라운 사실은 수컷 쥐도 획득형질인 불임 문제를 다음 세대까지 물려주었다는 점이다(Anway 등, 2005).

기억이 유전자에 미치는 영향에 관한 증거도 나타났다. 이 연구에서는 동물에게 기분 좋은 향기와 전기충격을 함께 제공하여 향기에 대해 두려움을 느끼도록 조건형성을 하였는데, 이 두려움이 손자 세대까지 전달되는 것이 확인되었다. 연구자는 후각과 관련된 수용체를 발현하는 유전자가 메틸화되는 후성유전학적 변형이 일어났음을 확인하였다(Szyf, 2014). 이것은 이미 오래전에 폐기된 라마르크(Jean-Baptiste de Lamarck)의 유전 이론을 현대 유전학의 무대 중앙으로 재소환하는 결과이기도 하다.

후성유전학은 개체의 몸과 마음, 나아가 개체와 심리·사회적 환경, 생태·물리적 환경이 어우러져 몸을 빚어 낸다는 것을 확인시켜 준다. 몸은 인간이 세상과 지속적으로 교류하며 뒤섞이는 현실의 장이다. 몸은 삶을 담는 그릇이며, 언제나 의미 있는 경험이 일어나는 장소이다. 몸이라는 말은 '모으다'라는 말을, body라는 말은 'box'를 어원으로 한다. 몸에는 개체의 내적 경험들과 함께 물리적·사회적 외적 관계들이 모두 담겨 있으며, 몸은 그 역사와 역동들이 빚어 낸 개체의 '지금 여기'라는 점을 후성유전학도 보여 주고 있다.

4) 심리학과 통합심리학

과학혁명과 계몽주의 시대를 거쳐 생의학의 토대가 마련되었고, 19세기에 이르자 의사들은 모든 질병이 어떤 특정한 원인 때문에 생긴 해부생리학적 비정상의 결과라고 믿게 되었다. 마음은 본질적으로 의학적 주제가 아니었으므로 정신의학의 발달은 다른 의학 분야에 비해 가장 뒤쳐졌다. 효과적인 치료제들이 개발되기 전까지의 정신과 병원은 단지 환자를 수용하는 시설에 머물렀으며, 정신적 장애의 원인을 주술적이거나 신비적인 것으로 여기고 정신장애자는 비인간적인 대우를 받아도 되는 열등한 존재로 여기던 오랜 선입견 속에서 정신의학의 이론적 발달도 지연되고 있었다. 정상적인 사람도 얼마든지 정신장애를 앓을 수 있다는 것은 연이은 세계대전을 겪으면서 얻은 교훈이었다.

심리학은 1897년 빌헬름 분트(Wilhelm Wundt)가 라이프치히대학에 심리학실험실을 창설하면서 시작되었다. 심리학이 성립되기 전까지 마음은 철학에서 다루는 개념이었고, 몸과 마음의 관계에 대한 문제 역시 철학적 주제였다. 마음에 관한 철학적 담론은 형이상학적인 것이었으나 심리학은 객관적으로 관찰되는 행동과 그 행동을 통해 추론할 수 있는 마음의 활동을 과학적 기준에 부합되는 방식으로 연구하기 시작했다. 하지만 심리학 또한 이원론의 토대 위에서 성립된 학문이었으므로 심신의 관계는 심리학의 본질적인 문제가 아니었다. 그러나 20세기 후반에 들면서 전일적·통합적 관점의 심리학이 등장하기 시작하였다.

우리는 근대 이후 과학에서 이원론이 끊임없이 도전받아 왔다는 것과, 몸과 마음의 관계를 회복하려는 움직임이 얼마나 다양한 관점에서 시도되어 왔는지를 심리학의 짧은 역사 속에서도 확인할 수 있다. 지그문트 프로이트(Sigmund Frued)는 해부학적 기원을 찾을 수 없는 질병들을 설명하기 위해 정신분석학(psychoanalysis)을 발전시켰다. 그의 이론은 다음 단원에서 설명할 정신신체의학(psychosomatic medicine)과 신체심리학(somatic psychology)의 배경이 되었다. 심리학의 초창기부터 인간의 생리적 특성을 심리적 특성에 연결시키는 시도들이 이루어지기는 했으나, 20세기 중반까지도 심리학은 동물적 무의식을 추론하거나 동물의 행동을 관찰하여 인간의 마음을 이해하는 데 적용하는 수준에 머물고 있었다. 1930~1940년대를 지배한 행동주의심리학은 경험주의에 기반한 조작적 조건형성 이론을 확립하였다. 생리학적 자극에 대해 의식적 작용 없이 일어나는 신경계에 의한 본능적 움직임을 뜻하는 '반사'는 인간에게 '반응'이라는 개념으로 적용되었다. 버러스 F. 스키너(Burrhus F. Skinnner) 같은 행동주의 심리학자들은 인간의 마음은 본래 비어 있고 출생 후 자극과 반응에 의해 채워지는 것으로 확신했다.

1950~1960년대에 이르자 이에 맞서는 합리주의의 움직임이 일어났다. 반행동주의적 선험론은 1960~1970년대 인지혁명 시대의 심리학 이론 발달에 큰 영향을 미쳤고, 심리학의 패권은 행동주의에서 인지주의로 넘겨졌다. 인지주의심리학은 인지의 표상과 과정을 분석한다. 지각, 정서, 기억, 사고, 언어와 같은 인지적 과정은 우리가 세상을 인식하고 그로부터 개념을 갖는 과정이다. 그러나 인지주의심리학에서는 감정과 느낌 같은 마음의 요소들을 적극적으로 포함시키지 않는다. 인지주의심리학은 인간의 인지를 연구함에 있어 정보처리 관점을 주된 접근법으로 한다. 정보는 그 정보를 처리하는 주체의 정보처리 방식에 따라 다르게 표상(representation)되고 다른 반응을 이끌어 낼 수 있다. 정보는 감각, 인지, 정서로 구분할 수 있으며 이들은 서로 긴밀히 연합된다. 정보가 신체 내외의 감각이나 인지 등 다양한 경로에서 입력되듯, 반응이 출력되는 경로에도 신체적·심리적·행동적 경로가 있다.

스티븐 핑커(Steven Pinker)는 인간의 마음을 '정보처리기계(information-processing machine)'에 비유하였다(Pinker, 1997). '마음의 계산 이론(computational theory of mind)'이라고도 불리는 이 이론은 20세기 중반부터 앨런 튜링(Alan Turing), 힐래리 퍼트남(Hilary Putnam) 등에 의해 체계화된 것으로서, 뇌가 컴퓨터라면 마음은 뇌가 수행한 프로그램의 결과라고 설명했다. 정보처리 관점은 구성주의 철학이나 불교의 일체유심조(一切唯心造)라는 개념과도 관련이 있다. 구성주의 관점에 의하면, 인간의 행동이나 반응은 단순히 환경의 자극(정보)에 의해서 결정되지 않고, 인간이 그 자극을 처리하는 방식(정보처리 방식)에 의해서 표상 혹은 구성(construction)된다. 즉, 인간은 환경의 자극에 의해 일방적으로 영향을 받는 존재가 아니라, 스스로 의미 있는 정보를 만들며 그 정보에 따라 행동한다.

마음이라는 것이 실험과학의 영역으로 들어 온 것에는 행동주의심리학의 공이 지대하였지만, 행동주의는 행동만이 객관적이고 신뢰할 수 있다는 전제 하에 의식을 배제하고 행동을 관찰하는 데 집중하였다. 그렇기 때문에 동물실험은 행동주의심리학의 주된 도구였다. 인지주의심리학 또한 의식의 요소를 직접 내성하지 않고 행동을 바탕으로 의식을 구성하는 인지적 이론을 사용했다. 이러한 방식의 연구는 지(智)·정(情)·의(意)를 모두 포함하는 마음 전체를 다룬다고 보기 어렵다. 심리학에서도 인간과 환경과의 관계를 다루기는 하지만, 환경의 '자극'과 유기체의 '반응'이라는 관점에서 소극적으로 다루어 온 것이 대부분이었다. 현재까지도 심리학 연구에서 주류를 형성하고 있는 분석주의적 접근법은 몸과 마음, 인간과 환경을 통합적으로 조망하려는 관점과는 근본적으로 다르다.

정신분석학과 인지행동심리학에 이어 심리학의 제3세력으로 일컬어지는 인본주의심리학(humanistic psychology)은 애브라함 매슬로우(Abraham Maslow), 칼 로저스(Carl Rogers) 같은 학자들로 대표된다. 인간에 대한 전인적 접근을 강조하는 인본주의는 정신분석학이 인간의 건강한 측면을 도외시한 채 병리적이고 부정적인 측면만을 강조했고, 행동주의는 인간을 지나치게 환경에 대한 수동적 존재로 보았다고 비판하면서, 인간의 건강하며 긍정적인 특성과 자유의지, 자아실현과 같은 영역에 초점을 두었다. 또한 인간의 보편적이고 객관적인 특성이나 행동원리를 강조하는 자연과학적 관점과는 달리, 인간의 주관적 경험과 그에 대한 의미 해석의 측면을 강조하는 실존적·현상학적 접근을 하였다.

심리학의 제4세력이라 불리는 자아초월심리학(transpersonal psychology)은 자아를 넘어선 의식의 확장과 인간의 발달을 추구하며 물리적 세계, 심리적 세계, 초월적 세계 모두의 실재성을 가정한다. [주: 자아초월심리학은 초개아심리학으로도 번역된다.] 스타니슬라브 그로프(Stanislav Grof)는 개인적 인격의 일상적 경계를 초월하는 경험과 현상들을 의미하는 '자아초월적(transpersonal, 초개아적)'이라는 용어를 만들고, 1960년대 후반에 매슬로우 등과 함께 자아초월심리학을 창설했다. 자아초월심리학은 심리학이 사회화된 자아(socialized ego)를 인간 잠재력의 한계이자, 심리적 건강의 지표로 설정하였다는 비판으로부터 출발하여, 기존의 심리학이 다루어 온 기억, 인지, 정신병리, 발달, 심리치료 등의 문제들을 영적·초월적 세계까지 확대하여 연구함으로써 이전에 심리학에서 다루지 못했던 인간 경험의 전 영역을 다룬다. 그러한 영역으로는 상위의식 상태(우주의식, 신비체험, 비이원적 상태), 영성, 종교적 가치, 의식변용의 방법들이 포함된다. 이 가운데 일부는 기존의 심리학 분야에서도 다루어졌던 것이지만 대개는 심리학의 연구 범위에서 배제되었던 것들이다. 자아초월심리학은 일상적 의식으로부터 비이원적 상태의 전 스펙트럼을 보편적인 인간성의 잠재력으로 인식하고, 상위의식에 대한 과학적 연구를 수행함으로써 인간 정신의 초월적 자기(Self)의 본질을 탐한다. 이 상위의 자기는 모든 인간 존재의 핵심이며 건강, 지혜, 유능성의 근원이다. 여기에 도달하려는 영적 추구, 즉 초월적 자아실현(transcendent self-actualization)은 모든 인간 동기의 뿌리가 된다.

인본주의심리학과 자아초월심리학이 시작되던 1960년대의 미국에서는 인간잠재력운동(human potential movement), 반문화·반전운동, 포스트모더니즘(postmodernism)이 고조되고, 양자론적 관점에서 재조명된 동양의 철학과 수행 문화에 대한 관심이 드높았다. 이러한 분위기 속에서 시작된 자아초월심리학에서는 몸과 마음을 넘어 인간의 전체성을 이해하고, 개인 내적인 삶, 사회적 참여, 생태적 관심이 조화된 통합적인 삶을 촉진하는 수단으로 명상, 통합변형수련, 심신통합 기법, 꿈 작업 등의 기법을 도입하였다. 또한 인간성의 가장 높은 잠재력을 추구하는 영적 맥락에서 전통적 심리학의 체계를 포괄하며, 서구 심리학을 통합하는 틀로서 세계의 영적 전통 체계를 사용한다. 개인 수준의 심리적·영적 영역과 사회적·생태적·정치적 영역들을 연결하므로, 자아초월 패러다임에 대한 접근은 심리학, 신경과학, 인지과학, 인류학, 철학, 비교종교학 등의 통합적 관점에서 이루어지고 있다. 심리·영적 발달과 관련된 세계의 심리학, 영성, 토착적 영성 수련 간의 공통 요소에 대하여 연구하며, 초월적 지향을 갖는 다양한 학문 체계들과의 통합적 접근도 이루어지고 있다. 따라서 자아초월심리학은 초종교적·다문화적 접근이며, 학문적으로는 전통적인 심리학의 영역을 넘어선 학제간 분야이다. 한편에서는 켄 윌버(Ken Wilber)가 이상의 모든 심리학 영역과 동서양의 철학과 종교 사상을 아우르는 통합심리학(integral psychology)을 수립하였다.

현재 심신의 관계에 관한 연구는 '의식과 물질'이라는 주제 하에 현대 물리학에서도 도전하는 과제로 되고 있는데, 사실상 이와 관련된 인식은 오래전 심리학에서도 시작되었다. 미국 심리학의 아버지라 불리는 윌리엄 제임스(William James)는 무의식이라는 개념 자체를 물리학의 장(field) 개념에 견주어 볼 수 있다고 지적한 바 있다. 또한 물리학과 심리학이 탐구하는 두 현실의 영역이 궁극적으로는 하나라는 일체성의 가능성은 칼 융(Carl Jung)에 의해서도 언급되었다. 그는 자신이 무의식이라고 부르는 것이 무기물 구조와 어떤 관계가 있다고 확신했다.

마음의 사전적 정의는 '사람의 지(智), 정(情), 의(意)의 움직임, 또는 그 움직임의 근원이 되는 정신적 상태의 총체'이다. 하지만 이상에서 살펴본 바와 같이, 이러한 마음의 세계를 포괄적으로 연구하는 심리학 분야는 없었으며, 심리학의 각 분야에서 다루는 마음의 세계는 동일하지 않았다. 20세기 후반에 들어서야 마음의 요소를 통합적으로 인식하고, 나아가 마음을 넘어 존재의 전 차원을 포괄하는 분야들이 등장하였다. 이들은 심리학 안에서 시작된 학제간 분야라 할 수 있다. 현재까지도 심리학과 심리치료는 분야에 따라 상이한 관점과 목표를 가지고 있지만 20세기 후반부터 나타난 움직임들은 더 넓은 마음의 세계, 그리고 자아를 넘어 세계와의 관계를 바라보는 확장된 관점에서, 마음을 중심으로 한 심신의 통합을 시도하고 있다.

5) 정신신체의학과 신체심리학

프로이트의 정신분석학 이론과 프로이트 학파의 정신신체적 질병(psychosomatic disease) 연구는 정신신체의학(psychosomatic medicine)과 신체심리학(somatic psychology)의 수립에 지대한 영향을 미쳤다. 프로이트의 영향을 받은 학자들에 의해 20세기 초에 수립된 정신신체의학은 신체의 질환에 대하여 정신적 원인과 신체적 현상을 관련지어 연구하는 의학의 한 분야로 정의된다. 정신신체의학이 전개되어 온 과정은 스트레스 연구나 심신의학과 밀접한 관계를 가지므로, PNI와 정신신체의학의 역사적 맥락은 연결되어 있다고 할 수 있다.

신체심리학은 피에르 자네(Pierre Janet)의 이론과 빌헬름 라이히(Wilhelm Reich)의 연구 위에 성립된 신체중심 심리치료이다. 피에르 자네는 윌리엄 제임스나 빌헬름 분트와도 견주어지는 심리학자로, 프로이트에게도 많은 영향을 주었다. 프로이트의 제자로 출발한 빌헬름 라이히는 정신영적(psychospiritual) 에너지의 억압 및 해소와 관련한 성적인 본능과 기능의 문제들을 새로운 관점으로 해석하여 오르가즘 이론(orgasm theory)으로 발전시켰다. 그는 오르곤(orgone)이라는 생체 에너지를 가정하고, 육체 내 에너지 흐름을 더 큰 우주 안에 흐르고 있는 에너지 과정의 반영으로 보았다. 오르곤은 일종의 원초적 물질이라 할 수 있는데, 19세기 물리학에서 가정했던 에테르(ether)처럼 대기 안에 어디에나 존재하며, 모든 공간을 통해 퍼져나가는 것으로 설명된다. 따라서 오르곤은 동양의 기(氣) 개념과도 유사하다. 몸에 관한 라이히의 관점에서는 개인의 전체 역사가 신체적인 구조와 기능 안에 보관되어 있으며, 외상적(traumatic) 사건은 유기체 안에서 근육의 수축을 유발하고, 그

것이 모든 삶의 기본이 되는 원초적이고 우주적 에너지인 오르곤의 흐름을 억압한다고 설명된다. 라이히는 이 얼어붙은 기제(freezing mechanism)를 성격무장(character armoring)이라 하고, 정서를 자유롭게 하기 위한 방법론을 발전시켰다. 그의 이론은 생체물리학(biophysics)을 비롯하여 심리학, 윤리학, 사회학, 신비학 등의 영역에도 영향을 미쳤다.

특히 라이히의 이론과 기법들은 신체심리학 분야의 발전을 촉진하였으며, 그의 영향을 받은 여러 사람이 신체중심 심리치료 기법들을 발전시켰다. 프란츠 알렉산더(Franz Alexander)는 1920~1930년대에 이 분야를 이끌었던 대표적 이론가로서, 헬렌 플랜더스 던바(Helen Flanders Dunbar)와 함께 천식, 건선, 고혈압, 소화성궤양 등 많은 신체적 질환을 정신적 장애에서 시작되는 것으로 설명하고자 했다. 동작을 통한 자각(awareness through movement)과 기능적 통합(functional integration)을 강조한 모세 펠덴크라이스(Moshé Feldenkrais)는 특정한 종류의 긴장에 나타난 정서와 신념은 특정한 신체 부분에 머물게 된다고 하고 이에 관한 신체 지도를 만들었다. 그에 따르면 몸은 전체 삶의 경험에 대한 은유이며 정서의 근원일 뿐만 아니라 움직임의 살아 있는 근원이다. 신체 지도를 읽고 고정된 신체 구조를 변화시키는 것은 개인의 심신에 각인된 삶의 경험과 오래된 패턴들을 변화시키게 된다.

그 외에도 알렉산더 로웬(Alexander Lowen)과 존 피에라코스(John Pierrakos)의 생체에너지학(bioenergetics), 이다 롤프(Ida Rolf)의 구조적 통합(structural integration), 샤롯 셀버(Charlotte Selver)의 감각 자각(sensory awareness), 란돌프 스톤(Randolph Stone)의 양극성 치료(polarity therapy) 등 다수의 몸 중심 치유 기법들이 개발되었다(Johnson & Grand, 1998).

신체심리학과 신체중심 심리치료는 몸과 마음의 분리 개념들에 대해 도전하고, 심리적인 변화는 본질적으로 신체와 관련이 있다는 전제 하에 발달하였다. 신체중심 심리치료는 현대 에너지의학(energy medicine)의 범주에 속하는 치료 양식으로 분류되기도 한다.

6) 양자론과 홀로그램 패러다임

세포 간 또는 세포 내 전령물질들의 흐름은 나트륨, 칼륨, 칼슘을 비롯한 여러 이온의 흐름을 유도하여 생체의 전자기 파장을 변화시킨다. 역으로 생체 주변의 전자기 파장은 생체 전령물질의 흐름에 영향을 미친다. 이것은 생명 활동을 설명하는 생리학적 이론이 물리학의 언어로 그대로 다시 쓰여질 수 있다는 것을 의미한다. 우리는 특정 신경전달물질이 특정한 심리 상태와 관련되어 있다는 사실과 함께, 특정 심리 상태가 특정 뇌파나 심전도파와 관련이 있다는 것을 알고 있다. 신경과학에서는 오래전부터 생각이나 감정이 뇌에 어떠한 전자기적 파동을 만드는지, 이들이 어떤 전령물질들을 통해 신체와 상호작용하는지 연구해 왔고, PNI는 내적 치유기제를 활성화하는 마음의 상태는 어떤 것인지, 어떻게 그러한 상태를 유도할 수 있는지 연구하고 임상 현장에서 활용하는 수준에 이르고 있다.

20세기 중반에 물리학자인 어윈 슈뢰딩거(Erwin Schrödinger)는 생명 현상도 물리법칙으로 설명할 수 있다는 신념 아래, 생명체라는 공간 안에서 일어나는 시공간적 사건들을 물리학과 화학으로 풀어내고, 물리학의 법칙들이 어떻게 생체 세포에서 진행되는 사건들과 관련되는지 설명했다(Schrödinger, 1944). 그의 영향을 받은 학자 중에는 DNA의 이중나선 구조를 발견한 프랜시스 크릭(Francis Crick)도 포함되어 있었다. 당시에는 별개의 학문 분야에서 논의되던 '분자'와 '생명'이라는 이질적 요소들을 하나로 묶어 생명 현상을 설명하려던 슈뢰딩거의 시도가 실제로 '분자생물학(molecular biology)'이라는 학문의 탄생으로 이어진 것이다. 그 사이 물리학의 한편에서는 양자물리학이라 불리는 새로운 물리학이 주체와 객체, 물질과 의식이라는 철학적·심리학적 주제들과 맞닥뜨리고 있었다.

과학사에는 3대 변혁으로 일컬어지는 사건들이 있었다. 니콜라우스 코페르니쿠스(Nicolaus Copernicus)의 지동설(근대과학의 탄생), 뉴턴의 고전물리학(과학혁명), 20세기 상대성이론과 양자론의 탄생(제2의 과학혁명)이 그것이다. 19세 말에 이르러 완성된 학문이라고까지 여겨졌던 물리학은 상대성이론과 양자론에 의해 다시 시작되었다. 알버트 아인슈타인(Albert Einstein)은 상대성이론을 통해 시간과 공간이라는 절대적 개념이 상대적으로 변화할 수 있다고 하였고, 질량은 일종의 에너지라고 설명하였다. 이것은 아인슈타인의 유명한 공식인 '$E=mc^2$'으로 요약된다. 결국 질량과 에너지는 같은 것으로 간주할 수 있으며, 에너지로 질량을 가진 물질을 만들어 낼 수도 있다. 그리고 이것은 양자론의 미스터리로 연결된다. 양자론에서 발견한 미시세계의 불가사의 중 하나는 진공에서 물질이 생겨나거나 사라진다는 것이다. 우리가 생각하는 진공은 아무 것도 없는 빈 공간이다. 그런데 어떻게 무(無)에서 유(有)가 만들어지고 유가 사라져 무가 될 수 있을까? 진공에는 실체가 없을 뿐, 실체를 만들 수 있는 에너지가 가득 차 있다. 원자핵이나 기본입자를 초고속으로 충돌시키는 가속기에서는 충돌에 의해 발생하는 에너지를 이용해서 다양한 소립자를 만들어 낸다. 이 소립자들은 원자핵이나 기본입자가 분열되어 만들어지는 것이 아니다. 충돌에 의해 발생하는 에너지 자체가 소립자의 질량으로 바뀌는 것이다.

양자론의 핵심은 '파동과 입자의 이중성'과 '상태의 공존'이다. 파동과 입자의 이중성이란, 전자와 같은 미시적인 물질이나 빛이 파동의 성질과 입자의 성질을 동시에 가진다는 것이다. 양자론이 등장하기 전에는 빛은 파동이고 전자는 입자라고 생각되었다. 그러나 빛이나 전자는 파동과 입자의 성질을 모두 가지고 있다. 양자론에 따르면 우리의 감각에 드러나는 것들, 즉 실재하는 것들은 모두 입자성과 파동성이라는 이중성을 가지고 있다. 빛 또한 예외가 아니어서 파동과 입자의 특징을 동시에 지니고 있는 것이다. [주: 양자(quantum)란 더 이상 나눌 수 없는 에너지의 최소량의 단위이다. 복사에너지에서 처음 발견하여 에너지 양자라고 명명되었는데, 이것이 빛으로서 공간을 진행할 때에는 광양자(光量子)라 한다.] 이러한 발견은 만물을 구성하는 기본입자가 있을 것이라고 보았던 기계주의적·물질론적 세계관의 기초를 뒤흔드는 것이다.

양자가 입자와 파동의 양면성을 가지고 있고, 물질은 곧 에너지라는 사실은 동양철학의 관점과 절묘하게 연결된다. 앞서 설명한 바와 같이, 양자론에서 설명하는 진공은 텅 비어 있는 것이 아니라, 아주 짧은 시간 동안에 여기저기서 소립자가 생겨났다가 사라지는 것이고, 에너지와 시간의 불확정성 관계에 따르면 진공도 에너지를 가진다. 즉, 진공이 가진 에너지의 요동에 의해 전자와 양전자의 쌍과 같은 모든 소립자가 여기저기서 생겨났다가 사라진다는 것이 양자론이 밝힌 진공의 모습이다. 진공과 마찬가지로 무(無)도 계속 완전한 무로 남아 있을 수 없다. 다시 말해, 무의 상태와 유의 상태 사이에서 요동치고 있다. 현상계에서는 자취를 감추었으나 새로운 세계에서 드러나게 되고, 그 세계는 다시 현상계의 근원이 된다. 이는 도교의 '도(道)', 불교의 '공(空)', 힌두교의 '브라만(힌두교에서 말하는 실재의 감추어진 차원)'이 의미하는 것과 다르지 않다.

고전물리학에서 시간과 공간은 서로 관련이 없으며, 우리의 경험과 관념이 형성되는 절대적인 불변의 기준이었지만, 베르너 하이젠베르크(Werner Heisenberg)의 불확정성(uncertainty) 이론이 발표되면서 시공간의 절대성이 무너지고 시공간 연속체의 개념이 등장하게 되었다. 그리하여 현대의 물리학은 시공간이 상대적으로 변화하는 우주를 인정하고 있다.

주체와 객체의 구분 또한 절대적인 것이 아니다. 데카르트는 인간이 곧 정신이라 결론짓고, 세계는 정신과 물질이라는 두 종류의 실체로 이루어져 있다고 하였으며, 인간은 자신들이 관찰하는 물질적 대상으로 이루어진 객관적 세계를 경험하는 주체라고 생각했다. 이처럼 자연을 두 종류의 대립적 실재, 즉 정신과 물질, 주체와 객체, 관찰자와 관찰 대상으로 구분하는 이분법적 접근은 데카르트 이후의 보편적 세계관이 되었으며, 이것이 바로 데카르트가 수립한 이원론이다. 그러나 현대 물리학에서 보면 주체와 관계없는 절대적 객체란 실재하지 않으며, 객체는 주체의 심상에 나타난 존재에 지나지 않는다. 관찰 이전부터 분명한 속성을 지니고 있는 객관적인 상태란 없다. 관찰 이전의 자연은 객관적으로 불확정적이며 순수한 가능성의 상태에 있다. 관찰의 대상은 관찰자가 있든 없든 관찰자와 별도로 존재하는 것이 아니라, 관찰자의 관찰 행위에 의해 나타난다. 결국 물리학(physics)은 물리학을 넘어(meta-), 형이상학(metaphysics)적 문제, 의식의 문제를 포함하지 않을 수 없게 되었다.

데이비드 봄(David Bohm)은 "형체에 활동성을 불어넣는 것은 마음이 지닌 가장 특징적인 성질이며 우리는 이미 전자에서 마음과 비슷한 어떤 것을 발견했다"고 하였다. 만물은 불가분한 전일성을 가지고 있으며, 의식은 좀 더 미묘한 형태의 물질이다. 마음은 신경계라는 물질적 기반의 활동과 함께 발현되며, 신경계의 물질적 구조에는 마음을 이루는 것에 관한 정보가 저장되어 있다. 에너지 보존 법칙에 따라 에너지가 사라지지 않는다면 신경계가 소멸된 후 그 정보와 패턴들, 즉 물질을 이루던 입자들은 파동이라는 에너지로서 어딘가에 존재하게 될 것이다. 봄은 그 감추어진 질서를 영(spirit)이라고 부를 수 있다고 하였다. 양자론을 통해 발견된 실재의 파동성은 신과학 사상의 핵심이 되었고, 이것은 동양의 유기적 세계관이 서양의 현대 과학과 만나는 장을 마련하였다.

홀로그램 패러다임(hologram paradigm)은 우리의 감각과 이해가 미치지 않는 실재의 이중적 세계를 홀로그램이라는 광학적 상징으로 설명하는 수단이다(Talbot, 1996). 우주를 하나의 홀로그램적 시스템으로 바라보면, 기억 저장의 매커니즘, 동시성(synchronicity, 우연하고도 의미 깊은 사건의 일치성)의 경험, 예지 현상 등과 같이 과학이 아직 만족할 설명을 제공하지 못하는 많은 현상이 설명된다. 뇌의 일부, 특히 기억을 담당하는 부위인 해마(hippocampus)를 절제해도 기억이 사라지지 않는 이유에 대해, 저명한 신경생리학자 칼 프리브람(Karl Pribram)은 기억이 뇌에 홀로그램으로 저장되어 있기 때문이며, 이것이 다른 의식 현상들의 기반이기도 할 것이라고 제안했다(Pribram 등, 1974).

동양철학이 신비적 경험과 직관적 형식으로만 파악해 온 세상의 본질도 홀로그램 패러다임을 통해 설명되고 있다. 홀로그램 패러다임에 의하면, 우주 만물이 서로 연결되어 있고 그러한 우주에서는 모든 개체의식도 연결되어 있다. 칼 융의 집단무의식(collective unconscious) 개념도 홀로그램 패러다임으로 설명할 수 있다. 실제로 데이비드 봄은 "인류의 의식은 깊은 차원에서 하나이다"라고 하였다.

홀로그램 패러다임은 설진(舌診), 홍채분석, 침술, 이침(耳鍼), 설침(舌鍼)과 같은 반사구 개념의 대체의학적 진단·치유 기법의 기제를 설명할 수 있는 원리를 제공하기도 한다. 이러한 진단·치유 기법들은 신체의 작은 부위가 신체 전체에 관한 정보를 지니고 있다는 전제에 기초하고 있으므로 홀로그램 패러다임과 상통한다. 예를 들면, 맥진(脈診)으로 오행(五行)의 기를 파악하는 것은 홀로그램 필름의 일부만 가지고 전체 영상을 현상해 내는 것과 같은 것이다. 지난 30여 년간 서구의 학자들이 중국, 일본, 독일 등지에서 자료를 수집하여 조사한 결과, 인체에는 귀뿐 아니라 손, 발, 팔, 목, 혀, 심지어 잇몸을 포함한 18개의 침술 관련 체계가 있음이 발견되었다. 뇌파나 심전도 파형은 신체의 다른 부위에서도 측정될 수 있는데, 이러한 정보 또한 몸 전체에 관한 정보를 알려 주는 홀로그램과 같다.

제2장

정신신경면역학으로의 접근

생의학은 인체의 병리적 변화와 기능적 장애를 면밀히 진단하고, 외부에서 침입한 병원체를 제거하거나 상해를 수복하는 데 있어서 다른 어떤 의학 체계보다도 유능함을 보여 주었다. 그러나 전일적인 건강을 추구하는 의학은 생의학의 지식과 방법론을 넘어선 통합적 접근을 필요로 한다. 따라서 서로 다른 철학과 원리 위에 수립된 학문 간, 의학 체계 간의 협력은 필연적이다. 그러한 협력은 통합적 패러다임과 정합적 메타이론(meta-theory)을 요구한다.

PNI는 여러 생리적 계통이 통합적으로 작용하는 방식을 규명하는 것을 넘어, 몸과 마음의 관계를 생리학적으로 설명하고, 나아가 사회적 관계, 문화적 환경, 생활양식 등이 건강과 질병에 미치는 영향까지 설명할 수 있는 이론적 기반이다. 그리하여 PNI는 통합의학(integrative medicine)의 통합생리학으로 주목되고 있다. 레너드 위스네스키(Leonard Wisneski)도 마음, 정서, 영성과 같은 개인의 정신세계가 외부의 세계와 상호작용하여 신체적 변화를 유도하는 방식을 전통적 생리학과 통합할 수 있도록 한다는 점에서, PNI를 통합생리학(integral physiology)이라 하였다(Wisneski, 2017).

그러나 PNI는 기존의 학문들을 수평적으로 종합하는 이론이 아니라, 상위 차원에서 학문들 사이의 경

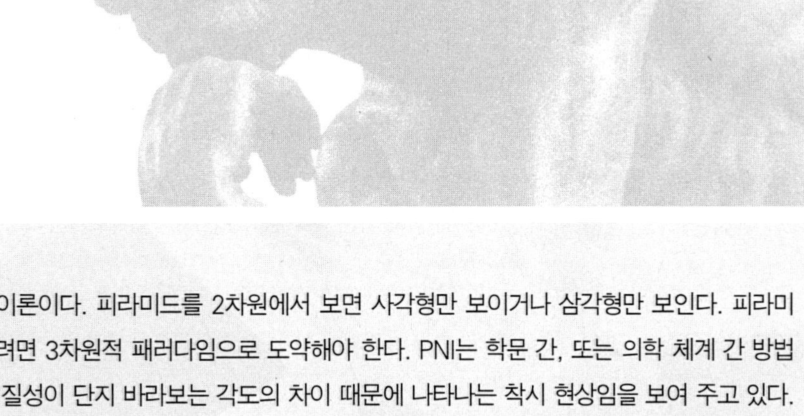

계를 해제하는 메타이론이다. 피라미드를 2차원에서 보면 사각형만 보이거나 삼각형만 보인다. 피라미드를 피라미드로 보려면 3차원적 패러다임으로 도약해야 한다. PNI는 학문 간, 또는 의학 체계 간 방법론과 원리 사이의 이질성이 단지 바라보는 각도의 차이 때문에 나타나는 착시 현상임을 보여 주고 있다. PNI 연구에 의해, 생의학은 물리적 에너지나 화학적 호르몬들의 움직임 속에서 마음의 변화를 볼 수 있게 되었고, 마침내 몸의 질병을 이해하기 위해 마음의 움직임을 추적하기 시작하였다.

PNI 연구들은 현대 과학의 기계론적이고 환원론적인 관점을 유기론적이고 통합적인 패러다임으로 대체해 가고 있다. 그래서 PNI를 하나의 학문이기 이전에 패러다임이라고 한다. 맥케인(McCain) 등은 PNI를 '건강의 역동에 기여하는 생리학적 양상들에 관한 이론적인 지식과 경험적인 지식 모두의 진보를 위한 통합적 패러다임'이라고 정의하였다(McCain 등, 2005).

1. 통합생리학으로서의 정신신경면역학

PNI 이론의 핵심은 신경계, 내분비계, 면역계가 하나로 연결되어 있음을 보여 주는 [그림 2-1]의 삼각형으로 요약된다. 말초의 신경계와 내분비계 장기들이 중추신경계와 연결되어 있듯이 면역계 역시 중추신경계와 해부학적, 기능적으로 연결되어 있다. 면역계의 장기들에는 자율신경계가 분포하고 있고, 면역세포와 신경세포가 직접 접촉하여 신호를 주고받기도 한다. 뇌의 시상하부(hypothalamus)가 파괴되면 내분비계나 자율신경계의 기능만 교란되는 것이 아니라 면역 기능도 훼손된다. [주: 시상하부는 내분비계와 자율신경계의 최고위 중추이다. 시상하부는 3장 3의 4), '(1) 시상하부'에서 설명된다.]

서로 무관하다고 여겨졌던 이 시스템(계)들이 해부학적으로 연결되어 있다는 것보다 더 놀라운 사실은 이들이 동일한 화학적 언어를 사용하는 기능적 통합체라는 점이다. 과거에는 신경계는 신경전달물질(neurotransmitter), 내분비계는 호르몬(hormone), 면역계는 사이토카인(cytokine)이라는 독자적인 전령물질들을 가진 독립적 시스템으로 인식했지만, 사실 이 세 가지 전령물질 집단은 모든 시스템에서 공유되고 있다는 것이 밝혀졌다. 예컨대, 베타-엔돌핀(beta-endorphin) 같은 신경전달물질은 면역계에서 사이토카인으로, 내분비계에서 호르몬으로 작용하고, 멜라토닌(melatonin) 같은 내분비 호르몬은 면역계와 신경계 세포에 작용한다. 면역계는 거의 모든 신경내분비 호르몬을 생산하며, 면역세포에는 노르에

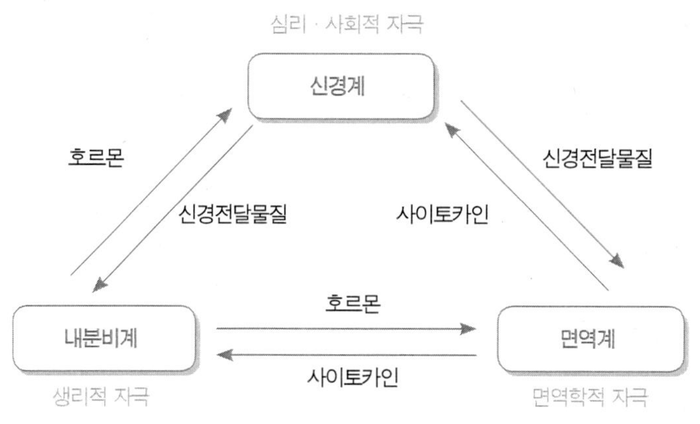

[그림 2-1] **신경계, 내분비계, 면역계의 상호작용**

피네프린(norepinephrine), 아세틸콜린(acetylcholine), 도파민(dopamine)을 비롯한 신경전달물질의 수용체가 있다.

이처럼 신경계, 내분비계, 면역계가 상호작용하는 경로를 통해 순전히 심리적인 사건이 면역 기능에 영향을 미칠 수 있고, 순전히 면역학적인 사건도 심리·행동적 변화를 야기할 수 있다. 이를테면 세균이나 바이러스의 침입 같은 면역학적 자극이 생각, 감정, 행동을 변화시킬 수 있는 것이다. 카(Carr)와 블래록(Blalock)은 면역계와 신경내분비계의 상호작용을 '시스템 간의 양방향성 의사소통 경로(bidirectional pathway of intersystem communication)'라 하였다(Carr & Blalock, 1991). 신경계에서 인지된 심리·사회적 스트레스성 자극은 이 상호작용망을 통하여 내분비계 및 면역계로 전해진다. 다른 시스템들에서 입수하는 자극들도 그러하다. 면역학적 자극을 예로 들면, 동물에게 면역계를 자극하는 물질을 말초에 투여하면 뇌의 전기적 활성이 증가한다. 이것은 다른 오감의 자극들처럼 면역학적 자극도 뇌가 인지한다는 것을 의미한다.

블래록은 면역계 역시 내적인 감각기관으로 간주해야 한다고 하고, 이를 제6의 감각(sixth sense)이라 하였다(Blalock, 2005). 청각 정보가 청신경계를 거쳐 중추신경계로 전달되듯이, 면역계는 외부 이물질의 침입이라는 면역학적 정보를 중추신경계로 전달한다. 이것은 면역세포들 사이에 신호전달을 담당하는 전령물질인 사이토카인이 면역계 안에서만이 아니라 신경계나 내분비계에서도 전령물질로 작용할 수 있기 때문이다. 예를 들어, 인터류킨-1(interleukin-1: IL-1)이라는 사이토카인은 주요 스트레스 반응 축인 시상하부-뇌하수체-부신피질 축(hypothalamic-pituitary-adrenocortical axis: HPA축)에 대한 강력한 조절자로서, 뇌의 시상하부에 작용하여 HPA축의 개시 호르몬인 CRH(corticotropin releasing hormone)를 분비시킨다. [주: HPA축, CRH 등은 3장 3의 '3) SAM축과 HPA축'에서 설명된다.]

우리가 병이 들었을 때 나타나는 우울감, 침체감, 식욕과 수면의 변화, 일과 놀이로부터의 철수 같은 감정과 행동의 변화들을 집합적으로 질병행동(illness behavior, sickness behavior)이라 하는데, 질병행동은 면역학적 자극이 IL-1, IL-6 같은 사이토카인을 통해 신경계에 영향을 주어 나타나게 되는 현상의 대표적인 예이다. 우울증 환자가 소염제 성분이 들어 있는 감기약을 복용하면 우울 증상이 완화되기도 하는데, 이는 소염제가 면역계의 반응을 억제하여 이들 사이토카인의 작용도 감소시키기 때문이다.

통합적인 의료 패러다임의 핵심은 '실재'에 관한 포괄적 관점이다. PNI를 통합생리학으로 주목하는 이유는 단지 PNI가 신경과학, 내분비학, 면역학 같은 생리학의 여러 분야를 통합하기 때문이 아니다. PNI는 몸과 마음을 통합하고, 생명체와 환경을 통합하는 생리학이다. 전통의학에 뿌리를 두는 대부분의 보완대체의학들은 마음이 몸과 분리된 것이 아니며, 사람은 대우주와 연결된 소우주라는 전일주의적 사고관에 기초한다. [주: 전일론 또는 전일주의(holism)라는 단어는 얀 크리스티안 스뮈츠(Jan Christian Smuts)가 그의 저서 『홀리즘과 진화(Holism and Evolution)』에서 제시한 것으로서, 전체주의, 전인주의 등의 용어와 혼용되기도 한다. 스뮈츠는 서양 자연과학의 환원주의에 대한 대응으로 전일주의를 제창하였다. 이 용어의 어원은 '완전한(complete)' '통합적(integral)'이라는 의미를 가지고 있는 그리스어 'holos'이다. 비록 혼용되고 있기는 하나 전일주의는 전인주의보다 더 큰 개념이다.]

전일주의적 사고관에 따르면, 생명체는 통일적 전체와 하나로 연결되어 있으며 그러한 연결의 온전성(integrity)은 우주의 조화와 질서로, 생명체의 건강과 치유로 드러난다. 그러므로 건강은 개체 수준의 심신 통합과 조화를 넘어, 소우주인 개체와 대우주인 환경과의 연결과 조화를 모두 포함하는 것이다. 이와 같은 사고관은 인간 존재에 대한 보편적 인식인 '영원의 철학(perennial philosophy)'에서 구체화되고 있다. 영원의 철학이라는 이름이 의미하듯이, 이러한 인식은 동서양의 종교, 철학, 전통 지혜에서 공통적으로 발견된다. 영원의 철학의 핵심을 함축하고 있는 '존재의 대둥지(the great nest of being)' 모델([그림 2-2] 참

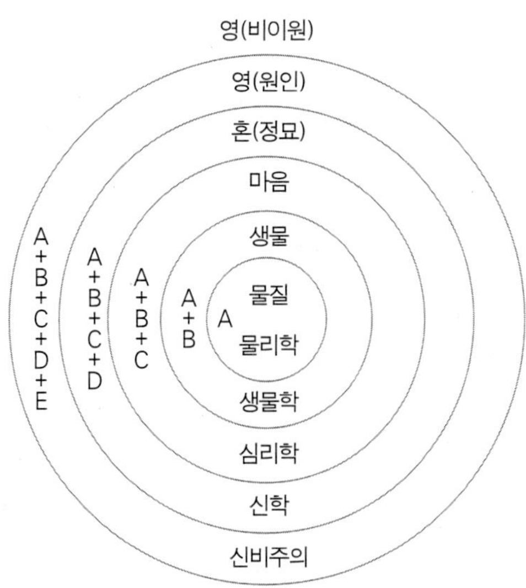

[그림 2-2] **존재의 대둥지**

고)은 인간 존재가 물질, 몸, 마음, 영혼 등 여러 수준(차원)으로 구성되어 있으며, 각 수준들은 빛의 스펙트럼처럼 연속적으로 이어져 있음을 보여 준다(Wilber, 2000).

현대 과학은 이것을 과학적 원리로 설명할 수 있는 지식을 가지게 되었다. 만물은 에너지이며 에너지 세계에서 서로 연결되어 있다는 양자론도 이를 뒷받침하고 있다. 그런데 PNI는 추상적이고 관념적인 양자론적 방식이 아니라, 질병과 건강에 대한 논의에 직접적으로 적용할 수 있는 생리학적 방식으로 이 모델을 설명할 수 있다. 예를 들면, 인간관계의 갈등에서 초래된 심리·사회적 스트레스는 신체의 교감신경계를 활성화시킨다. 그러면 백혈구 가운데 호중구를 비롯한 염증세포들이 증가하는데, 이들은 활성산소를 많이 발생시킨다. 활성산소는 세포를 이루는 분자 수준에 산화 스트레스를 가하여 세포를 손상하고 조직에 미세한 염증을 일으켜 신체적 질병과 노화를 촉진하게 된다. 이러한 변화는 다시 신체적 스트레스로 신경계에서 인지되어 부정적인 정서와 인지를 유발한다. 가장 물질적인 수준, 즉 분자 수준에서의 스트레스도 마찬가지이다. 예컨대, 미세먼지는 호흡기계에만 영향을 미치는 것이 아니다. 혈관으로 들어가 혈관에 염증반응을 유발하고 심혈관계 질환이나 우울증과 같은 정신과적 장애를 야기하기도 한다.

태양광의 전자기 스펙트럼 중에서 우리가 눈으로 볼 수 있는 가시광선 영역은 극히 제한적인 것처럼, 우리의 몸과 마음을 이루는 영역 중에서 자의식이 접근할 수 있는 부분은 제한적이다. 자율신경계의 조절 기능은 의식적으로 감지할 수 없고, 세포나 분자 같은 미시적 수준으로 갈수록 의식은 닿지 않는다. 마음이라는 것도 자아로서 경험되는 의식적 마음도 있고, 자아를 넘어서는 무의식적 마음도 있다. 산화 스트레스, 전자기적 스트레스처럼 자의식이 닿지 않는 세포 수준, 물질(분자) 수준에서 일어나는 스트레스도 있고, 영적인 수준에서 발생하는 스트레스도 있는 것이다. 하지만 어떤 수준에서 발생한 스트레스든지 앞의 예에서와 같이 존재의 전 수준에 영향을 미치게 된다. 이렇게 PNI는 생명체와 질병에 관한 몸 중심 이원론과 개체 중심의 병인론을 해체하고 있다.

데이비드 레빈(David Levin)은 근대과학이 시작된 이후 변화되어 온 몸에 관한 인식을 일곱 가지 모델로 설명하였다. 초기의 모델들은 해부학, 생리학, 생화학, 분자생물학적 모델이며, 이들은 환원주의 과학이 점점 심화되는 모습을 그대로 반영하고 있다. 이후 정신신체적(psychosomatic) 관점에 이르러서 몸과 마음이 연결되었으나, 이것은 여전히 사회, 환경, 자연과는 분리된 몸이다. 레빈은 현재의 모델은 PNI적인 몸이며, PNI적인 몸에 이르러 환경과의 관계가 회복되었다고 말하였다(Levin & Solomon, 1990).

2. 통합 패러다임으로서의 정신신경면역학

20세기 중반부터 건강의 의미는 다중차원의 웰빙이라는 개념으로 변화되기 시작했다. 그것은 존재의 모든 수준에서 전체성을 회복하는 것, 즉 치유(healing)이다. 비록 치유라는 단어가 21세기의 사회·문화적 화두로 부상했지만 아직은 의과학보다는 인문학적 용어로 편입되어 있는 듯하며, 그에 관한 담론 역시 감상적이고 관념적인 수준에 머물고 있다.

현대 과학의 이론적 체계에는 이미 오래전부터 균열이 나타나고 있었다. 그 균열은 단순한 보수 작업으로 해결할 수 없는 근본적 수준에서 발생하는 것이었다. 건물에 균열이 생겼을 때 해결하는 방법은 두 가지이다. 건물을 보수하는 방법과 새 건물로 옮기는 것이다. 만일 건물이 세워진 땅의 흔들림이 문제라면 우리는 망설임 없이 두 번째 방법을 선택할 것이다. 하지만 마땅한 새 건물이 마련되지 않았다면 어쩔 수 없이 흔들리는 건물에 머물러야 한다. 현대 과학의 딜레마는 이러한 상황과도 같다. 현대 과학은 패러다임 자체의 전환을 심각하게, 그리고 상당히 오랫동안 고민해 왔지만 아직 새 패러다임의 실체는 분명히 드러나지 않고 있다.

심신이원론과 기계론적·물질론적 패러다임이 과학적 의학이 수립되는 데 지대한 공헌을 하였음은 부정되지 않지만, 질병 치료 중심에서 건강 증진 중심으로 변화하는 보건의료계의 요구나, 몸뿐 아니라 심리적·사회적·영적 수준을 포함하는 다중차원의 건강을 추구한다는 인식의 변화에 부응하는 의학을 구현하는 것에는 장애가 아닐 수 없다. 생의학이든 보완대체의학이든 심리학이든 모든 기법과 그 철학에는 합리적인 부분이 있고 상대적인 장단점이 있다. 따라서 전일적 건강을 추구하기 위해서는 특정 학문이나 방법론을 평가하고 선택하는 기준이 아니라, 이들을 양립시킬 프레임워크를 마련하는 것이 중요하다.

PNI는 의과학 이론을 보완하고 진단, 치료의 방법론만 확대하고 있는 것이 아니다. PNI 연구는 심리적 고통, 정서적 상태, 사회적 관계 등이 신체적 장애의 발생과 치료 과정에 영향을 미치는 생리학적 경로를 규명하고, 스트레스가 불건강한 생활양식과 생활환경을 유발하여 질병을 초래하는 또 다른 경로들도 확인하여, 의과학 패러다임의 변화와 건강 증진이

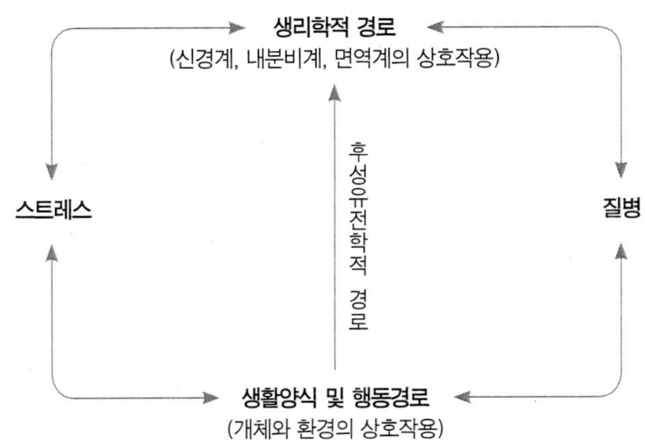

[그림 2-3] **스트레스와 질병을 연결하는 경로들**

라는 보건의료계의 새로운 전략적 방향이 구체화되는 데 기여하고 있다. 이 경로들이 [그림 2-3]에 제시되어 있다(신경희, 2017). 인간의 모든 차원을 아우르는 PNI 연구는, 이른바 '과학적'인 연구 방법론의 재검토도 요구하고 있다. PNI가 가져온 이러한 변화들은 PNI가 일개 학문이기 전에 새로운 패러다임이라는 것을 시사한다. 맥케인(McCain) 등은 PNI를 건강의 역동에 기여하는 생리학적 양상들에 관한 이론적인 지식과 경험적인 지식 모두의 진보를 위한 통합적 패러다임이라고 정의하였다(McCain 등, 2005).

심리적 스트레스가 면역계를 경유하여 각종 질병을 일으키거나 악화시킬 수 있다는 것은 더 이상 새로운 사실이 아니다. 염증 부위에서 방출되는 사이토카인 때문에 우울증 상태가 된다는 것은 임상에서 이미 상식처럼 받아들여지고 있고, 류마티스관절염, 통증, 우울증이 서로 간에 예측자가 될 수 있음을 보여 주는 종단적 연구들도 수행되었다. 자가면역질환이나 중증 감염증이 조현병(정신분열증)의 발병과 관련이 있다는 연구들은 오래전부터 지속적으로 발표되어 왔으며, 백혈병 치료에 적용되는 골수이식이 특정 정신질환의 치료에도 효과가 있다는 것을 보여 주는 연구도 수행되었다. [주: 이와 관련된 연구들은 3장 5의 '7) 정신장애와 면역'에서 소개된다.]

이러한 연구 결과들이 시사하는 바는 기존의 생리학과 의과학에 완전히 새로운 조망을 제공하는 것이지만 교과서들은 아직 이런 정보들을 거의 다루지 못하고 있다. 충분한 발견들이 아직 축적되지 못했기 때문이라기보다는, 모든 것을 분리하고 단순화하려는 환원론적 패러다임에서 벗어나지 못했기 때문이다. 새로운 철학과 연구 방법론이 수용되는 것은 새로운 진단·치료법이 수용되는 것보다 훨씬 긴 이행기를 필요로 한다. 하지만 패러다임이 바뀌면, 과학은 양자도약이 일어나듯이 완전히 새롭게 시작될 것이다. 의과학도 예외는 아니다. 그러한 변화를 추동하는 전조들도 이미 나타나고 있다. [글상자 2-1]는 하나의 작은 예를 보여 준다.

[글상자 2-1] **심장병 치료의 새 패러다임과 PNI**

2005년 테일러(Taylor) 등은 항우울제인 선택적 세로토닌 재흡수 억제제(selective serotonin reuptake inhibitor: SSRI)가 급성 심근경색 환자의 심근경색 재발 및 사망 위험을 40% 이상 감소시킨다는 연구 결과를 발표하였다(Taylor 등, 2005). 미국심장학회(American Heart Association: AHA)에서 제시한 연구에 따르면, 급성 심근경색 환자들에게는 일반인들에 비해 우울증이 3배나 많이 발생하였다. 우울증을 동반한 경우, 심근경색 후 1~2년의 심혈관사건 발생 위험도가 2배나 높아졌으며, 이 위험도는 우울증의 정도와 관련되어 있었다. 따라서 미국심장학회는 관상동맥질환 환자들이 정기적으로 우울증 검진을 받아야 한다는 치료 지침을 발표했다(Lichtman 등, 2008).

과거에는 급성 심근경색 환자에게서 나타나는 우울증을 단지 질병에 대한 심리적 반응 정도로 생각했다. 그러나 현재는 이 두 질환의 상관관계가 PNI적 관점에서 설명되고 있다. 미국심장학회의 발표 내용에서는 두 질환을 연결하는 경로를 두 가지로 추정한다. 먼저 생리학적 경로를 보면, 관상동맥질환 환자에게 우울증이 동반되는 경우, 심혈관사건을 예측하거나 동맥경화의 악화를 반영하는 지표들이 더 크게 변화된다는 사실이 밝혀졌다. 예를 들면, 관상동맥질환에 우울증이 동반된 환자에게서는 심박변이도(heart rate variability: HRV) 감소, 시상하부-뇌하수체-부신피질 축(HPA축)의 기능장애, 혈소판 활성도 증가, 혈관 기능장애 등과 함께, 염증반응의 지표인 C-반응성단백질(C-reactive protein: CRP), 인터류킨-6(IL-6), 섬유소원(fibrinogen)의 증가가 나타난다. 이러한 지표들은 자율신경계, 내분비계, 면역계의 변화를 반영하는 것이다.

또 하나의 경로는 우울증 환자에게서 흔히 나타나는 행동적 변화, 사회적 고립이 질병의 예후를 악화시키는 것이다. 우울증 증상이 생활요법, 약물치료 등에 대한 환자의 순응도

(compliance)를 감소시키고 흡연, 음주, 식습관, 수면 패턴의 변화를 일으켜 질병의 치료에 악영향을 준다는 것도 하나의 요인으로 설명된다. 이 두 경로는 [그림 2-3]에도 그대로 요약되어 있다.

미국심장학회의 새 치료 지침은 질병의 이해와 치료에 관하여 커다란 인식의 전환이 이루어지고 있음을 보여 준다. 그 결과 치료적 개입에 있어서도 실질적인 변화가 일어나게 되었다. 즉, 약물요법과 더불어 인지행동적 요법, 생활요법 등이 강력히 권고되고 있는 것이다.

3. 통합의 3단계

앞의 두 단원에서 제시된 [그림 2-1], [그림 2-2], [그림 2-3]의 삼각형, 원, 사각형은 이 책 제2부의 3장, 4장과 5장, 6장에서 각각 다루게 될 내용의 시각적 상징이다.

먼저 3장에서는 신경-내분비-면역계를 중심으로 인체의 모든 생리적 계통을 통합하는 삼각형에 관하여 논의한다. [그림 2-1]의 삼각형에는 신경계, 내분비계, 면역계라는 인체의 핵심적 정보전달 시스템만 강조되어 있지만, 사실상 이 연결망에는 피부계, 소화기계, 호흡기계 등 여타 시스템들도 참여하고 있음을 확인하게 될 것이므로 삼각형은 점차 더 많은 변을 가진 다각형이 될 것이다. 4장과 5장에서는 몸과 마음의 생리적 관계가 원으로 설명된다. 여기서의 마음은 물질적 육체에 대응하는 것으로서 마음(mind) 또는 정신(psyche)으로 표현되며, 정서(emotion)와 영성(spirituality)까지 아우르는 것이다. 몸과 마음의 이음매 없는 통합체는 [그림 2-2]의 원으로 상징된다. 6장에서는 인간과 환경(자연, 우주)의 유기적 관계와 상호작용을 설명한다. 심리·사회적 환경, 생태·물리적 환경과 생명체의 상호작용은 [그림 2-3]의 사각형에 도해되어 있다.

이 통합의 과정에서 삼각형과 사각형은 피라미드라는 입체로 통합되어 새로운 차원으로 도약하게 되고, 궁극적으로는 삼각형, 원, 사각형을 모두 담고 있는 구(球)로 완성될 것이다. 이로써 몸-마음-환경을 아우르는 생명의 이론, 즉 통합생리학이 완성된다.

몸과 마음, 인간과 환경의 유기적 관계를 설명한다는 점에서, PNI는 개체 수준의 몸과 마음을 다루던 생리학과 심리학을 넘어선다. 삼각형, 원, 사각형이 궁극적으로 하나의 구로 통합되는 과정에는 철학과 신학, 사회학은 물론 물리학, 생태학, 진화학까지도 참여하게 된다. PNI의 창시자인 니콜라스 코헨(Nicholas Cohen)이 오래전에 지적하였듯이, PNI의 연구 주제는 이미 이러한 분야들로도 확대되었다(Cohen, 2006).

제2부

통합생리학

제3장

생리학의 재구성

양자물리학자 베르너 하이젠베르크(Werner Heisenberg)는 "나눌 수 없는 것을 나눌 때 불확정성 원리(uncertainty principle)가 생긴다"고 하였다. 불확정성 원리의 제한을 받으면서 어떤 세계(시스템)를 완벽하게 이해할 수는 없다. 생리학에도 일종의 불확정성의 원리가 있다는 것을 인정해야 할지도 모른다. 몸을 고정시켜 놓으면 마음을 이해할 수 없고, 마음을 고정시켜 놓으면 몸을 이해할 수가 없다. 몸과 마음이라는 분리 불가한 현상을 분리하면서 생명 현상을 완벽하게 설명할 수는 없다.

과학(科學)이라는 단어의 한문 '과(科)'자는 나눈다는 의미를 가지고 있다. 이원론적 철학은 현대의 모든 학문을 몸의 학문과 마음의 학문으로 나누었고, 과학의 발전은 전문화라는 이름으로 학문 간, 학문 내 분리를 가속화했다. 사람의 몸을 다루는 생리학도 여러 분과로 나뉘고, 그 사이의 벽은 점차 높아졌다. 16세기 스위스의 의사 파라셀수스(Paracelsus)는 "무지한 사람도 사람에게 심장, 폐, 뇌, 장 같은 것이 있다는 것은 안다. 하지만 그들은 이 장기들이 모두 분리되고 독립적인 것이며 서로 관련이 없다고 생각한다"고 하였다. 해부학에 기초한 생리학은 인체를 많은 부품으로 이루어진 기계와 같은 방식으로 이해하고, 각각의 장기를 특정 기관계(system)에 배속시킨 다음, 기관이나 기관계 별로 생리 현상을 설명해 왔다. 그러나 기능적으로 보면 신체에는 그러한 구분들이 존재하지 않는다. 기계론적 모델로 신체의 작동을 설명해 보더라도, 신체는 수많은 톱니바퀴가 동시에 돌아가는 전체로서 작용하는 것이지 면역계, 신경계, 내분비계 같은 별개의 시스템들이 각자 작동하는 모듈식 조립체가 아니다. 간이라는 톱니바퀴는 담낭이나 소장 같은 소화기계 모듈 안의 톱니바퀴와만 맞물려 있지 않다. 직간접적으로 중추신경계, 순환기계, 호흡기계와도 맞물려 있다. 아무리 서로 멀리 떨어져 있다고 해도 모든 톱니바퀴는 서로 영향을 주고받을 수밖에 없다.

게다가 인체에는 멀리 떨어진 장기들 사이를 끊임없이 오가는 전령물질(신경전달물질, 호르몬, 사이토카인)들이 있다. 톱니바퀴 조합체 모델을 굳이 도입하지 않더라도, 유기체의 모든 정보전달 시스템이 호르몬이나 신경전달물질 같은 전령물질들에 의해 연결되어 있고, 이를 통하여 몸과 마음은 유기적인 전체를 형성한다는 것을 충분히 설명할 수 있다. 인체를 촘촘하게 채우고 있는 결합조직 또한 전체 시스템을 연결하고 통합하는 물리적 정보전달망이다.

전일적인 접근을 위한 생리학은 해부학적 관점이 아닌, 정보에 의해 통합되는 기능적 관점에서 재구성된다. 장기들의 해부학적 근접성보다는 각 장기들을 오가는 정보의 양과 효율이 더욱 중요하다. 그것은 전령물질이라는 화학적 실체에 의한 것일 수도 있고 구조, 장력, 전자기파와 같은 물리적 특성에 의한 것일 수도 있다. 게다가 이들은 별개의 것이 아니다. 왜냐하면 생화학적 방식으로 설명되는 전령물질들의 작용은 세포의 이온 흐름에 의한 전자기장의 형성과 같은 물리적 현상과 근본적으로 동일한 과정이기 때문이다.

시스템들의 상호작용을 가능하게 하는 인체의 복잡한 연결망, 그리고 그 연결망을 통해 일어나는 항상성 유지의 기제, 나아가 자기 조절과 자기 치유를 촉진하는 기제들을 확인해 나가면서, 생명에 관한 우리의 경외심은 더욱 깊어지게 된다.

1. 생의학과 전령물질

현대의학은 호흡기계, 순환기계, 소화기계와 같이 생리학의 하위 연구 영역에 따라 전문화된 분과들을 형성해 왔다. 학문이 세분화되고 전문성이 고도화되는 동안, 그만큼 짙고 길게 드리워지는 그림자가 있었다. 그 결과 소화기계 질환의 원인이 소화기계 자체가 아닌 신경학적인 원인일 수 있거나, 순환기계 질병의 치료에 사용하는 약물이 호흡기계나 생식기계에 영향을 미칠 수 있는 것처럼, 시스템 사이에 일어나는 상호작용에 대한 지식을 갖추는 것은 점점 어려워졌고, 설령 그러한 지식이 있더라도 임상 현장에서 질병을 진단하고 치료하기 위해서 활용하는 것은 현실적으로 매우 어려웠다.

인체를 시스템(계) 별로 분류하는 것은 해부학에 기초한 인위적인 방식일 뿐, 실제로 인체의 생명 활동에는 독립적인 시스템이 존재하지 않는다. 특히 정보의 흐름이라는 관점에서 보면 시스템들 사이, 장기들 사이, 조직(tissue)들 사이의 경계는 분명치 않고 서로 침투해 있으며 뒤섞여 있다. 예를 들면, 소화관은 인체에서 가장 큰 내분비 기관이자, 면역 기관이며, 독자적인 신경계도 가지고 있다. 이처럼 한 기관이 여러 기관의 일을 동시에 수행하는 것은 다른 장기에서도 쉽게 발견된다.

인체를 이루는 60조 개의 세포들 사이를 오가며 생명 활동을 조절, 통합하는 주역은 신경전달물질, 호르몬, 사이토카인 등으로 불리는 전령물질들이다. 전령물질들을 생산하는 주요 시스템은 신경계, 내분비계, 면역계이며, 이 세 시스템이 바로 항상성 조절의 중심축이다. 생리학에서는 전통적으로 신경전달물질은 신경계에서, 호르몬은 내분비계에서, 사이토카인은 면역계에서 각각 만들어지고, 그 시스템 내에서만 작용하는 것으로 생각하였다. 그러나 이 전령물질들은 시스템 사이를 오가며 다른 시스템의 세포들에게도 신호를 전달할 뿐 아니라, 본래 그들을 생산한다고 알려졌던 시스템이 아닌 다른 시스템에서도 생산된다. 이러한 사실은 신경계, 내분비계, 면역계의 전령물질에만 해당되는 것이 아니다. 이 세 시스템 이외의 시스템들도 신경전달물질, 호르몬, 사이토카인이라 알려졌던 전령물질들을 생산한다. [주: 심지어 우리 몸속에 있는 미생물도 전령물질의 생산지이다. 이에 관한 연구는 비교적 최근에 시작되었지만, 이미 우리의 몸에 관한 인식을 전면적으로 재검토할 것을 요구하고 있다. 3장 3의 4), '(3) 위장관'의 마지막 문단을 참고하라.]

소화기계를 예로 들면, 간에서는 성장 유도 메시지를 전달하는 호르몬인 소마토메딘(somatomedin)을 생산하며, 위장관에서는 수많은 호르몬을 생산하여 음식물의 흡수와 관련된 정보를 뇌의 섭식 조절 중추인 시상하부에 전달한다. 앞에서 언급한 바와 같이, 위장관은 인체의 가장 큰 내분비 기관이며 면역 기관이다. 위장관은 아직도 그 종류가 다 밝혀지지 않은 무수한 호르몬들의 각축장이다. 인체 면역세포의 80%가 위장관에 분포하고 있으므로 위장관은 사이토카인의 주요 생산지이기도 하다. 게다가 위장관에는 장신경계(enteric nervous system: ENS)라는 독립적인 신경계가 존재한다. 피부에는 특화된 면역세포들이 포진하여 최일선의 방어를 담당하며 사이토카인을 분비하는데, 심지어 피부 고유의 세포인 각질세포에서도 사이토카인이나 호르몬을 생산한다. 지방조직의 지방세포에서도 렙틴(leptin) 같은 호르몬을 생산하여 에너지 저장 상태를 중추신경계에 알림으로써 식욕을 억제하고 체중을 조절한다. 중추신경계는 신경전달물질뿐 아니라 인슐린, 글루카곤을 포함한 다양한 호르몬들을 분비한다. 심장은 근육세포의 덩어리이기 이전에 신경세포가 60%를 차지하는 신경세포 덩어리이며, 역시 호르몬을 분비하는 내분비 기관이다. 이러한 관점에서 보면 신체에서 신경계, 내분비계, 면역계가 아닌 곳이 없다. 이것이 궁극적으로 시사하는 바는 개별 시스템 안에서도 이미 시스템의 통합이 이루어지고 있고, 이 시스템들이 연결된 전체가 다시 하나의 시스템이 되어 작용한다는 것이다.

신경계, 내분비계, 면역계가 하나의 통합된 시스템임을 규명하는 것은 지금까지 PNI에서 가장 포괄적이면서도 집중적으로 연구된 주제이다. 이 세 시스템이 서로 생화학적 정보(전령물질)를 공유한다는 것이 규명되면서, 각 시스템이 고유한 정보체계를 가지고 있고 각자의 고유한 기능을 수행한다는 기존의 생리학적 전제는 더 이상 유효하지 않게 되었다. 1990년, 세 명의 PNI 선구자 애더(Ader), 펠텐(Felten), 코헨(Cohen)은 행동적 사건과 생리적 사건들 간 상호작용의 영향을 받지 않는 신체 시스템이나 항상성 유지 기제는 없을 것이라는 점이 충분히 확실해졌다고 하였다(Ader 등, 1990).

신경계가 내분비계, 면역계와 소통한다는 것은 마음이 신체의 생리적 기능과 연결되어 있다는 것을 의미하는 것이기도 하다. 이것은 기존 의과학의 패러다임에 정면으로 도전하는 것이고, 이 때문에 PNI 연구는 오랫동안 학계에서 이단시되고 비난과 조롱의 대상이 되었다. 그러나 그러는 동안에 심신상관성에 관한 경험적 증거들이 의과학 안에서도 나타나기 시작했고 신경계, 면역계, 내분비계 사이의 양방향 의사소통을 입증하는 증거들도 속속 드러났다. 면역반응을 직접적으로 중계할 수 있는 신경전달물질과 호르몬의 존재가 알려지고 인지, 정서, 행동에 영향을 미치는 호르몬과 사이토카인에 대한 보고들이 갑자기 봇물을 이루었다. 면역 활성을 고전적 조건형성 절차에 의해 변화시킬 수 있음을 보여 주는 연구들이 발표되면서 정서, 스트레스, 불안, 우울, 만성통증과 면역계 사이의 상호관계에 관한 연구가 폭넓게 수행되기 시작했다. 전향적으로 수행된 종단적 연구들로부터 류마티스관절염, 통증, 우울증이 서로 간에 예측자가 될 수 있음이 확인되었다. 면역계의 친염증성 사이토카인(염증을 일으키거나 염증반응을 강화시키는 사이토카인)들이 심혈관계 질환, 관절염, 2형 당뇨병, 골다공증, 알츠하이머병, 치주질환, 일부 암에 있어서 핵심적 역할을 하며, 우울이나 불안 같은 부정적 정서들이 친염증성 사이토카인의 증가, 백혈구증가증, 자연살해세포의 세포독성 변화 등을 일으킨다는 것도 밝혀졌다. 면역계의 전령물질들은 면역과는 무관한 것으로 여겨졌던 만성질환들, 심지어 정신과적 장애를 진단, 평가하는 지표로 활용되기 시작했다.

2. 항상성과 정보전달시스템

시스템들은 왜 모두 연결되어 상호작용을 하는 것일까? 그것은 한마디로 항상성(homeostasis)을 유지하기 위해서이다. 자연은 스스로 질서를 찾아가며 균형을 유지하는 능력을 가지고 있다. 이것은 세상의 온갖 것들을 생성, 소멸시키고 끝없는 변화를 추동하는 힘이다. 우리의 몸 또한 하나의 자연으로서, 모든 생명 현상은 각 시스템 간의 조화와 균형 상태를 유지하려는 속성에 의해 나타난다. 생리학에서는 이것을 항상성이라 한다. 항상성은 유기체의 역동적인 내적 균형을 설명하는 개념이다. 실험의학을 수립한 끌로드 베르나르(Claude Bernard)는 '내부환경(milieu intérieur)'의 유지, 즉 생체 내부 환경의 생리적 균형 상태 유지라는 개념을 처음으로 설명하였는데, 이후 이 개념은 월터 캐넌(Walter Cannon)에 의해 항상성이라는 용어로 표현되었다. 항상성은 생리학 교과서에서 가장 먼저 설명되는 용어이며, 생리학의 모든 것은 결국 생체 내에 항상성이 어떻게 유지되는가에 관한 것이라 할 수 있다.

인체는 270여 종류, 총 60조 개의 바닷물고기가 빽빽하게 담겨 있는 수조에 비유할 수 있다. 수조의 벽을 피부라고 한다면 270여 종, 60조 개의 물고기는 인체의 세포들에 해당한다. [주: 인체 세포 수 추정치에는 큰 편차가 있는데, 최근에는 37조 개 정도로 수정된 추정치도 제시되었다.] 수조에서는 물고기들 사이의 공간이 바닷물로 채워져 있다. 인체의 세포들 사이에도 바닷물과 비슷한 성분의 체액이 채워져 있다. 수조 안팎의 환경은 계속해서 변하고 있는데, 수조 안의 물고기들이 생존하려면 물의 온도, 기체 농도, 영양소의 양, 수소이온 농도(pH) 등이 일정한 범위 내에서 안정적으로 유지되어야 한다. 이 유지 작업은 수조 안에 사는 물고기들의 분업과 협력에 의해 이루어진다. 즉, 270여 종의 물고기들이 종류별로 특화된 업무를 수행하면서 수조라는 공동의 생명 기반을 유지하고 있는 것이다. [주: 체내에는 인체 세포보다 2~10배나 많은 미생물이 살고 있다. 이들도 직간접적으로 항상성 유지에 참여한다. 따라서 인체는 그 자체가 하나의 생태계이기도 하다.] 어떤 종류의 물고기들은 수면에 가깝게 위치해 있어 산소를 공급하고, 어떤 종류는 먹이가 풍부한 곳에 위치하여 먹이를 포획해 나르고, 어떤 종류는 그 먹이를 흡수 가능한 형태로 분해·가공한다. 또 어떤 종류는 침입자를 막고 노폐물과 수명을 다한 물고기의 사체를 처리한다. 이것이 인체에서도 그대로 일어나는 일이다. 인체의 세포는 크기가 10~100㎛에 불과하고 이동성에 있어서 종류별로 커다란 차이가 있다는 점에서만 수조 안의 물고기들과 다를 뿐이다.

수조가 그렇듯이, 인체 안팎의 환경도 지속적으로 변화하고 있으므로 항상성은 계속해서 위협받는다. 세포들은 부단히 내부환경을 보상하는 작업을 수행하여 변화되는 환경에 적응해야 한다. 생리학에서는 항상성을 위협하는 자극을 스트레스(stress)라 한다. 이 용어 역시 월터 캐넌에 의해 생리학에 도입되었다. [주: 항상성이라는 용어는 캐넌이 만들었지만 스트레스라는 용어는 그가 물리학에서 도입한 것이다.]

항상성을 위협하는 자극을 감지하고 생체 내의 상태를 모니터링하여 내부환경을 유지하기 위한 협업을 차질없이 수행하기 위해서 필수적인 전제 조건이 있다. 바로 60조 개의 세포들 사이를 오가는 정보이다. 정보의 흐름이 단절되거나 교란되면 그 부위는 전체 시스템으로부터 이탈하거나 고립된다. 그리고 이탈, 고립된 부위가 생기면 결국 시스템 전체에 기능장애가 발생한다. 생명 시스템에서는 그러한 상태가 바로 질병이다. [주: 1장 2의 '2) 서브헬스와 질병 없는 병'의 FSS를 참고하라. 이것은 6장 1의 '2) 시스템이론과 항상성, 항동성'에서 상세히 논의할 주제이기도 하다.] 적절한 정보를 생성하고 수용하는 것, 그리고 그 정보를 원활히 전달하는 네트워크를 구축하는 것은 생명체가 단세포 생물에서 다세포 생물로 진화하는

데 가장 기본적인 조건이었다.

인체의 모든 세포와 조직은 호르몬이라는 생화학적 정보를 교환함으로써 상호 연결되어 있다. [주: 여기서의 호르몬은 신경전달물질과 사이토카인을 포함하는 개념이다. 현대 내분비학에서는 신경전달물질, 사이토카인도 호르몬으로 통합하고 있다. 이것은 3장 3의 1),'(2) 내분비계'에서 다시 설명된다.] 이를 통하여 몸과 마음도 유기적인 전체를 형성하게 된다. 캔더스 퍼트(Candace Pert)는 이처럼 전령물질을 통한 신경-내분비-면역계의 통합된 체계를 정보이론 분야에서 이야기하는 네트워크에 비유하여 '유기체 정보 네트워크'라 하고, 프랜시스 슈미트(Francis Schmitt)가 만든 '정보물질(informational substance)'이라는 용어가 전령물질들의 기능을 잘 표현한다고 말하였다(Pert, 1997).

여기서 주목해야 할 또 하나의 중요한 점은 이러한 생화학적 정보전달 시스템은 물리학적 정보전달 시스템이라는 더 포괄적인 정보전달 시스템으로 변환된다는 것이다. 다시 말해, 생화학적 원리로 설명되는 생명 현상은 물리학적 원리로 환원하여 설명할 수 있다. 생리학에는 생체의 정보전달 방식을 호르몬이나 세포 내 2차전령의 작용으로 설명하는 부분도 있지만, 신경세포나 근육세포에서 발생하는 전기에너지나 장력 같은 물리적 현상으로 설명하는 부분도 있다. 그런데 이들은 별개가 아니다. 모든 생화학적 대사 현상은 사실상 전기화학적 과정이고 궁극적으로 전기적 과정이다. 우리가 물건을 만지면 촉감을 느낄 수 있는 것도 피부의 원자들과 물체를 구성하는 원자들 간의 전기력 때문에 가능하다. 그리고 전기는 자기를, 자기는 전기를 만든다. 근전도, 심전도, 뇌전도, 자기공명영상(MRI) 같은 기기들도 그러한 전자기적 현상을 측정하는 것이다. 화학적 · 전기적 · 자기적 현상들은 에너지라는 개념을 통해 하나로 통합된다. 화학에너지는 대개 별개의 에너지 형태로 취급하는 것이 편리하지만 본질적으로는 전기에너지이다.

모든 전령물질은 자신과 구조적으로 꼭 맞는 수용체(receptor) 단백질에 결합함으로써 작용한다. [그림 3-1]과 같이, 화학적 전령물질들이 세포의 수용체에 결합하면 수용체 분자는 구조적으로 변화되고 이는 세포 안팎의 이온 흐름에 영향을 미쳐 그 주위의 전자기장을 변화시킨다. 이것은 물질주의에 기반한 생의학적 관점에서 보면 매우 도발적인 가능성을 함의하는 것이다. 화학적 실체(전령물질)가 직접 수용체에 작용하지 않더라도, 수용체 단백질 분자의 구조를 변화시키거나 이온의 흐름을 변화시킬 수 있다면 전령물질들이 수용체에 결합했을 때와 동일한 생리 현상이 나타날 수 있다는 것을 의미하기 때문이다. 즉, 단

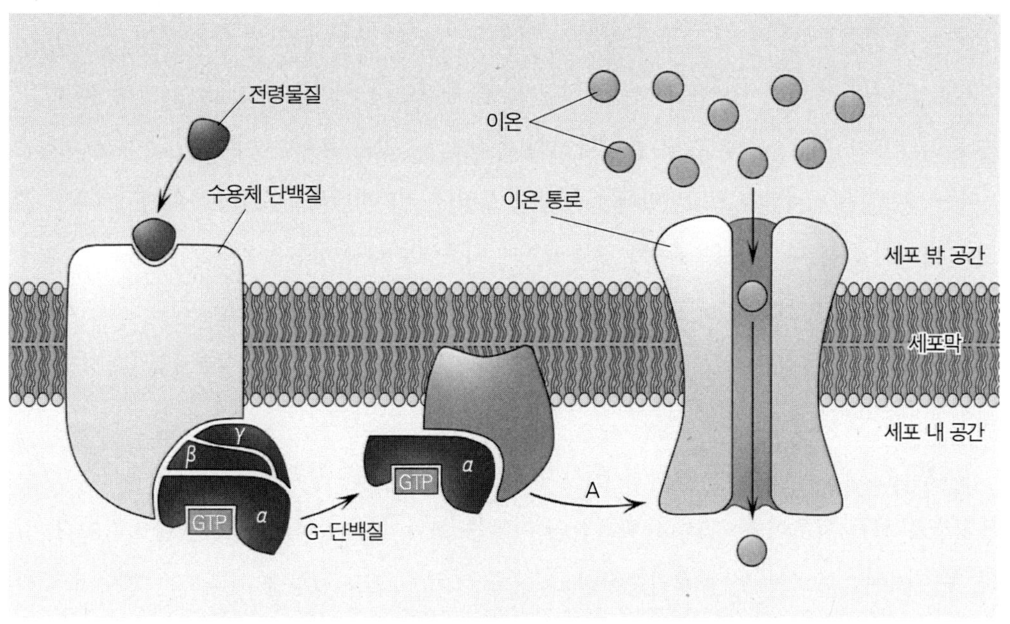

[그림 3-1] **세포막의 수용체 단백질과 이온의 흐름**

백질의 전자기력 분포는 전령물질의 결합에 의해서도 달라지지만, 특정 전자기파의 간섭을 받을 때에도 달라질 수 있으며, 전자기력의 분포가 달라지면 수용체 단백질 구조는 변형된다. 반드시 어떤 화학적 실체들이 작용해야 인체 생리에 변화가 일어난다는 것이 현대 생리학과 약리학의 기초 원리이지만, 빛이든 열이든 진동이든, 그 외의 다른 전자파든 여러 형태의 에너지가 인체 생리에 영향을 준다는 것도 과학적 사실이다(Tsong, 1989). 수용체 단백질은 빛, 소리, 전자기파에도 반응하며, 때로 그 결과는 전령물질이 수용체에 결합했을 때와 같은 것일 수 있다. 부루스 립튼(Bruce Lipton)의 말처럼, 수용체는 에너지장을 감지할 수 있으며 전령물질이 직접 작용해야만 세포의 생리적 과정에 영향을 미칠 수 있다는 생각은 낡은 것이다(Lipton, 2008). 어떤 시스템에서든지 정보의 흐름은 일종의 에너지 흐름이고, 에너지의 변화는 정보의 변화이다.

이것은 환경을 건강과 질병의 중요한 변수로 보는 동서양 전통의학의 병인론과 비약물학적 치료 양식의 작용 기제를 이해할 수 있는 단서가 된다. 대단히 이질적인 것으로 보이는 보완대체의학의 치료 양식들이 에너지의학(energy medicine)이라는 하나의 범주 안에서 논의될 수 있는 것도 이러한 이유 때문이다. 에너지의 일반적 정의는 '일할 수 있는 힘'

'변화를 일으키는 힘'이다. 생체의 에너지 현상은 정보의 흐름에 의해 나타나는 것이다. 생명체는 그러한 변화의 힘(에너지)을 가지고 있는 존재이다. 에너지라는 용어는 생물학보다는 물리학에서 주로 사용되지만 물리학에서 독점할 수 있는 용어는 아니다. [주: 에너지라는 용어는 19세기에 물리학에 도입되기 훨씬 전에도 쓰였다. 심리학에서도 오래전부터 에너지라는 개념이 자주 이용되었다. 마음은 실체가 없고 보이지 않는 것이라는 사실은 마음도 에너지라는 가정에 끝까지 저항하지만, 힘이란 본래 보이지 않는 것이다. 물리학자 로젠블룸(Rosenblum)과 커트너(Kuttner)도 '정신에너지(psychic energy)'에 관하여 언급하였다. 이 내용은 4장 3의 '8) 양자물리학과 의식'에서 다룰 주제이다.]

물리학은 생물학적 자연 이외의 무기적 자연의 논리성을 합법칙성으로 인식하는 것을 목적으로 하는 학문이다. 그러나 생리학의 기초는 화학이며, 화학의 기초는 물리학이다. 결국 모든 자연과학의 기초는 물리학이다. 물리학은 이미 생명 현상을 이해하는 필수적 지식으로 등장하였으며 전자기학, 역학, 광학 같은 물리학의 영역들이 생리학에, 나아가 심리학에 직접 도입되는 시기가 도래하였다.

3. 신경-내분비-면역계와 항상성

생체의 세포, 조직, 장기들이 완전히 통합된 기능을 할 수 있는 것은 전령물질을 통한 의사소통에 의해 가능한 것이다. 인체의 정보전달 시스템 가운데 가장 중요한 세 가지는 신경계, 내분비계, 면역계이다. 인체의 항상성 역시 이 세 시스템이 주도하는 통합적 작용에 의해 유지되고 있다.

1) 신경계, 내분비계, 면역계

다세포 생물의 진화라는 관점에서 신경계, 내분비계, 면역계의 관계를 보면, 고등생물에서의 호르몬과 그 수용체 시스템에 의한 신호전달 기제는 하등생물의 세포 사이에서 신호전달을 하는 자가분비(autocrine) 혹은 측분비(paracrine) 기제가 변화되어 진화해 온 것이다. [주: 자가분비, 측분비에 대해서는 3장 3의 1), '(2) 내분비계'를 참고하라.] 따라서 내분비계,

신경계, 면역계는 진화론적으로 공통된 기원을 갖는다고 볼 수 있다.

면역계를 '떠다니는 내분비계' '순환하는 뇌' '순환하는 신경계'라 표현하기도 한다. 심지어 면역계와 신경계 사이에는 차이가 없다고 주장하는 신경생물학자들도 있다. 기능적으로도 그렇지만, 신경계와 면역계 역시 호르몬들을 만드는 내분비계라는 점도 이들 사이의 구분을 모호하게 만든다. 앞서 언급했듯이, 현대 내분비학은 신경계, 면역계, 고전적 내분비계를 포함한 인체의 모든 조직과 세포에서 분비되는 전령물질들을 포괄적으로 호르몬으로 다루고 있다.

(1) 신경계

신경계(nervous system)는 신경조직에 의해서 구성되는 기관계로서, 감각 수용기에서 받아들인 자극을 분석, 종합하여 효과기(effector)를 통해 반응을 할 수 있도록 하는, 특수하게 분화된 세포 집단으로 이루어져 있다. 신경계는 해부학적 위치에 따라 중추신경계(central nervous system: CNS)와 말초신경계(peripheral nervous system: PNS)로 구분된다. 중추신경계는 뇌(brain)와 척수(spinal cord)로 구성되며, 말초신경계는 두개골과 척추 밖에 있는 신경계로서 신경절(ganglion)과 신경(신경섬유, nerve)으로 이루어져 있다. 말초신경계를 구성하는 신경세포는 대부분 중추신경계 안에 세포체가 있고 이 세포체에서 나오는 축색(axon)이라는 돌기가 말초신경계를 형성하고 있다. 뇌의 뇌간(brain stem)에서 나오는 말

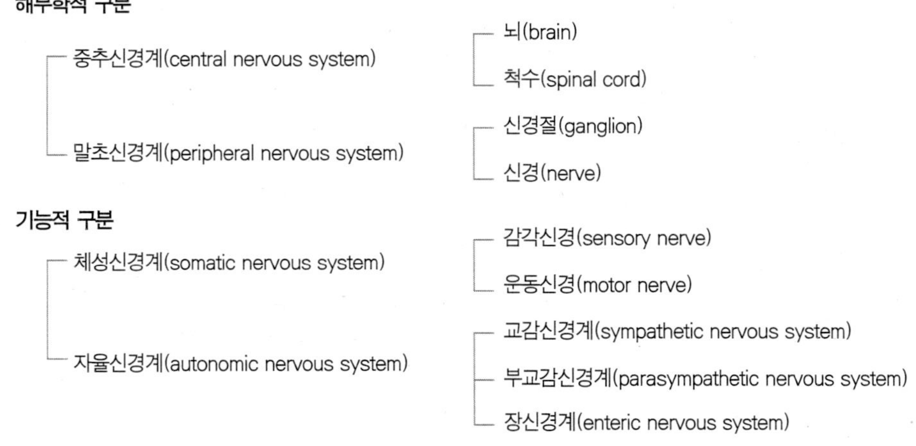

[그림 3–2] **신경계의 구성**

초신경을 뇌신경(cranial nerve), 척수에서 나오는 말초신경을 척수신경(spinal nerve)이라 한다.

신경계를 기능적으로 구분하면 체성신경계(somatic nervous system)와 자율신경계(autonomic nervous system)로 나뉜다. 체성신경계는 대뇌의 지배를 받는 신경이다. 12쌍의 뇌신경 중 8쌍과 31쌍의 척수신경 중 28쌍이 체성신경이다. 체성신경에는 감각기관에 분포하여 감각기로부터 오는 흥분을 중추신경계로 보내는 감각신경(sensory nerve)과 몸통과 팔다리의 골격근에 분포하여 중추에서 반응기로 명령을 보내는 운동신경(motor nerve)이 있다. 자율신경계는 대뇌의 지배를 받지 않으며, 내장 기관, 혈관, 피부에 분포하는 운동신경이나 간뇌, 연수, 척수의 지배를 받는다. 자율신경계는 교감신경계(sympathetic nervous system), 부교감신경계(parasympathetic nervous system), 장신경계(enteric nervous system)

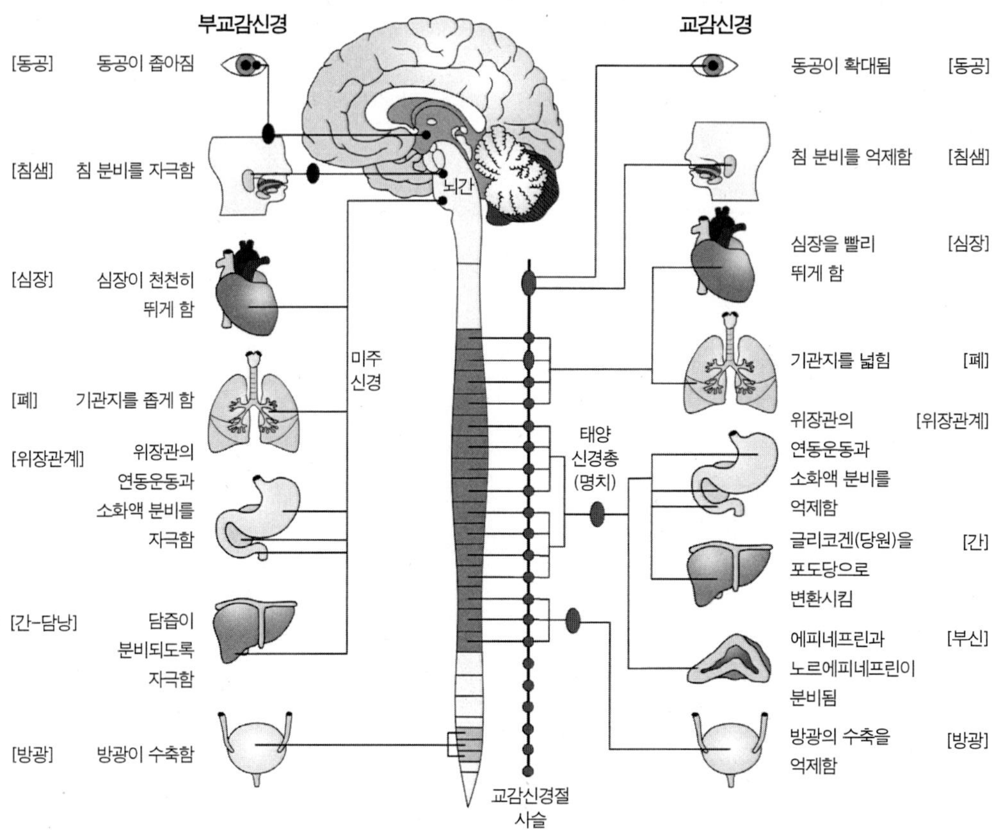

[그림 3-3] **자율신경계의 작용**

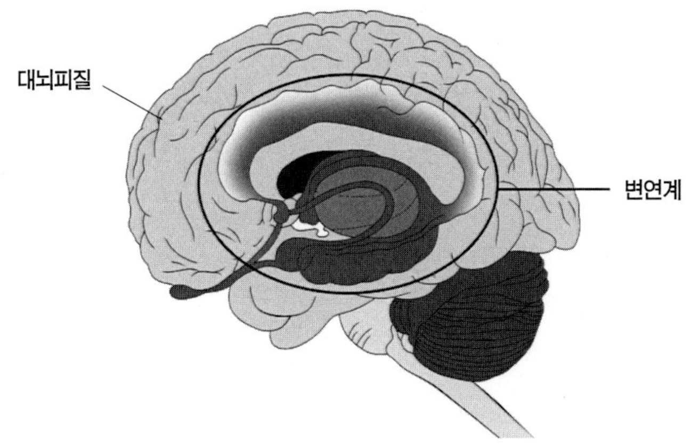

[그림 3-4] **대뇌피질과 변연계**

로 구분된다. [그림 3-3]에서와 같이, 교감신경계와 부교감신경계는 서로 상반된 작용을 한다. 긴장, 흥분, 각성, 스트레스 상황에서는 교감신경계가 활성화되고 이완, 휴식 상태에서는 부교감신경계가 활성화된다. 장신경계는 3장 3의 4), '(3) 위장관'에서 설명된다.

사람의 뇌는 2개의 대뇌반구와 간뇌(diencephalon), 뇌간(brain stem), 소뇌(cerebellum)로 구성되어 있다. 간뇌는 시상(thalamus)과 시상하부(hypothalamus)로 구성되어 있고, 뇌간은 중뇌(midbrain), 교뇌(pons), 연수(medulla oblongata)로 구성되어 있다. 대뇌의 가장 바깥쪽을 신피질, 안쪽을 구피질 또는 변연엽이라 한다. 변연엽과 변연엽에 둘러싸인 편도체, 해마 등의 구조물들을 합쳐 변연계(limbic system)라 한다([그림 3-4] 참고). 때로 시상과 시상하부도 변연계에 포함시킨다. 대뇌 신피질이 고등 사고를 관장한다면, 변연계는 정서, 기억, 동기화된 행동의 형성에 중심적 역할을 한다.

[그림 3-5]와 같이 대뇌 신피질은 위치에 따라 전두엽(frontal lobe), 두정엽(parietal lobe), 후두엽(occipital lobe), 측두엽(temporal lobe), 뇌섬엽(insular)으로 나뉜다. 기능적으로는 감각피질(sensory cortex), 운동피질(motor cortex), 연합피질(association cortex) 등으로 구분할 수 있다. 신피질 중 전두엽의 가장 앞쪽을 전전두엽(prefrontal cortex)이라 하는데, 전전두엽은 다시 위치에 따라 배외측전전두엽(dorsolateral prefrontal cortex: DLPFC), 내측전전두엽(medial prefrontal cortex: MPFC), 복내측전전두엽(ventromedial prefrontal cortex: VMPFC), 안와전두엽(orbitofrontal cortex: OFC) 등으로 나뉜다. [주: '[그림 4-4] 전전두엽의 주요 부위'를 참고하라.] 전전두엽은 변연계의 구조물들과 많은 연결망을 가지고 있어

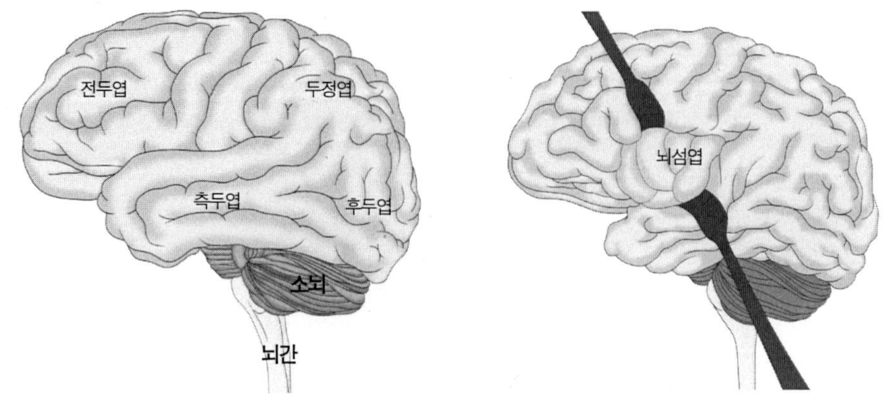

[그림 3-5] **신피질**

정서 생성과 행동 조절에 영향을 미친다.

뇌는 두개골(cranium)과 세 층의 뇌막(meninge), 즉 경막(dura mater), 지주막(arachnoid mater), 연질막(pia mater), 그리고 뇌척수액(cerebrospinal fluid: CSF)에 의하여 보호되고 있다. 뇌척수액은 뇌를 보호하는 것 외에도, 뇌에 영양을 공급하고 노폐물을 제거하며 전령물질들을 운송하는 기능도 한다. 한편, 뇌는 밀착된 혈관세포와 교세포(glial cell, neuroglia)에 의해 형성되는 혈뇌장벽(blood-brain barrier: BBB)에 의해 보호되고 있다. 혈뇌장벽은 혈관으로부터 뇌로 유입될 수 있는 유해물질들의 출입을 제한한다. 물, 포도당, 산소, 필수아미노산 등만이 혈뇌장벽을 통과할 수 있다. 말초에서 생산된 전령물질들도 대부분 혈뇌장벽 때문에 뇌로 들어가지 못하지만 일부 물질은 통과할 수 있다. 또한 뇌하수체 후엽, 송과체, 정중융기, 최종야 같은 곳들은 혈뇌장벽이 다른 곳보다 느슨하므로 혈액 안의 물질들이 상대적으로 용이하게 뇌로 이동할 수 있는 부위가 된다. '[글상자 3-1] 혈뇌장벽'에 혈뇌장벽에 대한 추가적인 설명이 제시되었다.

신경계를 구성하는 세포는 신경세포(뉴런, neuron)와 교세포이다. 성인의 뇌는 약 1천억 개의 신경세포와 1조 개의 교세포로 이루어져 있다. 신경세포는 세포체, 수상돌기(dendrite), 축색돌기(축색, axon)로 구성되어 있다. 신경세포는 수상돌기를 통해 10,000개 이상의 다른 신경세포로부터 정보를 받아들이고, 축색을 통해 1,000개 이상의 다른 신경세포에 정보를 전달할 수 있다. 가장 긴 축색은 뇌에서 척수까지 거의 1m에 이르기도 한다.

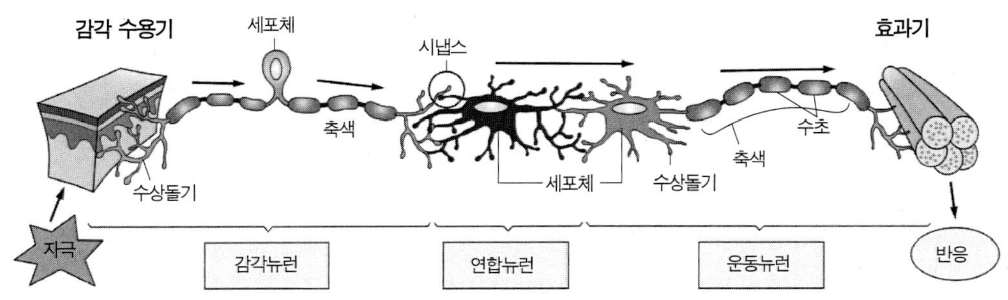

[그림 3-6] **신경세포와 시냅스**

신경세포는 초당 최대 100m의 속도로 정보를 전달한다.

신경세포의 세포막은 정보의 전달이 효율적으로 이루어질 수 있도록 특수 분화되어 있다. 신경세포는 자극을 받으면 전기적인 흥분(nerve impulse)을 일으키고 이 흥분을 인접한 다른 신경세포 또는 근육과 같은 효과기(effector)로 전달한다. 신경세포 사이의 신호 전달은 한 방향으로 진행된다. 두 신경세포가 정보를 주고받는 것은 시냅스(synapse)라는 부위에서 일어난다. 시냅스는 한 신경세포의 축색과 다른 신경세포의 수상돌기를 연결하는 부위이다. 축색에서 방출된 화학적 신호(신경전달물질)는 시냅스 틈을 거쳐 다음 신경세포의 수상돌기에 있는 수용체로 전달된다. 신경세포는 평균 6,000개의 시냅스를 가지고 있다. 한 신경세포에서 활동전위(action potential)가 발생하면 축색을 따라 전기적 신호가 축색의 말단으로 전달되고, 축색 말단에서는 신경전달물질이 분비된다. 이 신경전달물질이 시냅스를 건너 다음 신경세포의 세포막에 있는 수용체에 결합하여 이온 통로(ion channel)를 개방하면 이 신경세포에서도 같은 방식으로 전기적 신호가 발생된다.

[글상자 3-1] **혈뇌장벽**

혈뇌장벽(blood-brain barrier: BBB)은 뇌척수액과 혈액을 분리시키는 장벽으로서, 높은 선택적 투과성을 가지고 있어 혈액을 통해 운반될 수 있는 병원체나 혈액 내의 잠재적인 위험물질로부터 중추신경계의 주요 조절 중추들을 격리한다.

뇌의 모세혈관을 이루는 내피세포는 성상교세포라는 교세포의 발돌기로부터 분비되는 물질에 의해 밀착연접을 형성하여 세포 간 용질의 이동을 방해하고 고분자와 친수성 물질의 통과를 막는다. 따라서 혈액에 녹아 있는 수용성 분자가 혈뇌장벽을 통과하기 위해서는 특별한 채널이나 운반체 단백질을 이용해야 한다.

뇌실주위기관(circumventricular organ)에는 혈뇌장벽이 비교적 느슨하다. 뇌실주위기관에는 최종야, 뇌궁하기관, 종말판의 맥관기관, 후교련 밑의 교련하기관, 정중융기 등이 있다. 최종야를 제외한 모든 뇌실주위기관은 제3뇌실과 연관되어 있으며, 모두 정중앙 부위에 있다. 최종야는 제4뇌실에 가까이 있는 뇌간의 부위이며, 일종의 화학수용기로서 구토를 유발하는 여러 화학물질에 반응하여 구토반사를 일으킨다. 맥관기관 또한 혈액이나 뇌척수액 내에 존재하는 펩타이드와 단백질에 대한 화학수용기로 작용한다.

뇌하수체와 송과체도 뇌실주위기관에 포함된다. 시상하부의 정중융기와 뇌하수체, 송과체는 뇌의 주요 내분비 기관이다. 이 부분에 있는 혈관은 중추신경계의 모세혈관에 나타나는 밀착연접이 없으며, 다른 내분비 기관과 같이 작은 구멍을 가진 혈관, 즉 유창모세혈관(fenestrated capillary)으로 구성되어 있다.

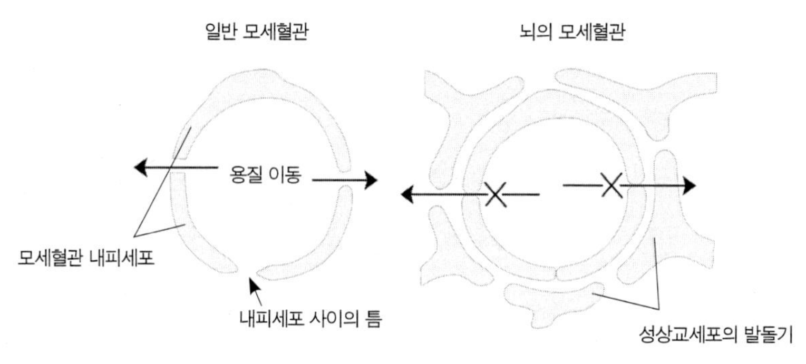

교세포는 신경조직을 지지하는 세포이다. 교세포는 신경세포가 필요로 하는 물질 공급, 수초(myelin sheath) 형성, 손상 부위의 복구와 청소, 이물질 탐식작용 등을 한다. [주: 축색은 수초라는 절연체가 감싸고 있어서 축색을 흐르는 전기적 신호가 소실되지 않고 효율적으로 신속하게 전달된다.] 교세포에는 미세아교세포(소교세포, microglia), 성상교세포(별아교세포, astrocyte), 희돌기교세포(oligodendrocyte), 슈반세포(신경초세포, Schwann cell), 상의세포

(뇌실막세포, ependymal cell) 등 여러 종류가 있다. 미세아교세포는 말초에 있는 대식세포들처럼 이물질을 탐식하는 일종의 면역세포이다. 성상교세포는 신경세포에 의해 분비된 화학물질을 흡수, 저장하여 이를 신경세포에 다시 돌려주거나 혈액으로 보내며, 죽은 신경세포의 폐기물을 제거하는 역할도 한다. 성상교세포도 뇌의 자연면역을 담당한다. 희돌기교세포와 슈반세포는 신경세포의 축색을 감싸는 수초라는 절연체를 만든다. 교세포는 신경세포와 달리, 제한적이지만 분열 능력을 가지고 있다. 상의세포와 성상교세포가 줄기세포로 작용한다.

신경계는 신체 안팎에서 유입되는 자극을 수집하여 종합하고 판단하여 반응을 구성하는 시스템이다. 특히 뇌는 그 중심에 있다. 그러나 신경계가 다른 모든 시스템의 위에 있고 뇌가 모든 것을 통제한다는 생각은 여러 면에서 결함이 있다. 뇌가 없는 동물도 자극을 인식하고 필요한 반응을 정확히 수행할 수 있다. 조개는 뇌가 없으며, 멍게는 정착할 곳을 찾아다니는 애벌레 시절에는 뇌가 있지만 적당한 곳을 찾아 정착하면 자신의 뇌를 먹어 버리고 식물처럼 산다. 뇌를 적출한 개구리의 등 피부를 산(acid)으로 자극하면 개구리는 뒷다리를 들어 정확히 그 부위를 긁는다. 앞다리 피부를 자극하면 뒷다리로 앞다리를 긁고, 그 앞다리의 위치를 옮겨 놓으면 뒷다리도 따라 이동해서 긁는다. 편형동물을 반으로 자르면 머리 부분에서 꼬리가 자라고 꼬리 쪽에서도 머리가 자라서 두 마리가 된다. 편형동물에게 빛과 전기충격을 함께 가하여 빛을 피하도록 훈련할 수 있는데, 이렇게 훈련된 편형동물을 반으로 자르면, 새로 생겨난 두 마리 모두 빛을 피한다. 기억은 어디에 간직되어 있던 것일까?

신경계도 신경세포도 없는 식물들 역시 빛, 수분, 영양분을 찾아 뿌리와 줄기를 뻗고 내부 항상성을 유지한다. 세균이나 곰팡이 같은 생물학적 스트레스, 추위나 더위, 오염물질 같은 비생물학적 스트레스에 노출될 때 특정 화학물질을 분비하여 주변의 식물들과 신호를 교환하기도 한다. 양배추는 애벌레의 공격을 받을 때 애벌레가 싫어하는 물질을 분비해서 퇴치하고, 때로는 말벌을 유인하는 물질을 방출하여 말벌로 하여금 애벌레를 처치하도록 한다. 심지어 식물은 뿌리나 잎 등에서 방출하는 화학적 신호를 교환하여 친족을 인식함으로써, 친족 간의 경쟁은 피하고 다른 종의 식물과는 경쟁한다(Dudley & File, 2007; Callaway & Mahall, 2007). 인도의 과학자 자가디시 찬드라 보스(Jagadish Chandra Bose)는 "나무들에게도 우리와 같은 삶이 있다. 그들도 먹고 성장하며, 가난과 슬픔과 고통에 직면한다. 굶주리면 도둑질과 강도짓을 하지만, 서로 돕고 친구를 사귀며 자손을 위해 자신의 삶을 희생할 줄도 안다"고 말하였다. [주: 식물이 느끼고 듣고 본다는 주장은 지속적으로 제기되어 왔다. 식물에도 지능이 있다는 논쟁 또한 상당히 오래전부터 있었다. 찰스 다윈(Charles Darwin)의 아들인 식물학자 프랜시스 다윈(Francis Darwin)도 식물이 원시적 형태의 지능을 가지고 있다고 주장하였다. 최근에는 식물의 배아에 뇌처럼 판단할 수 있는 세포 집단이 있어, 환경에 따라 발아할지 휴면 상태에 들어갈지 결정한다는 연구가 발표되기도 했다(Topham 등, 2017).]

그렇다면 신경계가 없는 식물도 기억을 하고 학습도 할 수 있을까? 수레에 미모사 화분을 놓고 달리기 시작하면, 처음 수레가 덜컹거릴 때에는 미모사가 잎을 움츠리지만 곧 위험한 상황이 아닌 것을 알고 더 이상 잎을 움츠리지 않는다. 일종의 학습이 일어나는 것이다. 미모사 또한 뇌도 없고 신경세포도 없는 식물이지만 에테르로 마취를 시키면 더 이상 잎을 움츠리는 반응을 하지 않는다. 우리가 신경계와 관련된 기능이라고 믿고 있는 일들이 어떻게 신경계가 없는 식물에서 일어나는 것일까?

동물들이 환경에서 오는 자극을 탐지하고 그에 대한 '합리적' 행동을 결정하는 것에도 뇌나 신경계가 반드시 필요한 것은 아니다. 단세포 생물인 아메바도 미로를 통과할 수 있다. 인간과 같은 수준의 지적 기능이 불가능한 단순한 신경계를 가진 일벌들이 꿀을 얻기 위해 꽃을 선택하는 과정은 확률적 결정과 같은 고도의 이성적 판단에 의한 행동으로 보이기도 한다. 뉴칼레도니아의 까마귀들은 여러 개의 도구를 체계적으로 이용해서 구멍 속의 먹이를 꺼내 먹는다. 이런 것들을 단지 유전자에 코딩된 본능적 반응으로 치부하는 것은, 뇌과학 서가의 한 구석에 꽂혀 있던 빛바랜 마음의 책을, 이번에는 유전학 서가의 구석으로 옮겨 놓는 것과 다를 것이 없다.

신경계에 관하여 우리가 가진 지식은 완성된 것이 아니다. 우리가 아는 신경계의 역할들 중 적어도 일부는 신경계에서 수행되는 것이 아님이 분명하다. 이것은 현재 우리가 가지고 있는 생리학적 지식만으로도 어느 정도 설명할 수 있다. 말초의 면역세포나 내분비세포가 만드는 신호들은 뇌로 전달되어 우리의 마음과 행동을 변화시킨다. 그럼에도 불구하고 마음, 정확히는 의식이 두뇌 활동의 부산물이라고 생각하는 현대 과학의 일반적 태도는 마음의 문제를 더욱 오래, 그리고 더욱 깊이 다루어 온 학문들과 교류하는 모든 지점에서 삐걱거린다. 단지 심리학, 철학, 신학 같은 학문들과만 그런 것이 아니다. 생의학을 제외한 대부분의 의학 체계들과 소통하는 데 있어서도 마찬가지이다.

동양에서 마음(心)의 장기는 말 그대로 심장(心臟)이다. 한의학에서는 마음이 뇌에 국한되지 않으며 신체 안에 산재해 있다고 하고, 마음은 오장(五臟)의 정기(精氣)에서 유래한다고 한다. 즉, 마음은 뇌라는 특정 장기에서 비롯되는 것이 아니라 장부의 기능 속에 분산되어 있다고 보는 것이다. [주: 오장이 인간의 다섯 가지 정신을 담고 있다고 하여 오신장(五神臟)이라고도 한다.] 이러한 관점을 가진 의학 체계들의 원리들도 수렴할 수 있는 통합생리학은 기존 생리학에서 신경계의 역할이라고 생각했던 기능들을 분담하는 곳은 어디이며, 의식은 어디에서 기원하는 것인지 재검토할 것을 요구한다. 단세포 생명체도 자극을 인식하고 반응하고 학습할 수 있다면 그들에게도 최소한의 의식은 있다고 할 수 있다. 그렇다면 사람의 의식은 인체 60조 개의 세포가 가진 의식의 합이라고 할 수 있을까? 60조 개의 인체 세포와 함께 우리의 피부 안에서 생명 활동을 영위하는 미생물들도 우리의 의식의 일부일까? 이에 관한 논의는 4장의 '1. 마음의 생리적 기반'에서 다시 시작하기로 한다.

(2) 내분비계

내분비계(endocrine system)는 호르몬을 만드는 시스템이다. 호르몬을 만들어 혈관으로, 즉 몸 안으로 분비하므로 내분비라 한다. [주: 내분비에 반대되는 용어는 외분비이다. 타액, 눈물, 땀 등이 체외로 분비되는 것이 외분비이다.]

다세포 생물은 역할이 뚜렷이 분담되어 있는 다양한 세포 집단들의 협업에 의해 생명 활동이 유지된다. 1902년 어니스트 스털링(Ernest Starling)과 윌리엄 베일리스(William Bayliss)는 최초로 호르몬(세크레틴)을 발견하고, 이 물질을 호르몬(hormone)이라 명명하였다. 호르몬이라는 말은 '자극하다'라는 의미를 가진 그리스어 '호르마오(hormao)'에서 온 용어로, 정신과 신체의 균형을 유지하기 위해 신체의 곳곳에 정보를 전달하고 자극하는 화학물질을 가리킨다. 기존 내분비학에서는 생명체가 살아가기 위해서 필수적인 신진대사 조절하는 것이 내분비계의 주된 역할로 인식되었다. 그러나 호르몬들은 신진대사뿐 아니라 생식과 출산, 성장과 발달, 인지와 감정, 질병과 노화 등 생명 현상의 모든 영역에 관련되어 있다. 즉, 호르몬은 인간의 생로병사에 관여할 뿐만 아니라 외모와 성격은 물론, 창조력이나 기억력과 같은 정신적인 능력과 행동에까지 영향을 미친다.

호르몬의 작용은 매우 복잡하게 얽혀 있다. 혈당 조절만 하더라도 인슐린, 글루카곤처럼 직접적으로 혈당을 증감시키는 호르몬뿐 아니라, 섭식 행동을 조절하는 호르몬, 대사율을 조절하는 호르몬, 스트레스 호르몬 등 수많은 호르몬이 복잡하게 관여하고 있다.

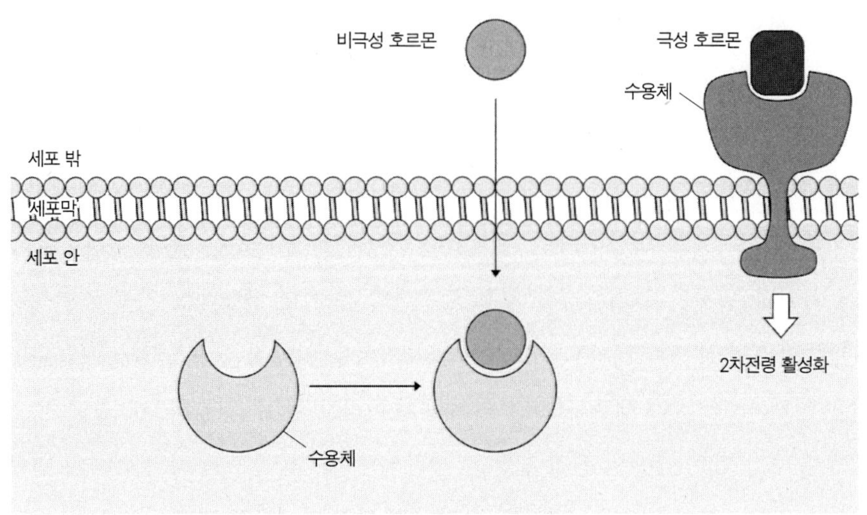

[그림 3-7] **호르몬과 수용체**

호르몬은 세포가 가진 호르몬 수용체에 결합하여 세포의 기능을 변화시킨다. 호르몬 수용체는 단백질이다. 호르몬과 수용체는 열쇠와 자물쇠처럼 구조적으로 꼭 맞는 것끼리만 결합할 수 있다. [그림 3-7]에서처럼 어떤 수용체는 세포막 위에, 어떤 수용체는 세포 안에 있다. 세포막은 지질로 되어 있기 때문에 단백질 호르몬처럼 극성이 있는 호르몬은 세포막을 통과해서 세포 안으로 들어가지 못한다. 이들은 세포막 위에 있는 수용체와 결합하는 것으로 임무를 마친다. 이 결합은 세포 안에 있는 2차전령 시스템을 활성화시킨다. 세포막 수용체에 결합하는 호르몬들은 모두 이와 같은 방식으로 세포 안으로 정보를 전달한다. 대부분의 신경전달물질과 사이토카인도 이러한 방식으로 작용한다. 반면, 스테로이드 호르몬(성호르몬, 부신피질호르몬 등)처럼 비극성인 호르몬은 세포막을 통과하여 세포 안으로 들어가서 그곳에 있는 수용체와 결합한다.

종래에는 내분비계, 신경계, 면역계가 각자의 전령물질, 즉 호르몬, 신경전달물질, 사이토카인을 가지고 있고 독립적으로 작용하는 것으로 생각했지만, 현대 내분비학에서는 이 물질들의 기능적 구분이 불가능해져서 신경전달물질과 사이토카인까지 호르몬으로 다루는 추세이다.

내분비 기관에서 분비된 호르몬은 혈류로 들어가 표적기관(target organ)으로 이동한다. 그러나 실제로는 혈류를 통하지 않고 전달되는 호르몬들도 많다. 세포 간의 신호 전달 방식

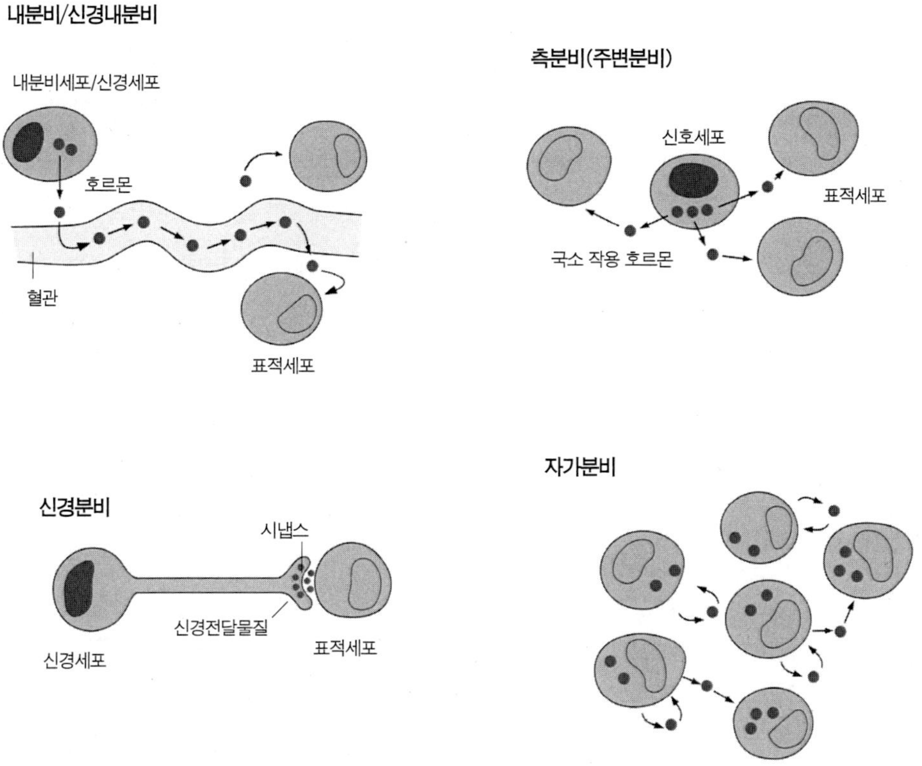

[그림 3-8] **내분비, 측분비, 신경분비, 자가분비**

에는 전령물질(호르몬)이 혈액을 타고 전달되는 내분비(endocrine), 혈류를 타고 이동할 필요가 없는 근접 세포 사이에서 신호를 주고받는 측분비(주변분비, paracrine), 신경세포에 의해 분비되어 혈액으로 방출되는 신경내분비(neuroendocrine), 신경세포의 축색이 표적세포(target cell)와 직접 만나 형성하는 시냅스로 전령물질을 방출하는 신경분비(neurocrine), 전령물질을 분비한 세포가 스스로 그 전령물질을 받아들이는 자가분비(autocrine) 등 다양한 방식이 있다. [주: 신경분비는 앞 단원에서 설명한 것처럼 시냅스를 통해 이루어지는 신경세포 사이의 소통 방식으로서, 다른 분비 방식에 비해 특정 세포를 목표로 한 정확하고 빠른 신호 전달 방식이다. 신경분비는 일종의 측분비이다.]

이미 1977년에 내분비학자 로제 기유맹(Roger Guillemin)은 호르몬을 '근원이 하나이든 아니면 어디에 존재하든 관계없이, 그리고 혈류를 통한 운반이나 축색 운반, 혹은 세포 사이의 공간을 통해 직접적으로 운반되거나 하는 등의 운반 수단에 관계없이, 세포에 의해 분비되어 가까이 혹은 멀리 있는 다른 세포에 작용하는 어떤 물질'이라고 정의할 것을 제안하였다. 실제로 현대 내분비학은 성장호르몬, 성호르몬, 갑상선호르몬과 같은 고전적 호르몬들 외에도 카테콜아민, 세로토닌 같은 신경호르몬, 면역세포에서 분비되는 인터페론, 인터류킨 같은 사이토카인까지 광의의 호르몬으로 다루고 있다. 그 결과 내분비학, 신경생리학, 면역학 등 생리학 분야 간의 경계가 모호해지고 기본적인 생리학 용어들의 정의도 다시 검토되어야 하는 상황에 이르렀다. 전령물질을 중심으로 확대된 현대 내분비학의 연구 영역은 PNI의 연구 영역과 매우 넓은 교집합을 형성하고 있다.

내분비계에 속하는 장기로는 시상하부, 뇌하수체, 갑상선, 부신, 췌장 등을 꼽는다. 그러나 이들 고전적인 내분비 기관 이외의 곳에서도 호르몬을 만드는 세포들을 볼 수 있다. 심장, 신장, 간, 소장, 피부에서도 수많은 호르몬을 생산한다. [주: 3장 4의 2), '(1) 고전적 호르몬과 호르몬의 작용 방식'을 참고하라.] 뇌 또한 수많은 호르몬을 분비하는 내분비 기관이다. 췌장에서 분비하는 것으로 알려진 인슐린, 소화관에서 분비되는 혈관활성장펩타이드(vasoactive intestinal polypeptide: VIP)를 포함하여, 말초에서 생산되는 여러 호르몬이 뇌에서도 생산된다. 면역세포들도 호르몬을 만든다. 사이토카인뿐 아니라 엔돌핀이나 부신피질자극호르몬(adrenocorticotropic hormone: ACTH)처럼 신경전달물질이나 고전적 내분비 호르몬으로 다루어졌던 물질들도 면역세포에서 생산된다.

세포들이 협력하기 위해 정보를 주고받는 수단이 호르몬이라면 인체의 특정 기관, 특정 세포에서만 호르몬을 만든다거나, 호르몬은 자신이 만들어진 시스템 안에서만 작용한다는 생각에는 근본적인 오류가 있다.

[글상자 3-2] **현대 내분비학과 PNI**

현대 내분비학의 흐름은 신경-내분비-면역계를 통합하는 PNI와 연구와도 궤를 같이하고 있다. 통합생리학으로서의 PNI의 핵심 단어가 전령물질이고, 현대 내분비학에서 이를 광범위하게 호르몬으로 통합해 가고 있다는 사실은 생명과학 시대에 매우 중요한 의미를 갖는다.

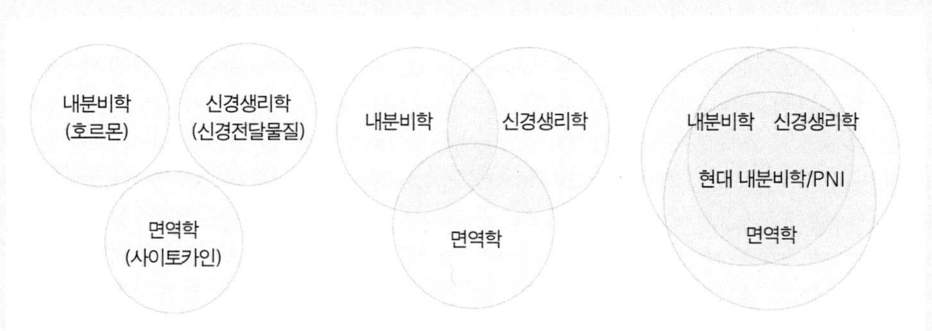

새 천년이 시작될 무렵, 21세기를 선도할 세 분야의 키워드로서 '3D', 즉 digital(기계, 기술), design(문화, 예술), DNA(생명과학)가 제안된 바 있다. 그러나 21세기의 첫 10년이 채 지나기도 전에 과학계와 사회 전반에 3D를 대체할 '3H'가 새롭게 부상하였다. 바로 humanity(인간, 인문학), healing(치유), hormone(전령물질)이다. 3D의 철학적 기초가 여전히 dualism(이원론)이었다면, 3H의 철학적 기초는 holism(전일론)이라 할 수 있으므로, 결국 4D 시대를 지나 4H 시대로 이행하고 있다고 할 수 있다(신경희, 2013).

20세기 말에 인간게놈프로젝트(human genome project)가 시작될 때만 해도, DNA에 담긴 유전정보가 모두 해독되면 난치병 치료와 불로장생의 시대를 열 수 있는 열쇠를 손에 쥐게 될 것으로 기대했었다. 많은 학자들이 프로젝트가 완성되면 질병 치료의 패러다임은 근본적으로 달라질 것으로 예상했지만, 종료된 지 15년이 지난 현재까지도 그리 달라진 것은 없다. 아마도 DNA 안에서는 기대했던 열쇠를 찾을 수 없었기 때문일 것이다.

생명과학의 상징처럼 여겨지던 DNA는 생명의 체(體)에 관한 설계도이지, 그 체의 삶에 관한 시나리오는 아니다. 후성유전학에서 밝혀지고 있는 것처럼, DNA에 담긴 정보의 발현 여부는 체내 전령물질, 즉 호르몬에 의해 좌우되고 호르몬의 분비는 환경 자극에 의해 변화된다. 요컨대, 환경 자극에 의해 분비되는 호르몬들의 작용에 의해 생로병사와 희로애락의 현상이 나타나는 것이다.

(3) 면역계

한 면역학 입문서에서는 "PNI 분야가 우리에게 말하는 것은 우리의 면역체계가 어떤 방식으로든 우리의 뇌와 연결되어 있다는 것이다. 그것이 직접적인 신경조직에 의한 연결이든, 아니면 신경펩타이드나 호르몬과 같은 일반적인 화학적 신호에 의한 것이든 말이다"라는 문장으로 PNI에 관한 장(chapter)을 시작하고 있다(임병우 외, 2006).

현대의학은 면역학 위에서 새로 시작되고 있다고 해도 과언이 아니다. 인간의 평균수명을 2배나 증가시켰던 주역인 20세기 예방의학은 면역학에 기초하는 것이며, 각종 미세한 생리 지표들을 측정할 수 있는 면역학적 진단 기법들은 진단의학의 혁명을 가져왔다. 그리고 정밀의학(precision medicine)과 표적치료를 가능케 하는 면역학적 치료법에 의해 21세기 의학은 치료의학에서도 다시 한번 혁신을 예고하고 있다.

서양 생리학에서 면역학의 역사는 100여 년 정도에 불과하지만, 한의학에서는 이미 2,000년 전부터 '정기(正氣)'라는 개념으로 면역이라는 것을 인지하고 있었다고 본다. 히포크라테스 의학을 비롯한 동서양 의학 전통에서 말하는 '자연치유력' '내적 치유기제'가 면역 현상과 동일시되기도 한다.

면역(immunity)이라는 용어는 그리스어 'immunitas'에서 유래하였다. 이것은 과역(munitas)을 면제받거나 구속받지 않는다는 것을 의미하는 말인데, 의학적으로는 어떤 질병으로부터 면한다는 뜻이 된다. 협의의 면역은 감시와 방어 기능을 가리키지만, 광의의 면역은 신체에 물리적·화학적 항상성 상태를 위협하는 각종 상황에 대응하는 조절 기능을 포함하는 것이다. 직접적인 면역계 관련 질환(알레르기, 자가면역성질환, 감염증)은 물론 각종 성인병, 퇴행성 질환, 악성종양, 정신과적 장애의 발병과 진행에도 면역 기능의 변조가 관여한다는 것이 확인되고 있다. PNI는 이와 관련된 연구들을 주도해 왔으며, 면역학은 PNI를 통하여 질병을 이해하고 치료하는 데 보다 근본적인 수준의 혁신을 이끌고 있다. 다루나(Daruna)의 지적처럼, 심혈관계 질환, 염증, 악성종양, 퇴행성 질환을 비롯한 광범위한 의학적 질병의 병리 발생에 있어서 면역반응의 역할이 점차 인정되고 있고, 지난 15년 동안 정신과적 질환의 영역을 비롯한 질병의 이해에서 PNI적 관점이 점차 인정되고 확대되어 왔다(Daruna, 2012).

면역계는 흉선(thymus), 골수(bone marrow)와 같은 1차 면역기관과 비장(spleen), 림프절(lymph node), 편도선(tonsil), 피부·점막 부속 림프조직 등의 2차 면역기관으로 나뉘어진다. 1차 면역기관은 면역세포를 생산하고 성숙시키는 기관이다. 2차 면역기관은 항원을 수집하고 그 항원에 대한 면역반응이 일어나는 곳, 즉 실전이 벌어지는 장소이다. 면역계는 림프계의 형태로 몸 전체에 퍼져 있으며, 림프계는 혈관계와 더불어 순환기계를 구성하고 있다. 혈관계에서 혈관에 혈액이 흐르듯, 림프계에서는 림프관에 림프(림프액)가 흐른다.

림프관의 구조는 혈액순환계와 유사하다. 순환 중의 림프구들은 최소한 하나의 림프절을 통과하는데, 이때 림프 안에 있던 세포 조각, 세균 등이 제거된다. 그러나 면역계의 감시와 방어 기능은 림프절에 국한되어 일어나는 것이 아니다. 면역세포는 신체의 다른 조직에도 존재한다. 또한 신체 조직에는 혈액이나 전신 조직에서 공통적으로 발견되는 면역세포도 있지만 그 조직에만 특이적으로 존재하는 면역세포도 있다. [주: 예를 들면, 피부에는 랑게르한스세포, 간에는 쿠퍼세포가 있다.] 이처럼 면역 기능은 면역계 기관들뿐 아니라 신체의 모든 부위에서 수행되며, 장에 있는 파이어반(Peyer's patch)처럼 기관-특이적(organ-specific)으로 발달된 면역 기능도 갖추어져 있다.

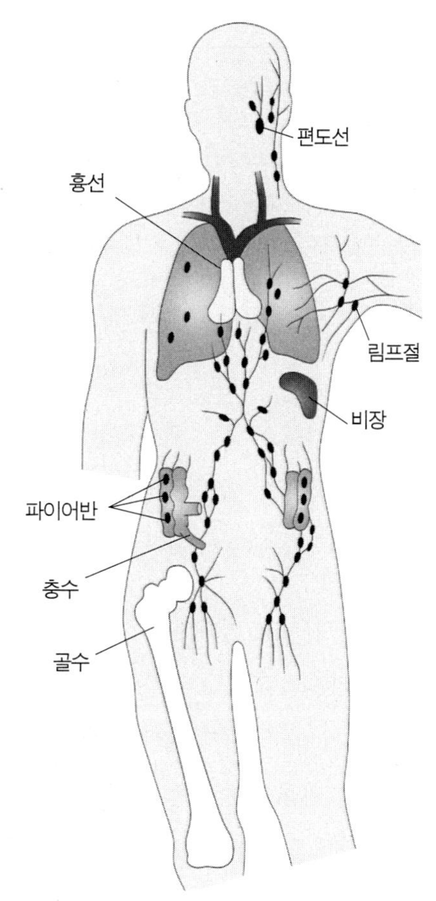

[그림 3-9] **면역 기관**

성인의 면역세포는 주로 골반의 장골, 척추, 흉골과 같은 큰 뼈 속에 들어 있는 골수에서 생산되는 백혈구에서 파생된다. 〈표 3-1〉에 제시된 바와 같이, 백혈구는 과립구(호중구, 호산구, 호염구), 단핵탐식세포(단핵구, 대식세포, 쿠퍼세포, 미세아교세포 등), 림프구(B세포, T세포, 자연살해세포 등)로 크게 구분된다. 그 외에도 호염구와 비슷한 기능을 하는 비만세포, B세포가 분화된 것으로서 항체를 만드는 형질세포가 있다. 과립구와 단핵탐식세포는 주로 비특이면역(non-specific immunity)을, 림프구는 특이면역(specific immunity)을 담당하지만, 림프구 중 자연살해세포는 비특이면역에 관여한다.

림프구들은 형태가 비슷하기 때문에 세포막 위에 있는 단백질의 종류를 이용해서 식별한다. 이 단백질을 CD분자(CD항원)라 한다. 보조T세포는 CD4라는 분자를 가지고 있어 CD4세포(CD4+세포)라는 이름으로도 불린다. 세포독성T세포는 CD8를 가지고 있고, B세포

〈표 3-1〉 **면역세포의 종류**

과립구(granulocyte)와 비만세포(mast cell)	■ 과립구(granulocyte): 호중구(neutrophil), 호산구(eosinophil), 호염구(basophil) ■ 비만세포(mast cell),
단핵탐식세포 (mononuclear phagocyte)와 보조세포	■ 단핵구(monocyte), 대식세포(macrophage) ■ 조직 특이 대식세포: 쿠퍼세포(Kupffer cell), 먼지세포(dust cell), 미세아교세포(microglia), 파골세포(osteoclast) ■ 보조세포: 수지상세포(dendrocyte)
림프구(lymphocyte)	■ T세포(T cell) - 보조T세포(helper T cell: Th): Th1, Th2, Treg(조절T세포) - 세포독성T세포(cytotoxic T cell: Tc) ■ B세포(B cell), 형질세포(plasma cell) ■ 자연살해세포(natural killer cell: NK cell)

는 CD20을 가지고 있다. [주: CD분자는 림프구에만 있는 것이 아니며, 한 림프구는 여러 종류의 CD분자를 가지고 있다. 그중 특징적인 것이 림프구를 식별하는 데 이용되는 것이다. CD는 'cluster of differentiation'의 약자이다.]

면역계에 외래 물질로 인식되어 면역반응을 일으킬 수 있는 물질을 항원(antigen: Ag)이라 한다. 항체(antibody: Ab)는 항원과 특이적으로 반응하는 물질이다. 항원은 항체와 결합하면 무독화되거나 대식세포 같은 단핵탐식세포에 의해 섭취되기 쉬운 상태가 된다. 항체는 B세포가 분화한 형질세포에서 만들어지는데, 혈청 단백질 중 감마-글로불린 영역에 속하기 때문에 면역글로불린(immunoglobulin: Ig)이라고도 한다. 항체에는 IgG, IgM, IgA, IgE, IgD 등 다섯 가지 종류가 있다. 이 중에서 가장 많은 것은 IgG이다. 이것은 세균에 대한 항독소 항체로, 감염을 방지하는 역할을 한다. IgG는 크기가 작기 때문에 태반을 통해 모체로부터 태아에게 전달되어 태아의 초기 면역을 지원한다. IgA는 눈, 코, 구강, 기도, 소화관의 점막에 존재하며, 분비물 속에도 포함되어 있다. 항원의 공격으로부터 점막 표면을 보호하는 최일선의 방어를 담당한다. IgM은 가장 크기가 크기 때문에 매크로글로불린(macroglobulin)이라고도 한다. 주로 B세포 표면에 존재하고 감염 초기에 나타난다. IgD는 IgM과 함께 B세포의 표면에 국한해서 나타나는 면역글로불린인데, 상세한 기능은 아직 밝혀지지 않았다. IgE는 비만세포나 호염구와 결합하는 성질이 있다. 이 IgE에 항원이 결합되면 비만세포나 호염구 안으로 신호가 전달되고, 그러면 비만세포나 호염구는 히스타민 같은 물질이 들어 있는 과립을 방출시킴으로써 알레르기 반응을 일으킨다.

사이토카인(cytokine)은 면역세포가 생산하는 전령물질이지만, 실제로는 핵을 가진 모든 세포 유형에서 생산될 수 있는 단백질로서 다양한 세포를 활성화시킨다. 사이토카인은 면역반응이 효율적으로 일어나도록 중계하는 전령인 동시에, 면역세포의 생산과 성숙 과정을 조절하는 중요한 역할도 한다. 사이토카인은 인터류킨(interleukin: IL), 인터페론(interferon: IFN), 종양괴사인자(tumor necrosis factor: TNF), 집락자극인자(colony stimulating factor: CSF), 성장인자(growth factor: GF) 등으로 불려져 온 물질들의 총칭이다. 200여 종 이상의 사이토카인이 알려져 있다. 하나의 사이토카인은 한 가지 세포에서만 만들어지는 것이 아니라 여러 세포에서 만들어지며, 하나의 세포는 상황에 따라 여러 가지 사이토카인을 만들어 낼 수 있다. 사이토카인은 고전적 호르몬이나 신경전달물질처럼 작용할 수 있다. 말초에서 만들어진 사이토카인 중 일부는 혈뇌장벽을 지나 중추신경계에 도달하여 중추신경계의 기능에 영향을 준다.

면역반응에 관여하는 또 하나의 중요한 요소는 보체(complement)이다. 보체는 혈액과 조직액 내에 존재하는 단백질이다. 항체의 작용을 보조한다는 뜻에서 보체라 명명되었지만, 실제로는 매우 광범위한 면역반응에서 중요한 역할을 한다. 보체에는 C1~C9 등을 포함하여 총 20여 종이 있다. 보체 시스템이 활성화되면 면역반응이 크게 강화된다. 활성화된 보체 성분은 탐식세포들을 염증 부위로 동원하고 탐식작용을 촉진한다. 또한 이들이 단계적으로 활성화되어 침입자의 세포막 위에서 조립되면 세포막에 구멍이 뚫려 결국 침입자가 파괴된다.

면역반응은 자연면역(내재면역, innate immunity)과 획득면역(적응면역, acquired immunity), 선천적면역과 후천적면역, 특이면역(specific immunity)과 비특이면역(non-specific immunity), 세포성면역(cellular immunity)과 체액성면역(humoral immunity), 능동면역(active immunity)과 수동면역(passive immunity) 등으로 구분한다. 협의의 면역은 후천적으로 형성된 획득면역을 뜻한다. 획득면역은 진화생물학적으로 비교적 최근에 나타난 것으로서 척추동물에서만 존재한다. 자연면역은 피부나 점막 같은 생물학적 장벽에 의하여 이루어지는 감염 인자의 사전 차단이나 호중구나 대식세포에 의한 이물질 탐식작용 등을 포함한다. 이것은 침입한 병원체를 즉시 파괴하는 1차적 방어기제이며, 모든 다세포 동물에 갖추어진 방어 기구(apparatus)이다. 반면에 출생 후 예방접종이나 실제 감염에 의해 형성되는 것을 획득면역 또는 적응면역이라 한다. 선천적면역은 출생 전에 갖추어진 것이며, 후천적면역은 생후에 추가되는 것이다.

선천적면역은 대개 자연면역이지만 태아가 태반을 건너온 모체의 항체를 전달받는 경우처럼 획득면역이지만 선천적면역인 것도 있고, 후천적면역은 대개 능동면역이지만 모유를 통해서 항체를 전달받는 경우처럼 후천적면역이지만 수동면역인 것도 있다. 자연면역의 방어선을 뚫고 침투하는 병원체에 효과적으로 대응하기 위하여, 생후 환경에서 접촉한 외부물질 각각에 대해 특이적으로 반응할 수 있도록 갖추어진 면역 기구가 특이면역이다. 특이면역은 특정한 종류의 항원을 인식하여 반응하는 면역으로서 항원과 항체의 특이적 결합, 즉 열쇠와 자물쇠 같이 구조적으로 꼭 맞는 것들끼리만 결합하는 방식으로 일어난다. 반면, 비특이면역은 침입자의 종류를 가리지 않으므로 항원에 대한 특이성이 없다. 비특이면역의 예로는 자연살해세포에 의해서 이루어지는 바이러스 감염세포 파괴 및 암세포 파괴, 염증반응 등을 들 수 있다. 간염 바이러스를 예로 들면, 비특이면역을 담당하는 자연살해세포는 모든 종류의 간염 바이러스에 대항하지만, 특이면역을 담당하는 B세포나 T세포 중에는 A형간염 바이러스에 반응하는 것과 B형간염 바이러스에 대항하는 것이 따로 있다. 따라서 인플루엔자처럼 변종이 쉽게 발생하는 바이러스성 질환에 대해서는 계속해서 추가적인 예방접종을 하여 새로운 특이면역 세포들을 준비시켜야 한다.

세포성면역은 면역세포가 침입자와 직접 접촉하여 일어나는 면역반응이다. 대식세포, 세포독성T세포, 자연살해세포 등이 세포성면역의 주체이다. 대식세포는 항원을 섭취한 다음, 섭취한 항원의 조각을 보조T세포에게 제시하여 항원에 대한 정보를 알려 준다. 이것을 항원제시(antigen presentation)라 한다. 정보를 받은 보조T세포는 대식세포를 자극하는 사이토카인을 분비하여 대식세포를 더욱 활성화시키는 한편, 세포독성T세포를 활성화시키는 사이토카인을 보내 세포독성T세포가 침입자를 공격하도록 하고, B세포에게는 B세포를 형질세포로 분화시키는 사이토카인을 보내서 항체가 생산되도록 한다. 이 과정이 [그림 3-10]에 도해되어 있다. 세포성면역은 곰팡이, 바이러스, 종양 등에 대한 방어에서 중요하다.

체액성면역은 면역세포가 직접 침입자를 공격하는 것이 아니라 항체라는 단백질을 분비하여 침입자를 방어하는 것이다. 따라서 체액성면역의 주체는 항체를 만드는 B세포(형질세포)이다. 어떤 항원이 처음 침입했을 때 B세포는 형질세포로 분화되어 항체를 생산한다. 이 항체 중 일부는 혈액이나 세포간질에 존재하고 있다가 동일한 항원이 재차 들어오면 그 항원과 결합하여 항원의 독성을 중화시키거나 대식세포로 하여금 탐식되기 쉽게 만들고, 보체계를 활성화하여 침입자를 용해시킨다. 체액성면역은 세균의 침입을 방어하는 데 중요하다.

능동면역은 자기 자신의 면역계에 의해서 형성되는 것으로서 대부분 영구적으로 유지된다. 수동면역은 다른 사람 또는 동물에게서 만들어진 면역물질을 투여 받아 얻어지는 면역이며, 대개 수주에서 수개월이 지나면 소실된다. B형간염 예방접종으로 항체가 형성되었다면 능동면역이지만, 모유를 통해 어머니의 B형간염 바이러스에 대한 항체를 전달받아 형성된 면역은 수동면역이다.

이상의 모든 면역반응은 따로 활성화되는 것이 아니라 함께 작동하는 것이다. 항원-항체

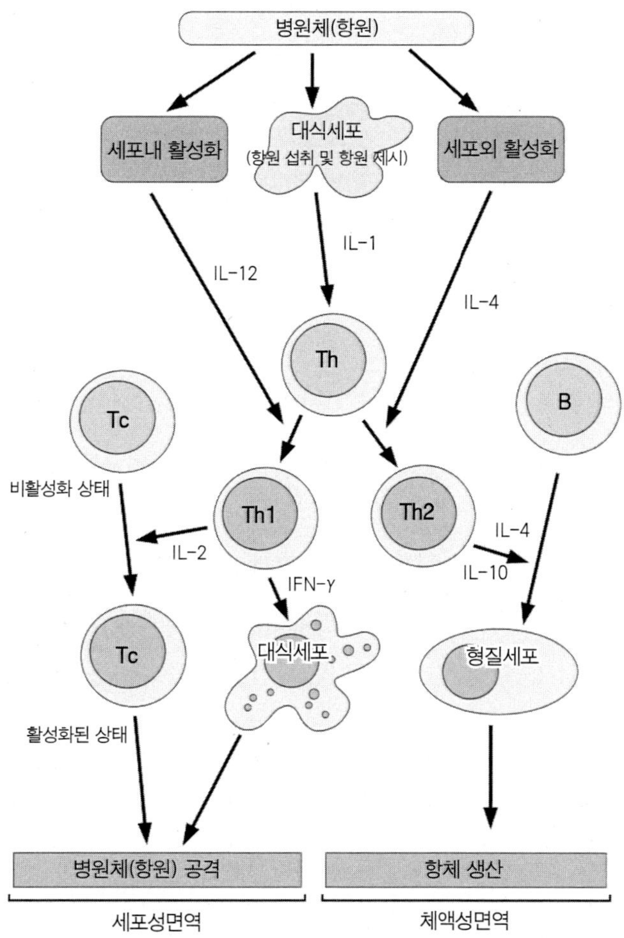

[그림 3-10] **면역반응의 전개 과정과 주요 사이토카인 신호**

의 결합 같은 특이적면역은 대식세포 같은 비특이적 자연면역이 먼저 활성화되지 않으면 일어날 수 없으며, 세포성면역이 없이는 체액성면역도 효과적으로 작용할 수 없다. 침입자가 들어오면 먼저 대식세포, 호중구와 같은 식세포의 탐식에 의한 자연면역(선천적면역, 비특이적면역)이 작용한 다음, 림프구의 특이적 면역반응에 의해 획득면역(후천적면역, 특이면역)의 강력하고 효율적인 작용으로 침입자가 완전히 제거된다.

면역반응은 자기(self)와 비자기(non-self)의 식별, 항원 인지, 자극 물질에 대한 특이적 반응(1차 면역응답), 항체 또는 감작된(sensitized) 림프구 생성, 장시간 지속되는 면역기억에 의해 나타나는 동일 자극에 대한 반응(2차 면역응답) 등으로 전개된다. 식별, 인지, 반응, 기억과 같은 기능들은 신경계와 관련하여 설명되는 것들이지만, 이들은 면역계가 가지고 있는 특징이기도 하다.

(4) 신경-면역 통합체계와 적응-방어 기제

1960년대까지만 해도 면역학의 정설은 면역계가 자율적이며 스스로 조절된다는 것이었다. 신경계가 면역계의 작용에 영향을 미친다는 것을 보여 준 PNI 연구는 학계에서 탐탁지 않은 가십거리에 불과했고, 면역계가 신경계에 영향을 미칠 수 있다는 보고는 검토의 가치조차 없는 이단적인 것이었다. 하지만 이러한 분위기는 얼마 지나지 않아 급반전되었다. 애더와 코헨의 연구가 발표된 후 얼마 지나지 않아서, 1977년 베세도브스키(Besedovsky) 등은 면역반응이 일어날 때 나타나는 시상하부의 변화를 확인하고(Besedovsky 등, 1977), 신경내분비계와 면역계의 연결에 대해 보고하였으며(Besedovsky & Sorkin, 1977), 1981년 스미스(Smith)와 블래록(Blalock)은 림프구가 ACTH와 베타-엔돌핀을 합성한다는 것을 증명하였다(Smith & Blalock, 1981). 즉, 면역계는 신경내분비계에 신호를 전하는 전령물질들을 만들고 있는 것이다. 림프구들은 감염증, 종양, 화학물질 등에 반응하여 뇌 및 기타 장기, 분비선 등으로 신호를 보내 숙주의 반응을 조절할 수 있다. [주: 이것은 3장의 '5. 신경-내분비-면역계의 상호작용'에서 다루는 주제이다.] 신경계와 면역계가 연결되어 있고, 서로 영향을 미친다는 것에 대한 논란이 종식되기까지는 그리 오랜 시간이 소요되지 않았다.

신경계와 면역계는 단지 기능적으로 연결되어 있는 시스템일까? 이들은 원래부터 하나였을까, 아니면 처음에는 분리되어 독립적으로 기능하던 두 시스템이 진화의 과정에서 연결된 것일까? 이미 3장의 3, '1) 신경계, 내분비계, 면역계'에서 내분비계, 신경계, 면역계는 진화론적으로 공통된 기원을 갖는 것으로 볼 수 있다는 점을 언급하였으므로, 이 단원에서는 목적론적 관점에서 신경-면역 통합체계의 의미를 검토한다.

PNI의 창시자인 조지 솔로몬(George Solomon)은 면역계와 신경계를 하나의 통합된 '적응-방어 기제'로 개념화할 수 있을 것이라고 하였다. 두 시스템 모두 자기(self)와 비자기(non-self)를 구분하는 자기감(sense of identity)을 가지고 있다. 이들은 유기체를 외부 환경과 연결시키며, 자신의 구성 성분과 내부 공생체를 우호적이거나 위협적이거나 위험한 것으로 평가한다. 궁극적으로 이들 모두 적응과 방어를 통해 유기체가 환경 속에서 살아남을 수 있게 한다. 분자생물학자 로저 부스(Roger Booth)와 케빈 애쉬브리지(Kevin Ashbridge)는 정신신경면역계 모델(psychoneuroimmune system model)을 개발했다(Booth & Ashbridge, 1993). 이들은 우리가 흔히 '방어망'이라고 생각하는 면역계가 자기-결정(self-determination)이라는 더 광범위한 현상에 관여한다고 제안했다. 우리의 정신적·신경학적·면역학적 하위 시스템들은 공통의 목적을 공유한다. 즉, 이 세 하위 시스템에는 자기-정체성(self-identity)을 확립하고 유지한다는 목적론적 일관성(teleological coherence)이 있다. 따라서 이들은 모두 자기와 비자기를 구분하며, 유기체의 온전성(integrity)을 유지하기 위해서 자기를 지키고 비자기와 대립하거나 공생·협력한다는 특성을 공유하고 있다. 이 시스템들은 모두 기억 능력을 가지고 있고, 환경의 스트레스원(stressor)에 대해 적응하기 위해 디자인되었으며, 방어 기능을 하고, 때로는 부적절하거나 과도한 방어기제에 의해 스스로 해를 입기도 하며, 특정 자극에 대해서는 관용(tolerance)이나 감수성(sensitivity)을 발달시키기도 한다(Dreher, 1995).

"다양성은 면역성이며 면역성은 생명성이다"라는 찰스 다윈(Charles Darwin)의 말은 면역의 본질이 방어보다는 적응과 조절임을 정확히 간파하고 있다. 면역이란 종의 진화 과정이나 한 개체의 생애 동안, 자신이 아닌 것(non-self)들 속에서 자신(self)을 유지하기 위해 마련한 협력과 타협 전략의 산물이기도 하다. 면역계가 유해한 비자기들의 침입을 물리칠 준비를 갖추면 비자기들이 가득한 환경 속에서도 살아갈 수 있다. 한편으로 면역계는 무해한 비자기들이 체내에 존재하는 것을 허용하여 상호 이득을 얻기도 한다. 한 개체의 생물학적 자아는 피부를 경계로 형성되지만, 면역학적 자아는 그 경계와는 다르게 설정되어 있다. 몸 안에는 세균이나 돌연변이 세포 같은 무수한 비자기(non-self)가 있어 끊임없는 전투가 벌어지고 있다. 가시적인 경계가 없다는 점에서 면역학적 자아는 생물학적 자아보다는 심리학적 자아(self)와 유사하다. 다른 사람의 세포는 분명히 비자기이지만 때로는 자기로 여겨져 면역계에 의해 거부되지 않기 때문에 성공적으로 장기이식을 할 수도 있다.

피부라는 경계는 한 나라의 국경과도 같다. 만일 한 나라의 국토를 결정할 때 위도와 경도로 표시되는 지리적 국경을 기준으로 하지 않고, 그 나라의 시민권이나 영주권을 가지고 있는 사람들이 살고 있는 지역을 기준으로 한다면 지도는 어떻게 달라질까? [주: 세포가 자기(self)의 표식인 주조직적합복합체(major histocompatibility complex: MHC) 분자를 가진 것은 시민권을 가진 것에 비유할 수 있고, 면역관용(immunologic tolerance)을 획득한 것은 영주권을 획득한 것에 비유할 수 있다.] 한반도 안에는 여러 나라의 국민들이 모여 살고, 한국인들도 전 세계에 퍼져 살고 있다. 면역학적 경계는 후자의 거주지와 같다. 면역학적 자아는 몸 밖에도 있고, 몸 안에는 면역학적 비자아들이 자아와 협력하며 살고 있다. 한편 국경에 의한 국토는 비교적 안정적으로 유지되는 반면, 국민들의 거주지를 기준으로 한 국토는 계속해서 변화되고 있다. 면역계 또한 지속적으로 새로운 경계를 만들면서 끝없이 변화하는 환경에 적응해 나간다.

후천적인 면역학적 경계의 초안은 생애 초기에 만들어진다. 명백히 해로운 병원체에 대해서는 확고한 방어체계를 갖추어야 하지만, 너무 협소하게 경계를 짓게 되면 이후 알레르기 같은 과잉면역이나 자가면역의 가능성이 높아진다. 이것이 위생가설(hygiene hypothesis)의 핵심 개념이다. 생애 초기에 많은 미생물과 접하면서, 면역계는 새로운 환경에 대한 적응력을 키운다. 더불어 유익한 미생물과 다양한 공생의 기회를 얻게 된다. [주: 사람의 모유에는 아기가 소화시킬 수 없는 올리고당이 들어 있다. 이것은 모체가 아기의 장내 미생물을 위해 만드는 것이다. 이 먹이를 먹은 미생물은 아기의 기분을 평온하게 하는 대사산물을 만들어 낸다.] 장내 미생물 공동체의 다양성이 낮으면 비만, 류마티스관절염, 염증성 장질환 등을 유발할 수 있다(Turnbaugh 등, 2009; Frank 등, 2007; Scher 등, 2013). 공생하는 미생물은 우리의 면역계와 공동의 방어망을 구축하기도 한다. [주: 흙 속에 사는 어떤 미생물은 인간의 면역계를 조절할 수도 있다(Rook 등, 2014).] 이들이 없으면 오히려 병원성 세균들의 침입에 취약해지게 된다. 각 사람의 면역학적 자아의 경계는 출생 후 접하는 환경과의 상호작용 속에서 역동적으로 형성된다. 똑같은 유전자를 가진 일란성쌍둥이라도 적도의 고립된 섬에서 자란 사람과 뉴욕에서 자란 사람의 면역계가 침입자, 즉 비자기로 간주하게 될 물질들의 종류와 범위는 다르다. 환경이 달라짐에 따라서 면역계는 다시 인지, 식별, 반응, 기억하는 과정을 통해 새로운 경계를 만들어 간다.

신경계와 면역계가 통합된 적응-방어 체계라면, 신경계의 질병과 면역계의 질병에도 상관관계가 있을까? 조현병(정신분열증)과 자가면역질환 사이의 높은 상관관계는 이러한 원리로 설명할 수 있을까? 3장 5의 '7) 정신장애와 면역'에서 이 주제를 구체적으로 다루게 되는데, 이것은 정신과적 장애나 면역학적 질병의 치료에 새로운 가능성을 제시하는, PNI의 흥미로운 주제 중 하나이다.

2) 항상성 삼각형

과거에는 유기체의 환경 적응과 항상성 유지를 신경계와 내분비계 두 시스템에 의해 이루어지는 것으로 보았지만, 최근에는 면역계를 포함한 항상성 삼각형 시스템의 작용으로 설명하고 있다. 면역계 역시 자극을 인지하고 반응을 형성하며 내적 평형과 적응을 획득하는 데 중요한 역할을 하기 때문이다.

[그림 3-11]은 [그림 2-1]의 삼각형 위에 몇 가지 장기와 전령물질들을 구체적으로 표시한 것이다. 신경계, 내분비계 및 면역계는 신경전달물질, 호르몬, 사이토카인을 분비하여 의사소통하며 상호조절한다. 주목해야 할 점은 이 상호조절의 경로가 양방향성이라는 것이다. 이것은 신경학적 자극이 내분비계와 면역계를 동원할 수 있는 것처럼, 면역학적 자극도 신경계와 내분비계를 동원하거나 조절할 수 있다는 것을 의미한다. 신경계에서 구성된 스트레스 반응이 이 상호조절망을 통하여 내분비계 및 면역계로 전해지는 것처럼, 면역학적인 자극도 신경계나 내분비계로 전해진다. 블래록(Blalock)은 면역계 역시 신경내분비계에 메시지를 전달하는 내적 감각기관으로 간주해야 한다고 하였다(Blalock, 1984; Blalock, 2005). 물체에서 반사되는 빛을 시각계가 받아들이고 그 정보를 중추신경계로 전달하듯이, 면역계는 외부 이물질의 침입이라는 정보를 중추신경계로 전달하여 생리적 반응과 더불어 마음과 행동에도 변화를 일으킨다. 또한 면역계는 인체 내부에서 기원한 신호들, 즉 신경계나 내분비계의 전령물질들을 수용하고 반응함으로써 항상성 유지를 위한 조절 기능의 한 축을 담당하고 있다.

신경계, 내분비계, 면역계는 서로의 소통을 가능하게 하는 생물학적 언어, 즉 전령물질들을 공유한다. 신경전달물질들은 면역계와 내분비계에서 호르몬이나 사이토카인으로도 작

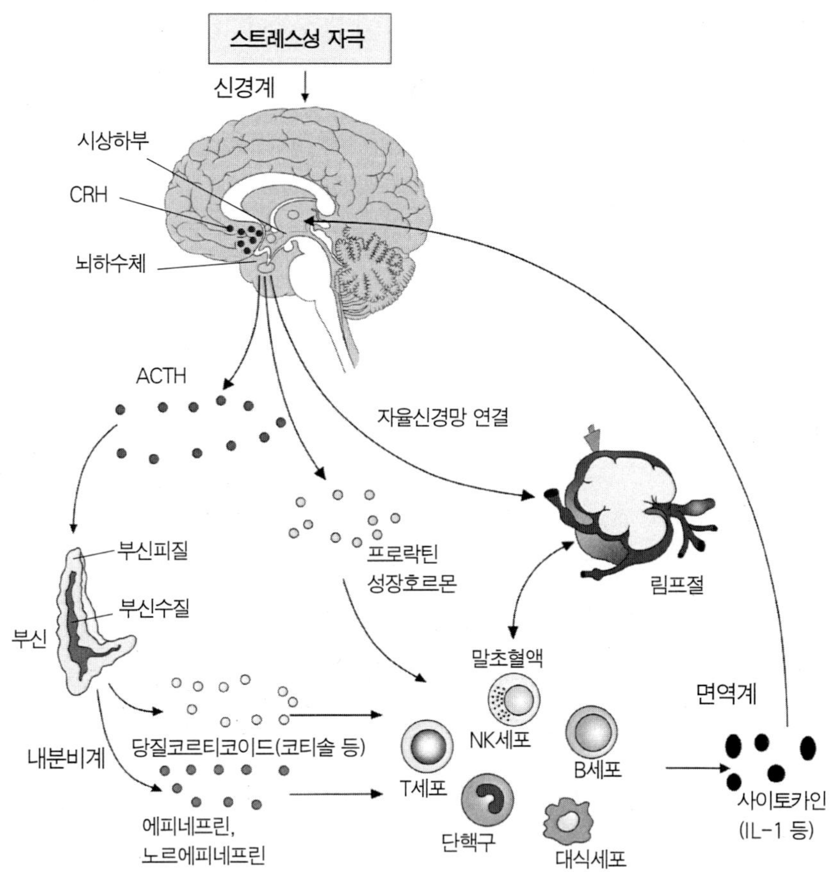

[그림 3-11] **신경-내분비-면역계를 연결하는 호르몬**

용하며, 내분비 호르몬들은 면역계와 신경계에 작용하고 심지어 면역계, 신경계 세포들에서 직접 분비되기도 한다. 면역계의 사이토카인 또한 신경전달물질이나 내분비 호르몬처럼 작용할 수 있다. 게다가 면역세포가 직접 신경내분비 호르몬을 생산하기도 한다. 현재까지의 연구에 의하면 면역계는 거의 모든 신경내분비 펩타이드 호르몬을 생산할 수 있다.

PNI의 가장 중요한 발견은 면역계가 뇌와 연결되어 있다는 것인데, 여기에는 면역 기관에 분포해 있는 자율신경망에 의해 이루어지는 직접적인 해부학적 연결도 있고, 이들 사이를 오가는 신경전달물질이나 호르몬과 같은 화학적 전령들에 의한 기능적 연결도 있다. 면역세포인 림프구는 노르에피네프린, 에피네프린, 도파민과 같은 신경전달물질에 대한 수용체를 가지고 있으므로, 면역계 장기와 면역세포 모두 신경계에 의해 조절을 받을 수 있다.

면역세포가 만드는 사이토카인들은 중추신경계로 가서 수면, 체온, 정서, 행동과 관련된 뇌의 활동을 조절한다. 호르몬도 면역계에 영향을 미친다. 예를 들어, 부신피질자극호르몬방출호르몬(corticotropin releasing hormone: CRH) 같은 호르몬들은 사이토카인의 균형을 조절할 수 있다. [주: 이 호르몬이 면역계에 간접적으로 미치는 영향은 더욱 중요하다. CRH는 부신피질로 하여금 코티솔을 분비하도록 하는데, 우리가 소염제(스테로이드제)로도 사용하는 코티솔은 강력한 면역 억제 물질이다. 3장 3의 '3) SAM축과 HPA축', 3장 4의 2), '(2) 면역 조절에 관련된 호르몬'을 참고하라.] 신경세포에서 분비되는 물질P(substance P)는 통증 지각 과정에서 척수 경로를 활성화함으로써 통증신호를 전달하는 신경전달물질이지만, 비만세포 같은 면역세포에 작용하여 면역 활성을 조절할 수 있는 면역조절물질(immunomodulator), 또는 일종의 사이토카인인 것으로 확인되었다.

심리적 스트레스가 면역 기능에 영향을 줄 수 있다는 사실은, 면역계가 병원체의 침입과 관련된 신호뿐 아니라 내부에서 기원한 신호들, 즉 신경계나 내분비계를 오가는 신호들을 수신하여 항상성 유지를 위한 조절 기능을 함께 수행한다는 점 때문에 더욱 중요해진다. 달리 말하면, 스트레스로 인해 촉발된 면역 기능의 이상이 온갖 만성질환을 유발하는 경로가 된다는 것이다. 스트레스가 자율신경계를 경유하여 고혈압, 심장병 등의 심혈관계 질환과 두통, 요통 등 근골격계 질환을 유발한다는 사실은 스트레스 연구가 본격적으로 시작되던 20세기 초반부터 정설로 확립된 것이지만, 스트레스가 면역계를 경유하여 만성질환과 악성종양을 유발하는 기제는 PNI 연구를 통해 비교적 최근에 확인되었다. 이 연구들은 스트레스와 질병의 상관관계를 통계적으로 확인하는 것에 머물지 않고, 그 생리적 기제를 면밀히 추적하는 수준에 이르고 있다. 예를 들어, 스트레스 반응에서 증가하는 친염증성 사이토카인들(IL-1, IL-6, TNF-알파 등)이 인슐린저항성(insulin resistance)을 야기하여 대사증후군(metabolic syndrome)의 원인이 되고 동맥경화, 지방간, 노화를 촉진하는 기제가 밝혀졌다. [주: 친염증성 사이토카인은 노화와 관련된 우울증이나 여러 신경퇴행성 질환과 관련이 있는 것으로 보인다(Layé, 2010).] 최근에는 스트레스가 종양이 성장하는 환경을 바꿈으로써 암의 진행에 영향을 줄 수 있으며(Green-McDonald 등, 2013), 스트레스 반응의 두 축인 SAM축과 HPA축의 활성화가 암과 관련된 세포의 신호전달 체계가 시작되도록 하는 생리적 압력을 가할 수 있다는 사실도 밝혀지고 있다(Cole & Sood, 2012; Volden & Conzen, 2013). 면역 기능의 변조가 수많은 질병의 기저에 있다는 사실이 드러나면서 스트레스가 면역계를 경유하여 각종 질병을 유발한다는 '스트레스-면역-질병 모델'은 현대의학의 병인론에 깊이 자리 잡게 되었다. 첸(Chen) 등은 심리적 스트레스, 면역 부전, 자율신경 불균형 등을 반영하는 PNI 지표들과 대사증후군의 상관성을 검토하고, 이들을 개선하기 위한 학제간 접근의 필요성을 제안했다(Chen 등, 2016).

[글상자 3-3] **면역과 만성질환: 친염증성 사이토카인과 대사 항상성**

염증은 가장 기본적인 면역반응이다. 염증은 현대인의 주요 사망원인과 밀접한 관계가 있다(Aggarwal 등, 2006). 예를 들어, 친염증성 사이토카인인 IL-1, IL-6은 심혈관계 질환, 악성종양, 2형 당뇨병, 관절염, 알츠하이머병, 그리고 건선과 같은 피부과 장애에서 중심적 인자로 작용한다(Kiecolt-Glaser 등, 2002). 악성종양의 발생과 성장에 있어서 염증은 중요한 기제이다(Fan 등, 2013).

염증은 동맥경화증의 진행에 있어서도 중심적인 기제이므로 염증 지표는 동맥경화증의 예보자가 된다. 특히 급성반응기단백질의 하나인 C-반응성단백질(C-reactive protein: CRP)은 관상동맥질환의 위험성과 밀접한 관련이 있다. 급성기반응이란 질병의 급성기 동안이나 회복 또는 사망 전 단계에서 나타나는 혈청학적 변화를 총칭하는데, 상해나 감염 부위로부터 혈액을 통해 전달되는 신호에 의해 유도된다. 탐식세포들의 초기 반응의 결과로 생성되는 친염증성 사이토카인(IL-1. IL-6, TNF-알파 등)이 급성기반응을 유도하는 주요 신호이다. 가장 흔한 동맥경화증의 형태인 죽상동맥경화증이 진행되는 데 있어서 사이토카인들은 핵심적인 역할을 한다(Motivala, 2011). 죽상동맥경화증 초기 단계에서 단핵구가 동맥벽에 부착하여 혈관 내피세포층 안으로 이동하여 대식세포로 분화된다. 대식세포는 지단백질(LDL-콜레스테롤) 입자와 결합하고 이를 세포 내로 유입하여 지질방울로 축적한다. 이렇게 된 대식세포를 거품대식세포(foam cell)라 하는데, 거품대식세포는 단백질분해효소, 활성산소, 친염증성 사이토카인을 분비한다. 이 물질들은 염증을 강하게 일으키고 더 많은 세포와 지질을 새로 형성된 플라크로 이동시켜 동맥을 더 좁아지게 하고 막히기 쉽게 만든다. 이것은 치명적인 심·뇌혈관계 질환의 병리적 과정으로 연결된다.

체중과 CRP는 비례한다. 이것은 염증과 비만이 관련이 있다는 것을 의미한다. 실제로 만성염증을 유발하는 가장 흔한 비감염성 원인은 비만이다. 지방세포가 친염증성 사이토카인의 주요 원천이기 때문이다(Nguyen 등, 2009). 지방세포는 면역세포들이 만드는 것과 동일한 친염증성 사이토카인을 직접 생산하여 만성염증을 초래할 수 있다. 체중을 감소시키면 혈중 친염증성 사이토카인의 농도도 감소한다. 사실 지방세포는 단순한 지방 저장고가 아니라 대사조절에 중요한 역할을 하는 호르몬을 생산하는 곳이다. 렙틴(leptin)은 지방세포에서 분비되어 섭식 행동을 조절하는 호르몬으로 잘 알려져 있다. 그런데 지방조직은 췌장 호르몬(인슐린, 글루카곤)처럼 에너지 및 포도당 항상성 유지에 결정적인 호르몬들, 즉 레지스틴, 아디포넥틴 등을 분비한다. 인슐린저항성(insulin resistance)은 당뇨병뿐 아니라 고혈압, 이상지질혈증, 비만, 악성종양 등의 병리적 과정과도 관련이 있으며, 지방세포는 인슐린저항성과 관련된 치료에서 중요한 표적으로 인식되고 있다. 지방세포가 분비하는 호르몬을 아디포카인(adipokine) 또는 아디포사이토카인(adipocytokine)이라 한다.

스트레스는 친염증성 사이토카인의 분비를 증가시키며, 염증은 스트레스가 각종 질환을 유발하는 데 있어서 중요한 기제이다. 예를 들어, TNF-알파는 혈관 내피세포의 산화질소 합성효소(eNOS)의 발현을 감소시키고 혈관 기능부전을 가져온다.

3) SAM축과 HPA축

심신의 항상성을 교란하는 자극을 스트레스라 한다. [주: 때로는 그러한 자극에 대해 일어나는 생체의 반응을 스트레스라 하기도 한다.] 스트레스는 시상하부에서 시작되는 두 개의 스트레스 반응 축인 '시상하부-교감신경-부신수질 축(sympatho-adreno-medullary axis: SAM축)'과 '시상하부-뇌하수체-부신피질 축(hypothalamic-pituitary-adrenocortical axis: HPA축)'을 활성화시킨다. SAM축은 자율신경계의 스트레스 경로이고, HPA축은 내분비계의 스트레스 경로이다. 두 축이 활성화되는 과정에서 생산되는 여러 신경전달물질과 호르몬은 면역계의 활성을 직간접적으로 조절한다. 따라서 SAM축과 HPA축은 신경-내분비-면역계의 통합된 협력 작용을 볼 수 있는 대표적인 예이다.

자율신경계의 SAM축은 시상하부에서 시작되어 교감신경을 경유하여 부신수질로 이어진다. 시상하부는 뇌간에 있는 교감신경 조절 중추인 청반(locus ceruleus)으로 신호를 보낸다. 내분비계의 HPA축 역시 시상하부에서 시작되며 뇌하수체를 경유하여 부신피질로 이어진다. SAM축의 최종 산물은 에피네프린(epinephrine), 노르에피네프린(norepinephrine)

이다. [주: 에피네프린과 노르에피네프린은 각각 아드레날린(adrenaline), 노르아드레날린(noradrenalin)으로도 불린다. 티로신(tyrosine)이라는 아미노산으로부터 만들어지는 에피네프린, 노르에피네프린, 도파민을 집합적으로 카테콜아민(catecholamine)이라 한다.]

HPA축에서는 단계적으로 여러 호르몬이 만들어진다. 먼저 시상하부에서 부신피질자극호르몬방출호르몬(corticotropin releasing hormone: CRH)이 생산되어 뇌하수체로 보내진다. [주: CRH를 CRF(corticotropin releasing factor)라고도 한다.] CRH가 뇌하수체를 자극하면 뇌하수체는 부신피질자극호르몬(adrenocorticotropin: ACTH)을 생산하고, ACTH는 부신피질로 가서 부신피질호르몬인 코티솔(cortisol)을 생산하도록 한다. 따라서 HPA축의 최종 산물은 코티솔이다. [주: 코티솔은 부신피질에서 만들어지는 호르몬 중 하나이다. 부신피질호르몬은 크게 당질코르티코이드(glucocorticoid)와 무기질코르티코이드(mineralocorticoid)로 구분된다. 당질코르티코이드에는 코티솔, 코티손(cortisone), 코티코스테론(corticosterone) 등 여러 호르몬이 있는데, 사람에서 가장 중요한 것은 코티솔이다. 이 책에서는 반드시 당질코르티코이드로 표시해야 하는 경우를 제외하고는, 사람의 당질코르티코이드는 코티솔로 표시한다.] 스트레스 상황에서 당질코르티코이드가 분비되는 가장 중요한 이유는 혈당을 높여 스트레스 상황에 대처할 수 있는 에너지를 공급하려는 것이다.

자율신경계가 카테콜아민를 분비함으로써 시작되는 스트레스 반응은 내분비계보다 더욱 신속하게 신체적 대응 활동을 준비한다. 갑작스런 위급 상황에서 폭발적인 에너지를 발휘할 수 있는 것은 이러한 작용에 의한 것이다. 그러나 스트레스의 원인이 바로 제거되지 않고 그 상황이 지속될 때에는 내분비계에서 만드는 코티솔이 장기적인 저항력을 마련한다. 한스 셀리에의 일반적응증후군 이론은 스트레스 반응을 3단계, 즉 경고반응(alarm reaction)단계, 저항(resistance)단계, 소진(exhaustion)단계로 설명하는데, 자율신경계와 내분비계는 각각 경고반응단계와 저항단계를 구성하는 주역이다. 자율신경계 반응은 신경망이라는 고속의 전용 회로를 통해 신속히 활성화되지만 오래 지속되지는 못한다. 반면, 내분비계는 혈류를 타고 전령물질이 운송되므로 반응이 서서히 시작되지만 오래 유지된다.

카테콜아민은 일시적으로 면역 기능을 상승시킬 수 있다. 하지만 면역 기능을 상승시키는 것은 마치 국가가 막대한 국방비를 투입하여 군비를 강화하는 것처럼 생리적으로 커다란 비용을 요구하는 것이므로, 단기적인 방어에는 적합하지만 오래 유지될 수는 없다. 과도한 SAM축의 활성화는 HPA축에 의해 조절된다. HPA축은 적극적 대응보다는 수

〈표 3-2〉 **SAM축과 HPA축**

기관	시상하부-교감신경-부신수질 축 (SAM축)	시상하부-뇌하수체-부신피질 축 (HPA축)
작용 경로	교감신경계(신경망)	내분비계(혈관)
전령물질	에피네프린, 노르에피네프린	부신피질호르몬(코티솔)
전령물질 분비 기관	부신수질(에피네프린), 교감신경계 신경말단(노르에피네프린)	부신피질
반응 속도	즉각적	점진적
반응 목적	신속한 대응 태세 준비	상황에 견디는 저항 태세 준비
개체 차원의 대응 형태	능동적 대응	수동적 저항

동적 저항에 적합한 신체 상태를 만든다. 예를 들면 코티솔은 면역계의 면역감시(immune serveillance)나 병원체 제거 기능, 신체의 성장 및 생식 기능처럼 생존하는 데 긴급하지 않은 일들은 차후로 미루고, 필수적인 기능에만 자원과 에너지가 공급되도록 한다. 이러한 반응들은 장기적인 스트레스를 견디는 것에는 도움이 된다. 하지만 이 상태가 만성적으로 지속되면 신체의 정상적인 기능이 손상되고 면역 기능의 억제로 인해 각종 질병에 취약해지게 된다.

이상의 설명은 개략적인 것이고, 실제로는 면역반응이 진행되는 국면에 따라, 그리고 면역반응의 유형에 따라 SAM축과 HPA축의 산물들이 면역계에 미치는 영향은 대단히 복잡한 양상으로 나타난다. 코티솔을 예로 들면, 코티솔은 대체로 면역 기능을 억제하는 작용을 하는 호르몬이지만 면역반응의 초기 단계에서는 면역세포를 활성화시키고 항체 생산을 증가시키기도 한다.

내분비계의 두드러진 특징인 음성피드백(negative feedback) 조절은 HPA축에서도 일어난다. 즉, 코티솔은 시상하부와 뇌하수체의 활성을 억제하여 스스로(코티솔)의 분비를 감소시킨다. 만성적인 스트레스는 이와 같은 HPA축의 조절 기능을 훼손하므로 코티솔의 농도가 지속적으로 높은 상태가 유지되거나 정상보다 오히려 낮아질 수도 있다.

신경계-내분비계-면역계의 상호작용은 양방향성이므로, 면역계 스스로 HPA축을 조절할 수 있다는 것은 놀라운 일이 아니다. 사이토카인들이 뇌하수체로 하여금 ACTH와 베타-엔돌핀을 분비하도록 할 수 있다. [주: 베타-엔돌핀과 ACTH는 하나의 전구물질로부터 동시

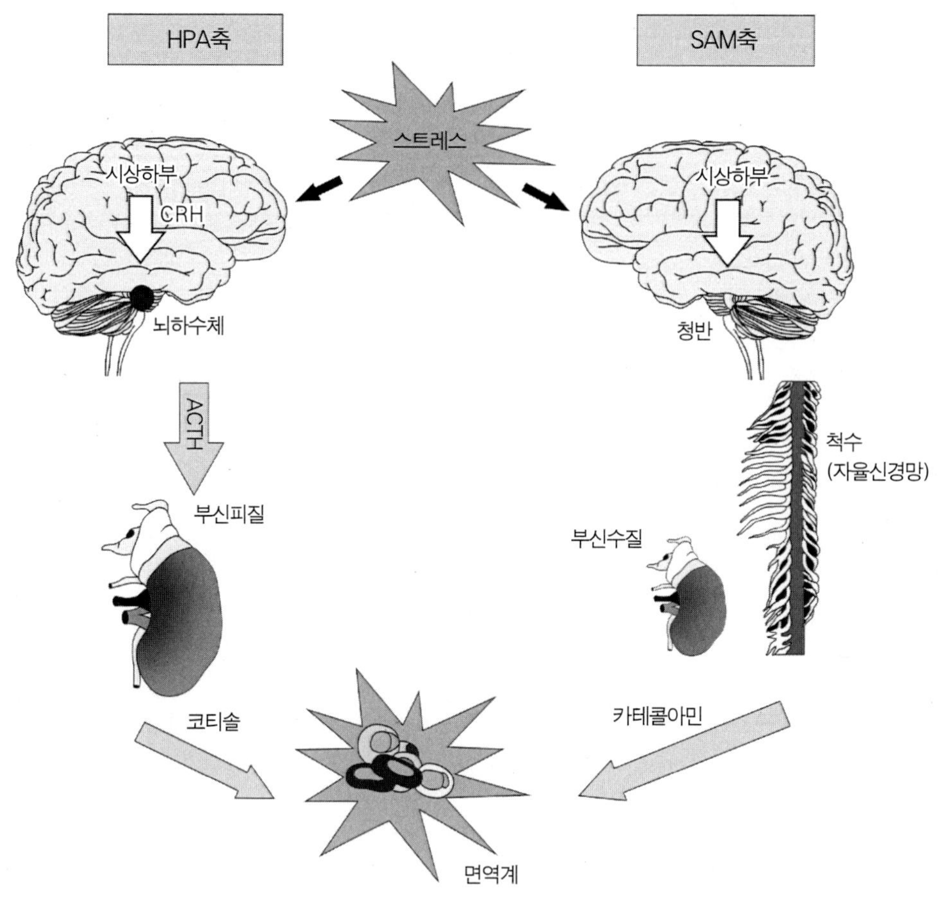

[그림 3-12] **SAM축, HPA축과 면역계**

에 만들어진다.] 인터류킨-1(IL-1)은 HPA축을 활성화하여 코티솔 수준을 증가시키는 주요 사이토카인이며 IL-2, IL-6, 인터페론, TNF-알파 등도 HPA축을 활성화시킬 수 있다.

4) 주요 통합 기관

자율신경계의 SAM축과 내분비계의 HPA축이 시작되는 시상하부는 신경계, 내분비계, 면역계의 상호작용과 통합이 일어나는 대표적 기관이다. 시상하부 이외의 중추신경계 기관들과 말초의 여러 기관에서도 그러한 통합이 구현되고 있다. 우리가 이 단원에서 살펴볼 뇌하수체, 위장관, 피부, 심장, 흉선, 부신 등도 한 기관 안에서 신경-내분비-면역계가 어떻게 통합되는지 잘 보여 주고 있다.

중추신경계의 송과체는 시상하부보다도 상위의 수준에서 통합이 이루어지는 지점이며, 송과체에서 분비되는 멜라토닌은 다양한 생리 활성을 조절할 수 있는 독특한 생화학적 특징을 지니고 있다.

(1) 시상하부

시상하부(hypothalamus)는 시상(thalamus)의 아래에 위치한 작은 구조물로서, 여러 개의 핵(신경세포의 집합체)으로 이루어져 있다([그림 3-13] 참고). 뇌 전체의 1%에 불과하지만 수면, 섭식, 수분 섭취, 쾌락, 성욕 등의 본능적 욕구와 행동을 지배하는 곳이다. 시상하부는 뇌 구조 중에서 남녀 사이의 차이가 큰 부분이기도 하다.

무엇보다도 시상하부는 체온, 삼투압, 혈당 등을 조절하는 항상성 유지의 최고위 기관이다. 체온을 예로 들어 보자. 인체 외부 온도의 변동폭은 연중 40°C도가 넘고, 하루 동안에만도 10°C 이상의 일교차를 보이는데 체온은 어떻게 항상 36.5°C 수준에서 유지되는 것일까? 외부 기온이 낮아져 체온 항성성이 위협을 받을 때 신체는 소동맥을 수축시켜 과도한 열 손실을 막고 근육을 반복적으로 수축시켜 열을 생산한다. 부신과 갑상선에서는 대사율을 증가시킨다. 반면, 더울 때에는 소동맥이 확장되고 땀을 흘려 열을 발산하며, 부신과 갑상선 활동은 감소한다. 이 모든 생리적 적응이 시상하부에 의해 지휘되며, 의식 활동과 무관하게 일어난다. 단지 옷을 입거나 냉난방 시스템을 가동시키는 것 같은 의식적 행동만이 대뇌피질에 의해 일어난다. 다른 생리적 지표들도 마찬가지이다.

시상하부는 신경계와 내분비계가 연결되는 곳으로서, 옥시토신(oxytocin)과 항이뇨호르몬(vasopressin, antidiuretic hormone: ADH)을 만들어 뇌하수체 후엽을 통해 분비하기도 하고, 뇌하수체 전엽에서 생산하는 호르몬들의 방출을 조절하는 여러 호르몬(갑상선자극호르몬방출호르몬, 부신피질자극호르몬방출호르몬, 생식선자극호르몬방출호르몬 등)을 생산하기도 한다. 뇌하수체는 갑상선, 부신피질, 생식선(정소, 난소) 등 말초의 내분비선을 자극하여 호르몬 분비를 조절하는 호르몬(갑상선자극호르몬, 부신피질자극호르몬, 생식선자극호르몬 등)을 분비하므로 과거에는 지배자선(master gland)이라 불렸지만, 뇌하수체의 각종 자극호르몬 분비는 시상하부가 보내는 방출호르몬(releasing hormone)이나 억제호르몬(inhibiting hormone)의 조절을 받는다. 따라서 실질적으로는 시상하부가 내분비계의 최고 중추라 할 수 있다. 시상하부의 신경세포는 혈액을 통해 뇌하수체 전엽으로 방출호르몬 또는 억제호르몬을 보낸다. 예컨대, 뇌하수체는 갑상선자극호르몬(thyrotropin, thyroid stimulating hormone: TSH)을 분비하여 갑상선으로 하여금 갑상선호르몬을 분비하도록 하는데, 뇌하수체의 갑상선자극호르몬의 분비는 시상하부로부터 뇌하수체로 보내지는 갑상선자극호르몬방출호르몬(thyrotropin releasing hormone: TRH)에 의해 조절된다. 이 조절 축을 시상하부-뇌하수체-갑상선 축이라 한다. 마찬가지로 시상하부-뇌하수체-부신피질 축(HPA축), 시상하부-뇌하수체-생식선 축이 만들어진다.

한편, 시상하부는 뇌간에 입력되는 정보를 제공하여 뇌간의 자율신경 조절 기능을 변경하는 자율신경의 통합 중추이기도 하다. 자율신경계와 내분비계를 지휘하는 시상하부의 역할은 앞 단원에서 설명한 SAM축과 HPA축을 통해 잘 설명된다.

시상하부는 마음의 언어를 몸의 언어로 바꾸는 곳이라 할 수 있다. 즉, 특정 정서 상태에 맞는 생리적 상태를 만든다. 시상하부는 정서의 뇌인 변연계와 생명의 뇌인 뇌간에 연결되어 있다. 또한 대뇌의 여러 부위와도 연결되어 있어 감정, 각성 상태, 행동에까지 영향을 준다. 변연계의 편도체는 스트레스성 자극에 대해 정서를 발생시키고 그 신호를 시상하부로 보낸다. 신호를 받은 시상하부는 자율신경계, 내분비계, 중추신경계의 여러 곳으로 신호를 전달한다. 이처럼 시상하부는 편도체에서 만들어진 정서적 신호를 신체적 신호로 변환시켜 통합적인 생리적·행동적 반응을 구성한다.

(2) 뇌하수체

뇌하수체(pituitary gland, hypophysis)는 시상하부 아래에 위치한 직경 1.3cm 크기의 작은 기관으로서, 해부학적으로 가장 접근하기 어려운 내분비선이다([그림 3-13] 참고). 뇌하수체는 전엽과 후엽으로 구성되는데, 이들은 발생학적 기원이 다르다. 전엽은 구강에서 위로 이동하는 상피조직에서 유래하고 후엽은 뇌의 하방 성장에 의해 형성된다.

뇌하수체 전엽은 호르몬을 합성하는 세포들을 포함하고 있어 직접 호르몬을 생산하여 분비하므로 선하수체라고도 한다. 뇌하수체 전엽에서는 성장호르몬, 프로락틴, 갑상선자극호르몬, 부신피질자극호르몬, 생식선자극호르몬(난포자극호르몬, 황체형성호르몬)을 생산하여 분비한다. 따라서 뇌하수체를 절제하면 성장이 멈추고 부신, 갑상선, 생식선의 크기가 위축된다. 뇌하수체 후엽은 시상하부에 세포체가 위치하는 신경세포의 축색 말단만으로 구성되어 신경하수체라고도 불린다. 뇌하수체 후엽에서는 시상하부 세포에서 생산한 호르몬들, 즉 옥시토신과 항이뇨호르몬을 저장했다가 방출한다. 따라서 후엽은 내분비선이라기보다 저장 기관이라 할 수 있다.

뇌하수체 전엽의 호르몬 분비는 시상하부에서 보내지는 방출호르몬, 억제호르몬에 의해 조절되기도 하지만, 자신의 표적 조직(target tissue)에서 분비된 호르몬이나 그 호르몬 작용으로 생산된 대사산물로부터 피드백을 받아 조절되기도 한다. HPA 축의 경우를 예로 들면, 부신피질에서 분비한 코티솔의 혈중 농도가 높아지면, 뇌하수체의 ACTH, 시상하부의 CRH의 분비가 감소하는 음성피드백이 일어난다.

그런데 최근에 뇌하수체 안에서 만들어져, 뇌하수체 스스로를 조절하는 물질들이 발견되었고, 전반적인 신체 기능 조절에 있어서 이들의 중요성이 인식되기 시작했다. 갈라닌(galanin)과 알파-멜라닌세포자극호르몬(alpha-melanocyte stimulating hormone, 알파-MSH)이 바로 여기에 해당하는 물질이다. 뇌하수체의 프로락틴 분비는 뇌하수체에서 분비되는 갈라닌에 의해 감소하고 알파-MSH에 의해서 증가한다. 프로락틴이 수행하는 수많은 기능을 고려할 때, 뇌하수체 내에서 일어나는 자가조절 호르몬들의 작용은 중대한 의미가 있다. [주: 프로락틴은 유즙을 분비시키는 호르몬으로 잘 알려져 있지만, 실제로는 매우 다양한 기

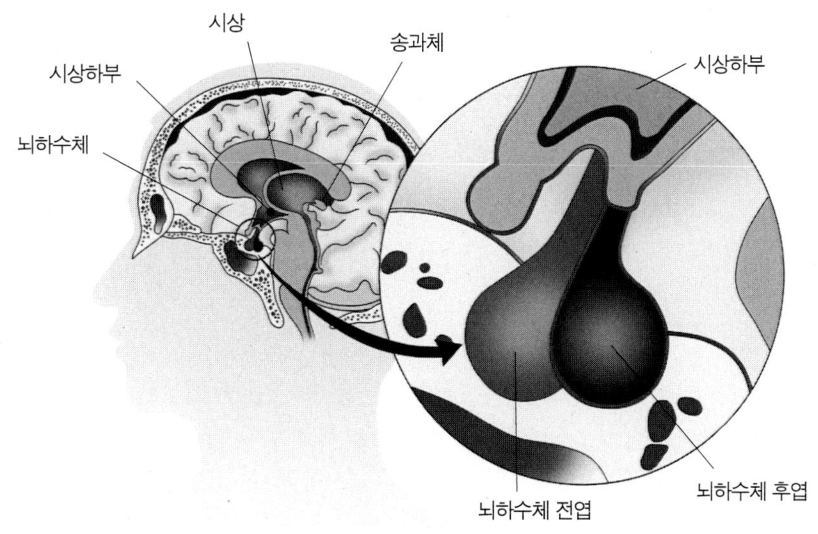

[그림 3-13] **시상하부와 뇌하수체**

능을 가지고 있다. 그 중 하나는 면역 활성을 조절하는 것이다. 프로락틴의 면역 조절 기능은 3장 4의 2), '(2) 면역 조절에 관련된 호르몬'에서 설명한다.]

갈라닌은 펩타이드 호르몬의 하나로서 장에서 처음 발견되었으며, 주로 중추신경계와 위장관계에 분포하고 있다. 중추신경계에서는 시상하부에서 가장 높은 농도로 나타나며, 뇌하수체, 대뇌피질, 뇌간 등에서도 발견된다. 갈라닌의 정확한 생산 부위와 기능은 완전히 밝혀지지 않았지만 주로 신경세포의 활동을 조절하거나 억제하는 것으로 보인다. 뇌하수체 전엽에서 합성되는 갈라닌은 측분비 방식으로 작용하여, 뇌하수체에서 생산되는 호르몬의 활성에 영향을 미친다. 프로락틴과 성장호르몬의 수준을 감소시키며, ACTH 분비도 감소시켜 HPA축 활성을 조절하는 것으로 보인다(Cimini, 1996). 게다가 시상하부에서 분비된 생식선자극호르몬방출호르몬(gonadotropin releasing hormone: GnRH)에 의해 뇌하수체의 황체형성호르몬(luteinizing hormone: LH) 분비가 일어나는 과정에 관여하여 생식 기능에 영향을 미치는 것으로 보인다(Todd 등, 1998).

알파-MSH 역시 측분비 방식으로 작용하여 뇌하수체에 영향을 미치는 전령물질이다. 알파-MSH는 뇌하수체 전엽 세포로부터 합성되어 분비된다. 이 호르몬은 갈라닌과는 반대로 프로락틴 분비를 측분비 방식으로 자극한다. 이렇게 분비되는 프로락틴은 시상하부로부터의 갑상선자극호르몬방출호르몬(TRH) 분비를 증가시키는데, 이것은 뇌하수체의 갑상선자극호르몬(TSH) 분비를 자극하여 갑상선호르몬의 생산을 증가시킨다.

시상하부가 뇌하수체에 미치는 영향처럼 강력하지는 않을지라도 뇌하수체는 스스로를 조절하는 능력이 있고, 이것은 갈라닌이나 알파-MSH처럼 잘 알려지지 않았던 호르몬들의 작용에 의해 일어난다. 이러한 호르몬들이 뇌하수체에서 분비되어 스트레스 반응이나 면역반응을 조절하고, 성장과 생식 기능에 영향을 미친다는 사실은, 아직 발견되지 않은 호르몬들의 기능, 또는 기지의 호르몬들이 가지고 있을지도 모를 미지의 기능에 대한 기대와 관심을 높인다.

(3) 위장관

이반 파블로브는 개에게 실시한 조건형성 실험을 통해 신경계와 소화기계가 연결되어 있음을 증명했다. 그러나 이 연구에서는 소화기계가 가지고 있는 고유의 신경계에 대한 개념은 포함되어 있지 않았다. 파블로브가 중추신경계에서 처리되는 불빛이나 종소리 자극으로 소화기계의 침샘 반응을 유도했던 것처럼, 소화기계 반응을 일으키는 자극으로 인지나 정서를 조건형성하는 것도 가능할까?

위장관의 주요 기능은 영양분을 소화, 흡수하는 것이다. 그런데 위장관에서 생산하는 호르몬의 종류나 호르몬을 생산하는 세포의 숫자를 기준으로 보면 위장관이야말로 인체에서 가장 큰 내분비 기관이다. 한편으로 위장관은 인체에서 가장 많은 면역세포가 분포하고 있는 면역 기관이기도 하다. 인체에 있는 면역세포 중에서 80%가 장 점막에 위치하고 있다. 외부 세계와 맞닿아 있는 경계인 피부, 호흡기 점막, 소화관 점막은 침입하는 병원체들에 대한 최전선의 방어막인데, 그중에서도 소장은 외부와 접촉하는 면적이 가장 넓다. 피부는 표면적이 $2m^2$에 불과하고 호흡기는 100~$200m^2$ 정도인데 비해, 소장의 표면적은 무려 $400m^2$로 피부 표면적의 200배에 달한다. 접촉면이 넓고 침입하는 이물질의 종류도 다양한 만큼, 양적인 측면에서든 질적인 측면에서든 소화관에 고도의 방어체계가 마련되어 있는 것은 자연스러운 일이다.

사람은 신생아 때 모유를 통해서 처음으로 자신과 다른 외부 물질들, 즉 음식물, 세균 등과 접촉하면서 장관 면역체계를 갖추기 시작한다. 장관은 인체의 세포 수보다 2~10배나 많은 장내 미생물을 가지고 있다. 앞에서도 설명한 바와 같이, 장은 피부라는 생리적 장벽을 기준으로 하는 자아와 면역학적 자아의 경계가 다르다는 것을 잘 보여 주는 장기이다. 장의 면역계가 유익한 미생물을 침입자로 인식하여 공격하지 않고 관용하여 공생을 이루게 되면 여러 가지 유익을 얻게 된다. 장내 미생물은 사람이 소화시키지 못하는 음식을 분해해 주고, 비타민을 비롯한 생리 활성 물질들을 합성하며, 다른 병원성 미생물들과 경쟁하여 장에 정착하지 못하도록 막는다. 장내 미생물의 변화가 수많은 질병과 관련이 있다는 것이 확인되고 있다. 최근에는 장내 미생물이 중추신경계의 장애와도 관련이 있으며 인지, 정서, 행동에도 영향을 미친다는 것을 보여 주는 연구들이 발표되고 있다. [주: 장내 미생물은 비만, 아토피, 천식, 죽상동맥경화증, 심장병, 대장암, 그리고 류마티스관절염이나 염증성 장질환과 같은 자가면역질환, 심지어 자폐증, 우울증, 조현병과 같은 정신적인 질환과도 관계가 있다는 사실이 확인되고 있다(Ley 등, 2006; Cotillard 등, 2013; Koeth 등, 2013; Lee 등, 2011; Hsiao 등, 2013). 최근에는 다발성경화증(multiple sclerosis)도 이 목록에 추가되었다(Cekanaviciute 등, 2017).]

위장관은 장신경계(enteric nervous system: ENS)라 불리는 별도의 신경계를 가지고 있다. 과거에는 미주신경(vagus nerve)을 통해 대뇌에서의 조절 신호가 내장으로 전달되며, 내장에 분포하는 신경세포들은 미주신경의 원심성(efferent) 신경섬유와 직접 시냅스를 형성하는 것으로 생각하였다. 그러나 위장관의 연동운동은 장관벽에 있는 신경세포들이 관여하는 일종의 반사작용이며, 대부분의 내장 신경세포는 중추신경계와 직접 연결되지 않는다는 사실이 밝혀져, 장신경계를 하나의 독립된 신경계로 분류하게 되었다.

장신경계는 식도로부터 장에 이르는 소화관 벽 내부에 위치한 신경계로서 척수만큼이나 많은 신경세포을 가지고 있다. 전령물질을 시냅스가 아닌 세포 주변으로 방출하는 신경세포, 즉 파라뉴런(paraneuron)의 수도 뇌하수체 세포 수를 능가한다. '복부두뇌(brain-in-the-gut)'라고도 일컬어지는 장신경계는 소화관을 전선의 피복처럼 싸고 있는 두 겹의 신경세포 그물, 즉 아우어바흐 신경총(myenteric plexus of Auerbach)과 마이스너 신경총(submucous plexus of Meissner)으로 이루어져 있다. 중추신경계와 연결되는 외인성 신경, 즉 교감신경, 부교감신경은 소화관의 근육세포나 분비세포(선세포)에 직접 닿지 않고 장신경계를 통해 간접적으로 작용하고 있다. 장신경계는 이들 외인성 자율신경계의 영향도 받지만, 이와 독립적으로 위장관계의 운동성이나 분비를 조절한다.

장신경계는 위장관을 이루고 있는 점막상피, 근육, 혈관계, 감각신경계, 면역계 등의 기

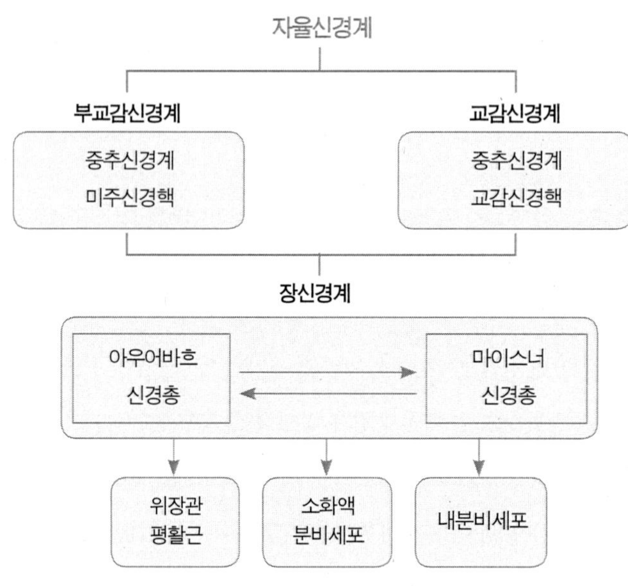

[그림 3-14] **장신경계**

능을 통제하고 있으며 위장관의 다양한 생리 작용을 조절한다. 아세틸콜린(acetylcholine), 세로토닌(serotonin), 도파민(dopamine) 등 중추신경계의 신경전달물질로 잘 알려져 있는 전령물질들을 비롯하여, 다이놀핀(dynorphin), 엔케팔린(enkephalin), 엔돌핀(endorphin) 등의 내인성 아편제(opioid), 콜레시스토키닌(cholecystokinin: CCK), 갈라닌(galanin), 소마토스타틴(somatostatin), 물질P(substance P) 등 20종 이상의 물질들이 장신경계의 신경전달물질로 작용한다. 위장관계 기능에 관여하는 많은 약물이 실제로는 장신경계의 활동을 조절하는 것들이다.

마이클 거슨(Michael Gershon)은 장신경계가 기능적으로 뇌와 똑같으며, 느끼고 판단하고 행동하라는 지시를 내리므로 '제2의 뇌(second brain)'라 하였다(Gershon, 1998). 소화관은 뇌의 도움이 없이도 장신경계의 독자적인 작용에 의해 스스로 기능을 조절할 수 있다. 기니피그의 소화관을 소화기 입구에서 항문까지 모두 적출한 다음, 입구에 음식물을 투입하면 소화관은 그것을 인식하고 스스로 움직여 항문까지 이동시킨다. 이것은 소화관이 스스로 정보를 감지하여 독자적으로 판단, 조절하는 기능을 가지고 있음을 보여 준다.

뇌와 소화관은 양방향으로 소통하고 있다. [주: '[글상자 3-4] 장신경계와 뇌-장관축'을 참고하라.] 장에 있는 면역세포들로부터 분비된 사이토카인들 중 일부는 혈뇌장벽을 통과하여 중추신경계에 작용할 수 있다. 위장관에서 만들어지는 호르몬도 음식물 흡수와 관련된 정보를 뇌의 섭식 조절 중추인 시상하부에 알린다. 면역세포인 비만세포도 스트레스 상황에서 뇌로부터의 신호를 장신경계로 전달하는 데 관여한다. 음식물을 통해 유입되는 외부 항원이 비만세포를 통하여 장신경계를 자극하고 설사와 복통을 유발하는 것처럼, 정신적인 스트레스도 장의 비만세포를 탈과립시켜 히스타민 같은 물질이 분비되도록 하고 이것이 장신경계를 자극하게 된다. 비만세포가 물질P, CRH, 뉴로텐신(neurotensin)과 같은 신경전달물질 또는 호르몬에 의해 탈과립되기 때문이다. 이러한 '뇌-비만세포 연결(brain-mast cell connection)'은 스트레스와 과민성대장증후군의 관계를 설명하는 유력한 가설이다. 에머런 메이어(Emeran Mayer)는 장이 뇌에서 생기는 모든 감정을 거울처럼 비추고 있다고 말한다(Mayer, 2016).

많은 소화기계 호르몬이 뇌에서도 발견된다. 소장에서 유래하는 호르몬인 콜레시스토키닌(CCK)은 담즙 및 췌장액의 분비를 유도하는 호르몬이다. 하지만 뇌에서도 콜레시스토키닌이 생산된다. 장에서 만들어지는 다른 펩타이드들도 뇌의 신경세포로부터 방출되어 근처에 있는 신경세포에 신경전달물질로 작용한다. 세로토닌이나 도파민 같은 물질들은 중추신경계보다 장에 훨씬 많이 있다. 인체의 세로토닌은 95%가 중추신경계가 아닌 위장관계에 분포하여 위장관계의 운동을 조절하는 데 관여한다. 세로토닌은 장에 있는 비신경세포에서도 신호물질로 분비되어 장 점막에서 연동과 분비 반사를 일으킨다.

호르몬을 최초로 발견한 어니스트 스털링은 1905년에 내분비계의 특성을 서술하면서, 위장관 기능 조절에서 내분비적 조절 기제와 신경성 조절 기제를 서로 분리하여 설명하였다. 그러나 얼마 지나지 않아 내분비계와 신경계는 뚜렷하게 구별되지 않는다는 것이 분명해졌다. 장은 신경-내분비-면역계의 상호작용이 하나의 장기 안에서 통합되어 있음을 보여 준다.

또한 장은 몸과 마음, 생명과 환경의 유기적 관계가 질병의 발생과 치유에 어떠한 의미가 있는지 이해할 수 있는 구체적 사례들을 제공한다. 앞에서도 언급한 바와 같이 장은 우리 몸의 전체 체세포 수보다 2~10배나 많은 미생물이 어우러져 함께 생명 활동을 영위하는 하나의 생태계이다. 이 생태계의 변화는 우리의 생리적 기능뿐 아니라 심리·행동적 기능에도 영향을 준다. [주: 뇌는 장내 미생물이 만드는 정보도 전달 받는다. 장내 미생물은 우리가 섭취하는 음식물의 소화를 돕는 것 외에도 식욕, 정서, 행동을 조절하는 뇌의 중추에 광범위한 영향력을 행사한다. 장내 미생물 중에는 가장 중요한 신경전달물질 중 하나인 가바(gamma-aminobutyric acid: GABA)를 대사산물로 생산하는 유산균 균주도 있다. 장내 미생물군(microbiome)을 연구하는 학자들은 인간이 진정한 의미의 초유기체(supraorganism)라 한다. 연구를 통해 새롭게 밝혀지고 있는 것 중에서 특히 놀라운 사실은, 이 초유기체를 구성하는 데 있어서 미생물군이 인간보다 더 거대한 구성 요소라는 점이다. 무게로는 뇌나 간의 무게와 비슷한 1.4kg 정도에 불과하지만, 숫자로는 인간 세포 수의 최소 2배에서 최대 10배에 이른다. 더 중요한 점은 인간의 유전자는 약 2만 개를 넘는 수준이지만, 인체 미생물군이 가진 유전자는 200만에서 2,000만 개에 이른다는 것이다(Knight, 2015). 이들은 약 50만 종의 대사산물을 만들어 내는 것으로 추정된다. 인체를 순환하는 대사산물의 40%는 인간의 세포나 조직이 아니라 장내 미생물이 생산한 것으로 보이는데, 이 중 많은 것이 신경계에 영향을 미칠 수 있는 것이다. 에머런 메이어(Emeran Mayer)는 장내 미생물군이 섬세한 생화학적 언어를 이용하여 뇌와 장의 대화에 참여한다고 하고, 이 생물학적 언어를 '미생물어(microbe-speak)'라 하였다. 또한 뇌와 장, 장내 미생물군 사이에 이루어지는 교차 대화와 피드백을 '뇌-장-장내미생물군 축(brain-gut-microbiome axis)'이라는 하나의 통합된 체계로 제안하였다(Mayer, 2016). 스탠퍼드대학교의 데이비드 렐먼(David Relman)은 장내 미생물은 인간이 되기 위한 필수 요소라 하였다.]

[글상자 3-4] **장신경계와 뇌-장관 축**

중추신경계와 장신경계는 교감신경과 부교감신경을 통하여 운동 및 감각 경로가 모두 연결되어 있다. 이러한 연결망을 '뇌-장관 축(brain-gut axis: BGA)'이라 한다. 소화관 내의 감각 정보는 미주신경이나 내장신경의 구심성 신경섬유를 통하여 중추신경계로 전달된다. 뇌와 장을 연결하는 미주신경을 통해 오가는 신호의 90%는 장에서 뇌로 올라가는 구심성 신호이고 나머지 10%만이 뇌에서 장으로 내려가는 원심성 신호이다. 소화관 점막에 있는 내분비세포가 분비하는 전령물질은 구심성 신경의 작용에 영향을 미친다. 세로토닌을 생산하는 장크롬친화성세포(enterochromaffin cell)에서 세로토닌을 과도하게 분비하면, 미주 구심신경의 세로토닌 수용체가 자극되고 뇌간의 신경세포가 활성화되어 구토가 일어나는 것도 그 중 하나의 예이다.

따라서 위장관계에 나타나는 증상들은 중추신경계, 자율신경계, 위장관의 운동과 감각 기능이 통합되어 나타나게 된다. 즉, 내장의 구심성 감각기능과 위장관 운동은 기능적으로 연합되어 있으며, 이들은 고위 중추에 의해서 영향을 받는다. 시각적·청각적 자극 같은 외인성 자극, 그리고 인간의 감정도 신경학적 연결망을 통해 위장관의 기능에 영향을 미칠 수 있고, 위장관에서 감지된 유해 자극에 대한 정보가 인체의 통증 지각, 감정, 행동에 영향을 미치기도 한다(Drossman, 1999).

장관 내벽은 인체에서 가장 크고 가장 복잡한 감각 시스템이다. 미각 수용기, 후각 수용기가 입이나 코 안에만 있는 것이 아니라 위장관 전체에 존재한다는 것도 최근에 발견되었다(Depoortere, 2013; Priori 등, 2015), 장에서 느껴지는 감각은 신경섬유, 호르몬, 사이토카인을 통해 중추신경계와 공유된다. '속이 뒤집힌다' '속이 상하다' '창자가 끊어질 듯하다'는 표현은 정서와 소화기관의 관계를 잘 보여 주는 것인데, 영어에도 'gut feeling(직감, 육감)' 'gut instinct(직관)'와 같은 표현이 있다. '속이 불편하다'는 것은 불편한 정서를 일으키는 신체 상태이기도 하지만, 때로는 불쾌한 정서로 인해 일어난 반응이다. 중추신경계와 소화기관 사이에 분포하는 신경망을 통해서 위장관계는 심리적 스트레스에 민감하게 반응하게 되고, 소화기관 내의 스트레스성 변화들도 중추신경계로 전달되어 심리적·행동적 변화를 일으킬 수 있다. 그리고 말초 기관에서 제공된 정보는 이성적 추론의 효율성을 증가시키거나 추론 자체가 불필요한 직관적 판단을 일으키기도 한다. 장은 스스로의 두뇌를 가지고 있고, 우리의 직관, 정서, 행동을 촉발하거나 그것과 협력하고 있는 것이다.

(4) 피부

피부는 비타민D를 포함한 여러 호르몬을 합성하는 내분비 기관이다. 피부에서도 세로토닌, 도파민과 같은 신경전달물질, 그리고 코티솔이나 멜라토닌을 비롯한 여러 호르몬이 발견된다. 이들 가운데 일부는 피부에 분포해 있는 신경세포나 주위의 내분비세포에서 유래한 것일 수 있지만, 피부 고유의 세포인 각질세포(keratinocyte) 스스로도 이 물질들을 만든다. 놀랄 것도 없이 피부의 세포들은 이 물질들로부터 신호를 받을 수 있는 수용체를 가지고 있다. 이것은 신경전달물질이나 호르몬이 피부세포들 사이에서 전령물질로 이용되고 있다는 사실을 알려 준다. 그런데 여기에 내포되어 있는 더욱 중대한 의미는 피부세포가 만드는 물질들이 혈류를 타고 다른 조직으로 이동할 수 있고, 혈류를 타고 다른 조직에서 온 물질들 또한 피부에 작용할 수 있다는 점에 있다.

피부세포가 만드는 물질 중에서 혈뇌장벽을 통과하는 물질들은 중추신경계로 들어가 중추신경계의 기능에까지 영향을 줄 수 있을까? 그렇다면 마음이 뇌와 같은 특정 장기에 국한되지 않고 신체 안에 산재해 있으며, 오장의 정기에서 유래한다고 설명하는 한의학의 이론도 현대 생의학에서 과학적 타당성을 인정받게 될까? 지압이나 마사지 같은 보완대체요법들의 효과나, 피부과 질환과 정신과적 장애의 상관관계도 이러한 기제로 설명할 수 있을까?

식물이나 원생동물처럼 뇌가 없는 생물들이 주변 환경의 자극을 받아들고 적절하게 반응하며 살아가는 것을 고려하면, 정보를 종합하고 반응을 통합·구성하는 기관이 별도로 존재해야만 한다거나, 존재해야 한다고 하더라도 그 기관이 반드시 뇌이어야 한다는 우리의 신념에는 허술한 부분이 있다. 지렁이 같은 무척추동물은 뇌를 별도로 가지지 않고 몸에 분산된 신경조직을 가지고 있다. 생명체가 어류 같은 척추동물로 진화하면서 신경조직의 일부가 머리 쪽에 집중되어 뇌가 만들어진 것이므로, 그 이전에는 뇌의 기능이 몸에 분산되어 있었다고 볼 수 있다. 사람을 비롯한 고등동물에서도 오감의 자극을 수용하는 세포들은 모두 신체 표면을 덮는 표층에 있다. 뇌가 제거된 상태로 적출된 소화관이 음식물이 들어온 것을 인식하고 반응하듯이, 뇌를 제거한 척추동물의 피부 역시 자극을 받아들이고 적절한 반응을 형성한다.

마이클 거슨이 소화관을 제2의 뇌라고 한 것처럼, 덴다 미츠히로(Denda Mitsuhiro)는 피부를 '제3의 뇌'라 하였다(Denda, 2015). 또한 장신경계가 복부두뇌(brain-in-the-gut)라 불리는 것처럼 피부는 '확산 뇌(diffuse brain)'라 불린다(Urpe 등, 2005). 실제로, 피부는 신경계와 발생학적인 기원이 동일하다. 신경계와 마찬가지로 피부는 발생 초기에 배아의 세 세포층(외배엽, 중배엽, 내배엽) 가운데 외배엽으로부터 만들어진다. 외배엽 끝이 부풀어 뇌와 척수가 만들어지고, 눈, 코, 입, 귀 같은 감각기관도 외배엽에서 만들어진다. 남은 부분이 표피가 된다. 이처럼 신경계, 감각기관, 표피는 모두 기원이 같다. 최근에는 유도만능줄기세포(induced pluripotent stem cell: iPS) 단계도 거치지 않고 사람의 피부세포를 직접 신경세포로 전환시키는 연구도 성공하였다. 뇌와 표피는 태생이 같을 뿐 아니라 기본 시스템과 세포 단위의 행동 양식도 매우 흡사하다.

피부에는 피부가 감각기관으로서 기능할 수 있는 체계가 있다. 표피에는 촉각을 감지하는 메르켈세포(Merkel cell)가 있고, 진피에도 마이스너 소체(Meissner's corpuscle)라는 말초신경의 압력 수용기가 있으며, 진동을 감지하는 파치니소체(Pacinian corpuscle)가 피부 깊이 존재한다. 말초 신경섬유인 C섬유는 표피에까지 분포하고 있어서 피부에 압력이나 진동을 가하면 이들이 전기적 신호를 방출하여 전달한다. 피부에는 전기적 신호에 반응하는 수용체도 있다. 수십 년 전에 온도, 압력, 삼투압으로 작동하는 TRP 채널(transient receptor potential channel)이 말초신경을 중심으로 발견되었는데, 이 수용체는 신경계 말단에서 온도, 압력 또는 자극물질에 대한 센서로 작동한다.

피부의 감각기관과 관련된 놀라운 사실은 피부 각질층 방어막을 만드는 표피세포들이 방어막을 형성하는 것만이 아니라 환경 변화를 모니터링하는 감각 기능도 한다는 것이다. 게다가 피부가 입수한 감각 정보를 처리하는 기능까지 가지고 있다. 과거에는 표피에 분포한 신경이 온도, 습도, 접촉 같은 외부 자극을 수용하여 정보를 전달하는 것으로 생각되었으나, 표피를 형성하는 각질세포가 외부로부터의 자극을 인식하여 그 정보를 신경에 전달한다는 것이 밝혀졌다. 즉, 표피세포가 감각을 수용하는 동시에 정보를 처리하고 신호를 방출하는 것이다.

이와 같은 각질세포의 감각수용과 정보처리가 피부에 의한 감각 입력이 감정을 자극하는 데 중요한 역할을 할 수도 있다. 피부에 분포한 감각신경을 통해서든 피부 고유의 세포에 의해서든 그러한 정보들이 처리되면 우리의 신체와 마음의 상태는 그에 따른 반응을 형성한다. 역으로, 피부는 그 변화들을 반영하기도 한다. 피부가 심리적인 변화에 따라서 민감하게 반응하는 기관이라는 것은 주지의 사실이다. 심리학자인 테드 그로스바르트(Ted Grossbart)는 피부는 정서적 삶을 살며, 심장과 마음에서 벌어지는 것들이 모두 피부에 반영된다고 하였다. 피부과 질환과 심리적 상태 간에 높은 상관성이 있다는 것은 수많은 연구에서 밝혀졌다(Lotti 등, 2008). 채프먼(Chapman)은 피부과 질환과 관련하여 '뇌-피부 연결(brain-skin connection)' 기제에 대해 설명하였다(Chapman & Moynihan, 2009).

친근한 사람들 사이의 신체 접촉은 옥시토신 분비를 증가시킨다. 심지어 사람과 반려동물의 피부 접촉이 양자의 옥시토신 분비를 증가시킨다는 것도 확인되었다. 마사지는 우울증 환자의 타액 내 코티솔을 감소시키고 불안도 완화한다(Field 등, 1996). 반면, 피부의 손상이나 피부과적 질환이 몸 전체와 마음에 영향을 주기도 한다. 신체의 염증 부위에서 방출되는 사이토카인 때문에 우울증 상태가 된다는 것은 임상에서 이미 상식처럼 받아들여지고 있는데, 아토피 피부염 같은 피부질환이나 피부 표면의 각질층에 생긴 손상에서도 사이토카인들이 방출된다. 표피의 각질세포에서도 각질층의 방어막이 파괴되거나 자외선에 노출되었을 때 IL-1 같은 사이토카인이 방출된다.

각질세포는 스트레스 호르몬인 코티솔도 합성한다(Vukelic 등, 2011). 피부가 손상되면 표피 속에서 코티솔을 합성하는 효소가 증가한다. 이것은 피부의 손상도 정신적인 스트레스와 동일한 신체 반응을 일으킬 수 있다는 것을 의미한다. 각질층이 손상되었을 때 표피에서는 여러 종류의 전령물질이 생산되는데, 사이토카인 외에도 각종 호르몬, 신경펩타이드, 심지어 혈관을 확장시키는 일산화질소(산화질소)도 표피에서 합성되어 방출된다는 것이 확인되었다. 각질세포는 베타-엔돌핀도 합성한다. 각질세포에서 생산하는 신경전달물질이나 호르몬들은 혈뇌장벽 때문에 대부분 뇌에 직접 도달하지는 못한다. 따라서 이들은 주로 국소적인(local) 전령물질로 작용할 것으로 생각되지만, 일부는 혈류를 통해 말초의 다른 조직에, 또는 말초에 분포해 있는 신경세포에 수용되어서 중추신경계에 신호를 전달할 가능성을 배제할 수 없다.

피부는 자연면역에서 가장 중요한 물리적 장벽이다. 그런데 피부는 단순한 물리적 장벽의 역할 이외에도 발달된 면역 기능을 수행하고 있다. 표피에는 표피 림프구, 랑게르한스세포(Langerhans cell) 등의 면역세포들이 포진해 있고, 진피에도 대식세포, 수지상세포, 림프구 같은 면역세포가 있다. 다른 면역 조직들처럼 피부 면역계에도 림프관이나 혈관을 통해 면역세포들이 오간다. [주: 피부의 랑게르한스세포는 대식세포와 유사한 기능을 하는 면역세포의 일종이며, 췌장의 랑게르한스섬에 있는 세포와는 다르다.] 급성 스트레스는 피부의 비만세포를 탈과립시켜 알레르기 반응을 일으킬 수 있다. 각질세포 또한 피부 면역의 한 축을 담당한다. 이미 언급한 바와 같이, 각질세포는 환경 자극을 감지하는 역할을 담당하고 여러 종류의 전령물질을 생산한다. 표피 속에 점점이 흩어져 있는 랑게르한스세포는 침입한 병원체를 포획하고 운반하여 면역계가 활성화되도록 한다. 만성적인 정신적 스트레스는 피부의 신경 말단에서 칼시토닌유전자관련펩타이드(calcitonin gene-related peptide: CGRP)라는 물질의 과잉 생산을 야기하는데, 과잉 생산된 CGRP가 랑게르한스세포 표면을 과다하게 둘러싸게 되면 랑게르한스세포의 방어 기능이 와해된다. 병원성 세균이 가진 특정 분자 구조를 인식하여 일련의 면역 시스템을 작동시키는 Toll-유사 수용체(toll-like receptor: TLR)도 표피에서 발견되었다(Lebre 등, 2007). [주: TLR은 병원체가 가지고 있는 독특한 구조를 인식하여 반응하는 자연면역의 성분이다. 획득면역은 아니지만 특정 분자 구조를 인식하는 특이성을 가지고 있다.]

행동신경학자 안토니오 다마시오(Antonio Damasio)는 뇌만으로 감정이나 이성이 나타나는 것이 아니라고 하고, 마음은 신체와의 상호작용으로 만들어진다고 주장하였다. 그는 특히 환경과의 경계 영역으로서 피부의 중요성을 지적하고 있다. 적어도 우리는 중국의학에서 경락(經絡)을 자극하는 침구계 치료, 괄사요법(刮莎療法, meridian scrapping), 그리고 마사지를 비롯한 각종 수기치료(manipulative therapy) 요법들이 피부를 통해 이루어지는 치유술이라는 것을 알고 있다. 피부는 신경-내분비-면역계가 통합되어 있는 가장 오래된, 가장 최전선의 시스템이다.

(5) 심장

심장은 생명 활동에 관한 중요한 정보들을 뇌에 전달할 수 있고, 심장과 뇌 사이에는 다양한 유형의 화학적·전자기적 정보가 지속적으로 교환된다. 심장도 다른 장기처럼 뇌의 통제 하에 있다고 생각해 왔지만, 몸에서 완전히 적출해 낸 심장이 자율적으로 규칙적인 박동을 발생시키는 것을 보면 이러한 생각에도 의구심을 갖게 된다. 심장이 활동하기 위해 뇌로부터의 명령이 필요한 것은 아니다. 다만 뇌는 심장의 박동을 조절할 수 있다. 뇌의 지휘가 없어도 심장이 스스로 박동한다는 것보다 더 중요한 사실은, 오히려 심장의 박동이 뇌에 영향을 준다는 것이다. 카페인이 함유된 음료를 많이 마시고 심장박동이 빨라질 때, 불안을 느끼게 되는 것도 그러한 예 중 하나라 할 수 있다. 또한 심장은 우리 몸에서 가장 강력한 전자기파를 생산하는 원천이다. 심장이 활동할 때 발생하는 전자기파는 뇌가 활동할 때 발생하는 뇌파보다 수십 배~100배나 강하다. 따라서 뇌파는 심전도파에 쉽게 동조화(synchronizing)될 수 있다. 이것은 무엇을 의미하는 것일까?

심장의 신경계를 연구하는 분야로서 신경심장학(neurocardiology), 심장신경면역학(cardioneuroimmunology)이 있다. [주: 신경심장학은 심장의 신경학적 구성 요소에 대해 연구하는 분야이며, 심장신경면역학은 심장이 가진 고유의 신경계와 면역 기능에 관하여 연구하는 분야이다.] 심장의 신경계를 연구하는 사람들은 뇌가 심장에 정보를 제공하는 것이 아니라 심장이 먼저 뇌에 정보를 제공한다는 견해를 제안하기도 한다. 즉, 어떤 자극에 대해 심장이 먼저 반응하고 심장 신경이 뇌에 정보를 전달하면 뇌가 반응하고 그 다음에 몸이 반응하게 된다는 것이다. 심장 역시 하나의 독립된 뇌라고 할 수 있을 만큼 정교한 신경계를 가지고 있다. 심장에도 뇌가 있다는 심장뇌(heart brain) 개념은 앤드류 아머(Andrew Armour)에 의해 제안되었다(Armour, 1991; 2007). 그는 『신경심장학(Neurocardiology)』에서 신경세포와 신경전달물질의 복잡한 연결망으로 구성된 심장의 신경체계를 자세히 설명하고 있다(Armour & Ardell, 1994). 심장은 이 섬세한 회로를 통해 뇌와는 독립적으로 배우고 기억하고, 심지어는 감각을 사용하며 느낀다는 사실이 알려지고 있다. [주: 심장의 세포 중 60%는 뇌에 있는 것과 같은 신경세포이다. 이 신경세포는 뇌에서 기억을 담당하는 해마의 세포와 동일한 것인데, 이것은 심장이식 수술의 수여자에게 공여자의 기억이 나타나는 '세포기억(cellular memory)' 현상을 주장하는 이들에게 설득력 있는 근거를 제공한다.]

많은 종교·문화 전통에서 심장은 직관과 지혜의 장소이다. 말 그대로 심장(心臟)은 마음(心)의 장기(臟)이다. 중국의학에서는 마음이 전신의 장기에서 유래하는 것이라고 설명하는데, 그 가운데서도 심장을 십이관사(十二官使) 중 최고의 장기로 여긴다. 심박변이도(heart rate variability: HRV)에 관한 연구는 심장이 감정에 따라 대단히 반응적임을 보여 준다. 심장과 마음은 실제로 서로 동조화할 수 있는 능력을 가지고 있다. 부정적인 감정을 경험하는 동안 심장의 리듬은 교란되고 혼란스러워지는데, 이때 심장에서 뇌로 전달되는 신경 신호는 두뇌의 기능을 억제한다. 심장의 리듬이 조화로울 때에는 정신적 기능뿐 아니라 신체에도 긍정적인 영향을 미친다. 몸은 조화 속에서 작동하기 때문에, 결과적으로 우리는 신체 전체가 동조화되었을 때 주관적인 안정감, 안녕감을 경험한다. 이러한 현상은 '심장지능(heart's intelligence)' 이론의 기본적 증거가 된다(McCraty, 2015). 심장지능 이론에 따르면 심장에, 그리고 사랑, 감사의 느낌에 집중하는 것은 심장의 리듬과 정보의 패턴을 바꿀 수 있으며, 심장의 리듬에 집중하는 것은 신체의 생리적 과정을 더욱 조화롭게 만든다. 이와 같은 방법으로 심장에 집중하는 훈련이 고혈압, 당뇨병, 심부전, 천식 등의 질환을 개선하였다는 것이 보고되었다(Childre 등, 1999). 건강을 위해서 무엇보다 감정을 다스리고 평정심을 유지할 것을 강조하며, 발생한 질병의 치료에 있어서도 마음을 주요 경로로 삼는 심신의학의 원리가 이러한 연구를 통해서도 설명될 수 있다.

두뇌 신경세포들의 활동은 본질적으로 전기적 현상이므로 각성 상태의 변화, 인지적 활동, 정서적 변화는 그에 따른 뇌파의 변화를 동반하게 된다. 신체의 다른 부위, 즉 심장과 같은 곳에서도 생리적 활동에 따른 전자기파가 발생한다. 두뇌에서 발생하는 것은 뇌전도(electroencephalogram: EEG)로, 심장에서 발생하는 것은 심전도(electrocardiogram: ECG, EKG), 골격근에서 발생하는 것은 근전도(electromyogram: EMG)로 각각 나타낸다. 전자기 파장들은 주변의 다른 파장과 동조화될 수 있다. 앞에서도 언급했듯이, 심장은 인체에서 가장 강력한 전자기파를 발생시키는 곳이다. 따라서 사람의 뇌파는 그 사람의 심장에서 발생하는 파장에 동조화될 수 있다.

현대의학의 임상 현장에서, 그리고 보완대체의학의 원리적 연구에서 주목해야 할 더욱 의미심장한 사실은, 사람들 사이에서 서로의 뇌파나 심장의 전자기파가 서로 동조한다는 것이다. 어떤 사람의 신체에서 발생하는 전자기 파장은 주변에 있는 다른 사람의 뇌나 심장의 파장과도 동조화될 수 있다는 것이 실험적으로 확인된다. 이것은 치료자의 심신 상태가 환자의 몸과 마음에 영향을 미치게 된다는 것을 의미하는 것이다. 두 사람이 대화를 나눌 때, 서로의 뇌파가 동조화되는 현상도 발견되었다(Pérez 등, 2017). 한 사람이 다른 사람을 접촉하면 접촉된 사람의 뇌전도에 나타나는 뇌파 패턴이 접촉한 사람의 심전도로 기록된 심장의 패턴을 모방한다. 한 사람의 심장으로부터의 전자기적 에너지가 다른 사람의 뇌로 전달되는 것이다. 맥크레이티(McCraty)는 심장신경계와 뇌 사이의 의사소통 및 심전도의 동조화 현상에 대해 전기생리학적 연구를 수행하였는데, 심지어는 반려동물과 주인 사이에서도 심전도가 동조화되는 현상이 발견되었다(McCraty, 2015). 인체에서 가장 강력한 전자기적 에너지를 발생시키는 곳이 심장이므로, 만일 치료자의 치유력이 환자에게 어떤 에너지 형태로 작용한다면, 그 에너지 중 치료자의 심장에서 발생되는 에너지는 가장 중요한 부분을 차지할 것이다. 이러한 원리로 기공치료나 중재기도(intercessory prayer) 같은 보완대체의학적 기법들의 작용 기제를 설명할 수도 있다. 더 중요한 것은 치료자의 질병, 피로, 스트레스, 불안, 감정적 동요가 환자에게 악영향을 줄 수 있다는 점이다.

심장에서도 호르몬이 분비된다. 지난 30여 년 동안 내분비 기관으로서의 심장의 기능이 연구되었고, 심장에서 분비되는 호르몬들의 생리적·병태생리학적 역할이 광범위하게 검토되었다(Samson & Taylor, 2005). 가장 잘 알려진 것은 심방나트륨이뇨펩타이드(아트리오펩틴, atrial natriuretic peptide: ANP)와 뇌나트륨이뇨펩타이드(brain natriuretic peptide: BNP)이다. [주: 사실상 BNP가 중추신경계에서 생산되는 경우는 거의 없으므로, BNP는 적절한 이름이 아니다.] 이들은 혈액의 양을 조절하여 혈압을 유지하는 데 관여한다.

17세기에 윌리엄 하비(William Harvey)에 의해 혈액 순환 이론이 정립된 이후, 생의학에서는 심장을 단지 혈액을 펴내는 펌프 역할을 하는 장기로 생각하였다. 그러나 세계의 거의 모든 문화에서 심장은 사고, 감정, 지혜, 영적인 통찰의 근원으로 여겨져 왔다. 흥미롭게도 지난 수십 년 동안 이루어진 과학적 연구는 이러한 관점을 뒷받침하고 있다. 동서양의 전통의학들은 대체로 심장이 존재의 중심이고, 마음의 장기라는 공통적인 인식을 가지고 있었으므로 질병의 발생과 치유에 있어서 무엇보다도 마음의 중요성을 강조하였다. 『동의보감(東醫寶鑑)』에서도 "마음이 산란하면 병이 생기고(心亂卽病牲), 마음이 안정되면 병도 저절로 낫는다(心定卽病自癒)"고 적고 있다.

(6) 송과체

송과체(pineal gland)는 뇌의 중심부인 제3뇌실 천정의 뒤쪽에 위치해 있으며, 이름에서 알 수 있듯이, 솔방울 모양을 한 작은 기관이다([그림 3-15] 참고). 송과체는 사춘기를 지나면서 점차 기능이 감소된다. 송과체 내의 칼슘과 인의 퇴적은 노화와 밀접한 관련이 있다. 일부 파충류와 같은 하등 척추동물의 송과체는 눈의 망막세포와 유사하게 빛을 감지하는 세포가 있어서 빛 자극을 수용할 수 있다. 2억 5천만 년 전까지도 척추동물은 머리 위

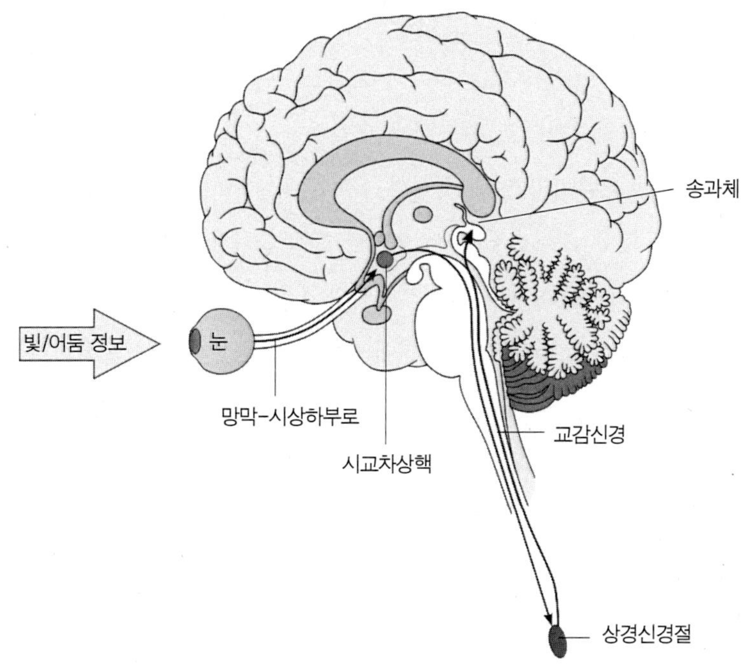

[그림 3–15] **송과체와 시교차상핵**

에 세 번째 눈을 가졌었고, 칠성장어는 여전히 피부 밑에 그것을 가지고 있다. 이 때문에 송과체는 '제3의 눈'이라고도 불린다. 포유류의 송과체는 이러한 원시적 감각기관의 흔적으로 간주되기도 한다. 포유동물의 송과체에는 빛을 수용하는 광수용기가 없지만, 광민감성(photosensitivity)이 있어 빛에 의해 영향을 받는다.

송과체는 몇십 년 전까지만 해도 거의 알려진 것이 없는 기관이었다. 현재까지도 생리학 교과서에서 설명하는 송과체의 기능은 외부에서 들어오는 빛/어둠 정보를 이용해서 신체의 리듬을 환경의 리듬에 동조시키며, 멜라토닌(melatonin)이라는 호르몬을 만든다는 것 정도이다. 송과체의 활성화는 뇌로부터 직접 오는 신경섬유에 의해서도 이루어지지만, [그림 3-15]에 표시된 것처럼 교감신경 섬유에 의해서도 매개된다. 이것의 신경 말단은 멜라토닌을 만드는 송과체세포(pinealocyte) 근처에서 주로 발견된다. 이 신경 경로는 시상하부의 시교차상핵(suprachiasmatic nucleus: SCN)에 연결되어 있다. 일부 동물에서는 송과체가 생물학적 시계(biological clock)의 역할을 하지만, 사람의 생물학적 시계는 시교차상핵이다. 망막에 있는 신경세포가 빛/어둠을 감지하고 이 신호를 시교차상핵에 보내 시교차상핵이 낮/밤의 주기를 맞추도록 한다. 그 다음 시교차상핵에서 방실핵(실방핵, paraventricular nucleus: PVN)으로 정보가 전해지고, 척수와 교감신경을 거쳐 상경신경절(superior cervical ganglia)로 전달된 뒤, 최종적으로 송과체에 도달하게 된다. 즉, 시교차상핵은 멜라토닌 합성의 온/오프(on/off) 스위치가 있는 곳이다. [주: 포유류에서는 시교차상핵으로부터 나오는 신경충격이 하루 주기에 관한 시간 신호를 제공하지만, 일부 조류와 다른 많은 종에서는 송과체 자체가 멜라토닌 주기를 형성한다.]

송과체는 시교차상핵으로부터 신호를 받아 멜라토닌을 합성하여 분비한다. 이 과정은 빛에 의해 억제된다. 멜라토닌은 세로토닌으로부터 합성된다. 교감신경이 밤에 송과체세포를 자극하면 세로토닌이 멜라토닌으로 전환되고, 이것은 신속히 뇌척수액과 정맥 순환으로 분비된다. 멜라토닌은 낮에 적게 분비되고 밤에 많이 분비되므로 밤에 정점에 이르는 종(bell) 모양 분비 패턴을 가지고 있다. 이렇게 외부 세계의 빛/어둠 정보에 반응하여 멜라토닌을 분비하는 송과체는, 생체의 생리 활동이 외부 세계에 맞추어 조절되도록 하여 밤낮 주기에 따른 일주기 리듬(circadian rhythm)과 계절적인 연주기 리듬(annual rhythm)을 만든다.

오랫동안 멜라토닌은 불면증이나 시차로 인한 수면장애에 효과가 있는 물질 정도로 알려져 있었지만, 최근 들어 멜라토닌의 수많은 약리학적 효과가 밝혀지고 있다. 실제로 멜라토닌은 생체 주기의 환경 동조, 수면 조절, 면역 보호, 생식 조절, 항노화 작용, 항산화 작용, 신경 회복, 항암 효과 등 다양한 생리 조절과 치유 효과를 가진 물질이다.

멜라토닌이 이처럼 광범위한 기능을 할 수 있는 것은 멜라토닌이 가진 몇 가지 생화학적 특성 때문이다. 멜라토닌은 매우 소수성(hydrophobic)인 물질이어서 지질인 세포막을 통과하여 세포 안으로 쉽게 들어갈 수 있다. 또한 멜라토닌 수용체는 뇌뿐 아니라 전신 다양한 곳에 있으며, 세포막 위에 있는 막수용체로도 존재하고 세포 안에 있는 핵수용체로도 존재한다. 게다가 멜라토닌은 자신의 수용체, 즉 멜라토닌 수용체에도 결합하지만 벤조다이아제핀(benzodiazepine) 수용체에도 결합한다. [주: 벤조다이아제핀은 억제성 신경전달물질인 가바(GABA)의 효과를 향상시켜 진정, 수면, 항불안, 항경련, 근육 이완 작용을 한다. 따라서 불안, 불면, 흥분, 발작, 경련 감소 및 수술 전 처치 등의 목적으로 널리 사용되는 약물이다.] 따라서 멜라토닌은 벤조다이아제핀처럼 불안을 감소시키며 수면에 도움을 준다. 벤조다이아제핀 수용체는 거의 모든 신체 조직에 있다. 면역세포에도 벤조다이아제핀 수용체가 있기 때문에, 멜라토닌이나 벤조다이아제핀은 면역 기능에도 영향을 미칠 수 있다. [주: 전령물질로서의 멜라토닌의 역할에 대해서는 3장 4의 1), '(1) 아미노산, 아민'에서, 멜라토닌의 다양한 약리적 기능에 대해서는 6장 2의 '6) 멜라토닌'에서 상세히 설명된다.]

송과체에서는 멜라토닌 이외에도 인체의 주요 호르몬들이 발견된다. 이 중에는 세로토닌, 코티솔, CRH, 알도스테론, 인슐린, 갑상선자극호르몬방출호르몬(TRH), 성장호르몬, 생식선자극호르몬방출호르몬(GnRH), 난포자극호르몬(follicle stimulating hormone: FSH), 황체형성호르몬(LH), 프로락틴(prolactin), ACTH, 옥시토신(oxytocin), 소마토스타틴(somatostatin), 항이뇨호르몬(ADH), 멜라닌세포자극호르몬(melanocyte stimulating hormone: MSH) 등이 포함되어 있다. 이들이 모두 송과체에서 직접 합성되는지, 아니면 다른 기관에서 합성되어 송과체로 운반된 것인지는 아직 확실하지 않다. 하지만 이들이 어디서 합성되었든, 이것은 내분비계의 전반적인 정보가 송과체에 모이고 있다는 것을 의미한다. 이는 송과체의 광범위한 네트워크와 복잡한 기능을 강력히 암시하는 것이다. 뿐만 아니라 송과체는 노르에피네프린, 세로토닌, 도파민, 글루타메이트(glutamate), 내인성 벤조다이아제핀, 가바, 아세틸콜린, 니코틴(nicotine) 등을 포함한 다양한 신경펩타이드들에 대한 수용체를 가지고 있다.

위스네스키(Wisneski)는 송과체를 인체의 에너지 변환기(transducer of energy)로 설명한다(Wisneski & Anderson, 2009). 인간의 시각계는 태양광 가운데 지극히 일부인 가시광선대의 전자기 파장만을 받아들일 수 있고, 청각계 또한 제한된 주파수의 파장만을 받아들일 수 있다. 따라서 세상에 존재하는 광범위한 영역의 에너지 파장 중에서 인간의 감각으로 파악할 수 있는 부분은 매우 제한적이다. [주: 사람의 눈은 적외선이나 자외선을 볼 수 없지만 우리 주변의 동물이나 곤충들 중에는 이러한 파장을 볼 수 있는 것들이 있다.] 하지만 사람이 오감으로 인식하지 못하는 전자기 파장 중 적어도 일부는 송과체에서 수용되는 것으로 보인다. 동물들이 지구의 전자기장을 이용해 길을 찾는다는 주장은 19세기부터 제기되어 왔는데, 지구의 전자기장을 따라 이동하는 조류들은 송과체가 손상되면 방향 감각을 잃게 된다. 이들의 송과체가 뇌에서 차지하는 비율은 사람보다 훨씬 높다. 비록 송과체에서 수용한 환경으로부터의 전자기적 정보가 우리에게 의식적으로 지각되지는 않지만, 이것은 뇌 안에서 신호를 전달할 수 있는 활동전위로 전환된다. 즉, 송과체는 어떤 형태의 에너지를 신경내분비 신호로 변환하여 생체의 기능 방향을 변화시킨다. [주: 이에 관한 논의는 5장 2의 '2) 감각 정보의 여과, 그리고 송과체'에서 이어진다.] 실제로 송과체는 자율신경, 시상하부 기능에 영향을 미치며 내분비계와 면역계 양쪽을 지휘, 편성한다.

송과체를 만능의 포괄적인 조절 선(gland)이라 하며, 내분비계의 진정한 지배자선으로 여기는 학자들도 있다. 다른 중추신경계 구조물들과 달리 송과체는 혈뇌장벽이 결여되어 있어 순환계와의 물질 교환이 비교적 용이하다. 멜라토닌이라는 호르몬의 다재다능한 기능도 송과체가 내분비계의 조절 선으로 기능할 수 있도록 기여한다. 이와 같은 특징은 송과체가 신경내분비 신호 변환기이자 전신적인 내분비·면역계의 조절자 역할을 하기에 적합한 조건을 만들어 준다.

데카르트는 송과체를 '영혼의 자리(principal seat of the soul)'라 하였다. 동서양의 신비주의 전통들은 공통적으로 송과체에 특별한 의미를 부여하고, 이곳이 우주와 소통하는 곳이라거나 영체가 열리는 곳, 또는 신과 교통하는 장소라 하고, 명상과 참선을 통해서 이 곳을 발달시켜 깨달음과 해탈에 이르고자 하였다. 솔방울 문양은 바티칸의 정원이나 교황의 지팡이에서도 발견된다. 송과체가 세타파(θ wave) 뇌파 상태에 있을 때, 자아의 경계감이 사라지는 경험을 하게 된다. 고대의 전통들은 이것이 제3의 눈이 특별한 능력을 보일 때 나타나는 현상이라고 보았다. 송과체에서 만들어진 멜라토닌은 디메틸트립타민(dimethyltryptamine: DMT)이라는 물질로 전환되는데, 이것은 사람이 영적인 체험을 하는 것과 관련된 물질이다. 이러한 발견은 송과체가 영적 경험의 통로라는 고대의 견해들을 지지하는 것처럼 보인다.

송과체는 전통의학에서도 중요한 의미를 가지는 곳이다. 한의학의 경맥(經脈) 중 몸의 앞뒤를 흐르는 임맥(任脈)과 독맥(督脈)의 순환은 흉선이나 송과체와도 관계가 있는 것으로 여겨진다. [주: 동양의학에서는 기(氣), 프라나(prana) 같은 생명에너지의 원활한 흐름이 건강과 활력을 좌우한다고 보는데, 흉선과 송과체는 소년기를 지나면서 점차 위축된다. 흉선과 송과체의 기능이 감소하면서 생명력의 흐름도 점차 조화를 잃게 된다.] 이 두 기관은 인도 아유르베다(Ayurveda) 의학이나 요가 수행자들이 말하는 중요한 차크라(chakra)에 해당하는 곳이기도 하다. 차크라는 영성이나 미세에너지(subtle energy)가 몸으로 받아들여져 신체가 이용할 수 있는 에너지 형태로 변환되도록 하는 지점으로서, 주요 내분비선이나 자율신경계와 연결되어 있는 것으로 설명되고 있다. 송과체가 환경으로부터의 전자기적 신호를 신체가 이용할 수 있는 에너지로 바꾸는 변환기로 설명되는 것처럼, 차크라는 미세에너지들을 몸이 이용할 수 있는 공명으로 바꾸는 에너지 변환기로 설명된다. 송과체는 아즈나 차크라(또는 사하스라라 차크라)에 해당한다. [글상자 3-5]에서 차크라에 대하여 간략히 설명하고 있다.

현재까지의 생리학적 연구는 송과체 자체의 기능보다는 송과체에서 합성되는 멜라토닌의 기능에 관한 것이 압도적이다. 신경-내분비-면역계를 통합하는 것을 넘어 정신-신경-내분비-면역계를 아우르는 관점에서 보면, 송과체에 관한 연구는 PNI에서 매우 중요한 연구 주제이며, 이 주제를 다루기 위해서는 더 광범위한 학제간 연구가 수행되어야 할 것으로 보인다.

[글상자 3-5] 차크라

인도의 전통 사상에는 프라나(prana)라는 생명에너지와 이 에너지를 전달하는 데 중추적인 역할을 하는 차크라(chakra)라는 에너지 센터 개념이 있다. 차크라는 산스크리트어로 바퀴를 뜻한다. 이것이 에너지의 소용돌이처럼 보이기 때문이다.

차크라는 끊임없이 에너지의 흐름을 흡수하여 움직이는 인체의 에너지 센터이다. 차크라는 한의학에서 말하는 경락이나 경혈처럼 해부생리학적 관점에서는 정확히 규명할 수 없지만, 인간 정신의 중심부로서 정신적인 힘과 육체적인 기능이 합쳐져 상호작용을 하는 곳으로 여겨진다.

인체에는 수없이 많은 차크라가 있는데, 척추를 따라 존재하는 여섯 개의 차크라와 두개골에 있는 차크라가 가장 중요하게 여겨진다. 그림의 아래에서부터 위로 물라다라 차크라, 스와디슈타나 차크라, 마니푸라 차크라, 아나하타 차크라, 비슈다 차크라, 아즈나 차크라, 사하스라라 차크라가 각 차크라를 상징하는 문양과 함께 표시되어 있다. 이들 차크라는 해부학적으로 주요 자율신경 중추나 내분비선들과 연결되어 있고, 동시에 신체 외부로는 에너지장으로서 확장되어 있다. 차크라들이 깨어남으로써 인간의 치유력이 극대화되고 의식이 완전한 평정 상태에 이르게 된다고 본다.

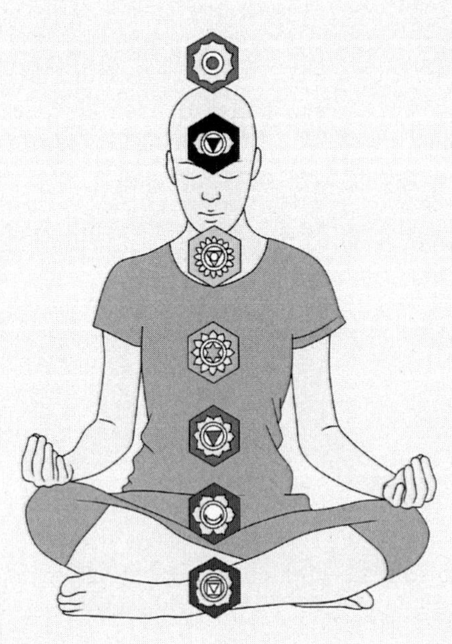

사하스라라 차크라(Sahasrara chakra)
송과체
아즈나 차크라(Ajna chakra)
송과체, 뇌하수체
비슈다 차크라(Vishudda chakra)
갑상선, 부갑상선
아나하타 차크라(Anahata chakra)
심장, 흉선
마니푸라 차크라(Manipura chakra)
췌장
스와디슈타나 차크라(Svadhishthana chakra)
생식 기관, 부신
물라다라 차크라(Muladhara chakra)
부신

(7) 흉선

흉선(thymus)은 골수와 더불어 1차 면역기관이다. 하지만 흉선이 면역계의 중추적 기관이라는 사실이 알려진 것은 얼마 되지 않았다. 20세기 중반까지만 해도 흉선의 비대가 영아돌연사증후군(sudden infant death syndrome: SIDS)의 원인이라고 생각하여 흉선을 방사선으로 위축시키는 시술이 행해지기도 하였다. 흉선은 가슴의 흉골 뒤, 심장 위에 있는 두 개의 잎 모양 기관이다. [주: '[그림 3-9] 면역 기관'을 참고하라.] 골수에서 만들어진 면역세포 중 T세포는 흉선으로 이동한다. 흉선은 이들 T세포를 성숙시키고 항원을 인식하는 방법을 훈련시키는 곳이다. 송과체처럼 흉선도 나이가 들면서 기능이 감소된다. 사춘기를 지나면서 점차 위축이 되는데, 35세경 흉선의 T세포 생산력은 유아기의 20%로, 65세경에는 유아기의 2% 정도로 감소한다. 나이가 들면서 흉선이 위축되는 것은 훈련시킬 면역세포의 수가 줄어들기 때문인 것으로 설명할 수 있다. 한편으로는 노화와 함께 면역 기능이 점차 감소하는 것이 흉선의 위축과 관련이 있다고 볼 수도 있다.

흉선 또한 면역계와 신경계가 직접적으로 연결되어 있음을 보여 주는 장기이다. 흉선은 미주신경을 통해 뇌와 해부학적으로 연결되어 있다. [주: 면역조직에 분포하는 신경망은 흉선에서만 관찰되는 것이 아니다. 비장, 림프절, 그리고 골수 같은 백혈구 생산 부위에도 신경망이 분포해 있으며, 이 신경망이 림프구의 흐름을 조절하는 것이 발견되었다.] 흉선에 분포한 교감신경도 노르에피네프린을 통해 흉선에 영향을 미친다. 코티솔을 비롯한 당질코르티코이드들은 흉선에서 T세포가 발달하는 데 커다란 영향을 미친다. 낮은 농도에서는 흉선세포(흉선에서 훈련을 받고 있는 T세포)의 성숙을 촉진할 수도 있지만, 높은 농도에서는 흉선세포의 아포프토시스(apoptosis)를 유도할 수도 있다. [주: 아포프토시스는 세포가 스스로 자멸사하는 기제이다.] 만성적인 스트레스가 면역 기능을 훼손하는 것에는 여러 가지 기제가 관여하는데, 당질코르티코이드가 흉선에 영향을 미치는 것도 중요한 기제 중 하나이다. [주: 만성적인 스트레스는 흉선 자체를 위축시키기도 한다. 한스 셀리에는 흉선과 림프절의 위축, 부신의 비대, 위·십이장궤양을 스트레스에 의해 초래되는 3대 증상(triad of symptoms)으로 지목하였다.]

흉선 또한 활발한 내분비 기관으로서 다양한 호르몬을 분비한다. 흉선에서 만들어지는 호르몬에는 티모신(thymosin), 티뮬린(thymulin), 티모포이에틴(thymopoietin) 등이 있다. 흉선 호르몬들은 면역세포의 사이토카인 생산을 조절하고, 사이토카인은 흉선세포의 성숙과 사이토카인 수용체의 발현을 돕는다. 흉선에서 생산되는 호르몬들 중에는 고전적으로 뇌하수체 호르몬으로 생각되던 것들이 포함된다. 성장호르몬, 프로락틴, ACTH, 황체형성호르몬이 여기에 속한다. 이들 중 많은 것이 측분비나 자가분비 방식으로 작용하여 면역 기능을 조절하고 신경내분비 기능에 영향을 준다(Savino 등, 1998).

최근에 흉선에서 분비되는 호르몬이 수명을 늘릴 수 있다는 연구 결과가 보고되었다(Youm 등, 2016). 이 호르몬은 섬유아세포성장인자 21(fibroblast growth factor 21: FGF21)로서, 실험동물에게서 수명을 40%까지 증가시켰다. 나이 든 쥐에게 FGF21의 농도를 증가시키자, 노화가 진행됨에 따라 흉선에서 지방변성이 일어나는 것이 감소되었고 새로운 T세포를 생산하는 능력이 증가되었다. 노화를 설명하는 여러 이론이 있는데, 이 중에는 면역력의 감소에 주목하는 이론도 있다. 흉선이 면역계의 중추적 장기라는 사실은 흉선이 노화나 수명과도 관련이 있다는 주장을 뒷받침한다. [주: 하지만 흉선이 FGF21을 통해 수명을 연장시키는 또 다른 기제도 설명이 가능하다. FGF21은 원래 간, 췌장, 지방조직 등에서도 분비되는 것으로 알려진 호르몬으로서, 열량 섭취를 제한하고 인슐린의 기능을 증가시킨다. 소식(小食)과 장수의 상관관계는 수많은 연구에서 밝혀졌으며, 인슐린 기능의 저하(인슐린저항성)가 당뇨병뿐 아니라 고혈압, 비만, 이상지질혈증, 악성종양의 발생과도 관련이 있다는 사실도 규명되었다. 따라서 흉선은

FGF21을 통한 소식과 인슐린 기능 보호라는 간접적인 방법으로도 노화 억제나 수명 연장에 긍정적으로 기여할 수 있다.]

흉선 호르몬들은 HPA축 조절에 영향을 미치는 방법으로 신경내분비 기능에 영향을 준다. 흉선 호르몬들은 독립적인 신경내분비 효과를 가지고 있고, ACTH, 당질코르티코이드, 성장호르몬, 프로락틴 같은 호르몬들의 분비를 증가시킬 수 있다. 이처럼 신경계, 내분비계, 면역계의 기능은 흉선 안에서도 통합되어 있다. 흉선의 면역 기능이 신경계나 내분비계로부터 영향을 받기도 하지만, 흉선 또한 신경계와 내분비계의 기능에 영향을 미친다. 흉선에 관하여 새롭게 밝혀지는 사실들은 흉선이 단지 면역 기능과만 관련된 장기가 아니라는 것을 확인시켜 주고 있다.

(8) 부신

부신(adrenal gland)은 양쪽 신장의 상부 표면에 위치하고 있다. 사람의 부신 하나는 약 3.5~4.5g 정도이다. 부신의 안쪽을 수질이라 하고, 수질을 싸고 있는 바깥쪽을 피질이라 한다([그림 3-16] 참고). 수질과 피질은 발생학적 기원이 다르다. 피질은 중배엽 기원이고 수질은 신경능에서 유래한다. 비록 두 조직의 기원은 다르지만, 최소한 고등 동물에서는 하나의 통합된 기능적 단위를 구성하고 있다. 예를 들어, 스트레스 상태에서는 부신수질과 부신피질에서 스트레스 호르몬인 에피네프린과 당질코르티코이드가 함께 분비된다.

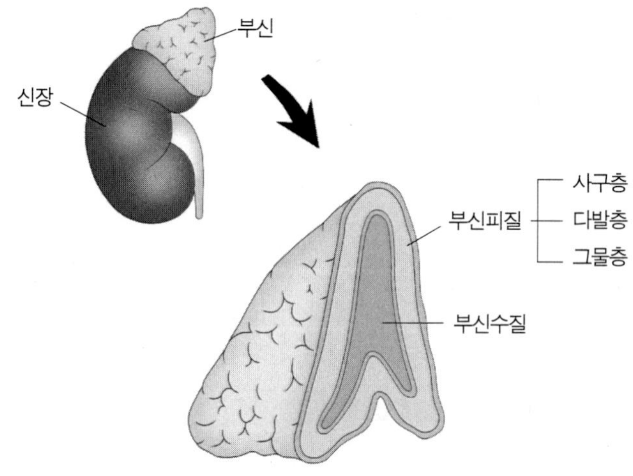

[그림 3-16] **부신의 위치와 구조**

부신피질은 형태적, 기능적으로 다른 세 개의 층(사구층, 다발층, 그물층)으로 구성되어 있다. 부신피질에서는 당질코르티코이드 외에도 여러 호르몬이 만들어진다. 부신피질에서 생산되는 호르몬들은 모두 콜레스테롤로부터 만들어지는 스테로이드 호르몬이다. 효과에 따라 무기질코르티코이드(mineralocorticoid), 당질코르티코이드(glucocorticoid), 안드로겐(androgen)으로 구분된다. 이들은 각각 사구층, 다발층, 그물층에서 생성된다. 당질코르티코이드, 무기질코르티코이드에도 여러 종류가 있는데, 사람에게서 가장 중요한 당질코르티코이드는 코티솔이고, 가장 중요한 무기질코르티코이드는 알도스테론(aldosterone)이다. 부신에서 생산되는 안드로겐은 정소나 난소에서 만들어지는 것에 비해서는 소량이지만, 여성에서 부신 기원의 안드로겐은 사춘기 변화에 관여하며 폐경 후에는 생식선 외에서 만들어지는 에스트로겐 생산의 기질로 제공된다. [주: 안드로겐은 남성호르몬을 통칭하는 용어이며, 효소에 의해 여성호르몬으로 전환된다.]

부신수질과 부신피질은 비록 서로 붙어 있어도 발생학적 기원도 다르고, 생리적 상호작용은 거의 하지 않는다고 오랫동안 생각되어 왔다. 하지만 실제로는 부신수질이나 부신피질이 활성이 있는 호르몬을 생산하려면 서로에게 의존해야 한다. 해부학적으로 보면, 부신피질에서 분비된 물질을 함유한 혈관이 부신수질을 관류하는 것처럼 되어 있다. 부신수질의 에피네프린은 크롬친화성 조직에서는 합성되는데, 그 합성은 부신피질의 스테로이드 호르몬에 의존한다. 부신피질에서 만들어진 불완전한 스테로이드 중간 대사물이 활성형의 당질코르티코이드로 전환되기 위해서도 부신수질을 통과해야 한다. 전환에 필요한 효소 반응이 부신수질의 크롬친화성 조직에서 수행되기 때문이다.

부신수질과 부신피질은 기능적으로도 협력한다. 만성 스트레스 동안에 이들이 호르몬으로 의사소통하는 경로가 발견되었다. 부신수질의 크롬친화성세포(chromaffin cell)들은 부신피질의 스테로이드 생산 세포들과 광범위하게 의사소통하여 당질코르티코이드 생산 수준을 높인다. 시험관에 부신피질 세포와 부신수질 크롬친화성세포를 섞어 놓으면 당질코르티코이드의 생산이 10배나 증가한다. 이것은 스트레스 동안 코티솔 수준을 높게 유지하기 위해서 반드시 ACTH가 필요하지는 않을 수도 있다는 것을 시사한다. 이것을 부신피질의 ACTH-비의존적 조절(ACTH-independent regulation) 또는 비-ACTH 조절(non-ACTH regulation)이라 한다. 말초에서 당질코르티코이드 생산이 증가되면 뇌하수체에서 HPA축이 억제되는 음성피드백이 작동한다. 하지만 스트레스 동안 음성피드백이 일어나 뇌하수체에서의 ACTH 생산이 중지되더라도, 즉 HPA축이 작동하지 않더라도, ACTH-비의존적인 측분비 경로로 당질코르티코이드가 계속 분비되는 것이다.

시상하부에서 시작되는 자율신경계의 SAM축과 내분비계의 HPA축은 부신에서 카테콜아민과 당질코르티코이드를 분비시키고, 이들은 전신 장기의 활동 상태와 면역 기능을 변경시킨다. 부신은 신경계, 내분비계, 면역계가 단순히 협력하는 것을 넘어 서로에게 의존하고 있다는 것을 보여 준다.

4. 전령물질

생명체는 열린 경계를 통해 환경과 소통하고 있으면서도 자기만의 독립된 세계를 가지고 있다. 모든 생리학적 현상의 목적은 항상성을 유지하는 것이며, 다세포 생물에서 일어나는 생명 활동의 본질은 연결, 소통, 통합이다. 이를 위한 기본 전제는 정보의 생산, 전달, 수용이다. 과거의 생리학에서는 이것을 신경계와 내분비계에서 담당하는 기능이라 여겼다. 신경계가 전용 통신망을 가진 유선전화 시스템에 비유된다면, 내분비계는 도로라는 다목적 운송망을 통해 정보를 전달하는 우편 시스템에 비유할 수 있다. 신경계는 온몸에 뻗어 있는 신경망을 통해서, 내분비계는 혈관을 통해서 정보를 전달한다. 면역계는 또 하나의 정보전달 시스템이다. 특히 면역계는 가장 동적인(dynamic) 정보전달 시스템이기도 하다. 신경계와 내분비계의 세포들은 고정된 위치에서 전령물질을 방출하여 신호를 전달하지만, 면역계의 세포들은 전령물질을 방출할 뿐 아니라 직접 혈관과 조직 안에서 이동한다.

세포들이 만들어 내는 신체의 전령물질을 집합적으로 호르몬이라 한다. 여기에는 고전적 호르몬, 신경전달물질, 사이토카인이 모두 포함된다. 앞에서 살펴본 바와 같이, 호르몬, 신경전달물질, 사이토카인을 따로 분류하는 것은, 이들이 생산되거나 작용하는 장소에 실질적인 구분이 없다는 점에서 그다지 의미가 없다. 하지만 생리학에서 이러한 인식의 변화는 비교적 최근에 들어서 이루어진 것이다. 수십 년 전까지만 해도 생리학자들은 면역세포들이 호르몬과 신경전달물질을 만든다거나, 호르몬과 신경전달물질의 수용체를 가지고 있다는 사실을 상상조차 할 수 없었다.

이 단원에서는 주요 전령물질들의 생화학적 특징과 생리적 기능을 살펴봄으로써 생리적 시스템의 경계, 몸과 마음의 경계, 그리고 생명체와 환경의 경계를 넘나드는 정보의 흐름에 관한 포괄적 그림을 그릴 수 있게 될 것이다.

1) 신경전달물질

축색을 따라 신경세포의 말단까지 전달된 전기적 신호는 축색 말단에서 화학적 신호로 변환된다. 이 신호는 시냅스를 건너 다음 신경세포에게 전해진다. 이러한 화학적 신호 분자를 신경전달물질(neurotransmitter)이라 한다. 이들은 주로 아미노산, 아민, 펩타이드들이다. 이 가운데 펩타이드류 신경전달물질이 전체 신경전달물질 기능의 대부분을 차지하는 것으로 추정된다. 에스트로겐, 프로게스테론, 테스토스테론 등의 성호르몬을 포함한 스테로이드 호르몬들도 신경전달물질로 작용한다. 일산화질소(산화질소, nitric oxide: NO)와 같은 기체형 신경전달물질도 있다.

과거에는 한 신경세포는 한 가지 신경전달물질만 분비한다고 생각했지만, 한 신경세포에서 여러 신경전달물질을 분비한다는 것이 밝혀졌다. 신경조절물질(neuromodulator)은 시냅스 후 신경세포(앞의 신경세포로부터 시냅스를 건너온 신호를 받는 신경세포)가 신경전달물질에 대해서 더 또는 덜 민감하게 되도록 조절하는 물질이다. 보통 신경전달물질이라 할 때에는 신경전달물질, 신경조절물질, 신경호르몬 등 신경계에서 작용하는 물질들을 모두 포함한다. 다양한 신경전달물질들이 내분비계와 면역계를 포함한 인체의 여러 시스템에서도 폭넓은 기능을 수행하고 있다.

(1) 아미노산, 아민

아미노산류의 신경전달물질에는 글루타메이트(glutamate), 가바(gamma-aminobutyric acid: GABA), 글라이신(glycine), 아르파르테이트(aspartate) 등이 있다. 가장 중요한 것은 글루타메이트와 가바이다. 글루타메이트는 대표적인 흥분성 신경전달물질이고, 가바는 대표적인 억제성 신경전달물질이다. 글라이신은 억제성, 아르파르테이트는 흥분성 작용을 한다.

아민류 신경전달물질은 타이로신(tyrosine), 트립토판(tryptophan), 히스티딘(histidine)과 같은 아미노산 분자로부터 생성된다. 뇌의 여러 부위에서 발견되는 아민류 신경전달물질들이 학습, 감정, 운동 조절 등에 영향을 미친다. 타이로신에서 생성되는 것들을 집합적으로 카테콜아민(catecholamine)이라 하는데, 여기에는 도파민(dopamine), 노르에피네프린(norepinephrine), 에피네프린(epinephrine)이 속한다. 트립토판에서 생성되는 인돌아민류의 신경전달물질에는 세로토닌(serotonin)과 멜라토닌(melatonin)이 있다. 그 밖에 히스타민(histamine), 페닐에틸아민(phenylethylamine) 등이 아민류 신경전달물질에 속한다.

도파민은 중뇌의 흑질(substance nigra)에서 주로 생성되며 운동 조절, 정서적 반응, 기쁨과 고통을 느끼는 것과 관련이 있다. 흑질 도파민 신경핵의 신경세포들은 크게 네 곳의 뇌 부위, 즉 시상하부, 변연계, 선조체(운동 조절과 관련된 부위), 대뇌피질의 전두연합령 등으로 투사된다. 도파민은 쾌락에 관여하는 물질로 잘 알려져 있다. 무엇인가 즐기거나 욕망할 때 분비되며, 어떤 목표를 이루려 노력하는 동안에도 다량 분비된다. [주: 흔히 도파민을 사랑과 창조의 호르몬이라 하는데 기쁨, 사랑 등의 긍정적 감정을 생성하고 적극적 생각과 예술적 영감이 떠오르도록 한다. 도파민이 과도하면 환각이 보이는 등 광적 경험을 하게 된다. 도파민은 다른 동물에 비해 특별히 인간의 뇌에서 많이 생산되어 인간에게 고도의 정신 기능과 창조성이 발휘되도록 한다.]

도파민의 과부족과 관련된 대표적인 질환은 조현병(정신분열증)과 파킨슨병이다. 조현병은 도파민의 과다, 파킨슨병은 도파민의 부족과 관련이 있다. 따라서 도파민 길항제(antagonist)는 항정신병 약물로 이용되고, 도파민 효현제(agonist)는 파킨슨병 치료제로 이용된다. 코카인이나 암페타민 같은 약물은 도파민을 방출시킨다.

도파민은 쾌락과 관련된 물질이기도 하지만, 공포감이 신경계를 자극할 때에도 분비된다. 그래서 어떤 이들은 두려움과 쾌락은 같은 기원을 가진다고 말하기도 한다. 일견 모순된 것처럼 보일 수도 있지만 공포를 경험할 때 도파민의 분비가 증가되는 것에는 생리학으로 타당한 이유가 있다. 도파민이 노르에피네프린과 에피네프린의 전구물질이기 때문이다. 긍정적인 정서 상태에서는 적절한 양의 도파민이 분비되어 노르에피네프린과 에피네프린도 적당량이 합성되고 기분과 의욕이 상승하지만, 스트레스를 경험할 때에는 도파민도 과잉 분비되고 노르에피네프린과 에피네프린의 합성도 증가된다.

주의력이나 경계심 유지에 중요한 역할을 하는 노르에피네프린은 뇌 안에서 작용하는 물질 중에서 가장 강력한 각성 작용을 한다. 노르에피네프린은 스트레스나 위기 상황에 직면했을 때 뇌세포를 활성화시켜 집중력, 사고력, 이해력을 향상시킨다. 뇌간에 있는 청반(locus ceruleus)은 중요한 노르에피네프린 신경핵이다. 노르에피네프린의 농도는 수면과 각성 상태의 영향을 받는다.

노르에피네프린은 여러 정서장애와 관련이 있다. 우울증 환자는 노르에피네프린의 기능이 감소되어 있다. 따라서 많은 항우울제가 노르에피네프린의 작용을 증가시키는 것을 주요 작용 기제로 한다. 예를 들면, 시냅스 전 세포로 노르에피네프린이 재흡수되는 것을 차단하여 시냅스에서 오래도록 작용하도록 하거나, 모노아민산화효소(monoamine oxidase: MAO)가 노르에피네프린을 대사하는 것을 억제하여 농도를 유지시킨다. 반면, 노르에피네프린 회로의 항진은 외상후스트레스장애(post-traumatic stress disorder: PTSD) 같은 불안장애의 원인이 된다. PTSD는 자율신경계의 각성에 의해 촉발되는 것으로서, 청반의 노르에피네프린 회로에 의해 기억 회로가 강화되어 나타난다. 노르에피네프린은 해마(hippocampus)에서의 부정적인 기억을 강화시킨다. 심한 외상성 충격을 받은 사람에게 그 즉시 베타-차단제(beta-blocker)를 투여하여 교감신경의 작용을 억제하면 PTSD의 발생 가능성이 감소한다. [주: 베타-차단제는 에피네프린이나 노르에피네르핀이 결합하는 아드레날린성 수용체(adrenergic receptor) 중 베타-아드레날린성 수용체를 차단하는 약물이다.]

노르에피네프린은 호르몬으로서도 강력한 작용을 한다. 노르에피네프린은 부신에서 에피네프린을 생산하는 전 단계이고, 이들은 화학기 하나에 차이가 있는데, 말초에서의 생리적인 작용은 비슷하다. 에피네프린과 노르에피네프린은 심혈관계, 호흡기계, 소화기계, 근골격계 등 신체 전반에 광범위한 영향을 미치기 때문에 이들의 작용을 억제하거나 모방하는 약물들이 각종 질병의 치료제로 쓰인다.

노르에피네프린과 에피네프린은 스트레스 반응인 투쟁-도피 반응(fight-or-flight response)을 구성한다. [주: 투쟁-도피 반응은 6장 1의 '3) 스트레스, 적응, 질병'에서 설명한다.] 노르에피네프린은 이 가운데 투쟁 반응을 일으키는 것에 관여한다. 심신에 강력한 지배력을 가지며 전신에 분포된 교감신경계나 부신수질에서 대량으로 분비되는 특성이 있어, 순식간에 온몸의 기능을 장악한다. 따라서 힘과 용기의 근원이 되는 물질이다. 반면, 에피네프린은 도피 반응과 관련이 있으며, 공포나 불안을 느낄 때 분비되어 방어와 도피를 위한 에너지를 공급한다. 위급한 상황에 처했을 때 흥분하여 과격한 반응을 하기도 하지만, 한편으로는 신중하고 침착하게 대처할 수 있는 것은 노르에피네프린과 에피네프린이 함께 분비되기 때문이라 할 수 있다.

급성 스트레스 반응에서는 에피네프린과 노르에피네프린에 의해 면역 기능이 일시적으로 항진되지만, 이들이 면역계에 미치는 장기적인 영향은 억제적이다. 노르에피네프린은 면역계의 다른 장기들에도 영향을 미치지만, 흉선에서는 림프구의 출입을 조절한다. 또한 노르에피네프린은 시상하부의 CRH 분비를 자극하여 HPA축을 조절함으로써 당질코르티코이드에 의한 면역 억제에 관여할 수 있다. 반면, 일부 사이토카인의 중재에 의해 면역 증강 효과를 낼 수도 있다(Zalcman 등, 1994).

세로토닌(serotonin, 5-hydroxytryptamine: 5-HT)은 정서, 인지, 행동 등에 광범위하게 작용하는 신경전달물질이다. 하지만 중추신경계에서 신경전달물질로 작용하는 세로토닌은 체내 세로토닌의 5%도 되지 않는다. 나머지는 혈관과 위장관 안에 존재하면서 여러 생리적 과정에 참여한다. 세로토닌이라는 이름도 원래 이 물질이 혈청(serum) 속에 존재하며 혈관을 수축시키는(tonic) 작용이 있다고 해서 붙여진 것이다. 세로토닌은 아미노산인 트립토판으로부터 생산된다. 뇌에서는 특히 뇌간의 봉선핵(raphe nuclei)에 다량으로 존재한다. 체온, 감각 지각, 기분 조절과도 관련이 있으며, 특히 내면의 평화, 휴식, 행복감과 관련된 물질이므로 행복호르몬, 치유호르몬이라고도 불린다. 세로토닌은 도파민이나 에피네프린과 같은 각성형 호르몬을 억제함으로써 평온한 마음, 침착한 기분이 되도록 작용한다. 세로토닌 작용의 감소는 우울증, 불안증, 강박증, 공격성 증가 등의 정서적·행동적 장애와 관련이 있다. 따라서 세로토닌 기능을 향상시키는 약물은 불안과 우울을 감소시키고 공격성을 감소시키며, 사회적 행동을 증가시킨다. 세로토닌 수용체에는 적어도 14가지 아형(subtype)이 있다. 뇌에서는 전전두엽의 복내측 부위와 변연계의 편도체(amygdala)에 세로토닌의 수용체가 집중되어 있다. 세로토닌 농도는 수면과 각성 상태의 영향을 받는데, 이는 세로토닌이 각성과 중추신경계의 일반적인 활동 수준의 조절, 특히 잠에서 깨어나는 것과 관련이 있음을 의미한다.

배란 후 체내 세로토닌이 감소하여 월경 전에 가장 낮아지는데, 에스트로겐, 프로게스테론 변화와 함께 동반되는 세로토닌 결핍은 월경전증후군(premenstrual syndrome: PMS)의 원인이 된다. 세로토닌이 결핍되면 고통을 더 심하게 느끼고 불면증도 나타난다. 스트레스는 세로토닌의 생체 이용률과 효율을 낮춘다. 스트레스로 인해 뇌의 세로토닌 수준이 감소하면 당질코르티코이드의 작용에 의해 이미 낮아져 있는 노르에피네프린이 더 낮아져 심신의 활력은 더욱 저하되고 침체된다. 환각 유발제인 LSD(lysergic acid diethylamide)는 세로토닌 수용체에 작용한다. 많은 항우울제가 시냅스 전 신경세포로 세로토닌이 재흡수되는 것을 차단하여 세로토닌의 기능을 증가시키는 약리 기제를 가지고 있다. 세로토닌은 섭식과도 관련이 있는데, 세로토닌이 많이 분비되면 적은 양의 음식으로도 포만감을 느끼게 되고 식욕이 억제되기 때문에 세로토닌의 기능을 향상시키는 약물들이 섭식장애나 비만의 치료제로도 사용된다. 신경계에서 세로토닌은 부교감신경계의 핵심 조정자이다.

세로토닌은 혈소판과 면역세포에서도 분비되어 진통, 지혈 등에 관여한다. 말초에 있는 세로토닌은 대부분 위장관계에 존재하는데, 위장관의 세로토닌은 장의 연동운동을 자극한다. 복통과 설사는 장에서 세로토닌 농도가 매우 높을 때 나타날 수 있는 증상이다. 스트레스는 중추신경계의 세로토닌 수준은 낮추는 반면, 소화관 내의 세로토닌은 증가시킨다. 그 결과 심리적으로는 우울과 불안을 느끼고 장에서는 운동성이 항진되어 불편감을 느낀다. 이 기제는 과민성대장증후군의 병인론에서 스트레스의 역할을 설명해 준다. 과민성대장증후군 환자에서는 장 신경세포의 과도한 자극으로 세로토닌 분비가 증가한다.

멜라토닌은 신체의 여러 곳에서 생산되지만 주요 근원은 송과체이다. 포유동물에서 송과체의 멜라토닌 분비를 억제하는 빛의 효과는 간접적으로 이루어진다. 망막에 입수된 빛/어둠에 대한 정보가 망막-시상하부로를 통해 뇌의 시교차상핵으로 전달되고, 시교차상핵에 내재된 일주기 시계 기제가 송과체에 의한 멜라토닌 분비 양상을 만들어 낸다. [주: 3장 3의 4) '(6) 송과체'를 참고하라.] 송과체는 세로토닌을 이용하여 멜라토닌을 만든다. 멜라토닌은 아미노산인 트립토판으로부터 세로토닌, N-아세틸세로토닌을 거쳐 만들어지는데, 이 과정에 참여하는 효소인 N-아세틸트랜스퍼라제(N-acetyltransferase: NAT)와 하이드록시인돌-O-메틸트랜스퍼라제(hydroxyindole-O-methyltransferase: HIOMT)의 활성은 밤에 증가한다. 어두워지면 세로토닌의 생산이 감소하고, 생산되어 있던 세로토닌은 수면 호르몬인 멜라토닌으로 전환된다. 멜라토닌은 세로토닌뿐 아니라 베타-엔돌핀도 감소시킨다. 이러한 경로로 멜라토닌은 아침에 우울감을 증가시킬 수 있다.

세로토닌과 멜라토닌 모두 계절성정동장애(seasonal affective disorder: SAD) 및 수면-각성 주기와 관련이 있다. 겨울이 되면 우울해지는 계절성정동장애는 일조량의 감소에 따른 세로토닌과 멜라토닌의 불균형에서 비롯된다. 북유럽 전체 인구 10~25%가 겨울철에 기분저하에 시달린다.

동물에서 멜라토닌은 멜라닌소체를 응집시켜 체색이 옅어지게 한다. 개구리나 두꺼비의 피부색이 주변 색에 따라서 변하는 것, 산토끼의 털이 겨울에는 희게 되고 여름에는 갈색으로 바뀌는 것도 멜라토닌 때문이다. 멜라토닌은 동물의 생식 기능을 조절하는 기능도 한다.

생식선자극호르몬방출호르몬(GnRH) 분비를 제한하여 난포자극호르몬(FSH), 황체형성호르몬(LH) 분비를 조절하고 프로락틴 분비에도 영향을 미친다. 광(光)주기성 포유류에서는 이러한 항생식선 효과에 의해 계절적 생식 주기가 나타난다. 밤이 길어지는 계절에는 멜라토닌 생산이 증가하여 생식이 억제되고, 낮이 긴 계절에는 멜라토닌 생산이 감소하여 번식을 하게 된다. 멜라토닌이 생식 기능과 관련이 있다는 것은 생식 기관에 멜라토닌 수용체가 있고, 송과체에 성호르몬 수용체가 있다는 사실로도 추측할 수 있다. 멜라토닌은 면역계를 조절하는 기능도 있다. 오랜 여행 뒤 감기에 걸리거나 쇠약해지기 쉬운 것은 멜라토닌 분비에 이상이 생기는 것과도 관련이 있다. 사람에서 멜라토닌이 나타내는 다양한 생리적 기능에 대해서는 6장 2의 '6) 멜라토닌'에서 상세히 다룬다.

히스타민은 흥분성 신경전달물질이다. 중추신경계에서는 각성을 유지하고 체온을 조절하는 기능이 있다. 말초에서는 감각신경을 자극하여 통증을 전달한다. 히스타민은 호염구, 비만세포 같은 면역세포에 의해서도 분비되어 알레르기나 염증반응을 일으킨다. 위에서는 위산 분비를 촉진하며, 폐나 자궁 같은 곳에서는 평활근을 수축시킨다. 따라서 히스타민 수용체를 차단하는 약물들이 알레르기성 질환, 위궤양 치료제 등으로 이용되고 있다. 감기약을 복용하고 졸음을 경험하게 되는 것은 감기약에 처방되어 있는 항히스타민제가 중추신경계에 작용하여 진정작용(sedative action)을 일으키기 때문이다.

페닐에틸아민은 도파민과 더불어 강렬한 사랑의 감정을 만드는 물질이다. 사람과 반려동물 사이의 관계가 좋을 때도 분비되는데, 반려동물을 쓰다듬거나 안으면 양자 모두에서 분비가 증가되어 사람과 반려동물의 기분이 좋아지게 한다. 페닐에틸아민은 식욕억제제와 유사한 효과를 내기 때문에 배고픔을 억제하기도 한다. 이러한 페닐에틸아민의 효과와 함께 도파민이 가져오는 각성과 쾌감 효과는 사람이 연애 초기에 배고픔이나 피곤함도 잊고 상대에게 몰두하게 만든다. 최근에 발견된 키스펩틴(kisspeptin)도 연애 감정과 관련이 있는 펩타이드 호르몬이다.

[글상자 3-6] 페닐에틸아민과 키스펩틴

페닐에틸아민(phenylethylamine)은 중추신경계에서 흥분성 신경전달물질로 작용하는 물질로, 아미노산인 페닐알라닌(phenylalanine)으로부터 만들어진다. 자연계에도 널리 존재하며 음식물을 통해서도 섭취된다. 페닐에틸아민은 기분 조절이나 체중 감량을 돕기 위해 식이보조제로 이용되기도 하지만, 무엇보다 사랑의 감정과 관련된 호르몬으로 더 잘 알려져 있다.

페닐아틸아민은 특히 시각적 자극에 강하게 반응한다. 아름다운 대상을 보았을 때, 강한 감정을 일으키고 그 대상에 빠지게 한다. 페닐에틸아민은 화학적으로 암페타민 성분과 유사하다. 열애에 빠진 사람들이 마약을 복용했을 때와 같은 상태를 경험하게 된다. 그러나 페닐에틸아민 효과의 지속 시간은 한계가 있다. 3~5년이 지나면 페닐에틸아민의 농도는 감소한다. 그 이후에는 친밀감과 신뢰감의 호르몬인 옥시토신이나 항이뇨호르몬(바소프레신)이 작용하여 안정적인 관계를 유지시켜 준다.

1990년대에 발견된 키스펩틴(kisspeptin)이라는 펩타이드 호르몬도 사랑의 감정과 관련이 있다. 이 물질은 뇌에서 생산되는 호르몬으로서, 연애 감정, 성 행동, 생식 기능과 관련된 회로를 활성화시킨다. 키스펩틴은 과거에 메타스틴(metastin)이라는 이름으로 불리기도 했다. 이 호르몬을 만드는 유전자인 KISS-1이 본래 종양전이 억제 유전자(metastasis suppressor)로 알려졌기 때문인데, 최근에는 생식 기능과 관련하여 중요한 조절자로서 주목 받고 있다. 사춘기에 이성에 대한 성적 관심이 증가하는 것은 키스펩틴 분비가 활발해지기 때문이다. 키스펩틴을 투여 받은 남성에게 이성의 사진을 보여 주면, 성적 흥분이나 연애 감정을 느낄 때 활성화되는 뇌 부위의 활성이 급격히 증가한다. 여성에서는 키스펩틴이 난소에서 배란을 촉발한다. 시상하부의 생식선자극호르몬방출호르몬(GnRH) 분비에 영향을 미치기 때문이다. 따라서 키스펩틴은 불임 치료에도 도움을 줄 수 있을 것으로 기대되고 있다.

(2) 신경펩타이드

앞 단원에서 설명한 카테콜아민(도파민, 노르에피네프린)이나 인돌아민(세로토닌, 멜라토닌)은 신경전달물질로서 가장 널리 알려진 것들이지만, 사실상 이들은 중추신경계의 신호 전달에서 매우 적은 역할을 담당한다. 신호 전달의 95%는 펩타이드류 신경전달물질들이 담당하고 있다. 펩타이드 신경전달물질은 아미노산 사슬로 이루어진 작은 단백질 분자들이며, 현재까지 약 60개가 증명되었다. 구조적으로는 단순한 물질이지만 인체에 미치는 영향은 매우 광범위하고 복잡하다. 그로 인하여 호르몬, 신경전달물질, 성장인자, 인터류킨, 사이토카인 등 다양한 이름으로 불리며, 여러 분야에서 제각각 연구되어 왔다.

신경세포가 분비하는 펩타이드를 신경펩타이드(neuropeptide)라 한다. 신경펩타이드의 작용은 고전적인 시냅스 전달 방식이 아니라, 일반적인 호르몬-수용체 전달 방식으로 일어난다. 시상하부와 뇌하수체에서 분비되는 부신피질자극호르몬방출호르몬(corticotropin releasing hormone: CRH), 갑상선자극호르몬방출호르몬(thyrotropin releasing hormone: TRH), 성장호르몬방출호르몬(growth hormone releasing hormone: GHRH), 소마토스타틴(somatostatin), 성장호르몬(growth hormone), 생식선자극호르몬방출호르몬(gonadotropin releasing hormone: GnRH), 프로락틴(prolactin), 부신피질자극호르몬(adrenocorticotropic hormone: ACTH), 항이뇨호르몬(vasopressin, antidiuretic hormone: ADH), 옥시토신(oxytocin)이 모두 신경펩타이드이다.

뇌에서 발견된 많은 신경펩타이드가 원래 소화기계나 면역계와 같은 말초 기관에서 합성된다고 알려졌던 것들이다. 소화기계 호르몬으로 알려졌던 것들 중에서 가스트린(gastrin), 혈관활성장펩타이드(vasoactive intestinal polypeptide: VIP), 콜레시스토키닌(cholecystokinin: CCK), 모틸린(motilin) 등이 신경펩타이드이다. 혈당 조절과 관련된 췌장 호르몬인 인슐린(insulin), 글루카곤(glucagon)도 신경세포에서 분비되어 신경전달물질로 작용하는 펩타이드이다. 갑상선에서 만들어져 혈중 칼슘 농도를 조절하는 호르몬인 칼시토닌(calcitonin)도 뇌의 신경세포에서 만들어지며, 엔돌핀과 유사하게 진통 작용을 한다. 성장인자로 분류되어 온 인슐린유사성장인자(insulin-like growth factor: IGF), 섬유아세포성장인자(fibroblast growth factor: FGF), 내피세포성장인자(endothelial cell growth factor: ECGF) 등도 신경펩타이드이다. 이외에도, 과거에는 뇌에는 없고 신체의 다른 계통에서 생산되어 국소적으로 작용한다고 생각되었던 수많은 호르몬이 뇌에서도 발견되고 있다. 어떤 학자는 뇌가 신체에서 생성되는 어떤 호르몬이든 필요에 따라 분비할 능력이 있으며, 그것이 과학적으로 확정되는 것은 단지 시간문제라고 말한다.

신경펩타이드들은 대개 중추신경계에 낮은 농도로 존재하지만 커다란 영향력을 발휘한다. 신경계와 신체 여러 기관에서 동시에 분비되는 펩타이드들의 작용이 의식적 경험과 감정, 생리·행동적 반응을 통합적으로 구현해 내는 데 관여하고 있다. 이것은 대단히 중요한 것임에도 불구하고 지금까지의 생리학에서 거의 간과되었던 사실이다. 인슐린을 예로 들어 보자. 지금까지 인슐린은 췌장에서 분비되고 근육세포, 간세포, 지방세포 등에 포도당이 유입되도록 하여 혈당을 낮추는 호르몬이라고 설명되어 왔다. 하지만 혈당을 낮추기 위해 마련된 인슐린의 전략이 이렇게 단편적일까? 인슐린은 중추신경계에서 작용하여 섭식 행동을 감소시킴으로써 더 근본적인 수준에서 혈당이 증가하는 것을 막는다. [주: 인슐린 신호전달 경로의 이상이 조현병의 잠재적 요인이자 치료의 목표가 될 수 있다(van Beveren 등, 2014).]

옥시토신은 더 좋은 예가 된다. 모성의 호르몬이라 불리는 옥시토신은 자궁을 수축시켜 출산을 돕고 유즙 분비를 촉진하는 호르몬으로 알려져 있었다. 하지만 최근에는 불안을 낮추고 안정감과 신뢰감을 느끼게 하며, 애착과 접근행동을 일으키고 사회적 상호작용을 향상시키는 호르몬이라는 것이 밝혀졌다. [주: 3장 4의 2), '(3) 인지, 정서, 행동에 영향을 미치는 호르몬'과 '[글상자 3-7] 옥시토신과 신뢰 행동'을 참고하라.] 모성을 발현하기 위해서는 모성의 몸뿐 아니라 모성의 감정, 모성의 행동이 모두 마련되어야 한다. 자식에게 신뢰와 애착을 느끼지 못하거나, 접근을 기피하여 보듬고 양육하는 행동을 하지 않는다면 출산을 하거나 유즙이 분비되는 것은 아무런 의미가 없다. 옥시토신은 '모성'이라는 주제 하에서 몸, 마음, 행동을 하나로 엮는다.

이상의 신경펩타이드 가운데 중요한 것들은 대부분 다른 단원에서 각각의 주제와 관련하여 설명되므로, 여기서는 내인성 아편제(opioid)에 대해서만 살펴본다. 내인성 아편제에는 베타-엔돌핀(beta-endorphin), 엔케팔린(enkephalin), 다이놀핀(dynorphin) 등 20여 종의 물질이 포함된다. [주: 엔돌핀이라는 용어는 내인성 아편제 펩타이드의 총칭이다. 엔돌핀은 내인성(endogenous) 몰핀(morphine)을 뜻하는데, 의약품으로 사용되는 외인성 몰핀보다 10~50배 정도의 진통 효과를 나타낸다.] 베타-엔돌핀과 엔케팔린은 중추신경계에 널리 분포하며 억제성 신경전달물질로 작용한다. 외인성 아편제인 몰핀과 헤로인(heroin)은 이들의 수용체에 결합하여 효과를 낸다. 내인성 아편제와 더불어, 통증에 관여하는 물질P(substance P) 역시 신경펩타이드이다. 이것은 통증을 전달하는 것과 관련된 물질인데, 아편제로 물질P의 작용을 차단하면 통증이 감소된다.

엔돌핀의 가장 잘 알려진 기능은 진통 작용이다. 자폐아의 자해 행동을 치료하기 위해 아편제의 길항제(antagonist)인 날록손(naloxone), 날트렉손(naltrexone) 같은 약물을 사용하기도 하는데, 이것은 자해 행동이 엔돌핀으로 유발된 무통각증 때문일 것이라는 전제 하에 사용되는 것이다. 베타-엔돌핀은 중요한 스트레스 호르몬 중 하나이다. 이것은 HPA축의 호르몬인 ACTH와 동시에 만들어진다. ACTH와 베타-엔돌핀이 프로오피오멜라노코르틴(proopiomelanocortin: POMC)이라는 전구물질이 잘라질 때 함께 만들어지기 때문이다. 스트레스 상황에서 증가되는 베타-엔돌핀은 통증을 감소시켜 위급한 상황에 잘 대처할 수 있게 한다. 러너스하이(runner's high)라는 현상은 장거리 달리기 같은 육체적인 스트레스 상태에서 경험하게 되는 심리적 도취감인데, 이러한 경험을 제공하는 것도 베타-엔돌핀이다. 전투나 사고로 크게 다쳤을 때도 엔돌핀이 폭발적으로 분출되어 통증을 거의 느끼지 못하게 될 수 있다. 침술이나 위약의 진통 효과도 엔돌핀의 작용에 의한 것으로 설명된다.

엔돌핀은 쾌감 호르몬으로도 작용한다. 엔돌핀에 의해 에피네프린, 노르에피네프린 시스템의 활동이 되살아나면 도파민도 증가하여 심신의 활력이 높아진다. 자학적 쾌감을 추구하는 것도 엔돌핀과 관련이 있다. 규칙적인 운동은 엔돌핀의 생산과 분비를 증가시킨다. 포유류는 대개 단맛을 좋아하며, 특히 사람은 짜증이 나거나 스트레스를 느낄 때 단것을 많이 찾게 되는데, 이것은 단맛이 뇌에 영향을 미쳐서 엔돌핀 분비를 촉진시키기 때문이다.

하나의 신경세포가 여러 신경펩타이드를 생산할 수 있고, 하나의 신경세포가 여러 신경펩타이드에 대한 수용체를 가지고 있다. 이 신경펩타이드들은 말초의 기관에서도 생산되어 (비록 이 때는 호르몬이나 사이토카인으로 불리지만), 여러 기관 사이에서 신호를 전달한다. 이처럼 신체가 하나의 전령물질을 여러 곳에서 다양한 용도로 이용하는 것에는 여러 가지 잇점이 있다. 앞에서 인슐린과 옥시토신을 예로 들어 설명한 것처럼, 한 가지 전령물질이 신체의 여러 기관에 동시에 전달되어 전신에, 나아가 심신에 통합적인 반응 양식을 구성할 수 있도록 하는 것은 생리학적으로 매우 효율적인 전략이다. 하지만 동일한 전령물질에 대한 각 기관의 반응성은 다르다. 어떤 곳은 약간만 농도가 달라져도 기능이 크게 변화될 수 있고, 어떤 곳은 그다지 영향을 받지 않을 수도 있다. 특히 중추신경계 내의 신경펩타이드 농도나 신경전달물질들 사이의 균형은 말초와는 다르게 유지되고 있는데, 한 가지 전령물질이 동시에 전신에 작용한다면 이 균형이 쉽게 손상될 수 있다. 따라서 중추신경계는 혈뇌장벽을 통하여 말초에서 생산된 전령물질들의 출입을 제한한다. 말초의 장기들도 각 전령물질들에 대한 수용체 수를 조절함으로써 장기적으로 안정된 반응성을 유지한다. [주: 예를 들어, 인슐린의 농도가 높은 상태가 지속되면 세포들이 가진 인슐린 수용체 수가 감소한다. 이것은 인슐린저항성(insulin resistance)을 초래하기도 한다.]

내분비계와 면역계에서 작용하는 펩타이드 중 대부분이 신경펩타이드로도 작용하여 정서와 행동에 영향을 미친다는 것은 PNI의 중대한 발견이다. 이것은 마음과 몸을 분리한 후 몸을 더 작은 요소들로 끝없이 환원시켜 왔던 생리학과 달리, PNI는 인체의 모든 시스템을 통합하고 나아가 몸과 마음을 하나로 회복하여 전체로 인식하는 통합생리학이라는 것을 보여 주는 간명한 진술이다. 내분비계와 면역계에서 작용하는 호르몬이나 사이토카인이 중추신경계의 기능을 조절한다는 발견은 신경과학의 기초 개념들을 바꾸어 놓았다. 캔더스 퍼트(Candace Pert)는 펩타이드 전령들을 정서의 생화학물질(biochemicals of emotion)이라 하고 우리의 모든 정서는 이 물질에 의해 유발된다고 하였다. 그리고 이 물질들이 정서와 연결되었다면 면역계와도 관련되어 있을 것이라고 추론하고, 결국 모든 면역세포에 이 신경전달물질의 수용체가 있다는 것을 확인하였다(Pert, 1997). 퍼트의 설명처럼, 신경계-내분비계-면역계에는 공통적인 펩타이드와 그 수용체가 있어서 시스템 간의 의사소통을 가능하게 한다. 엔돌핀의 경우, 중추신경계에서만 작용하여 진통과 쾌감에 관여하는 것이 아니라, 말초 장기나 면역계에 있는 엔돌핀 수용체를 통해 작용하여 몸 전체에서 진통이나 쾌감과 관련된 느낌을 발생시킬 수 있다.

신경계에서 펩타이드의 작용은 고전적인 시냅스 개념보다는 내분비학에서 말하는 호르몬-수용체 개념으로 설명된다. 그리하여 뇌 안에 신경펩타이드 수용체 분포 양상이 연구되었는데, 많은 펩타이드 수용체 중 85~95%가 편도체나 해마처럼 정서와 관련된 뇌 영역인 변연계에 집중적으로 분포되어 있다는 것이 밝혀졌다. 이것은 정서에 의해 신경계의 작용이 조절될 수 있다는 것과 함께, 신경계-내분비계-면역계의 상호작용 또한 그 영향을 받을 수 있다는 것을 시사한다.

신경펩타이드 수용체가 뇌에만 있지 않고 몸 전체에 있는 조직의 세포에 있으며, 뇌에서는 정서와 관련된 부위에 집중적으로 분포해 있다는 사실을 기초로, 캔더스 퍼트는 정서가 몸과 마음 사이를 연결하는 것이며, 질병이든 건강이든 정서적 경험과 분리될 수 없다고 하였다. 이에 따르면 정서 표현은 생체에 내재된 치유 시스템의 가시화된 지표이며, 정서 억제는 특정 물질의 양적 변화를 초래하여 이 시스템을 교란한다. 우리는 이 주제를 4장의 '2. 마음의 생리학'에서 집중적으로 조명할 것이다.

(3) 아세틸콜린, 기체형 신경전달물질

콜린(choline)이라는 복합지질로부터 합성되는 아세틸콜린(acetylcholine)은 가장 먼저 발견된 신경전달물질로서, 부교감신경계의 중요한 전령물질이다. 중추신경계에서는 수면, 각성, 흥분에도 관여하며, 기억의 등록과 연관되어 있다. 뇌와 척수에 존재하여 신경전달물질로 작용하기도 하지만, 골격근의 신경세포-근육세포 접합부 같은 말초신경계에 더 광범위하게 분포하여, 근육에 활동 신호를 보내 근육을 수축시킨다. 알츠하이머병(Alzheimer's disease)은 아세틸콜린을 분비하는 신경세포의 수나 아세틸콜린의 양이 감소되는 것과 관련이 있다. 안면의 근육을 비롯한 골격근의 약화가 특징적으로 나타나는 중증근무력증(myasthenia gravis)은 근육에 있는 아세틸콜린 수용체에 대한 자가항체(autoantibody)가 형성되어 수용체의 기능이 손상되는 질환이다.

인체에는 기체형 전령물질도 있다. 일산화질소는 최초로 확인된 기체형 전령물질(gasotransmitter)이자, 최초로 발견된 기체형 신경전달물질이다. 일산화질소는 혈관 내피세포에서 합성 및 분비되는 혈관확장물질, 즉 내피세포-유래 이완인자(endothelium-derived relaxing factor: EDRF)로 처음 발견되었다. 일산화질소가 생체에서 만들어지는 기체 분자라는 사실은 대단히 놀라운 것이었고, 이 발견은 일산화탄소(CO)나 황화수소(H_2S)와 같은 다른 기체형 전령물질들에 관한 탐구로 이어졌다(Leffler 등, 2006; Gadalla & Snyder, 2010).

기체형 전령물질은 다른 전령물질과 달리 합성된 후에 세포 안의 소포체에 저장되지 않기 때문에, 자극이 있을 때마다 매우 신속하게 합성되어야 한다. 다른 전령물질들처럼 세포외배출작용(exocytosis, 소포체 안에 저장되어 있던 물질이 소포체막과 세포막이 융합하면서 세포 밖으로 배출되는 것)을 필요로 하지 않는다. 방출된 기체형 전령물질이 다른 세포 안으로 들어갈 때에도 수용체라든가 세포내함입작용(endocytosis, 세포막의 함입을 통해 세포 밖의 물질을 세포 안으로 들여보내는 것)을 이용하지 않고 자유롭게 들어갈 수 있다. 작지만 매우 중대한 생물학적 기능을 수행하는 기체형 전령물질 분자들의 발견은 생리학에 적지 않은 변화를 가져왔으며 질병 치료에도 크게 기여하였다. 일산화질소, 일산화탄소, 황화수소 외에도 아세트알데하이드(CH_3CHO), 이산화황(SO_2), 아산화질소(N_2O) 및 암모니아(NH_3) 등에 관한 연구가 진행되고 있다.

신경전달물질로서의 일산화질소는 중추신경계의 시냅스에서 작용하여 기억의 장기증강(long-term potentiation: LTP)을 형성하는 것에 관여한다. 도파민, 엔돌핀 등의 작용을 향상시키는 신경조절물질로도 작용하여 기분을 고양시킨다. 폐경 후 우울증 치료에서는 에스트로겐 대체요법의 효과를 증가시킨다. 그러나 일산화질소는 중추신경계 밖에서도 수많은 생리 작용에 관여한다. 혈관을 확장시키는 기능이 있어 약리학적으로 고혈압, 협심증, 발기부전 치료제 등의 작용 기제와도 밀접하게 관련되어 있다. 면역 기능을 향상시키며 항균 및 항바이러스 작용을 하고 악성종양의 위험을 낮춘다. 염증을 감소시키고 통증을 완화하는 작용도 알려졌다. 혈관 확장 작용과 함께 혈전 형성을 억제하는 기능이 있어 심혈관 및 뇌혈관 질환에도 효과가 있다. 일산화질소의 또 다른 기능에 대해서는 6장 2의 '7. 일산화질소'에서 설명한다.

2) 내분비 호르몬

이 단원에서 다룰 내분비 호르몬은 전통적으로 내분비학에서 다루어졌던 고전적인 호르몬들이다. 앞에서 살펴본 바와 같이, 이들 중 대부분이 신경계에서도 분비되어 신경전달물질로 작용한다. 또한 면역세포들도 고전적 호르몬을 생산하고 있으며, 이 호르몬들에 대한 수용체를 가지고 있다.

호르몬의 이름은 호르몬이 처음 발견된 장소나 처음 밝혀진 기능에 따라 명명되는 경우가 많다. 하지만 대부분의 호르몬은 인체의 여러 조직에 수용체를 가지고 있고, 이는 한 호르몬이 여러 곳에서 여러 가지 기능을 수행한다는 것을 의미한다. 따라서 그 기능을 정확히 반영하는 이름을 가진 호르몬은 거의 없다. 심지어는 가장 중요한 생리적 기능과도 관련이 없는 이름이 많다. 예를 들면, 프로락틴(prolactin)이라는 이름은 단지 유즙 분비를 돕는다는 의미를 담고 있을 뿐, 프로락틴이 면역계에 미치는 영향이나 사회적 행동을 조절하는 것 같은 더 중요한 기능에 대해서는 어떠한 단서도 주지 않는다. 위액을 분비시킨다는 의미에서 명명된 가스트린(gastrin)이라는 이름도 가스트린이 신경계에서 하는 역할을 고려하면 적절한 명칭은 아니다. 한 호르몬이 여러 연구자에 의해 다양한 신체 기관에서 각기 다른 기능을 가진 물질로 발견되어 여러 가지 이름을 가지고 있는 경우도 많기 때문에 더 큰 혼란을 초래하기도 한다. PNI에서 호르몬을 언급할 때에는 호르몬의 이름이 주는 선입견이 장애가 되지 않도록 주의해야 한다.

(1) 고전적 호르몬과 호르몬의 작용 방식

부신피질에서 만들어지는 부신피질호르몬과 생식선에서 만들어지는 성호르몬은 콜레스테롤로부터 합성되는 스테로이드이다. 이 호르몬들을 제외하면 척추동물의 호르몬은 대부분 아미노산이 연결되어 만들어지는 펩타이드이다. 〈표 3-3〉은 주요 내분비 기관과 그곳에서 만들어지는 호르몬을 예시하고 있다. 시상하부, 뇌하수체, 갑상선, 췌장, 부신 등은 전통적으로 내분비계 장기로 분류되어 온 기관이다. 오랫동안 내분비 기관만이 호르몬을 합성하는 효소를 가지고 있는 것으로 생각해 왔으나 실제로는 소화기계(간, 위, 소장), 비뇨생식기계(신장, 난소, 정소), 순환기계(심장, 혈관), 면역계(흉선)로 분류되는 장기들도 호르몬을 만들며, 심지어 피부나 지방조직에서도 호르몬이 만들어진다. 혈관 내피세포도 엔도텔린(endothelin) 같은 호르몬을 생산한다.

동일한 호르몬이 여러 기관에서 만들어지기도 한다. 예를 들어, 췌장의 랑게르한스섬(Langerhans islets)에서 합성되는 호르몬들(인슐린, 글루카곤, 소마토스타틴)은 모두 뇌에서도 생산된다. 글루카곤은 췌장과 뇌뿐 아니라 위장벽에서도 합성되고, 소마토스타틴 역시 췌장, 뇌, 소장 등 여러 곳에서 생산된다. 콜레시스토키닌(CCK), 혈관활성장펩타이드(VIP)와 같은 위장관계 호르몬도 뇌에서 만들어진다. 이처럼 많은 펩타이드 호르몬이 중추신경계와 위장관계에서 모두 합성된다. 사람융모성생식선자극호르몬(human chorionic gonadotropin: hCG)도 거의 모든 조직에서 합성되고 있다. 면역세포는 ACTH나 에피네프린처럼 신경계나 내분비계에서 생산되는 것과 동일한 호르몬을 생산한다. 심지어 어떤 조직에서 호르몬을 처음부터 생합성할 수 없으면 이미 만들어진 전구물질을 변형하여 호르몬을 합성한다. 예를 들면, 에스트로겐은 난소뿐 아니라 뇌, 지방세포, 모낭 등에서도 생산되는데, 테스토스테론이나 안드로스텐디온(androstenedione)으로부터 만들어지는 것이다. 한 호르몬을 만드는 데 여러 장기가 참여하기도 한다. 활성형 비타민D의 경우, 전구호르몬인 7-디하이드로콜레스테롤(7-dehydrocholesterol)이 피부에서 콜레칼시페롤(cholecalciferol, vitamin D3)로 전환되고, 이것이 간과 신장에서 칼시디올(calcidiol, 25-hydroxyvitamin D)과 칼시트리올(calcitriol, 1,25-dihydroxyvitamin D)로 연이어 수산화된 후 활성형 비타민D가 된다.

호르몬은 세포들 사이를 오가는 신호이다. 어떤 세포가 자신만이 담당하는 고유한 기능을 수행하고 있다면, 다른 세포는 거의 사용하지 않는 신호를 독점적으로 이용할 수도 있지

〈표 3-3〉 **주요 내분비 기관과 호르몬**

내분비선	호르몬	표적기관	기능(예)
송과체	멜라토닌	시상하부 등	생식선자극호르몬 분비 조절
시상하부	뇌하수체 호르몬 방출호르몬 및 억제호르몬	뇌하수체 전엽	뇌하수체 전엽 호르몬 분비 조절
뇌하수체 전엽	말초 내분비선 자극호르몬	갑상선, 부신, 생식선 등	표적기관의 성장, 발달 및 기능 자극
	성장호르몬, 프로락틴	간, 유선 조직	성장 촉진
뇌하수체 후엽	옥시토신	자궁, 유선	자궁 수축, 유선 분비 촉진
	항이뇨호르몬	신장, 혈관	수분 보유, 혈관 수축 촉진
갑상선	T3, T4	대부분의 기관	성장 및 발달 촉진, 기초대사 증가
	칼시토닌	대부분의 기관	칼슘 대사
부갑상선	부갑상선호르몬	뼈, 소장, 신장	칼슘 대사
흉선	티모포이에틴 등	림프절 등	면역 기능 촉진
심장	심방나트륨이뇨펩타이드	신장	나트륨 배설
간	소마토메딘	연골	세포 분열 및 성장 촉진
위	가스트린	위	위산 분비 촉진
췌장	인슐린, 글루카곤, 소마토스타틴 등	간, 근육, 지방조직 등	포도당·지방·단백질 대사
소장	세크레틴, 콜레시스토키닌 등	위, 간, 췌장 등	위 운동 조절, 담즙 및 췌장액 분비 조절
부신피질	코티솔	간, 근육 등	포도당 대사
	알도스테론	신장	나트륨 보유, 칼륨 배설
부신수질	에피네프린	심장, 기관지, 혈관, 소화관 등	교감신경 작용 촉진
신장	에리스로포이에틴	골수	적혈구 생산
난소	에스트로겐, 프로게스테론	여성 생식기, 유선	여성 생식기 구조 유지, 여성의 2차 성징 촉진
정소	테스토스테론	전립선, 정소 등	남성 생식 기능, 2차 성장 발달 촉진
피부	비타민D	소장	칼슘 대사
지방조직	렙틴	시상하부	식욕 감소

만, 일반적으로 널리 사용되는 신호라면 여러 세포가 공유하더라도 놀라울 것이 없다. 여러 세포가 동일한 신호를 사용하는 것은 전체 시스템을 그만큼 효과적으로 통합할 수 있는 장점이 있다.

같은 호르몬 신호를 받더라도 신호를 수신하는 세포의 종류에 따라 나타나는 호르몬의 효과는 다르다. 예를 들면, 에피네프린은 기관지 평활근 세포는 이완되도록 하고, 심장의 심근세포는 수축시키며, 소화관 분비선 세포의 기능은 감소시킨다. 성호르몬은 생식 기관에만 작용하는 것이 아니라 중추신경계에도 작용하기 때문에 성행동에도 영향을 미친다. 테스토스테론의 경우에는 근육 발달, 에리스로포이에틴(적혈구조혈인자) 합성, 정자 생산, 시상하부의 남성화 등 여러 조직에서 다양한 역할을 수행한다.

또한 호르몬들이 기존에 알려졌던 것보다 더 많은 기능을 수행한다는 것이 속속 밝혀지고 있는데, 새로 알려진 기능이 기존의 기능보다 훨씬 중요한 경우가 흔하다. 예를 들면, 모유 생산을 촉진하는 호르몬인 프로락틴은 임산부나 수유부뿐 아니라 남성과 비임신 여성에서도 분비되어 다양한 역할을 한다. 앞에서도 언급했듯이, 이 호르몬은 다른 어느 호르몬보다도 폭넓은 생물학적 활성을 가지고 있기 때문에, 모성을 연상시키는 프로락틴이라는 이름은 이 호르몬의 매우 제한적인 측면만을 반영하는 것이다. 특히 프로락틴은 중요한 면역조절자이다. 면역세포인 림프구의 성장을 돕고 T세포에 의한 면역반응을 가속화시킨다. 또한 프로락틴은 스트레스 호르몬 중 하나이기도 하다. 스트레스 시 분비되어 면역 기능을 향상시키고, 뇌의 측좌핵에 작용하여 노르에피네프린을 분비시켜 의욕을 불러일으키는 작용을 한다.

구조적으로 유사한 호르몬들은 서로의 수용체에 결합할 수도 있기 때문에 생리적 기능이 중복될 수 있다. 성장호르몬과 프로락틴은 구조 내의 아미노산 서열이 유사하며 모두 성장과 발달을 자극하는 기능을 한다. 성장호르몬이 전신적인 성장 증진 효과를 가진다면 프로락틴은 유선에 대해 더 특이적인 성장 증진 작용을 한다. 갑상선자극호르몬(TSH), 난포자극호르몬(FSH), 황체형성호르몬(LH), 사람융모성생식선자극호르몬(hCG)도 구조적으로 연관된 당단백질 호르몬이다. 멜라닌세포자극호르몬(MSH)과 부신피질자극호르몬(ACTH)도 공통의 아미노산 서열을 포함하고 있으므로, 생리적 작용이 중복된다. 옥시토신과 항이뇨호르몬은 단지 두 개의 아미노산만 다를 정도로 구조적으로 매우 흡사하다. 부신피질호르몬(코티솔, 알도스테론 등)과 성호르몬(에스트로겐, 프로게스테론, 테스토스테론 등)은 모두 콜레스테롤로부터 유래한 스테로이드 호르몬이다. 이들도 구조적으로 유사하기 때문에 한 스테로이드 호르몬이 과도하게 생산되면, 다른 스테로이드 호르몬의 수용체를 자극하여 본래의 기능과는 전혀 다른 생리적 변화를 초래하기도 한다. 당질코르티코이드(코티솔)가 무기질코르티코이드(알도스테론) 수용체에 결합하여 혈압을 상승시키는 경우가 이러한 예이다. [주: 알도스테론은 혈액의 양을 증가시켜 혈압을 상승시킨다.] 테스토스테론 농도가 높을 경우, 당질코르티코이드 수용체에 결합하여 당질코르티코이드의 이화작용(catabolism)이 억제되고 테스토스테론의 동화작용(anabolism)이 나타난다.

호르몬의 효율은 그 농도에 의해 좌우된다. 정상적인 반응은 호르몬이 정상적인 생리적 농도 범위에 있을 때에만 가능하다. 너무 많으면 정반대 작용이 나타날 수도 있다. 예를 들면, 스테로이드 호르몬은 표적세포에서 전혀 다른 생리적 작용을 하는 물질로 변할 수 있다. 근력을 증가시키기 위해 남성호르몬제를 투여한 남성의 경우, 투여된 남성호르몬이 간이나 지방조직에서 여성호르몬으로 전환되어 여성형 유방이 나타나거나, 과도한 남성호르몬이 피드백 기제에 의해 뇌하수체의 생식선자극호르몬 분비를 억제하여 고환의 위축과 발기부전을 일으키기도 한다.

(2) 면역 조절에 관련된 호르몬

두 가지 스트레스 반응 축, 즉 SAM축과 HPA축에서 생산되는 호르몬 가운데 에피네프린, 노르에피네프린, 코티솔이 면역 기능에 영향을 미친다는 것은 앞서 설명하였다. 그런데 이들 외에도 HPA축의 다른 호르몬인 CRH, ACTH 또한 면역 기능 조절에 관여한다. 스트레스 관련 신경펩타이드인 베타-엔돌핀, 옥시토신, 프로락틴도 면역 기능을 조절한다. 면역 기능 조절과 관련된 호르몬으로 새로 포함된 것에는 인슐린, 멜라토닌, 성호르몬, 흉선호르몬, 성장호르몬, 엔케팔린, 물질P, 봄베신(bombesin), 가스트린-분비펩타이드(gastrin-releasing peptide), 혈관활성장펩타이드(VIP)가 포함된다.

면역 조절과 관련하여 가장 중요한 호르몬은 코티솔을 비롯한 당질코르티코이드이다. 우리가 과도한 면역반응을 감소시키거나 염증을 억제하기 위해 사용하는 스테로이드제가 당질코르티코이드이다. 코티솔은 여러 경로로 면역 기능에 영향을 미친다. 먼저 사이토카인에 의해 전달되는 메시지를 변화시켜 특정 면역반응을 조절한다. 생리적 농도에서는 면역반응을 증가시키는 친염증성 사이토카인(예, TNF-알파) 반응 쪽에서 면역반응을 감소시키는 항염증성 사이토카인(예, IL-10) 반응 쪽으로 면역반응을 이동시킨다(Elenkov & Chrousos, 1999). 따라서 스트레스로 인해 코티솔 농도가 너무 높아지면 면역이 억제되고 감염증, 악성종양을 비롯한 각종 질병에 취약해진다(Sternberg, 1997; Eskandari & Sternberg, 2002). 또한 코티솔은 흉선으로부터 새로운 림프구가 생기는 것을 억제하고, 인터류킨이나 인터페론 같은 전령물질 분비를 억제하여, 순환계에서 활동하고 있는 림프구들이 감염에 반응하는 능력을 저하시킨다. 코티솔은 B세포보다 T세포에 더 많이 영향을 주기 때문에 체액성면역보다 세포성면역이 더 큰 영향을 받는다. 더욱이 코티솔은 아포프토시스라고 하는 세포자멸사 경로를 활성화하여 림프구 자체를 사멸시킬 수도 있다. 코티솔뿐 아니라 교감신경계의 전령물질이나 베타-엔돌핀 같은 다른 스트레스 호르몬들도 스트레스 진행 국면에 따라 면역을 억제하는 역할을 할 수 있기 때문에 스트레스는 코티솔과 무관한 경로로도 면역을 저하시키게 된다.

ACTH도 여러 가지 면역 조절 활성을 가지고 있다. ACTH는 B세포에 의한 항체 생산과 T세포에 의한 감마-인터페론(interferon-gamma)의 생산을 감소시킨다. 또한 부신피질을 자극하여 당질코르티코이드를 분비하도록 함으로써 면역 기능을 억제한다.

베타-엔돌핀, 엔케팔린, 다이놀핀 등의 내인성 아편제들도 면역 기능을 조절하는 호르몬이다. 이들이 통증을 감소시키고 면역을 조절하는 물질임은 앞에서 설명한 바와 같다. 일부 면역세포들은 내인성 아편제들에 대한 수용체를 가지고 있으며, 면역세포에서 내인성 아편제를 직접 생산하기도 한다. 베타-엔돌핀이 면역계의 조절자라는 것에 대해서는 논란의 여지가 없지만, 면역계에 어떠한 영향을 미치는지에 대한 보고는 일치하지 않는다. 일부에서는 특정 면역 지표를 증가시킨다는 보고가 있으나, 대체로 과도한 면역반응을 억제하는 것으로 보인다. 특히 NK세포(자연살해세포)의 활성을 비롯한 세포성면역 기능을 감소시킨다. 반면, 낮은 농도의 베타-엔돌핀은 림프구의 증식과 항체 생산을 높인다는 보고가 있다(Gein 등, 2012).

베타-엔돌핀은 스트레스 동안 뇌하수체뿐 아니라 부신수질에서도 분비된다. 급성 스트레스에 의해 급격히 증가되며, ACTH를 억제함으로써 스트레스 반응을 감소시킨다. 실험동물에게 피할 수 없는 충격을 간헐적으로 가하면 통증에 대한 민감성이 감소하고 면역 지표에도 변화가 나타난다.

CRH는 림프구의 베타-엔돌핀 생산을 증강시키고 단핵구의 IL-1 분비를 유도하여 간접적으로 면역계를 조절한다. IL-1은 B세포의 베타-엔돌핀 생산을 유발하여 면역반응을 증가시킨다. 이처럼 내인성 아편제들의 분비는 여러 내분비 호르몬과 사이토카인에 의해 조절된다.

통증을 매개하는 신경전달물질로 알려진 물질P(substance P)는 염증반응을 유도하는 친염증성 사이토카인으로서 기능한다. 물질P의 수용체도 T세포, B세포, 단핵탐식세포, 비만세포 등에서 발견된다. 말초신경에서 방출되는 물질P는 비만세포에 작용하여 탈과립을 일으킴으로써 히스타민, 류코트리엔(leukotriene) 같은 염증 물질이 분비되도록 하며, T세포 증식과 모세포의 항체 생산을 자극한다. 신경펩타이드Y의 수용체도 림프구, 대식세포, 수지상세포 등에서 발견된다. 뉴로키닌(neurokinin)도 염증반응에 관여한다. 이들의 작용에 의해 면역세포의 사이토카인 생산, 항체 생산, 면역세포의 이동성, 탐식 능력, 세포독성이 증가하고 국소적(local) 면역반응이 촉진된다.

뇌하수체에서 분비되는 알파-MSH는 피부의 색소 침착과 관련된 기능으로 알려져 있는 호르몬인데, 음식물 섭취, 미생물에 대한 방어, 염증 조절을 포함한 다양한 행동 및 면역 기능에 영향을 미친다. 특히 알파-MSH는 강력한 항염증 물질로 작용한다. 이것은 사이토카인 같은 면역계 전령물질을 조절하기도 하고, 염증 물질이 작용하는 말초의 수용체에서 작용하기도 한다. 알파-MSH도 면역세포에서 분비된다. 일반적으로 알파-MSH는 나이가 들어감에 따라 감소하는데, 알파-MSH를 많이 생산하는 개체는 질병의 진행이 유의미하게 감소한다(Catania 등, 2000).

성장호르몬과 프로락틴은 면역 기능 조절에 중요한 인자로 작용한다. 이 호르몬들을 분비하는 뇌하수체를 절제한 동물들에서는 전반적인 면역결핍이 일어난다. 특히 비장과 림프절이 위축되는데, 성장호르몬이나 프로락틴을 투여하면 면역 기능이 어느 정도 회복된다. 성장호르몬은 면역 기능을 강화시키는 강력한 효과를 발휘한다. 성장호르몬이 면역계에 미치는 영향에 관한 초기의 연구에서 림프조직, 특히 흉선의 크기를 증가시키는 것이 관찰되었다. 성장호르몬은 NK세포의 활성을 자극하고 항체 생산을 증가시키며 세포독성T세포의 증식을 증가시키는 등 일반적으로 면역반응을 향상시킨다.

성장호르몬 역시 뇌하수체뿐 아니라 림프구나 단핵탐식세포에서도 생산된다. 면역세포도 성장호르몬 수용체를 가지고 있다. 성장호르몬의 작용과 관련이 있는 인슐린유사성장인자(insulin-like growth factor: IGF) 수용체 또한 면역계의 여러 세포에서 발견된다. IGF-1

의 경우, B세포에 의한 항체의 생산을 크게 증가시킨다. 신경성장인자(nerve growth factor: NGF)는 IL-2의 분비를 증가시킨다. IL-2는 T세포의 증식과 B세포의 항체 생산을 자극하는 사이토카인이다.

프로락틴은 성장호르몬과 구조적으로 매우 유사한 호르몬이다. 프로락틴은 뇌하수체에서도 분비되지만 흉선과 림프구에서도 분비된다. 흉선에서는 측분비나 자가분비 효과를 나타내어 흉선의 기능을 조절한다(De Mello-Coelho 등, 1998). 림프구는 프로락틴 수용체를 가지고 있으며, 직접 프로락틴을 생산하기도 한다. 프로락틴은 림프구의 성장을 돕고, 림프구의 사이토카인 분비를 자극한다. 또한 T세포에 의한 면역반응을 가속화시키고, NK세포의 세포 독성도 향상시킨다.

소마토스타틴은 여러 장기에서 생산되는 호르몬이다. 감각신경의 말단에서도 분비되는데, 이 말단의 상당수가 림프여포나 위장관계에서 끝난다. 림프구는 소마토스타틴 수용체를 가지고 있고, 림프구에서도 소마토스타틴을 분비한다. 소마토스타틴은 T세포 생산을 억제한다. NK세포의 기능과 항체 생산도 소마토스타틴에 의해 감소된다.

혈관활성장펩타이드(VIP)도 강력한 면역 조절 신호라는 것이 확인되었다. VIP는 중추신경계와 말초에서 널리 존재하는 물질이다. T세포와 B세포에는 VIP 수용체가 있다. VIP는 T세포의 증식과 이동을 억제하고 항체 생산을 변화시키며 NK세포의 활성을 감소시킨다. 캔더스 퍼트 등은 VIP를 분비하는 세포와 수용체가 전체 위장관에 분포되어 있어, 이들이 소위 'gut feeling(직감)'이라는 것의 중개자일 가능성을 암시한다고 하였다. [주: 'gut feeling'에 대해서는 3장 3의 4), '(3) 위장관'을 참고하라.]

멜라토닌은 면역 기능을 증가시킨다. 멜라토닌 수용체도 면역세포에서 발견된다. 동물에게 멜라토닌을 투여하면 세포성면역과 체액성면역이 모두 증가한다. 멜라토닌은 바이러스나 세균 같은 병원체에 대항하며 악성종양으로부터 신체를 보호한다. 자유라디칼(free radical)을 제거하는 강력한 항산화 효능을 가지고 있고, 심장질환의 위험을 감소시킨다. 멜라토닌이 스트레스의 해로운 영향을 감소시키고 수면의 질을 향상시킨다는 점도 간접적으로 면역 기능을 보호하는 작용을 한다. 멜라토닌의 작용은 6장 2의 '6) 멜라토닌'에서 자세히 설명한다.

이상의 호르몬들 외에도 수많은 호르몬이 면역 기능에 영향을 미친다. 도파민도 면역세포의 활성을 조절한다. 휴지기(resting state) T세포는 자극하지만 활성화된 T세포는 억제하는 상반된 효과를 나타낸다. 인슐린도 면역반응을 자극하는 호르몬이다. 인슐린은 항원에 의해 자극된 T세포의 증식과 분화를 향상시킨다. 갑상선자극호르몬(TSH)도 항체 생산을 증가시킨다. 칼시토닌유전자관련펩타이드(calcitonin gene-related peptide: CGRP)도 면역계와 신경계 사이에서 면역 조절 작용을 하는 신경펩타이드이다.

어떤 호르몬이 면역계에 미치는 영향을 밝혀낸다는 것은 매우 어려운 일이다. 특정 호르몬에 대해서, 그것이 면역 기능을 상승시켰다는 보고와 면역 기능을 억제했다는 보고, 또는 영향을 미치지 않는다는 보고가 혼재하는 경우가 매우 많다. 이러한 혼란이 발생하는 데에는 여러 이유가 있다. 첫째, 연구를 보고하거나 검토하는 과정에서 일어나는 결론의 일반화 때문이다. 면역반응에는 여러 유형이 있고, 면역계를 구성하는 요소들 또한 복잡다양하다. 한 가지 호르몬이 모든 면역반응, 모든 면역세포에 획일적으로 작용할 수는 없다. 사이토카인의 경우에도 세포성면역에는 영향을 미치지만 체액성면역에는 영향을 주지 않는 것이 있다. 그런 사이토카인은 T세포나 NK세포를 활성화시키지만 B세포에 미치는 영향은 미미할 수 있다. 게다가 염증을 촉진하는 친염증성 사이토카인도 있고, 억제하는 항염증성 사이토카인도 있다. 따라서 어떤 호르몬이 '면역 기능을 상승(또는 억제)시킨다'는 식의 일반화된 진술은 피해야 한다. 둘째, 하나의 전령물질에 대해 여러 종류의 수용체가 있다는 것도 기억해야 한다. 면역 조직, 면역세포가 가진 수용체의 종류와 분포에 따라 연구 결과가 다를 수 있다. 셋째, 생체내(in vivo)실험인가 생체외(in vitro)실험인가에 따라 전혀 다른 결과가 나타날 수 있다. 생체내실험, 특히 사람을 대상으로 한 연구에서는 심리·사회적 환경에 의해 조성되는 인지와 정서 상태에 따라 온갖 전령물질들이 동원된다. 생체외실험에서는 이러한 복잡한 변수들을 제거하고 단일 변수들의 관계만 확인하기 때문에 생체내실험과는 전혀 다른 결과가 나타날 수 있다. 체내에서는 어떤 전령물질도 단독으로 작용하는 경우가 없다. 혈당 조절의 경우만 해도 수십 가지 호르몬, 신경전달물질, 사이토카인이 직간접적으로 관여하고 있다.

설령 사람을 대상으로 한 연구라 하더라도, 특정 전령물질에 대한 연구는 수많은 배우가 움직이고 있는 어두운 무대 위로 짧은 순간 동안 스포트라이트를 비추는 것과 같다. 관찰의 대상이 되는 배우는 관찰하는 시점에 따라 앞으로 움직일 수도 있고, 멈추어 있을 수도 있다. 달리 예를 들자면, 스트레스가 계속 진행되는 국면이라 하더라도 HPA축 변화는 늘 증가된 방향으로 나타나지 않는다. HPA축의 활성은 스트레스가 지속되면 오히려 감소할 수 있다. 면역 지표들 각각도 그러하다. 스트레스로 인해 면역 기능이 감소하면 감염이 증가하게 되고, 이러한 상황에서는 오히려 일부 면역세포의 수와 활성이 증가하고 친염증성 사이토카인 역시 증가한다. 이 사이토카인들 중 일부가 HPA축을 더 활성화시킬 수도 있지만, 이 상태가 오래 지속되면 HPA축 반응성은 감소하거나 HPA축의 피드백 기제 자체가 와해된다. 무대에서 전개되는 이야기의 맥락, 그리고 무대에서 함께 공연하고 있는 배우들의 동선을 고려하지 않고 특정 순간에 특정 위치에서 발견된 한 배우의 행동에 정확한 의미를 부여할 수는 없는 것처럼 인체의 생리 또한 그러하다. 모든 생리학적 지표 각각은 다른 모든 지표들과 상호인과적인 관계를 맺고 있다. 이렇게 모든 것이 다른 모든 것과 연결되어 있고 생명은 실체가 아니라 과정이라는 것의 포괄적인 의미는 6장 1의 '2) 시스템이론과 항상성, 항동성'에서 논의할 것이다.

(3) 인지, 정서, 행동에 영향을 미치는 호르몬

호르몬은 생리 작용을 조절하는 역할을 수행할 뿐 아니라 인지, 정서, 사회적 행동에도 광범위한 영향을 미친다. 신경내분비 호르몬 중에서 도파민, 엔돌핀, 세로토닌과 같이 주로 신경전달물질로 여겨져 온 호르몬의 기능에 대해서는 앞에서 다루었다. 여기서는 고전적 호르몬으로 분류되는 것들이 인지, 정서, 행동에 미치는 영향을 살펴본다.

뇌의 신경세포들은 호르몬 수용체를 가지고 있는데, 이 수용체에 작용하는 호르몬 중에는 뇌 자체에서 만들어지는 것도 있지만 생식선, 부신, 갑상선, 소화관 같은 말초로부터 오는 것도 있다. 말초에서 기원한 호르몬은 중추신경계에 직접적으로 또는 간접적인 방식으로 영향을 미칠 수 있다. 일부는 말초 장기에 분포되어 있는 미주신경의 말단에 수용되어 중추신경계에 신호를 보낸다. 혈류에 유입된 호르몬의 경우, 수송 단백질과 결합한 상태의 스테로이드 호르몬은 뇌로 들어갈 수 없지만, 결합하지 않은 상태의 스테로이드 호르몬은 지질 용해도가 높으므로 혈뇌장벽을 통과하여 뇌에 침투할 수 있다. 스테로이드 호르몬인 코티솔, 성호르몬(테스토스테론, 에스트로겐, 프로게스테론 등)은 모두 뇌 기능에 영향을 미친다. 지질 용해도가 낮은 호르몬도 혈뇌장벽이 느슨한 뇌실주위기관을 통해 뇌에 들어갈 수 있다. 뇌에 미치는 호르몬 효과 중 일부는 호르몬에 의해 말초의 혈중 포도당 농도나 이온(칼슘 등)의 농도가 변동됨으로써 간접적으로 나타난다.

인지, 정서, 행동에 영향을 미치는 호르몬으로서 가장 잘 연구된 것은 스트레스 호르몬들이다. HPA축에서 생산되는 호르몬인 CRH, ACTH, 코티솔은 불안, 우울 등의 감정과 관련이 있다. 특히, 편도체나 해마의 기능에 영향을 주며 불안 반응을 유발하고 증폭시킨다. 스트레스 반응의 두 축인 SAM축과 HPA축의 활성화가 반복되면 편도체는 자극에 대해 더욱 강하게 반응하는데, 이것은 다시 두 축의 활성을 증가시키고 그 결과 편도체는 더욱 민감해지게 된다. 이러한 생리학적 과정이 정신적으로 급격한 상태불안(특정 상황에 기인한 불안)을 유발한다. 또한 편도체는 암묵적기억을 형성하는데, 편도체의 민감도가 증가할수록 기억에 공포를 드리워서 특성불안(상황과 무관하게 지속되는 불안)을 강화한다. 부루스 맥윈(Bruce McEwen)과 로버트 사폴스키(Robert Sapolsky)는, 스트레스에 의해서 정서적기억이 강화되는 것은 카테콜아민이 편도체에 미치는 영향으로 인한 것으로, 선언적기억을 비롯한 인지기능의 손상은 코티솔이 해마에 미치는 영향으로 인하여 초래되는 것으로 설명하였다(McEwen & Sapolsky, 1995).

코티솔이 기억에 영향을 미친다는 것은 동물과 사람을 대상으로 하는 실험에서 모두 확인되었다. 쥐에게 전기충격으로 스트레스를 가한 다음, 코티솔 농도가 최대에 이르는 20~30분이 경과했을 때 학습을 시키면 잘 기억하지 못한다. 사람도 스테로이드제(당질코르티코이드)를 복용한 다음 약물 농도가 최대에 이르는 1시간 후에 단어를 암기하는 과제를 주면 잘 기억하지 못한다. 하지만 약물을 복용하기 직전이나 직후의 암기는 약물의 영향을 받지 않는다. 스트레스 반응 축의 잦은 활성화는 해마의 활동을 억제한다. 해마는 명시적기억의 형성에 결정적 역할을 하는 곳이다. 해마에서는 단기기억을 저장하고 분류한 다음 대뇌피질에 정보를 보내서 장기기억으로 바꾸는 작업이 이루어진다. 코티솔은 해마의 시냅스를 약화시켜 새로운 기억이 형성되는 것을 방해할 뿐 아니라 해마의 신경세포를 위축시키거나 심지어 사멸시킨다. 해마는 뇌에서 신경세포가 새로 만들어지는 몇 안 되는 부위 중 하나인데, 코티솔은 새로운 신경세포가 생겨나는 것을 막는다. 이러한 변화는 기억 및 인지기능을 점차 손상시키고 뇌의 노화나 치매를 가속화한다. 해마의 기능이 취약한 상태에서는 흥분한 편도체에 의한 왜곡이 덧붙여지고 정확한 명시적기억이 결여된다.

코티솔 농도가 높은 상태가 장기간 유지되면 긴장 상태가 지속되므로 집중력이 감소하고 신경이 예민해진다. 심각한 우울증 환자 가운데 절반 이상은 코티솔 농도가 높아져 있다. 우울증 환자들은 만성적으로 ACTH가 높은 상태인데, 이는 HPA축의 피드백 기제가 손상된 상태를 반영한다. 그 결과, 우울증 환자는 스테로이드의 작용을 억제하기 위해 실시하는 약물요법의 효과가 잘 나타나지 않는다.

코티솔은 아침 기상 무렵에 분비가 급격히 증가하고 자정 즈음에는 농도가 가장 낮아지는 하루 주기의 분비 리듬을 나타내는데, 코티솔 분비가 과도해지는 상황에서는 이 리듬이 와해되어 분비 곡선이 정상 곡선보다 평탄해진다. 하루 동안의 총 분비량은 정상보다 높지만, 아침의 분비는 정상보다 감소하고 밤의 분비는 정상보다 높은 상태가 되는 것이다. 그 결과, 만성피로나 수면장애에 시달리게 된다. 혈중 코티솔 농도가 높을수록 자극에 대한 감각세포의 반응이 둔해진다. [주: 따라서 스트레스 상태에서는 음식의 맛도 잘 느끼지 못하게 된다. 반면, 코티솔이 낮을 때에는 후각과 미각이 특히 민감해진다.] 코티솔과 함께 부신에서 만들어지는 디하이드로에피안드로스테론(dehydroepiandrosterone: DHEA)은 코티솔에 대한 신체 조절 기제로서 잉여 코티솔을 분해한다.

CRH는 각성, 기분, 생식, 성장을 포함한 다양한 심신 기능에 영향을 미친다. CRH와 노르에피네프린은 서로 간에 촉진제이다. CRH는 노르에피네프린에 의해 자극되고, 부신수질의 에피네프린 분비를 자극한다. 동물에게 CRH 길항제를 투여하면 ACTH와 코티솔뿐 아니라 에피네프린, 노르에피네프린도 모두 현저히 낮아진다. CRH는 부정적인 기대와 관련된 펩타이드이다. 자살한 사람들의 뇌척수액에서는 다른 원인으로 죽은 사람에 비해 10배나 높은 CRH가 관찰된다. 이 역시 HPA축의 피드백 기제가 손상된 것이 원인이다. CRH는 HPA축을 활성화시키는 호르몬이기도 하지만, 모든 종류의 공포, 불안, 각성 경로를 활성화시키는 신경전달물질이기도 하다. 잠자고 있는 쥐의 뇌에 CRH를 주입하면 수면이 억제된다. 일부는 CRH가 뇌에 직접 작용해서 나타나는 효과이고, 일부는 CRH가 교감신경계를 자극해서 나타나는 효과이다.

옥시토신의 기능 가운데 가장 먼저 알려진 것은 출산 시 자궁 수축과 수유기의 유즙 분비이다. 옥시토신은 화학적 구조가 밝혀지고 실험실에서 합성된 첫 번째 펩타이드이다. 옥시토신은 일차적으로 시상하부 방실핵과 시상상핵에 있는 신경세포로부터 합성되며, 대부분 뇌하수체 후엽으로 운반되어 저장되어 있다가 혈류로 분비된다. 중추신경계 안에서는 신경전달물질로 작용하는 신경펩타이드이다. 옥시토신은 눈맞춤, 애착, 신뢰감 형성 등 전반적 사회성에 관여한다. 무엇보다도 옥시토신은 모성을 매개하는 호르몬이다. 동물에게 옥시토신을 차단하면 새끼와의 애착 형성이나 양육행동이 손상된다. 뇌의 중심부에 있는 중뇌수도관주위회백질(periaqueductal gray matter: PAG)은 옥시토신의 주요 작용 부위이다.

아기를 바라보고 있는 엄마의 PAG에서 옥시토신이 증가하는데, 이는 모성행동의 생물학적 매개자가 옥시토신이라는 사실을 뒷받침한다. 출산과 유즙 분비라는 생리적 현상은 애착과 모성행동이라는 심리·행동적 현상과 동반되지 않으면 후손을 남기는 결과로 이어지지 않을 것이다.

지금까지 생리학에서는 한 호르몬은 특정 장기나 조직에서 특정한 기능을 수행하는 것으로 설명해왔다. 그러나 앞 단원에서도 설명한 바와 같이, 옥시토신이라는 하나의 전령물질이 서로 무관해 보이는 여러 생리적 시스템에서, 나아가 심리·행동과 관련된 시스템에서 수행하는 다양한 기능은 여성에게서 결국 모성이라는 하나의 목표 하에 통합된다. 이것은 단지 전령물질이 시스템을 오가며 다면적으로 기능한다는 것만을 알려 주는 것이 아니다. 궁극적으로 몸과 마음은 하나의 통합된 시스템이라는 것을 의미하는 것이다.

옥시토신은 스트레스 호르몬 중 하나이기도 하다. 스트레스 상황에서 불안을 감소시키는 효과가 있으며, 편도체의 흥분을 누그러뜨리고 접근행동을 야기한다. 공포에 질린 다른 사람의 얼굴 표정을 보면, 그 표정을 보는 사람도 공포의 감정을 느껴 편도체의 활성이 증가하는데, 옥시토신을 비강으로 흡입한 후 같은 절차를 시행하면 편도체의 반응이 감소한다. 따라서 스트레스 때 옥시토신이 분비되는 것은 과도한 스트레스 반응을 억제하기 위한 생체의 조절 기능으로 설명할 수도 있다. 하지만 옥시토신 자체가 부정적인 정서와 관련이 있기도 하다. 옥시토신이 나쁜 기억을 회상시키거나 불안감을 증가시키는 기능도 있는 것으로 확인되었다. 즉, 옥시토신은 스트레스 반응을 완화시킬 수도 있지만 한편으로는 스트레스 반응이 더 잘 일어나도록 부추기는 작용을 할 수도 있다. [주: 이러한 양면성은 단지 옥시토신에서만 발견되는 것이 아니다. 이것은 수많은 PNI 연구의 결과가 서로 모순되거나 상반되는 것처럼 보이는 이유이다. 그러나 모든 전령물질이 복잡한 통합의 네트워크 속에서 조율되고 있다는 것을 이해한다면, 이처럼 일견 모순되는 결과들은 자연스러운 현상일 수 있다. 어떤 전령물질도 '온/오프' 식으로, 혹은 '전부 아니면 전무(all or none)' 식으로 작용하지 않는다. 우리는 각 전령물질들이 전달하는 정보는 그것의 '양(quantity)'에도 담겨 있다는 것과, 전령물질이 작용한 결과는 전체의 맥락 속에서 결정된다는 것을 이해할 필요가 있다. 3장 4의 2), '(2) 면역 조절에 관련된 호르몬'에서 이와 관련된 논의를 했다.]

옥시토신은 심신이 충분히 이완된 상태에서 분비되는 치유의 호르몬이기도 하다. 상처 치유와 면역 증강과 관련된 기능도 있다. 이완과 치유 호르몬에 대해서는 6장 2의 '3) 이완 시스템'과 6장 2의 '5) 중추신경계의 내인성 치유물질'에서 자세히 다룬다.

[글상자 3-7] 옥시토신과 신뢰 행동

옥시토신은 신뢰, 친절, 이타적 행동을 매개하므로 사랑의 호르몬 또는 진정한 행복호르몬이라 불리기도 한다. 동물실험에서 옥시토신이 사회적 기억을 향상시키고, 사회적 상호작용에서 불안을 경감시키며 짝과의 친화적 행동을 촉진한다는 것이 확인되었다. 옥시토신은 회피행동을 감소시키는데, 이것은 반대로 접근행동의 증가를 가져오고 애착 형성이 가능해지게 한다.

인간의 경우에도 심리·사회적 스트레스에 대한 불안을 억제하고 사람들 사이에 신뢰감을 증진시키는 역할을 한다. 옥시토신이 풍부할 때 사람들은 경계하지 않고 서로 믿고 가까워진다(Heinrichs & Domes, 2008). 대중 앞에서 발표하는 동안, 곁에 있는 친구로 인해 불안이 경감되는 효과가 옥시토신에 의해 더 강화된다. 반려견과 높은 수준의 애착관계를 형성하고 있는 주인의 소변 내에는 옥시토신이 증가되어 있다. 옥시토신을 투여 받은 피험자는 신뢰게임(trust game)에서 자신이 믿는 사람에게 더 많은 금액을 투자한다(Kosfeld 등, 2005). 옥시토신이 다른 사람의 심리 상태를 추측하는 능력(mind-reading)에 영향을 미친다는 보고도 있다(Domes 등, 2007).

옥시토신 수용체는 신경계 전반에 존재하며 편도체에서도 많이 발견된다. 이를 통해 옥시토신은 편도체의 활성화를 여러 방법으로 조절할 수 있다. 편도체의 활성도가 커질수록 불안이 증가하고 불신하는 감정도 커지게 되는데, 옥시토신은 편도체의 수용체에 작용하여 편도체의 활성도를 낮춤으로써 불안을 낮추고 신뢰의 감정을 되찾도록 한다. 스트레스 상황에서 분비되는 옥시토신도 편도체의 활성도를 낮추어 스트레스 반응을 조절하며, 동료를 찾고 함께하도록 한다. 남성 위주의 스트레스 연구는 스트레스 반응을 투쟁-도피 반응으로 설명하지만, 여성은 스트레스 상황에서 주위 사람들을 찾고 돌보는 '보살피고 친구되는 반응(tend and befriend response)'을 하기도 한다(Taylor 등, 2000). 이 행동을 유발하는 데 옥시토신이 관여하는 것이다.

연애 초기의 강렬한 사랑에는 도파민이나 페닐에틸아민 같은 물질들이 작용하지만, 이들의 효과는 안정적이지 않고 지속적이지도 않다. 오랜 관계에서 느껴지는 신뢰와 안정감에 기반하는 사랑의 감정에는 옥시토신이 관여한다.

옥시토신이 가져오는 신뢰와 애착은 사회적 관계로까지 확대된다. 옥시토신은 사회적 보살핌과 이타적 행동을 보상하는 호르몬이다. 친절이나 이타적 행동에는 의지와 도덕, 이성적 판단을 담당하는 고위 뇌가 관여하기도 하지만, 그 생물학적 동기를 발생시키는 데는 변연계나 뇌간이 관여한다. 옥시토신, 엔돌핀 같은 호르몬들은 그러한 경험들을 보상하여 긍정적인 감정을 제공한다.

바소프레신(vasopressin)이라고도 불리는 항이뇨호르몬(antidiuretic hormone: ADH)은 시상하부에서 생산되어 뇌하수체 후엽에 저장되었다가 분비된다. 배뇨량을 감소시켜 신체에 수분이 보유되도록 함으로써 혈압을 상승시킨다. ADH 역시 스트레스 호르몬 중 하나이다. ADH는 CRH와 함께 ACTH 분비를 자극한다. 이 호르몬들은 부정적인 감정을 동반한 기억을 증강시키는 데 협력한다. 그 결과, 나중에 동일한 상황을 다시 반복하지 않고 회피하도록 돕는다. 남성에게서 ADH의 역할은 여성에게서 옥시토신이 하는 역할과 비슷하다. ADH는 수컷 포유류의 배우자 애착, 자녀 애착에 관여한다. 옥시토신과 ADH는 구조적으로 매우 유사하다. 이들은 단지 두 개의 아미노산만 다르다.

음식물을 섭취하는 행동에는 여러 호르몬이 관여한다. 대표적으로 인슐린, 렙틴(leptin), 콜레시스토키닌(CCK), 그렐린(ghrelin), 오렉신(orexin), 인크레틴(incretin) 등을 들 수 있다. 인슐린은 혈당을 감소시키는 호르몬인 동시에 음식물 섭취를 멈추도록 하는 신호이다. 혈당을 감소시키려면 혈액 속의 포도당을 제거하는 것도 중요하지만 근본적으로 음식물을 섭취하는 행동도 제어되어야 하므로, 인슐린이 이 두 가지 기능을 함께 수행하도록 하는 것은 생리학적으로 효율적인 설계이다. 인슐린의 혈중 농도는 체지방 정도와 비례한다. 지방이 많고 혈당이 높으면 그만큼 인슐린이 많이 필요해지기 때문이다. 인슐린은 시상하부의 신경펩타이드Y 분비를 억제하는 역할을 한다. 신경펩타이드Y는 음식물 섭취를 증가시키는 물질이다. 쥐의 시상하부 방실핵에 신경펩타이드Y를 주사하면 음식물 섭취 빈도가 배로 증가하며, 심지어 그 음식물에 쓴맛을 가미해 놓아도 그러하다.

렙틴도 음식물 섭취를 중지시키는 호르몬이다. 렙틴은 지방세포가 만드는 호르몬이므로 인슐린처럼 체지방량에 비례하여 혈중 농도가 나타난다. 렙틴도 시상하부에 작용하여 방실핵의 뉴로펩타이드Y 분비를 억제한다. 소장에서 분비되는 콜레시스토키닌도 음식물 섭취를 감소시킨다. 인크레틴도 소장에서 분비되는 호르몬이며 음식 섭취를 감소시킨다. 역시 위장관에서 분비되는 그렐린은 식욕을 증가시키는 호르몬이다. 시상하부에서 작용하는 오렉신은 식욕과 수면 조절에 관련된 호르몬이다. 오렉신도 식욕을 증가시킨다.

HPA축의 호르몬도 음식물 섭취에 영향을 미친다. 스트레스를 받으면 2/3 정도의 사람은 평소보다 더 많은 음식을 먹고, 나머지 1/3은 더 적게 먹는다. HPA축의 호르몬 중 CRH는 식욕을 억제하지만 코티솔은 식욕을 증가시키는 것으로 추정되고 있다. 특히, 코티솔은 당분과 지방이 많은 음식에 대한 욕구를 더 선택적으로 자극한다. 이외에도 노르에피네프린, 베타-엔돌핀, 가바(GABA) 등은 식욕을 증가시키고, 에피네프린, 도파민, 세로토닌, 칼시토닌, 글루카곤 등은 식욕을 감소시킨다.

성호르몬들이 정서와 행동에 지대한 영향을 미친다는 것은 잘 알려져 있다. 성호르몬이 단지 생식 기관을 성숙시키기만 하고, 암컷 또는 수컷으로서의 욕구를 일으키지 못하거나 그에 맞는 외모와 행동을 발현시키지 못한다면 생식 기관이 성숙하는 것은 무의미할 것이다. 사람에서도 성호르몬은 생식 능력뿐 아니라 외모, 정서, 행동에 널리 영향을 미친다. 테스토스테론 수치가 낮아지는 것은 정자 생산 감소, 고환 부피 감소, 발기부전 등을 야기하기도 하지만 성욕 및 성행동 감소 같은 심리·행동적 변화를 동반하게 된다. 테스토스테론이 결핍되면 남성은 신경질적이고 부정적인 감정 상태가 된다. 수감자들을 대상으로 한 연구는 테스토스테론과 폭력적 행동이 정적인 상관관계가 있음을 보여 준다. 동물의 교미행동, 구애행동, 지저귐 등 공격적이고 적극적인 행동은 테스토스테론에 의존한다. 테스토스테론과 같은 안드로겐은 대부분의 조류에서 수컷의 우월성과 공격적 행동 확립에 필수적이지만, 구애행동에서 암컷이 수컷보다 더 활동적인 일부 조류는 번식 주기 동안 수컷보다 암컷이 더 많은 안드로겐을 생산한다.

여성호르몬인 에스트로겐은 생식기계뿐 아니라 심혈관계나 근골격계에도 영향을 미치므로 폐경은 다방면에서 여성의 신체적 기능과 건강 상태에 변화를 가져온다. 에스트로겐 역시 감정과 밀접한 관계가 있다. 폐경기 우울증은 에스트로겐 투여로 완화되기도 한다. 프로게스테론은 임신을 유지시키는 호르몬이지만, 한편으로는 사회적 관계에서 서로 마음을 열고 다른 사람을 배려하게 하는 작용을 한다.

현재까지 남성에게만 혹은 여성에게만 존재하는 것으로 밝혀진 호르몬은 없다. 비록 남성호르몬이나 여성호르몬이라고 불리지만 이들은 남녀 모두에게 생산되며, 단지 생산되는 양과 장소만 다를 뿐이다. 성호르몬은 정소와 난소에서 주로 만들어지지만, 부신이나 지방조직에서도 만들어진다. 에스트로겐의 영향을 받는 생식기계의 암이 폐경 후에도 발생하는 데에는 지방조직에서 유래한 에스트로겐이 중요한 역할을 한다.

호르몬은 근원이 하나이든 아니면 어디에 존재하든 관계없이, 그리고 혈류를 통한 운반이나 축색 운반, 혹은 세포 사이 공간을 통해 직접적으로 운반되거나 하는 등의 운반 수단에 관계없이, 어떤 세포에 의해 분비되어 가까이 혹은 멀리 있는 다른 세포에 작용하는 어떤 물질이라는 로제 기유맹(Roger Guillemin)의 정의를 따른다면, 다른 동물이 분비하는 페로몬(pheromone)이나 환경호르몬도 호르몬에 포함될 수 있다. 비교내분비학은 인간과 생태계의 교류가 심신의 건강과 삶에 지대한 영향을 미치고 있다는 통찰을 제공한다. 결국 인간이 생태계와 접촉하거나 생물학적 자원을 이용하는 모든 경로가 인간의 내분비계에 영향을 줄 수 있다. [주: 동식물의 호르몬을 약리학적으로 이용하는 것은 매우 오랜 역사를 가지고 있다. 유전자재조합기술로 사람의 인슐린을 생산할 수 있게 되기 전에는 개나 돼지 같은 동물의 인슐린을 사람의 당뇨병 치료에 이용했다. 그러한 호르몬들도 인체 내에서 직접 생산한 호르몬과 동일한 수용체에 결합하여 동일한 생리적 효과를 낸다.]

사람과 유연관계에 있는 동물에서 기원한 호르몬만 인체의 생리에 영향을 주는 것은 아니다. 호르몬은 다세포 생물의 생존의 전제가 되는 세포 간 신호이므로, 중요한 호르몬일수록 진화의 과정에서 오랫동안 안정적으로 보존되어 왔다. 따라서 생물학적으로 거리가 매우 먼 동물이나 심지어 식물에서 인체에서 활성을 가지는 호르몬들을 발견되는 일이 드물지 않다. [주: 다시 인슐린을 예로 들면, 인슐린은 수십억 년 전에 출현했던 단세포 유기체에도 존재한다. 1980년대 초 로스(Roth) 등은 미생물에서 사람의 인슐린과 유사한 물질을 발견하고 이 물질을 동물에게 주입하여 인슐린과 같은 효과를 내는 것을 확인하였다. 이들의 연구는 인간의 내분비계와 뇌가 의사소통할 때 이용하는 전령물질이 본래 미생물에서 기원한 것으로 추측할 수 있음을 제안한다(Roth 등, 1982). 인슐린 외에도 포유류의 장에 존재하는 여러 펩타이드 전령물질과 수용체가 미생물에서 발견되었다.]

동물과 전혀 다른 방식으로 생식을 하는 식물에서도 동물의 성호르몬이 만들어지는데, 이것은 결코 미스터리한 일이 아니다. 단지 식물이 만드는 동물 호르몬은 그것이 동물의 생식 기관에서 하는 것과는 다른 기능을 식물에서 수행하고 있을 뿐이다. 앞에서 살펴 본 바와 같이, 호르몬은 지금까지 생각해 왔던 것처럼 단편적인 기능을 하는 것이 아니라 다양한 기관에서 다양한 기능을 한다. 한 호르몬이 생물계 전체에서 수행하는 기능의 목록은 더욱 길고 복잡할 것이다.

페로몬(pheromone)은 피부와 땀샘을 통해 공기 중으로 분비되는 물질로, 수용체를 통해 이를 감지하는 동물에게 생리적 변화, 감정 및 행동의 변화를 일으키는 것이다. 같은 종(species) 내에서만 기능하므로 생태계에 혼란을 초래하지 않는다고 알려져 있지만, 반드시 그렇다고 단정을 지을 수는 없다. 예컨대, 송로버섯을 찾을 때 암퇘지를 이용하는 이유는 송로버섯이 돼지의 페로몬과 같은 물질을 분비하여 돼지를 흥분시키기 때문이다. [주: 돼지에서 호르몬 또는 신경전달물질로 작용하는 물질이 개구리 같은 다른 동물, 심지어 식물, 세균에 이르기까지 수많은 생물이 서로 대화하는 데 사용되는 분자인 것으로 확인된다. 연구자들은 이를 '자연계 공통 신호전달물질'이라고 한다.]

페로몬은 동물이 자기의 새끼를 확인하거나 자신의 영역을 표시하는 일에서부터 짝을 유인하는 행동, 위험을 알리는 일, 생리적 기능을 변화시키는 일 등에서 이용되는 신호이다. 여러 마리의 암컷 생쥐를 키우는 경우, 생쥐는 가임신될 수 있다. 교미가 없어도 황체가 유지될 수 있고, 집단에 수컷 생쥐가 존재하면 암컷들의 발정 주기가 짧아지고 주기가 동기화되기도 한다. 또한 성체 암컷의 냄새가 어린 수컷의 정소 발달을 촉진하고, 성체 수컷과 어린 수컷을 함께 키우면 정소 발달이 지연된다. 임신한 암컷 생쥐를 낯선 수컷에게 노출시키거나 그 냄새에 노출시키면 임신이 차단되고 다시 발정기로 돌아가기도 한다.

페로몬의 작용은 후각계가 아닌 부속후각계에 의해 매개된다. 이를 야콥슨기관(Jacobson's organ) 또는 서골비기관(vomero-nasal organ: VNO)이라 한다. VNO를 통해 감지되는 신호는 거의 무의식적으로 처리되며 감각 중추로 직접 이동하여 감정을 자극하고 행동을 변화시킨다.

사람의 페로몬으로는 테스토스테론 분해물인 안드로스테논(androstenone), 땀과 함께 분비되는 안드로스테놀(androstenol), 여성 분비물에 들어 있는 코퓰린(copulin) 등이 거론되고 있다. 여성들은 다른 여성의 월경 주기를 동기화시킬 수 있는 페로몬을 분비한다. 1971년 마사 매클린톡(Martha McClintock)은 기숙사에서 함께 지내는 135명의 여성들에 관한 연구에서 친한 룸메이트끼리 월경 주기가 비슷해지는 것을 보고하였다(McClintock, 1971).

[글상자 3-8] **환경호르몬과 여성호르몬**

환경호르몬의 학술적 명칭은 내분비계 교란물질(endocrine disruptor)이다. 식품 등을 통해 체내로 유입된 후 호르몬처럼 작용하면서 내분비계의 정상적인 기능을 방해하거나 혼란시키는 화학물질을 말한다. 대표적인 영향으로는 수컷의 정자 수 감소, 수컷의 암컷화를 들 수 있는데 이는 여러 환경호르몬과 여성호르몬의 유사성 때문에 나타난다.

다이옥신(dioxin)과 같은 환경호르몬은 남성의 신체 내에 침투해 여성호르몬 수용체에 작용하여 여성호르몬과 유사한 작용을 한다. 체내에 여성호르몬이 많아지면 남성호르몬 작용이 방해를 받아 정자 생산 감소, 정자의 기형화, 정자의 운동 능력 감소 등이 나타난다. 다이옥신은 생리, 임신 등의 여성 기능도 손상시킬 수 있다. 자궁내막층을 증식시키고, 자궁내막 이외의 장소에 자궁내막층을 만들기도 한다. 따라서 여성호르몬에 의존하여 발생하는 유방암도 환경호르몬에 의해 증가한다. 모체에 들어간 환경호르몬이 태아 생식 기관 발달에 심각한 영향을 주기도 한다. 당뇨병, 성인 비만 등의 발생에는 플라스틱 가소제인 프탈레이트(phthalate)도 관계가 있는 것으로 지목되고 있다.

2016년 미국 연구진의 보고에 따르면, 환경호르몬에 의한 미국 내 보건 비용과 손실 비용은 연간 3,400억 달러에 이른다(Attina 등, 2016). 신경장애, 행동장애, 아동의 지능저하, 자폐증, 남성의 불임, 태아 결손, 자궁내막증, 비만, 당뇨병, 기타 몇 가지 종류의 암 발생을 증가시키는 것으로 보고되었다.

3) 면역계의 전령물질

면역계의 세포들은 사이토카인을 통해 서로 의사소통한다. 하지만 면역세포는 고전적 호르몬이나 신경전달물질에 속하는 다양한 펩타이드 호르몬들도 생산하고, 이 호르몬들에 대한 수용체도 가지고 있다.

면역계와 신경내분비계의 상호작용에 대한 연구는 프로오피오멜라노코르틴(proopiomelanocortin: POMC)에서 유래하는 펩타이드에 관한 것에서부터 시작되었다. POMC는 ACTH, 베타-엔돌핀, 멜라닌세포자극호르몬(melanocyte stimulating hormone: MSH) 등 여러 펩타이드 호르몬들의 전구물질로서, 뇌하수체, 림프구를 포함한 다양한 조직과 세포에서 만들어진다. 항원에 의해 자극된 면역세포는 ACTH와 베타-엔돌핀을 분비한다. 물론 림프구가 분비하는 ACTH와 베타-엔돌핀은 뇌하수체에서 만들어지는 것과 동일한 것이다. ACTH와 함께 HPA축의 호르몬인 CRH는 뇌하수체로 하여금 ACTH와 엔돌핀을 분비하도록 하기도 하지만, 면역세포에도 작용하여 이 호르몬들을 분비하도록 자극한다.

사실상 면역계는 지금까지 알려진 거의 모든 신경내분비 펩타이드 호르몬을 생산하고 있다. 그리하여 면역계를 '떠다니는 내분비계' '순환하는 뇌'라 부르기도 한다.

(1) 사이토카인과 신경내분비계

사이토카인(cytokine)이란 인체 내에서 핵을 가진 모든 세포 형에서 생산될 수 있는 단백질 전령물질이다. 세포(cyto-)의 증식과 분화를 유도하거나 기능과 활성을 변화(-kine)시키므로 사이토카인이라 한다. 사이토카인은 모노카인(monokine), 케모카인(chemokine), 인터류킨(interleukin: IL), 인터페론(interferon), 종양괴사인자(tumor necrosis factor: TNF), 집락자극인자(colony stimulating factor: CSF), 성장인자(growth factor: GF) 등, 여러 명칭으로 불려져 왔던 물질들의 총칭이다. 면역계에서는 면역반응이 효율적으로 일어나도록 하는 전령인 동시에, 면역세포의 생산, 성장, 분화, 활성화 과정에서도 중요한 작용을 한다. 사이토카인은 면역세포 이외의 세포들에도 고전적 호르몬이나 신경전달물질처럼 작용할 수 있다. 사이토카인의 작용 방식도 호르몬처럼 측분비, 자가분비, 내분비 양식을 모두 포함한다. 면역반응이 일어날 때에는 수많은 사이토카인들이 상호작용한다.

면역계 이외의 세포에서도 사이토카인이 생산된다. 특히 지방세포(adipocyte)가 분비하는 사이토카인(아디포사이토카인[adipocytokine], 아디포카인[adipokine])들이 당뇨병이나 심혈관계 질환과 관련이 있다는 사실의 발견은 당뇨병의 병태생리에 관한 지식을 진보시키고 치료 패러다임에도 중대한 변화를 가져왔다. [주: '[글상자 3-3] 면역과 만성질환: 친염증성 사이토카인과 대사 항상성'을 참고하라.]

사이토카인은 면역계와 신경내분비계 간 양방향 의사소통의 매개자이다. 면역세포는 사이토카인을 통하여 바이러스, 박테리아 같은 외래 물질의 침입에 관한 정보를 중추신경계에 전달한다(Besedovsky & del Rey, 2001). 이와 같이 면역계가 다른 감각기관들처럼 외부로부터 유입된 자극을 감지하고 중추신경계에 전달하는 능력이 있으므로, 블래록(Blalock)은 면역계 역시 내적 감각기관으로 간주해야 한다고 하고, 면역계를 제6의 감각기관(sixth sense)이라 하였다(Blalock, 2005). [주: 이 주제는 3장 5의 '2) 감각기관으로서의 면역계'에서 다룬다.]

말초에서 만들어진 사이토카인 중에서 일부는 중추신경계에 도달하여 중추신경계의 기능에 영향을 준다. 시상하부, 해마, 뇌하수체는 사이토카인에 의한 중추-말초 의사소통이 일어나는 주요 부위이다. 중추신경계가 사이토카인 신호를 받으면 그 신호는 신경내분비 신호로 전환되어 말초 생리나 심리·행동에 변화를 일으킨다. 신경내분비 신호 가운데 일부는 호르몬이나 신경전달물질 같은 전령물질의 형태로 면역계에 회송된다. 예를 들면, 면역계가 뇌로 보내는 사이토카인이 HPA축을 자극하면 HPA축에서는 면역 기능을 조절하는 호르몬들을 분비한다. IL-1, IL-2는 시상하부의 CRH의 분비나 뇌하수체의 ACTH 분비를 증가시킨다. IL-6 또한 HPA축의 강력한 자극자로서 스트레스 동안에 분비되어 CRH 분비를 자극한다. CRH 분비가 TNF-알파 같은 사이토카인에 대한 반응으로 증가되는 것도 관찰되었다.

사이토카인들이 중추신경계에 작용하는 것은 질병행동(illness behavior, sickness behavior)을 통해서 잘 설명된다(Dantzer, 2009). 발열, 통증 감수성 증가, 활력의 감소, 짜증과 우울감, 식욕 상실과 수면의 변화처럼, 질병에 동반되는 일군의 심리·행동적 변화들을 질병행동이라 하는데, 사이토카인은 이와 같은 질병행동을 매개한다. IL-1은 서파수면을 자극하고 음식 섭취를 억제하며 체온을 상승시킨다. IL-6은 특히 우울감을 만드는 것과 관련이 있다. TNF-알파도 질병행동의 여러 증상에 관여한다. 감마-인터페론, 집락자극인자(CSF), IL-2는 송과체의 멜라토닌 합성에 영향을 미친다(Maestroni, 1993). 그외에도 많은 사이토카인이 신경내분비계의 호르몬 생산과 관련되어 있다.

말초 면역계에서 생산된 사이토카인이 중추신경계에 영향을 줄 수 있는가라는 문제는 오랜 논쟁거리였다. 혈뇌장벽이 대부분의 거대분자를 차단하기 때문이다. 비록 사이토카인 중 일부가 혈뇌장벽이 느슨한 뇌실주위기관으로 접근할 수 있다고 하더라도, 전반적인 뇌 기능에 영향을 미치기에는 한계가 있다. 그런데 혈뇌장벽의 세포들이 혈액으로부터의 신호에 반응할 수 있고, 역으로도 마찬가지라는 것이 밝혀졌다. 이들은 특이적인 사이토카인 수송 분자들을 발현하여 사이토카인이 혈액에서 뇌로 이동하도록 해 주므로, 사이토카인이 뇌의 활동과 행동을 더 직접적으로 변화시킬 수 있게 한다.

예를 들면, 우울증이 순전히 말초에서 일어난 감염증에 의해, 즉 병원체의 침입에 의해 유도된 면역 활성화에 의해 나타나는 것이 가능하다. 연구가 진행됨에 따라, 우울증 환자는 증가된 혈중 친염증성 사이토카인, 특히 IL-6, TNF-알파 및 급성반응기단백질(CRP)로 특징지어질 수 있다는 점이 드러났다. 또한 이들 친염증성 사이토카인은 우울증과 관련이 있는 신경전달물질인 세로토닌 대사와 연결되어 있다. 이와 관련된 증거 중에는 감마-인터페론 같은 사이토카인이 트립토판을 세로토닌으로 전환하는 과정을 개시하는 효소인 트립토판하이드록실라아제(tryptophan hydroxylase: TPH)의 기능을 막는다는 것도 포함된다. 그 결과 세로토닌이 고갈되어 우울증이 야기되는 것이다.

이처럼 말초에서 만들어진 사이토카인이 혈뇌장벽을 지나 중추신경계로 이동할 수도 있지만, 중추신경계에서 발견되는 사이토카인 중 일부는 활성화된 면역세포가 직접 혈뇌장벽을 통과해 중추신경계로 들어가서 분비한 것일 수도 있다. [주: 물론 중추신경계 안에도 면역세포가 있으며 사이토카인을 분비한다.] 이 사이토카인들 역시 중추신경계의 활성이나 신경내분비 호르몬의 생산을 조절한다.

면역계 이외의 세포들도 사이토카인을 생산하는데, 신경세포도 예외가 아니다. 중추신경계에 있는 사이토카인의 기원으로서 신경계의 세포들이 포함된다. 신경세포는 IL-1 같은 사이토카인을 생산할 수 있다. 교세포들도 사이토카인을 만든다. 교세포들은 IL-1, IL-6, 감마-인터페론, 종양괴사인자(TNF), 종양성장인자(tumor growth factor, transforming growth factor: TGF), 집락자극인자 같은 사이토카인을 생산하고, 이 사이토카인에 반응한다. 성상교세포와 미세아교세포는 IL-1, IL-6, TNF를 분비한다. 미세아교세포는 IL-10도 분비하고, 슈반세포는 TNF-알파를 생산한다. IL-1은 성상교세포의 증식을 촉진하고 성상교세포가 TNF-알파, IL-6, 집락자극인자와 같은 다른 사이토카인들을 분비하도록 유도한다. 심지어 성상교세포는 보체를 만들 수도 있다. [주: 미세아교세포와 성상교세포는 나이가 들면서 점점 더 반응적이 되는데, 이것은 친염증성 사이토카인을 증가시키고 신경염증 상태를 악화시켜 인지기능과 정서를 변화시키는 결과를 초래한다.]

신경세포들이 생산한 사이토카인들은 기억 형성을 촉진하기도 하는데, 교세포로부터 발현이 증가된 친염증성 사이토카인은 기억 과정을 방해한다. 이와 관련하여, TNF-알파의 작용을 억제하는 것이 알츠하이머병 환자의 인지기능을 개선한다는 것은 주목할 만하다. 한편 암 치료나 바이러스 감염증 치료의 일환으로 사이토카인을 대량 투여하는 것이 정신과적 장애와 유사한 정신적 기능 교란을 야기하기도 한다. 알파-인터페론이나 IL-2 같은 사이토카인을 투여 받은 환자들 중 2/3에서 용량의존적으로 섬망, 지남력 상실, 짜증, 환각, 동요, 피로, 식욕부진, 우울 등의 정신적 변화가 야기되는 것이 발견되었다. IL-6이 신경세포와 교세포의 신경발생(neurogenesis)에 관여한다는 것도 밝혀졌다(Erta 등, 2012).

뇌하수체에서 만들어지는 것과 유사한 호르몬들을 면역세포가 분비한다는 것은 신경계세포가 사이토카인을 만든다는 것만큼이나 놀라운 사실인데 IL-1, IL-2, IL-6, TNF-알파, 감마-인터페론 등의 사이토카인은 면역세포들로 하여금 뇌하수체-유사 호르몬들을 분비시킨다. 면역세포가 만드는 호르몬은 이어지는 단원에서 다룰 주제이다.

이상의 내용은 면역학적인 반응이 진행되는 동안 사이토카인이 시스템의 통합과 항상성 유지에 중심적인 역할을 수행하고 있음을 확인해 준다. 면역세포나 그 이외의 세포들이 만드는 사이토카인이 심·뇌혈관계 질환, 대사성 질환, 그리고 우울증을 포함한 수많은 심리·행동적 장애의 병리적 과정에 관련되어 있다는 보고는 더 이상 새로운 것도, 놀라운 것도 아니다.

(2) 면역세포가 만드는 펩타이드 호르몬

3장 4의 2), '(2) 면역 조절에 관련된 호르몬'에서 면역 기능을 조절하는 호르몬들의 종류와 기능에 대해 살펴보았다. 이들 가운데 상당수는 펩타이드 호르몬, 특히 신경펩타이드이다. 신경펩타이드가 면역계에 작용할 수 있는 것은 면역 조직(tissue)이나 면역세포들이 이 펩타이드 호르몬들에 대한 수용체를 가지고 있기 때문이다. 면역계가 신경펩타이드에 대한 수용체를 가지고 있는 이유는 단지 신경계로부터 오는 신호를 수신하기 위해서일까? 물론 그렇지 않다. 면역세포가 신경펩타이드 호르몬에 대한 수용체를 가지고 있는 근본적인 이유는 면역세포들 스스로 신경펩타이드를 전령물질로 이용하기 때문일 것이다. 즉, 면역세포는 신경펩타이드를 생산, 저장, 분비한다(Carr & Blalock, 1991). 단지 이 전령물질들이 면역계보다 신경계에서 먼저 발견되었기 때문에, 우리는 면역펩타이드라는 용어보다 신경펩타이드라는 용어에 익숙해져 있을 뿐이다.

면역계는 사이토카인뿐 아니라 다양한 펩타이드 전령물질을 이용하여 면역계 내부의 신호를 교환하고, 나아가 뇌를 포함한 신체 내 모든 시스템과 의사소통을 하고 있다. 면역세포는 뇌에서 생산되는 것과 똑같은 신경펩타이드들을 분비할 수 있고, 면역세포에도 각종 신경펩타이드의 수용체가 있다. 림프구들은 ACTH와 베타-엔돌핀, 물질P, 혈관활성장펩타이드(VIP), 갑상선자극호르몬(TSH), 프로락틴, 성장호르몬 등 수많은 펩타이드 호르몬을 생산한다. 면역세포가 사람융모성생식선자극호르몬(hCG), 소마토스타틴, 옥시토신을 함유하고 있다는 것도 밝혀졌다. B세포, T세포, NK세포에는 베타-엔돌핀 수용체가 있고, B세포에는 엔케팔린 수용체가 있으며, 림프구, 비만세포, 호중구에는 소마토스타틴 수용체가 있다. 물질P, VIP, 성장호르몬, TSH, ACTH 수용체도 면역세포에서 발견되었다.

면역세포가 만드는 신경펩타이드 중에서 가장 잘 연구된 것은 엔돌핀, 엔케팔린과 같은 내인성 아편제(opioid)들이다. 신경세포와 면역세포에서 생산되는 이 물질들은 면역 기능을 증가 또는 감소시키는 면역조절자들이다. 1980년, 블래록(Blalock)과 스미스(Smith)에 의해 바이러스에 감염된 백혈구에서 엔돌핀 수용체가 발견되었다. 엔돌핀은 림프구의 증식을 강화할 수도 있고 억제할 수도 있다. 엔돌핀들은 스트레스 동안 부신수질에서도 분비된다. 엔케팔린 또한 면역을 조절하는 물질이다. T세포가 엔케팔린 수용체를 가지고 있다는 것은 이미 1970년대에 발견되었다. 엔케팔린은 IL-2 생산을 증가시키는 것으로 알려져 있다. 엔돌핀과 엔케팔린 모두 NK세포의 활성을 높이고, 항체의 생산을 억제하며, 세포독성T세포를 자극하는 것으로 보고되었다.

하지만 내인성 아편제들이 면역계에 미치는 영향에 관한 연구 결과들은 아직 일치하지 않는다. 일반적으로 알파-엔돌핀과 엔케팔린은 항체 생산을 저해하고, 베타-엔돌핀과 감마-엔돌핀은 항체 생산을 증가시키는 것으로 보인다. NK세포에 대해서는 베타-엔돌핀, 감마-엔돌핀, 메트-엔케팔린(met-enkephalin)이 NK세포의 활성화 수준을 향상시키지만, 알파-엔돌핀과 류-엔케팔린(leu-enkephalin)은 그렇지 않은 것으로 보인다. 한편 IL-1은 B세포의 베타-엔돌핀 생산을 유도하여 면역반응을 증강시킨다.

이 단원에서 확인할 것은 수많은 호르몬, 특히 신경펩타이드라 불리는 호르몬들이 본질적으로 면역계 내부의 전령물질이기도 하다는 것이다. 그리고 우리의 더 큰 관심사는 이들이 시스템 사이를 오가며 모든 시스템을 연결하고, 나아가 몸과 마음을 하나로 통합하고 있다는 사실이다.

5. 신경-내분비-면역계의 상호작용

신경-내분비-면역계 상호작용의 본질적인 목적은 (신체의 항상성을 넘어) 심신의 항상성을 유지하는 것이다. 이를 위한 시스템 간 상호작용은 양방향성이라는 것을, 앞의 여러 단원에서 수많은 증거와 사례를 통하여 확인하였다. 나아가, 이제 이 단원에서 우리는 신경계가 다른 시스템들보다 상위에서 그들을 감시하고 통제한다는 오래된 고정관념까지도 잠시 내려놓아야 한다.

1) 면역계와 항상성

우리가 알고 있는 면역계의 기능은 주로 손상에 대한 방어에 관한 것이다. 박테리아, 바이러스, 진균과 같은 병원체의 침입에 대해 경계를 유지하는 것도 면역계의 임무이지만, 기능이 다했거나 손상된 세포를 제거하고 돌연변이 세포를 감시하는 것 같은 내부적 경계 기능도 수행한다. 면역계는 항상성 유지의 한 축으로서 여러 생리 조절 기능에도 참여한다. 따라서 면역 기능이 감소하거나 변조되면 감염증이나 악성종양의 위험뿐 아니라 만성질환, 퇴행성 질환의 위험도 높아진다.

과도한 면역반응은 알레르기와 같은 과민반응을 일으키기도 한다. 때로는 자기(self)에 대한 면역관용(immunologic tolerance)이 붕괴되어 스스로 세포와 조직을 공격하는 자가면역질환(autoimmune disease)이 일어나기도 한다. 따라서 면역 활성이 적절한 균형을 이루는 것은 건강한 면역 기능을 유지하기 위해 가장 중요한 요건이다. 이러한 균형은 면역계 내부의 요소들에 의해 유지되기도 하지만, 신경계와 내분비계도 이 조절에 참여하고 있다. 특히 면역세포가 가지고 있는 노르에피네프린 수용체와 아세틸콜린 수용체는 자율신경계가 면역세포의 기능을 직접적으로 조절할 수 있도록 한다.

앞에서 살펴본 바와 같이, 면역세포들은 신경펩타이드와 내분비계 호르몬에 대한 수용체를 가지고 있다. 게다가 엔돌핀, ACTH, 프로락틴, 성장호르몬 등 수많은 신경펩타이드와 호르몬들을 면역세포가 직접 생산한다. 면역계를 '순환하는 뇌' '떠다니는 내분비계'라고 부르는 것은 결코 과장된 표현이 아니다. 면역계는 뇌에서 생산하는 것과 동일한 신경펩타이드를 생산하고, 뇌는 이 펩타이드를 수용한다. 면역세포는 사이토카인을 이용해서 신경계에 신호를 전달하기도 하지만, 직접 만든 신경펩타이드로 신경계와 상호작용할 수도 있다.

면역계의 산물들이 내분비계의 최고위 중추인 시상하부와 뇌하수체에 작용하고, 정서와 행동의 중추에도 영향을 미친다는 것을 확인하는 동안, 우리는 이미 [그림 2-1]의 항상성 삼각형을 회전시켜 [그림 3-17]처럼 면역계를 삼각형의 위쪽으로 이동시켰다. 항상성 유지라는 측면에서 보면, 면역 기능이란 우리 몸의 항상성을 파괴하려는 외부 침입자들의 공격에 대처하는 것이다. 이러한 공격이 있는 상태에서 최선의 대처를 하기 위해서는 다른 어떤 시스템보다 면역계의 주도적인 대응이 필요하다. 그러기 위해서 다른 시스템들의 양보나 희생이 요구되기도 한다. 예를 들어, 우리가 바이러스에 감염되었을 때 신경계는 면역계 전령들의 신호를 받아 질병행동을 일으킴으로써 감염된 사람을 자리에 눕게 하고 소화, 생식, 놀이, 인지적 활동 등 심신의 여러 활동도 자제하도록 만들며 면역계에 더 많은 에너지와 자원이 조달되도록 한다.

신경-내분비-면역계의 상호작용에 관한 수많은 증거들은 면역계가 항상성 유지의 한 축을 담당한다는 것을 다양한 방식으로 확인시켜 주었다. 이러한 증거들의 궁극적인 함의는 생리적 시스템들의 통합된 상호작용에 마음이 영향을 미치며, 역으로도 그러하다는 것이다. 이전에는 신경계 안에만 존재한다고 생각했던 많은 신경전달물질과 그들의 수용체가 면역계에서 속속 발견되고 있다. 뇌 안에 있다고 생각되던 전형적 신경전달물질인 가바(GABA)의 수용체나 벤조다이아제핀(benzodiazepine)의 수용체가 면역세포 상에서도 발견되었고, 이들은 실제로 면역계의 활동을 조절한다(Song & Leonard, 2000). 이것은 마음이

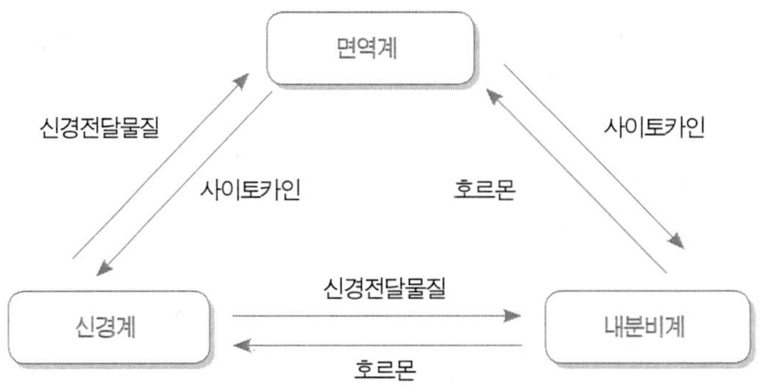

[그림 3-17] **면역계-신경계-내분비계의 상호작용**

질병과 건강에 미치는 영향을 추적할 수 있도록 해 주는 생리학적 단서들이다.

2) 감각기관으로서의 면역계

항상성이란 생체가 항상 일정한 내적 환경을 유지하는 것이다. 우리는 감각기관을 통해 외부의 온도가 낮아졌음을 감지하고 몸을 떨어 체온을 유지하며, 내부 혈당이 낮아졌음을 감지하고 혈당을 높이는 호르몬들을 분비한다. 따라서 항상성을 유지하기 위한 첫 번째 조건은 내외의 환경 변화를 감지하는 능력이다. 고등동물은 외부 환경의 자극을 감지하는 일에 특화된 전문적인 감각기관을 가지고 있다. 사람에게는 다섯 가지 감각기관이 있어 전자기파(빛), 진동, 화학물질 등에 관한 정보를 수용한다. 감각기관에서 수용된 자극이 중추신경계로 전달되면 신경내분비 활성과 인지, 정서, 행동에 적응적 변화가 일어난다. [주: 신체에는 내부 장기에서 발생하는 내부감각(interoception)을 수용하는 내부감각수용기(interoceptor)도 있다.]

오감에 수용된 자극 중에서 우리가 의식적으로 알 수 있는 부분은 매우 적다. 사람의 뇌는 초당 4억 비트의 정보를 처리하지만 의식적으로 처리되는 부분은 2천 비트에 불과하다. 하지만 의식하지 못하는 정보라도 생리적으로 무의미한 것은 아니다. 너무 짧게 스쳐지나가서 보았다는 사실조차 느낄 수 없는 시각적 자극에 대해서도 변연계는 반응을 하고, 정서와 얽혀 있는 기억을 불러내서 생리적 반응과 무의식적 행동을 일으킨다. 대뇌의 시각피질이 손상되어 앞을 볼 수 없는 맹인들이 간혹 스스로는 무엇을 보고 있다는 것을 전혀 의식하지 못하면서도 앞에 놓인 물건을 정확히 집거나 장애물을 피해 보행하는 경우가 있다. 이를 맹시(blindsight) 현상이라 하는데, 이것은 우리의 몸과 마음에서 일어나는 일 가운데 의식 아래에서 진행되는 일들이 우리에게 분명히 영향을 미치고 있다는 것을 보여 주는 한 예이다. [주: 맹시 현상과 무의식적 정보처리 경로에 관해서는 4장 2의 '3) 인지와 정서, 기억과 감정'에서 다시 설명한다.]

실제로 우리의 삶을 지배하고 생명 유지를 가능하게 하는 것은 이처럼 무의식적인 정보처리 과정이다. 이러한 과정에 의해, 우리가 전혀 의식하지 않는 상태에서도 혈압, 체온, 혈당 등이 안정적으로 조절되고 있다. 심리학에서 마음에는 의식으로 떠오르는 세계와 그 아래 잠긴 무의식의 세계가 있다고 설명하는 것처럼, 몸에도 의식할 수 있는 몸과 그 아래 수준에 있는 작은 무의식적 몸들이 있다. 그 중에서 가장 활동적으로 움직이는 몸은 면역세포들이다. 면역세포는 온몸을 분주히 다니며 침입자를 찾아내고 그들과 접촉하여 침입자의 종류를 확인하고 다른 면역세포들과 침입자에 대한 정보를 주고받으며 서로 협력하여 적절한 방식으로 전투를 치른다. 현미경으로 관찰하면 면역세포들이 서로 달라붙어서 세포 표면의 인식 분자들과 수용체를 이용해 복잡한 신호를 주고받는 모습이 수다스럽게 느껴질 정도이다. 면역학 안에서의 연구가 이와 같은 상호작용 방식과 그 내용에 관한 것이라면, PNI의 연구는 이 상호작용을 면역계 이외의 시스템, 특히 신경계로, 나아가 전체 생리적 시스템으로, 궁극적으로는 신체를 넘어 마음으로까지 확장한다. 이 과정에서 무의식과 의식도 이음매 없는 하나로 통합된다.

PNI에서 면역계와 신경계의 관계를 설명하는 방법 가운데 하나는 면역계를 하나의 감각기관으로 보는 것이다. 동물에게 면역계를 자극하는 물질을 주사하면 뇌의 전기적 활성이 증가한다. 예방접종에 대한 항체 반응이 최고점에 이르는 동안 시상하부의 신경 발화율이 증가된다. 이는 면역계에서 일어나는 일을 뇌가 인지한다는 것을 의미한다(Besedovsky 등, 1983). 오감의 자극을 인지하는 것처럼 면역학적 자극도 뇌가 인지하는 것이다. 블래록(Blalock)은 면역계도 내적 감각기관으로 간주해야 한다고 하고, 이를 제6의 감각(sixth sense)이라 하였다(Blalock, 2005).

오감의 정보가 그러하듯 면역학적 자극도 중추신경계로 전달되고 생리적 변화와 심리·행동적 변화를 일으킨다. 뇌가 면역 기능을 조절할 때 이용하는 두 가지 경로, 즉 신경망과 전령물질은 면역계가 뇌에 영향을 미칠 때 이용하는 경로이기도 하다. 면역계는 말초 조직에 침입한 세균, 바이러스 같은 면역학적 자극에 대한 정보를 중추신경계로 전달하고, 중추신경계는 면역계의 요구에 반응한다. 면역계에서 중추신경계로 보내지는 전령물질에는 사이토카인들뿐 아니라 ACTH, 엔돌핀, 세로토닌 같은 호르몬과 신경전달물질이 포함된다. 혈뇌장벽을 통과하지 못하는 전령물질이라도 일부는 뇌에서 혈뇌장벽이 느슨한 부위로 들어갈 수 있다. 게다가 말초에 있던 일부 면역세포는 뇌로 직접 들어갈 수도 있다. 이것은 마치 한 사람이 멀리 있는 다른 사람에게 어떤 소식을 알리기 위해 전화, 편지, 그리고 직접 찾아가는 방법을 모두 동원하는 것과 같다.

몇몇 인터류킨이 시상하부에 작용하여 HPA축의 활성을 조절하는 것처럼, 면역계는 주로 사이토카인을 이용하여 중추신경계의 면역 조절 관련 부위들로 정보를 보낸다. 말초 면역세포들 사이에서는 항원의 구체적 종류나 면역계가 동원해야 할 공격 수단에 관한 정보도 오가지만, 중추신경계로 전해지는 정보는 항원의 일반적인 유형과 침입의 강도에 관한 것이라는 점에서 차이가 있을 뿐이다. [주: 한 하부 조직 안에서 이루어지는 실무적인 의사소통과 전체 조직의 유기적 협력을 위해 여러 하부 조직 사이에 오가는 의사소통 내용이 다른 것은 당연한 것이다.] 정보를 받은 중추신경계는 시상하부나 뇌하수체 같은 기관을 중심으로 활성화되어 신경내분비학적 변화를 일으킴으로써 면역계의 요구에 부응한다. 여기에는 면역계의 활성을 조절해 주는 일도 포함된다. 신경계와 면역계 사이의 상호작용은 복잡한 피드백 회로에 매우 정밀하게 조절된다. 즉, 중추신경계가 면역계에 내리는 명령은 면역계가 다시 뇌에 보내는 신호에 의해 더욱 더 정밀하게 조절되는 것이다. 다시 HPA축을 예로 들면, 신경계의 시상하부는 HPA축을 통해 면역 기능을 조절하고 면역계는 사이토카인을 보내서 시상하부의 HPA축 활성화를 조절한다.

3) 신경내분비계와 면역계

신경내분비계에 발생한 신호는 면역조직이나 면역세포 근처에 분포해 있는 신경망을 통해서, 또는 혈관을 통해 운반되는 전령물질들을 통해서 면역계에 도달한다. 중추신경계의 시상하부-뇌하수체 축은 부신피질자극호르몬(ACTH), 갑상선자극호르몬, 생식선자극호르몬 등 여러 자극호르몬을 분비하여 내분비계의 활동을 조절한다. 한편으로는 중추신경계와 내분비계가 신경섬유를 통해 연결되어 있어 호르몬 분비가 조절되기도 한다. HPA축에서 분비되는 코티솔은 전자의 방식으로, SAM축에서 분비되는 에피네프린은 후자의 방식으로 조절된다. 그리고 이 두 축의 호르몬 모두 면역계의 활성을 조절하는 물질들이다. 앞에서 예를 든 것처럼, 역으로 면역세포가 분비하는 사이토카인은 시상하부의 CRH의 생산에 영향을 미쳐 HPA축을 조절할 수 있다. 노르에피네프린과 CRH는 서로에게 촉진제가 된다. 노르에피네프린은 시상하부의 CRH 분비를 자극하여 HPA축을 조절함으로써 당질코르티코이드(코티솔 등)에 의한 면역 억제에 관여할 수 있다. 이처럼 뇌에서 면역 기능 조절과 관련된 신경계, 내분비계의 통합이 이루어지는 핵심 지점은 시상하부와 뇌하수체이다.

에피네프린을 분비하는 부신수질과 코티솔을 분비하는 부신피질은 비록 서로 붙어 있지만 각자 독립적으로 기능한다고 생각되었다. 그러나 이들은 기능적으로도 매우 긴밀하게 연결되어 있다. [주: 3장 3의 4), '(8) 부신'을 참고하라.] 만성 스트레스 동안에 부신수질의 크롬친화성세포(chromaffin cell)들이 부신피질의 스테로이드 호르몬 분비 세포와 의사소통하여 코티솔 수준을 높인다. 말초의 코티솔 농도가 높아져서 HPA축에 음성피드백이 일어나더라도 뇌하수체의 ACTH에 의존하지 않고 부신 스스로 코티솔 생산을 유지한다. 이러한 말초 수준의 신경내분비 협력 시스템은 중추신경계의 참여가 없이도 면역계의 활성이 조절될 수 있음을 보여 준다. 면역세포에는 인슐린, 소마토스타틴, 아세틸콜린, 노르에피네프린, 베타-엔돌핀, 엔케팔린 등 수많은 신경전달물질과 내분비 호르몬의 수용체가 있다. 이것은 HPA축이나 SAM축과 무관한 신경전달물질과 호르몬들도 면역계 활성 조절에 참여한다는 것을 의미한다. [주: 3장 4의 2), '(2) 면역 조절에 관련된 호르몬'을 참고하라.]

말초의 신경계가 면역세포에 의해 활성화되기도 한다. 통증을 전달하는 감각신경은 비만세포에서 분비된 히스타민이나 트립타제(tryptase)에 의해 자극을 받는다. 소화관에서 일어난 면역학적 반응에 관한 정보는 이러한 경로로 뇌에 전달되어 통증과 함께 심리적 고통을 일으킬 수 있다.

염증(inflammation)은 신경계와 면역계가 함께 작용한다는 것을 설명하는 좋은 예가 된다. 염증은 가장 기본적인 면역반응이고 통증은 신경계를 통해 지각되는 현상이지만, 사실 이 두 가지 현상은 분리할 수 없다. 통증은 발열, 발적(redness), 부종, 기능장애와 더불어 염증의 5대 요소 중 하나이다. 염증이 없이 단순히 신경학적 문제로 인해서 발생하는 통증도 있지만, 대부분의 통증은 염증에 동반되어 나타난다. 아스피린이나 이부프로펜(ibuprofen)처럼 널리 사용되는 진통제들은 동시에 소염제이기도 하다. 감기약에 처방된 소염제가 우울증을 완화시킨다는 것도 염증이라는 현상 속에서 신경계와 면역계가 연결되어 있다는 것을 보여 준다.

앞에서 일부 언급한 바와 같이, 신경계나 내분비계에 의한 면역 조절은 여러 가지 방식으로 이루어질 수 있다. 첫째, 면역계는 면역조직에 분포되어 있는 자율신경계의 신경망을 통해 신경계의 영향을 받는다. 둘째, 대부분의 면역세포는 자율신경계의 신경전달물질이나 내분비 호르몬과 관련된, 하나 또는 그 이상의 수용체를 가지고 있으므로 신경전달물질이나 호르몬이 이들 수용체에 결합하여 직접적으로 면역세포의 기능을 조절할 수 있다. 셋째, 신경계나 내분비계가 특정 사이토카인의 생산이나 이들의 조절 작용을 돕거나 방해하는 간접적인 방법이 있다.

어떠한 유형의 신경내분비학적 변화라도 크든 작든 면역 기능을 변화시킬 수 있다. 면역 기능의 변화 역시 크든 작든 신경내분비학적 변화를 동반하지 않을 수 없다. 이것은 마치 삼각형의 세 꼭짓점 중에서 한 꼭짓점의 각도가 변할 때 다른 두 꼭짓점의 각도도 반드시 함께 변하는 것과 같은 이치이다. 면역세포 스스로 신경펩타이드와 호르몬을 생산한다는 사실은 이러한 시각적 비유에 대해 가장 명백한 생리학적 증거이다.

신경내분비계와 면역계 사이의 양방향 의사소통은 신체의 항상성 조절을 위한 기본 조건이다. 면역계에서 신경내분비계로, 신경내분비계에서 면역계로 오가는 전령물질들은 별개의 것이 아니며, 이 전령물질들은 신호를 발생시키는 시스템에서도 내부 신호로서 자가수신된다. 비록 전령물질이 오가는 양식이 매우 복잡하더라도 특정 시점에서 일어나는 변화와 관련된 정보는 모든 시스템이 동시에 받아야 한다. 그렇지 않으면 각 시스템이 순차적으로 정보를 받게 될 것이고, 최적의 균형 상태를 만들기 위한 시스템들의 노력은 영원히 어긋나게 될 것이다. 이것은 삼각형에서 한 꼭짓점의 각도가 변하고 나서 다른 꼭짓점들의 각도가 변하는 것이 아닌 것과 마찬가지의 원리이다. 이러한 면에서 볼 때 생명체는 조금씩 변화되고 있다기보다는 매 순간 새로 탄생하고 있는 것이다.

4) 자율신경계와 면역계

면역계는 신경계와 직접적으로 연결되는 해부학적 연결망을 가지고 있다. 말초의 면역조직에는 뇌와 척수로부터 뻗어 나온 자율신경계의 신경섬유들이 분포되어 있다. 이 신경섬유들은 골수, 흉선 같은 1차 면역기관과 비장, 림프절 같은 2차 면역기관에서 모두 발견된다. 교감신경계의 노르에피네프린 신경섬유는 면역세포에 근접해 있으면서 신경전달물질을 방출한다. 비장의 경우, 시상하부가 비장의 교감신경계를 조절하고 비장신경은 NK세포의 활성을 일부 조절한다. 면역세포들은 자율신경계의 신경전달물질에 대한 수용체를 가지고 있으므로 자율신경계로부터 직접적인 영향을 받는다.

교감신경뿐 아니라 부교감신경도 면역계와 연결되어 있다. 부교감신경계의 신경전달물질인 아세틸콜린도 미주신경을 통해서 면역반응을 조절한다. 물론 면역세포에는 아세틸콜린 수용체도 있다.

생명체가 단세포에서 다세포로 진화할 때, 체내 각 기관을 동조시키기 위해 발달시킨 것이 자율신경계이다. 신경전달물질, 호르몬, 사이토카인 모두 세포와 기관들 사이의 동조를 가능하게 하는 신호이다. 내분비계의 주요 특징 중 하나는 주기적인 분비 리듬을 가지고 있다는 것인데, 그 리듬은 자율신경계와 함께 변동하고 있다. 자율신경계는 기본적인 일주기(circadian) 리듬을 가지고 있고, 이것은 태양광선의 양, 기온, 기압과 같은 환경 인자들에 의해 변동한다. 면역계 또한 자율신경계와 더불어 변동하는 일주기성 리듬과 계절성 리듬을 가지고 있다. 자율신경계의 변화에 따라 주야간의 맥박수나 혈압이 주기적으로 변동하는 것처럼, 면역세포들의 증감도 자율신경계와 함께 변동하는 기본적 변화 패턴을 가지고 있다. 면역세포의 경우, 교감신경계의 활성이 우세한 주간에는 과립구가 증가하고 부교감신경계의 활성이 우세한 야간에는 림프구가 증가한다.

면역세포는 자율신경계에서 분비되는 카테콜아민이나 아세틸콜린을 수용할 수 있는 수용체를 가지고 있으므로 자율신경계의 균형 상태가 달라지면 면역계도 함께 영향을 받는 것은 당연하다. 예를 들면, 교감신경계에서 분비된 카테콜아민은 면역세포가 가진 에피네프린 수용체를 자극하여 보조T세포(Th)들의 균형 상태를 변화시킨다. 보조T세포 가운데 Th1은 세포성면역을 자극하고, Th2는 체액성면역을 자극한다. Th1과 Th2가 만드는 사이토카인은 서로를 길항하는데, 이 균형이 깨져서 한쪽으로 편향되면 알레르기를 비롯한 면역 조절 부전이 일어날 수 있다. 스트레스 반응에서 분비되는 카테콜아민은 이러한 경로를 통해 면역계에 영향을 미침으로써 다양한 면역학적 질환을 유발하거나 악화시킬 수 있다.

한편, 호중구나 대식세포처럼 식균작용을 하는 세포들은 침입자를 공격하는 수단으로 활성산소를 분비하는데, 이 활성산소는 다시 교감신경계를 자극하는 신호로 작용한다. 이처럼 자율신경계와 면역계는 신경망에 의한 해부학적 연결망과 전령물질을 통한 기능적 연결망을 통하여 양방향으로 상호작용한다.

5) 면역계의 기억과 학습, 그리고 임상적 의미

대상을 '인지'하여 자기(self)인지 비자기(non-self)인지 '식별'하고, 비자기에 대한 '반응'을 일으키고, 그 비자기의 정보를 '기억'하여 나중에 다시 침입했을 경우를 대비하는 것이 면역반응이 진행되는 과정이다. 기억은 특히 획득면역의 중요한 특징이다.

에드워드 제너(Edward Jenner)가 우두를 이용하여 사람의 천연두를 예방하는 방법을 발표한 것은 거의 19세기가 되어서였지만, 천연두에 걸렸다가 완치된 사람들이 다시 천연두에 걸리지 않는다는 사실은 수천 년 전부터 알려져 있었다. 기원전 5세기경, 그리스의 역사학자인 투키디데스(Thucydides)는 아테네에서 흑사병이 돌 때 흑사병 환자를 돌볼 수 있었던 사람은 흑사병을 앓았다가 회복된 사람뿐이었다고 기록하였다. 면역계는 한번 침입했던 항원을 기억하므로 어떤 감염증에 걸렸다가 낫게 되면 오래도록 면역기억이 유지되어 같은 질병에 걸리지 않는다. 예방접종은 이와 같은 면역계의 기억 능력 때문에 가능한 것이다.

기억뿐 아니라 인지, 식별, 반응도 모두 신경계, 특히 뇌를 연상하게 하는 단어들이다. 학습이라는 단어는 더욱 그러한데, 면역계는 의도적으로든 비의도적으로든 경험을 통해 학습을 한다. 면역계가 학습된다는 것을 보여 준 애더와 코헨의 연구는 PNI라는 학문이 성립되는 데 중대한 계기를 마련하였다. 이 연구는 신경계, 면역계 및 행동이 상호작용한다는 것과 함께, 면역계도 연합학습이 가능하다는 것을 보여 주었다. 파블로브의 개가 종소리를 듣고 침을 흘리는 것은 종소리라는 청각적 자극이 음식에 대한 기대를 만들기 때문이다. 청각적 자극을 인지하는 것은 신경학적 과정이고, 음식에 대한 기대가 떠오르는 것도 신경계에서 일어나는 일이다. 신경학적 자극이 신경계에서 반응을 만들고 말초의 생리에 변화를 준다는 것은 그다지 놀라운 일이 아니다. 자극-반응의 반복 경험에 의한 학습이 신경계에서 일어났다는 것도 마찬가지이다. 그러나 면역반응이 학습된다는 애더와 코헨의 연구 결과는 당시로서는, 그리고 지금까지도 어떤 학자들에게는 불편한 사실이고 아직까지도 생리학 교과서에서 주의 깊게 다루고 있지 않은 내용이다. 하지만 이와 관련된 유사한 보고들은 훨씬 오래전부터 있었다. 알레르기를 유발하는 물질과 특정 향기를 연합시켜서 알레르기 반응을 학습시키거나, 최면요법으로 음식물에 대한 알레르기 증상을 치료하는 사례들은 종종 보고가 되었다. 백여 년 전, 존스홉킨스 의대의 윌리엄 오슬러(William Osler)도 가짜 장미 냄새를 맡고 나서 천식 발작을 일으킨 환자에 대해 기술한 바 있다.

파블로브식 조건형성 절차를 이용하여 쥐의 면역계를 학습시켰던 애더와 코헨의 초기 연구 결과는 사람을 대상으로 한 연구에서도 재현되었다. 사람에서 과도한 면역 기능을 감소시키는 연합학습이 가능하다는 것이 확인된 것이다. 이 연구에 앞서 1982년에 애더와 코헨은 자가면역질환인 루푸스(전신성홍반성루푸스, systemic lupus erythematosus: SLE)에 걸린 쥐에게 이전과 같이 파블로브식 조건형성 절차를 이용하여 면역계를 학습시키고 쥐들의 질병이 극적으로 개선되었음을 확인했다(Ader & Cohen, 1982).

이 연구는 실제 환자에 대한 임상시험으로 이어졌다(Giang 등, 1996). [주: 자세한 내용은 4장 3의 '3) 조건화된 면역반응'에서 설명된다.] 현재는 과잉면역을 일으키는 것과 관련이 있는 면역계의 특정 요소만 표적으로 하여 면역 기능을 조절하는 생물학적 제제들이 개발되어 약물치료로 인한 부작용이 많이 감소하였으나, 수십 년 전만 해도 자가면역질환 치료에 사용하는 약물은 스테로이드제나 사이클로포스파마이드(cyclophosphamide) 같은 항암제가 주류를 이루었고, 이 약물들은 전신적으로 심각한 부작용을 일으켰다. 이 임상시험의 환자 역시 오랜 약물 사용으로 인한 부작용에 시달리고 있었다. 연구자들은 강한 향기를 스테로이드 약물과 연합시키는 데 성공하였고, 그 결과 부작용이 심한 약물의 사용량을 크게 감소시켰다. 이와 관련된 연구들은 아직까지 동물실험을 위주로 진행되고 있고, 특정 질병에 관한 연구에서 얻은 결과를 다른 질병으로까지 확대 해석하여 적용할 수는 없지만, 마음으로 몸의 질병을 다스린다는 심신의학의 기본 원리는 PNI 연구로부터 뜻밖의 과학적 근거를 확보하게 되었다.

면역 기능의 부조가 현대인을 괴롭히는 온갖 질병의 원인이고, 마음이 면역계에 영향을 준다는 사실은 우리의 관심을 스트레스라는 주제로 전환시킨다. 면역계의 주된 신경내분비학적 조절 경로는 HPA축이다. 그런데 HPA축에 관한 문제는 기억과 학습에 관한 논의를 다시 면역계로부터 신경계로 되돌려놓는다. HPA축은 스트레스와 외상(trauma)에 대한 기억 시스템과 연결되어 있다. 외상후스트레스장애(post-traumatic stress disorder: PTSD)는 재난 당시의 외상성 경험을 악몽이나 플래시백(flashback) 현상을 통해 지속적으로 재경험하는 것을 특징으로 한다. PTSD는 자율신경계의 각성에 의해 촉발되는 것으로, 뇌간에 있는 교감신경 중추인 청반의 노르에피네프린 회로에 의해 기억 회로가 강화되어 나타난다. 즉, 자율신경계의 과도한 활성화로 인해 청반에서 해마와 편도체로 향하는 노르에피네프린 회로가 자극되어 과거의 기억을 다시 불러오면서 외상성 사건을 반복해서 재경험하게 되는 것이다. 그런데 기억 형성과 관련된 변연계의 두 구조물인 해마와 편도체는 HPA축을 조절하는 주요 기관들이다. 시상하부의 CRH 생산 세포는 편도체와 해마 두 조직으로부터 조절을 받는데, 이들이 CRH 생산 세포에 미치는 영향은 반대이므로 HPA축에 미치는 영향도 반대이다. 편도체는 HPA축을 자극하여 스트레스 반응을 증가시키고, 해마는 HPA축을 억제하여 스트레스 반응을 감소시킨다. 해마의 신경세포는 코티솔에 취약하여 과도한 코티솔에 노출되면 위축되거나 사멸한다. 그 결과, 해마의 HPA축 조절 기능은 더욱 감소한다. 높아진 코티솔은 편도체를 자극하고, 편도체는 HPA축의 작용을 증가시키므로 해마는 계속 고농도의 코티솔에 노출된다. 만성 스트레스는 이와 같은 기제로 편도체의 과도한 활성화와 해마의 위축을 일으키게 된다.

이상의 내용을 종합하면, 시상하부가 중심이 되는 면역계와 신경내분비계의 양방향 의사소통 경로에서, 기억 형성에 결정적인 부위인 해마나 편도체가 조절 밸브와 같은 역할을 한다는 것을 알 수 있다. 그리고 이 부위들은 모두 면역계의 전령물질인 사이토카인의 중요한 환승역이다. 알레르기를 유발하는 항원에 대한 면역기억의 생화학적 본질은 면역세포가 가지고 있는 항원 수용체이다. [주: 즉, 특정 항원의 분자 구조에 꼭 맞는 수용체를 가진 면역세포가 기억세포(memory cell)로 남아 있으면서 나중에 그 항원이 다시 들어 올 때를 대비하는 것이다.] 비록 기억이라는 용어를 사용하기는 하지만, 이것은 정신적인 기억 현상과는 다르다고 생각해 왔다. 그러나 항원에 대한 정신적인 기억도 동일한 면역반응을 일으킨다는 것을 가짜 장미로 천식 발작을 일으키는 사례에서도 확인할 수 있다. 비록 중추신경계의 기억과 면역계의 기억이 다른 매체에 다른 방식으로 저장되어 있더라도 결국 그 기억들은 동일한 생리적 반응을 이끌어 낼 수 있는 것이다.

이것의 의미를 생리학의 용어로 설명하기는 어렵다. 단지 기억은 몸과 마음의 경험을 통해 형성되고 몸과 마음에 함께 새겨지며, 어디에 새겨진 기억이든 몸과 마음에 동일한 반응을 이끌어 낼 수 있다는 것으로 요약할 수 있다.

6) 스트레스와 면역

면역반응은 정서 상태에 따라 큰 영향을 받는다. 배우들에게 하루는 즐거운 감정을 연기하게 하고 하루는 부정적 감정을 연기하게 하면, 즐거운 감정을 연기한 날에는 면역반응이 증가하고 부정적 감정을 연기한 날은 면역반응이 감소된다. 면역계는 내분비계 및 신경계의 신호를 공유할 뿐 아니라 스트레스 호르몬에 의해 조절을 받기 때문에 스트레스의 직접적인 영향을 받는다. 한스 셀리에는 부신의 비대, 소화기계 궤양과 더불어, 면역계의 중추장기인 흉선과 림프절의 위축을 스트레스 반응의 3대 증상(triad of symptoms)으로 지목하였다. 스트레스 반응의 두 축인 SAM축과 HPA축 모두 면역계에 영향을 미친다. 질병이나 노동 같은 생리적 원인이든 빈곤, 시험, 사별, 실패 같은 심리·사회적 원인이든 스트레스는 면역 기능을 변경시킬 수 있다.

스트레스와 면역 기능의 관계는 PNI에서 가장 많이, 그리고 가장 광범위하게 다루어 온 연구 주제이다. 1980~1990년대에 이루어졌던 PNI의 고전적 연구들은 정신적 스트레스가 면역 기능을 억제하여 감염성 질환의 발병 가능성을 증가시키고, 예방접종에 대한 항체 생산을 감소시키며, 알레르기나 천식 같은 과잉면역과 류마티스관절염 같은 자가면역질환을 악화시키고, 악성종양의 발생과 진행에도 영향을 미친다는 것을 확인하였다. [주: PNI 초기에 이루어진 스트레스와 면역에 관한 고전적 연구에 대해서는 1장 1의 2), '(3) 정신신경면역학의 출범'을 참고하라.]

신경-내분비-면역계의 상호작용은 스트레스라는 상황 속에서 더욱 복잡하게 전개된다. HPA축과 SAM축이 가동되면 카테콜아민과 코티솔 같은 스트레스 호르몬들이 분비된다. HPA축의 활성화로 코티솔 수준이 상승하면 코티솔에 의한 HPA축의 음성피드백이 일어난다. 또 다른 스트레스 호르몬인 엔돌핀과 엔케팔린도 ACTH를 억제한다. HPA축의 CRH 생산은 베타-엔돌핀의 생산을 동반하며, CRH는 림프구들의 베타-엔돌핀 생산을 유도한다. 이러한 복잡한 상호조절 작용의 목적은 단순히 면역 기능을 증가시키거나 감소시키는 것이 아니라, 면역 기능의 균형을 유지하기 위한 것이다. 만일 이 상호조절망에 결함이 생기면 과잉면역이나 면역 부전이라는 결과를 피할 수 없다. 스트레스 상태가 지속되면 이러한 조절 기제가 손상된다. 만성 스트레스로 인해 HPA축에 대한 음성피드백 능력이 훼손되면 심각한 면역 조절 부전이 야기될 수 있다.

실험실에서 제공되는 것 같은 짧은 스트레스원에 대해서는 카테콜아민에 의해서 면역 기능이 일시적으로 상승하는 것을 관찰할 수 있다. 그러나 스트레스가 장기화되어 코티솔 분비가 증가하면 그 효과는 반전된다. T세포, B세포 모두 코티솔 수용체를 가지고 있다. 만성 스트레스로 인해 증가된 코티솔의 영향으로 T세포, B세포 등 면역세포의 수와 활성이 감소한다. 또한 암세포나 바이러스에 감염된 세포를 처리하는 NK세포도 감소한다. 코티솔은 부신에서 생산되는 또 다른 호르몬인 DHEA를 감소시키는데, 이 또한 NK세포의 활동력이 저하되는 결과를 초래한다. 코티솔 농도가 DHEA 농도에 비해 너무 높은 상태가 지속되면 조직의 대부분, 특히 뇌나 면역계에 손상이 일어날 수 있다. 대중연설 과제를 부여하여 인위적으로 유도한 스트레스에 대해, 교감신경의 항진을 의미하는 심박수 반응이 컸던 사람들은 이후 실시한 암산 수행 과제에 대해서도 대조군에 비해 더 큰 심박수와 혈압 반응을 보이며 코티솔 반응도 더 크다. 교감신경계 항진과 코티솔 분비 두 가지 모두가 면역 기능의 중요한 조절자이므로 스트레스에 대한 반응성이 큰 사람일수록 면역 기능도 더 많이 영향을 받을 것으로 예측할 수 있다.

한스 셀리에의 일반적응증후군(general adaptation syndrome) 이론의 핵심은 지속되는 스트레스가 면역 기능을 저하시키고 신체에 각종 장애를 가져올 수 있다는 것과 그 원인은 부신피질에서 분비되는 코티솔 때문이라는 것이다. [주: 일반적응증후군에 대해서는 6장 1의 '3) 스트레스, 적응, 질병'에서 설명한다.] 스트레스 수준의 코티솔은 대식세포의 항원 섭취 능력을 감소시키며, 대식세포의 MHC 분자 발현을 감소시키고, 대식세포의 IL-1 생산도 감소시킨다. [주: MHC는 주조직적합복합체(major histocompatibility complex)라는 유전자 집단을 뜻한다. MHC에서 만들어지는 MHC 분자는 대식세포가 섭취한 항원을 T세포에게 제시할 때 사용하는 세포막 표면 분자이다. 그런데 MHC 분자는 면역계가 자기와 비자기를 인식할 때 이용하는 표식이기도 하다. 따라서 조직(장기)이식의 적합성을 결정하는 주요 인자가 되므로 주(요)조직적합복합체라 한다. 항원제시에 대해서는 3장 3의 1), '(3) 면역계'를 참고하라.] 또한 림프구들의 수를 감소시키거나 활동을 억제하고, T세포가 면역반응을 전개하는 데 핵심적인 사이토카인인 IL-2 생산도 감소시킨다. 코티솔은 주로 사이토카인에 의해 전달되는 메시지를 차단함으로써 면역반응을 억압하거나 병원체에 대한 반응성을 저하시킨다. 림프구들이 순환계로부터 빠져나오도록 해서 면역 조직 내의 저장소로 가두는 효과도 낸다. 게다가 코티솔은 림프구의 아포프토시스 경로를 유도하여 면역세포를 사멸하게 할 수도 있다. 코티솔의 효과는 B세포보다 T세포에 대해서 더 크기 때문에 체액성면역보다 세포성면역이 더 큰 영향을 받는다. 또한 코티솔은 흉선에서의 T세포 발달에 복잡하고도 미묘한 영향을 미치는데, 높은 농도에서는 흉선세포의 아포프토시스를 유도할 수 있지만 낮은 농도에서는 흉선세포의 성숙을 강화할 수도 있다.

스트레스에 의해 증감되는 세로토닌, 엔돌핀, 프로락틴 등도 면역 기능에 영향을 미치는 호르몬이다. [주: 3장 4의 2), '(2) 면역 조절에 관련된 호르몬'을 참고하라.] 즉, 스트레스는 HPA축이나 SAM축과 무관한 경로로도 면역 기능에 영향을 미치게 된다. 하지만 이들이 면역계에 초래하는 결과는 스트레스의 진행 국면이나 스트레스의 유형에 따라 복잡한 양상으로 나타난다. 스트레스 반응에는 특히 친염증성 사이토카인인 IL-1, IL-6, IL-12, IL-18, TNF-알파 등이 관여하고 있다. 스트레스 하에서 사이토카인은 자율신경계와 내분비계의 영향으로 증감되며, 이들은 다시 신경계, 내분비계에 영향을 준다.

신경과학과 면역학은 지난 30년간 비약적으로 발전하였다. 이러한 발전에 힘입어 스트레스와 면역의 관계에 관한 연구도 더욱 다양한 기능과 지표에 관한 것으로 확대되고 있다. 킹 얀(Qing Yan)은 최근까지 진행된 수많은 면역 지표에 관한 연구 내용과 이들의 병리학적·약리학적 의미에 관하여 광범위하게 정리하였다(Yan, 2017).

스트레스가 면역 기능에 영향을 미친다는 것을 단순히 스트레스가 면역 기능을 억제한다는 것으로 해석하지 않도록 주의해야 한다. 스트레스가 모든 유형의 면역반응을 억제하는 것은 아니며, 모든 면역계의 구성성분에 동일한 영향을 미치는 것도 아니다. 스트레스의 종류, 스트레스의 진행 국면, 측정한 면역 지표의 종류에 따라 스트레스가 면역계에 미치는 영향은 매우 복잡하게 나타난다. 유사한 스트레스 상황에서 동일한 지표를 측정했다 하더라도 연구 결과가 상이한 경우도 적지 않다. 이와 관련하여 3장 4의 2), '(2) 면역 조절에 관련된 호르몬'에서 몇 가지 고려할 사항을 언급하였다.

그럼에도 불구하고 만성적인 스트레스가 면역 기능을 교란하고 질병에 대한 저항력을 감소시키는 것은 분명하다. 질병에 대한 저항력이 감소된다는 것은 면역계의 활성이 감소한다는 것과 같은 의미가 아니다. 면역 기능의 부조는 알레르기, 자가면역질환 같은 면역계의 과도한 활성화를 초래할 수도 있다. 스트레스가 유발하거나 악화시킬 수 있는 심신의 장애에 관해서는 6장 3의 '2) 스트레스와 질병'에서 자세히 다룬다.

비록 스트레스와 면역의 관계가 매우 복잡하고 동일한 지표에 관한 연구 결과 또한 혼란스럽지만, 대략적으로 큰 맥락은 파악할 수 있다. 세게르스트롬(Segerstrom)과 밀러(Miller)는 30년 이상의 기간 동안 이루어졌던 300여 편의 연구를 메타분석하여 심리적 스트레스와 면역계의 관계를 검토하였다(Segerstrom & Miller, 2004). 수분 정도 지속되는 급성 스트레스는 일부 자연면역의 지표들을 상승시키고, 특이면역의 지표들은 감소시키는 것으로 나타났다. 시험과 같은 스트레스에서는 세포성면역이 억제되지만, 체액성면역은 유지되었다. 만성 스트레스는 세포성면역과 체액성면역을 모두 억제하였다.

스트레스가 면역 기능을 감소시킨다면, 스트레스를 감소시키는 중재법(intervention)이 면역 기능을 향상시킬 수도 있을까? 이 질문에 대한 대답은 예방접종에 대한 항체 형성 반응 연구에서 제공되었다. 전투 스트레스를 겪는 군인들에게 예방접종을 하면 항체가 효과적으로 형성되지 않는다(Yang & Glaser, 2002). 삶의 스트레스가 심하다고 보고하는 사람들의 경우에도 예방접종 후 항체 형성 반응이 빈약한 것으로 드러났다(Pederson 등, 2009). 그런데 스트레스 감소를 위한 인지행동적 중재법을 실시한 경우, 독감백신에 대한 스트레스군의 항체 형성률은 대조군의 1/4배, 인지행동적 스트레스 중재 프로그램을 실행한 스트레스군의 형성률은 대조군의 2배였다(Vedhara 등, 2003).

존 카밧진(Jon Kabat-Zinn)이 개발한 마음챙김-기반 스트레스 감소(Mindfulness-Based Stress Reduction: MBSR)라는 명상 프로그램에 관한 다수의 연구에서도 참가자들의 면역 기능이 향상되었음을 보고하였다(Davidson 등, 2003; Fang 등, 2010). 크레스웰(Creswell) 등은 마음챙김명상이 AIDS의 원인 바이러스인 HIV(human immunodeficiency virus)에 감염된 성인에서 CD4 T세포의 감소 현상을 완충하였음을 보고하였다(Creswell 등, 2009). [주: 보조T세포는 표면에 CD4라는 분자를 가지고 있어 CD4 T세포라고도 불린다. 보조T세포는 세포성면역과 체액성면역을 총괄적으로 지휘하며, 자연면역까지도 활성화시키는 면역세포이다. HIV는 보조T세포를 공격하므로 전체 면역반응을 무력화시킨다. 3장 3의 1), '(3) 면역계'를 참고하라.] 마이클 안토니(Michael Antoni)도 HIV에 감염된 남성들에게 스트레스 관리 프로그램을 제공한 결과, 바이러스에 감염된 세포를 공격하는 NK세포와 HIV를 공격하는 T세포가 증가하였음을 보고하고(Antoni 등, 1991), 스트레스 완화를 위한 인지행동적 중재법이 HIV 감염자들의 기분, 신경내분비계, 면역계에 미치는 영향에 대한 PNI 모델을 제시하였다(Antoni, 2003).

스트레스와 면역에 관한 연구는 생리학, 심리학, 면역학, 신경과학 등 다방면의 연구자에 의해 다각도로 이루어져, PNI라는 새로운 학문의 과학적 기반을 충실히 다지는 동시에 다학제적 연구의 플랫폼을 구축하였다. 이 연구들은 신경-내분비-면역계의 기능이 서로 연결되어 있다는 것과 함께 그 연결의 양상에 상당한 정도의 개체 간 차이가 존재한다는 것을 확인하였다. 이는 중추적으로 결정된 자율신경계 반응성에 있어서 개체들이 서로 다르다는 것, 그리고 이 차이가 면역 기능이나 장기적인 건강에 잠재적으로 큰 영향을 미친다는 점을 알려 주었다. 이러한 연구는 건강관리시스템 전반에 커다란 함의를 제공하고 있다. 한편으로는 이른바 '표준화'된 진단·치료법의 한계와 더불어 개인의 심리·사회적 환경과 발달학적 단계를 고려한 개별적 접근의 필요성을 지적하는 것이기도 하다.

스트레스 완화를 위한 인지행동적 중재법들이 면역 기능을 실질적으로 향상시킨다는 발견은 현대의학이 질병 치료 방법론의 레퍼토리를 확대하는 것으로 이어지게 되었고, 몸 중심의 생의학적 패러다임에서 심신통합적 패러다임으로의 변화를 가속함으로써 통합의학의 출범을 앞당겨 현대의학의 실질적 외연을 확장시켰다. 또한 질병 치료 중심에서 건강 증진 중심으로 정책적, 방향적으로 전환한 보건의료계에 스트레스 관리라는 구체적 과제를 제시하였다. 이와 같은 PNI 연구의 의미는 2장 '2. 통합 패러다임으로서의 정신신경면역학'에서 다루었다.

7) 정신장애와 면역

인체의 한 시스템에서 발생한 문제가 다른 시스템에 영향을 줄 수 있다는 수많은 증거를 앞에서 살펴보았다. 면역계가 신경계에 영향을 미친다면 면역 기능의 부조가 정신과적 장애의 원인이 될 수도 있을까? 면역학적 자아가 분열되어 면역계가 자기(self)를 비자기(non-self)처럼 공격하는 자가면역질환이 정신적인 자아 분열, 즉 조현병과 동반되는 이유를 이러한 방식으로도 설명할 수 있을까?

뇌와 면역계가 상호작용하므로 뇌 기능의 이상은 면역 이상을 유발할 수 있다. 시상하부나 뇌하수체가 파괴된 동물은 면역 기능이 손상되며, HPA축처럼 뇌가 면역을 조절하는 축이 제대로 작동하지 않는다면 과잉면역을 야기할 수도 있다(Sternberg & Gold, 1997). 그렇다면 역으로 면역 기능의 이상이 정신적인 장애를 유발할 수도 있을까?

만성 감염증이나 자가면역질환처럼 면역계가 만성적으로, 또는 과도하게 활성화되는 질환에서 우울증이 동반되는 경우가 많다. 감기 등 다른 질병을 치료하기 위한 목적으로 복용한 소염제가 면역반응을 억제하여 우울증을 완화시키기도 하며, 면역 기능을 상승시키기 위해 사이토카인을 투여하는 경우에는 우울증이 나타나기도 한다. 염증과 같은 면역반응이 신경계에 영향을 줄 수 있다는 것은 심리적 스트레스가 면역 기능을 변화시킨다는 것만큼이나 자연스러운 사실이다.

모든 정신장애가 그렇지는 않더라도 일부 장애의 발병은 면역학적 질환들과 관련이 있다. 우울증 환자에서 높은 빈도로 나타나는 유전자 단일염기다형성(single nucleotide polymorphism: SNP) 가운데 상당수가 면역세포의 기능과 관련된 것들이다(Wong 등, 2008). 항체의 L-사슬에서 유리되는 벤스-존스 단백질(Bence-Jones protein)이 정신과적 장애의 증상과 비례하여 변동한다는 것이 1970년대에 보고되었는데, 이것을 계기로 정신의학 안에서 정신신경면역병리학(psychoneuroimmunopathology: PNIP)이 등장하였다(Jozuka,

2017). [주: 항체 단백질은 L-사슬(light-chain, 경쇄)과 H-사슬(heavy-chain, 중쇄)로 이루어져 있다.]

불안, 외상성 스트레스, 강박장애 등에 대한 PNI 연구에서는 면역계와 HPA축의 기능부전에 주목하였다(Furtado & Katzman, 2015). 이러한 기능부전은 코티솔과 사이토카인들의 변화에서 반영된다. 친염증성 사이토카인인 TNF-알파는 스트레스 관련 우울증의 주요 매개자이다(Demirtas 등, 2014). 역시 친염증성 사이토카인인 IL-6의 증가는 불안, 우울, PTSD 같은 질환과 관련이 있었다(Haroon 등, 2011; Carpenter 등, 2010). 염증과 우울증의 상관성을 확인한 PNI 연구는 항염증성 우울증 치료제의 개발로 이어지기도 했다(Su, 2015). 심한 염증을 동반하는 자가면역질환인 류마티스관절염에 처방되는 표적치료제들(에타너셉트[etarnercept], 인플릭시맙[infliximab], 아나킨라[anakinra])은 우울증을 비롯한 정동장애에 효과를 보였다(Irwin & Miller, 2007). 친염증성 사이토카인들은 신경전달물질의 대사와 신경가소성(neuroplasticity)에도 영향을 준다(Leonard & Myint, 2009). [주: 뇌의 신경망은 학습과 경험에 의해 새롭게 형성되며, 이미 형성된 신경망도 더 강화되거나 소멸될 수 있다. 이것을 신경가소성이라 한다.]

조현병과 면역의 관계는 수십 년 동안 연구되어 왔다(Sperner-Unterweger & Fuchs, 2015). 염증은 조현병에서도 중요한 발병 기제로 확인되고 있다. 조현병 환자들에게는 친염증성 사이토카인이 증가되어 있으며, 친염증성 사이토카인의 농도는 정신병 증상의 정도와 비례하여 변동한다(Dimitrov 등, 2013). 특히 IL-2는 조현병이나 중추신경계의 자가면역질환과 관련하여 중요한 역할을 한다. 조현병 환자는 타인의 감정을 파악하는 것 같은 사회적 인식이 결여되는데, 최근의 연구에서는 건강한 사람에게도 염증을 일으켰을 때 다른 사람의 감정을 이해하는 능력이 감소하는 것이 확인되었다(Moieni 등, 2015). 염증과 조현병의 관계에 관한 연구 중에는 항정신병제가 면역 조절 기능이 있다는 것도 포함된다. 소염제인 고리형산화효소-2 억제제(cyclooxygenase-2 inhibitor: COX-2 inhibitor)가 초기 조현병에 효과가 있다는 연구도 있다(Müller 등, 2015).

조현병과 감염증 또는 자가면역질환이 관련이 있음을 보여 주는 연구들은 오래전부터 제시되어 왔다. 자가면역질환이 조현증 위험을 높인다는 것은 이미 새로운 보고가 아니다. 존스홉킨스 의대의 벤로스(Benros) 등은 1981~1998년까지 조현병으로 진단된 환자 8천여 명과 그 가족들을 조사하여 조현병이 광범위한 자가면역질환들과 관련이 있다는 것을 확인하였다(Benros 등, 2011). 여기에는 뇌-반응성 자가항체와 관련된 기제가 관여하고 있는 것으로 나타났으며, 감염증이나 염증이 있을 때 혈뇌장벽의 투과성이 항진된다는 사실도 확인되었다.

심지어 정신장애의 치료에 면역학적 방법이 효과가 있을 수도 있다는 것을 보여 주는 연구도 진행되었다. 노벨상 수상자인 유전학자 마리오 카페키(Mario Capecchi)의 연구팀은 주로 백혈병 치료에 적용되는 골수이식이 강박장애 치료에 효과가 있다는 것을 보여 주는 연구를 수행했다(Chen 등, 2010). 연구자들이 주목한 것은 중추신경계의 면역세포인 미세아교세포(microglia)이다. [주: 미세아교세포는 교세포의 일종으로서 면역 기능을 담당한다. 3장 3의 1), '(1) 신경계'를 참고하라.] 연구자들은 미세아교세포가 정신과적 장애와 관련이 있는 것으로 설명하고, 우울증, 조현병, 자폐증 같은 다른 정신과적 장애들도 면역계와 관련되어 있어 면역학적 치료가 유효할 수 있다는 결론을 제시하였다.

3장 4의 3), '(1) 사이토카인과 신경내분비계'에서도 언급한 바와 같이, TNF-알파의 작용을 억제하는 것이 알츠하이머병 환자의 인지기능을 개선하며, 암 치료나 바이러스 감염증 치료를 위하여 사이토카인을 대량 투여하는 것은 정신과적 장애와 유사한 정신적 기능의 교란을 일으킨다. 알파-인터페론과 IL-2 같은 사이토카인을 투여 받은 환자 중 2/3에서 용량의존적으로 섬망, 지남력 상실, 짜증, 환각, 동요, 피로, 식욕부진, 피로, 우울 등의 증상이 나타난다. 이러한 변화는 대부분 감염증에서도 나타나는 것들이다. 따라서 면역계가 정신과적 장애나 행동학적 장애와 관련이 있다는 것은 경험적 사실로도 지지된다. 이를 확인할 수 있는 또 다른 증거는 정신과 약물도 면역계에 영향을 준다는 것이다. 예를 들어, 양극성장애(조울증) 치료제인 리튬(lithium)은 과립구 생성을 자극하는 강력한 효과를 가지고 있다. 조현병 치료제로 사용되는 신경이완성 약물이 자가항체의 생산을 유도하고, 항세균 효과를 가진다는 것도 발견되었다. 항우울제에 항염증 작용이 있다는 것 역시 반복적으로 확인되어 온 사실 중 하나이다. 신경계에 영향을 주는 알코올, 니코틴, 마약(대마초, 코카인, 헤로인 등)도 면역반응에 영향을 미치는데, 대체로 면역 기능을 억제한다.

외상성 사건은 PTSD를 유발할 수 있다. 이 질병의 진단과 치료는 주로 심리학이나 정신의학의 영역에서 이루어져 왔다. 앞에서 살펴본 바와 같이, PTSD는 자율신경계의 과도한 활성화에 의해 발생하므로 외상성 사건이 발생한 직후에 노르에피네프린의 작용을 차단하는 베타-차단제를 투여하여 발병을 감소시킬 수 있다. 그런데 면역 기능을 증강시키는 방법으로도 PTSD를 완화할 수 있음이 보고되었다(Lewitus 등, 2008). 이 연구에서는 마이엘린-관련 펩타이드(myelin-related peptide)를 이용하여 면역을 형성함으로써 PTSD의 만성적 영향을 완화시켰다.

중추신경계의 손상이 면역계에 영향을 줄 수 있다는 것은 시상하부를 손상시킨 동물에서 면역 기능이 훼손되는 것을 발견한 오래전의 연구에서부터 확인되었다. 대뇌피질의 기질적·기능적 상태도 면역 기능과 관련이 있다. 리차드 데이비슨(Richard Davidson)은 감기 예방접종에 대한 항체 형성 반응을 측정하여 뇌와 면역 기능의 관계를 조사하였는데, 좌뇌의 활동이 많은 사람일수록 항체가 더 많이 생성되었다. 우뇌의 활성이 더 높아 부정적 정서를 더 많이 경험하는 사람에서는 NK세포의 활성 수준이 더 낮았다(Davidson 등, 1999). [주: 좌우뇌와 정서의 관계는 4장 2의 '4) 이성과 감성의 통합'에서 다룬다.] 장내 면역계의 기능 변화가 정서뿐 아니라 무의식적 수준에서 일어나는 인지적 · 행동적 결정에 영향을 미친다는 보고도 이어지고 있다.

이상의 내용을 지나치게 확대 해석하는 것은 경계해야 한다. 방법론에 결함이 있거나 재현되지 않는 연구도 있으므로 결과를 일반화하는 것도 현 단계에서는 시기상조이다. 그러나 개연성마저 외면하는 것을 신중한 태도라고 할 수는 없다는 것을 지난 PNI의 역사가 보여 준다. 정신병리와 관련된 각종 신경전달물질이 면역계에도 작용할 수 있고, 면역계도 그러한 물질들을 생산하거나 그들의 작용을 직간접적으로 조절할 수 있는 물질을 생산한다는 것은 이미 움직일 수 없는 사실로 확인되었다. 이러한 사실로부터 세워 볼 수 있는 논리적 가설들은 이상의 연구 결과들과 상충되지 않는다.

시스템의 통합이라는 관점에서 질병에 접근하는 것은 진단과 치료법을 선택하는 데 있어서 더 많은 기회와 가능성을 제공할 것이다. 이 장은 '생리학의 재구성'이라는 제목으로 시스템의 통합에 관한 과학적 근거들을 정리하였다. 하지만 이 장에서 다룬 내용이 질병의 예방과 치료에 활용할 수 있는 지식과 기술로 전환되기 위해서는 또 다른 과정과 절차가 필요하다. PNI 연구의 한편에서는 그러한 과정과 절차에 관한 연구 또한 오래전부터 진행되어 왔으며 이를 통하여 임상에 새로운 방법론을 제공해 왔다.

3장은 이 책에서 제시하는 PNI의 3가지 기하학적 상징 가운데 첫 번째 상징인 삼각형에 대하여 기술하였다. 4장에서는 원으로 상징되는 심신의 상호작용에 관하여 논의한다.

제4장

심신의 상호작용

신경-내분비-면역계라는 의사소통 시스템이 양방향으로 상호작용을 하듯, 몸과 마음의 소통 또한 양방향성이다. 인지, 정서, 행동에 영향을 미치는 신경전달물질이 인체 생리에 영향을 주는 것처럼, 신체의 말초 기관에서 생산된 전령물질들도 중추신경계에 전달되어 마음과 행동에 영향을 미친다. 말초에서 생산되는 전령물질에는 신경계에서 만드는 것과 동일한 신경전달물질들도 포함된다. 이들은 말초의 신경계에서 생산되는 것일 수도 있지만, 호르몬 분비 세포나 면역세포가 만든 것이기도 하다. 현재까지의 연구에 의하면, 인체의 어떤 기관도 몸이 마음에 영향을 미친다는 사실로부터 배제될 수 없다. 마음이 오장(五臟)의 정기(精氣)에서 유래하고 심장에서 신명출언(神明出焉)한다는 한의학의 설명처럼, 실로 마음은 우리의 머리에서 만들어지는 것이 아니라, 온몸에서 만들어지고 온몸으로 경험되는 것이라 할 수 있다.

현대 인지과학, 신경과학은 마음을 신경계 활동의 산물로 본다. 그리고 삶의 경험이 신경계의 구조를 끊임없이 새롭게 만들어 나간다는 발견을 신경가소성(neuroplasticity) 이론으로 확립하였다. 우리는 이처럼 개체의 삶 속에서 이루어지는 변화를 종(species)의 역사라는 더 긴 시간의 틀에서 진화라고 부른다. 존 앨먼(John Allman)은 과일을 먹는 원숭이의 대뇌피질이 잎을 먹는 원숭이의 것보다 크다는 것을 발견하고, 과일을 먹는 원숭이에게는 과일을 얻을 수 있는 장소에 대해 기억하는 것이 필수적이기 때문이라고 설명하였다. 새로운 정신적 기능, 새로운 행동 양식이 나타나거나 소거되기 위해서는 새로운 몸의 기반이 요구된다.

뇌는 마음으로 몸의 생리적 변화를 일으키는 곳이고, 몸과 마음의 경험 양식들은 뇌를 변화시킨다. 인지는 정서를 일으키고 정서는 생리적 변화를 일으킨다. 뇌는 현실과 가상의 세계를 구분하지 않고 사고와 정서에 반응하며 새로운 네트워크를 형성해 가는 기관이므로, 어쩌면 인간의 의지로 구조와 기능을 변화시킬 수 있는 유일한 장기라고도 할 수 있다. 역으로 생리적 변화가 정서를 일으키고 정서가 인지를 변화시킨다는 것도 사실이다. 이러한 경험의 대부분은 의식의 역치 아래에서 진행되는 미세한 것들이다. 하지만 무의식이 의식보다 우리의 삶에 더욱 막강한 영향을 미치고 있는 것처럼, 의식되지 않는 미세한 생리적 변화들이 우리의 인지, 정서, 행동에 미치는 영향 또한 막대하다.

각각의 정서는 서로 다른 방식으로 몸, 마음, 행동을 엮는 통합 프로그램이다. 뇌의 각 부위의 기능은 정서라는 신호에 의해 전체적으로 조율된다. 스트레스 상태에서 온몸의 말초 장기, 심리 상태, 행동 양식이 동시에 스트레스 모드로 전환되는 것도 이와 같은 기제에 의해 가능하다.

마음이라는 단어를 가장 느슨한 개념으로 정의한다면, 모든 질병의 근원이 마음이라는 것은 전통의학의 낡은 관념이 아니다. 무의식이 의식을 지배한다는 심리학의 문구는 생의학에서 아무런 의미도 없었지만, 적어도 신경과학에서는 무의식의 세계에 대한 무관심이 더 이상 불가능한 일이 되었다. 신경과학은 무의식 속에 감추어진 자유의지의 기원을 탐구하고 있으며, PNI는 우리가 영성이라 부르는 것을 의과학의 세계로 소환하였다. 몸과 마음의 상호작용을 살펴보는 이 장은 신경과학의 최신 지견과 동서양의 전통 지혜에 기초하여 의과학과 심리학을 아우르는 장이 될 것이다.

1. 마음의 생리적 기반

사람의 뇌파 패턴은 대단히 안정적인 특성이다. 그런데 다중인격장애 환자들은 그 인격들에 상응하는 여러 개의 뇌파 패턴을 가지고 있다. 그리고 인격이 변할 때마다 뇌파는 물론, 혈액순환 패턴, 근육의 긴장 상태, 심장 박동수, 자세, 심지어 알레르기 반응까지 함께 변한다. 이것은 마음에도 생리적인 기반이 있고, 그 기반이 뇌라는 것을 의미하는 것일까? 생의학에서는 마음을 정보를 수집, 처리, 보관하는 뇌의 고등 기능으로 정의한다. 하지만 마음에 관한 이성적 사유의 역사에서 그 기원을 뇌로 보는 관점은 산발적으로 나타났으며, 주류 과학의 관점이었던 것은 지난 수백 년에 불과하다.

고대 이집트인과 그리스인들은 마음이 심장에 있다고 보았다. 그래서 이집트인들은 사후에 심장만 남기고 내장과 뇌를 제거하여 미라를 제작하고 내세를 준비하였다. 고대 그리스에서는 마음의 기원을 심장 또는 뇌로 설명하였다. 아리스토텔레스(Aristotle)는 심장이 모든 사고를 주관하며 뇌는 단지 심장을 냉각하는 기능을 한다고 보았다. 반면, 플라톤(Plato)과 히포크라테스, 갈렌 등은 뇌에서 마음이 유래한다고 설명했다. 갈렌은 외과적 수술을 기초로 한 연구를 통해 인간의 뇌가 사고, 정서, 기억 등에 관련된다고 주장한 최초의 인물이다. 해부학의 아버지로 일컬어지는 헤로필로스(Herophilos)도 중추신경계에 대한 해부학적 연구를 통해 두개골 안에서 사고가 만들어진다고 보았다.

데카르트의 이원론에 기초한 기계론적·유물론적 과학에서는 마음을 뇌와 분리하였다. 마음은 육체에 있지 않으므로 과학적 연구의 대상이 아니었다. 이원론은 마음이라는 추상적 세계를 포기하는 대가로 과학의 객관성을 확립하는 데 성공했지만, 몸과 마음에 관한 모호한 설명 때문에 끊임없이 논란을 일으켰다.

뇌에 대해서는 20세기에 들어서야 본격적인 연구가 가능해졌다. 현대 생의학의 관점에서 보면, 마음의 기원은 뇌이다. 마음은 뇌의 생화학 반응의 산물이며, 뇌는 모든 정신, 감정, 운동의 중심이다. 그러나 생의학자들도 가슴을 가리키며 마음이 아프다고 하지, 머리를 가리키며 마음이 아프다고 하지 않는다. 마음이 상할 때에도 속이 상한다고 하지, 머리가 상한다고 하지 않는다.

동양의학에서 마음(心)의 장기는 말 그대로 심장(心臟)이다. 한의학에서는 심(心)에서 신명출언(神明出焉)한다고 하고, 심장을 통치자이며 신(神)을 다스리는 장기로 여겼다. 한의학에서 뇌는 오장육부에 속하지 않으며, 단지 기항지부(奇恒之府)의 장기로 취급된다. 『황제내경(黃帝內經)』에서도 뇌를 다루지 않는다. 심장을 마음의 장기로 보는 관점은 인도의 아유르베다 의학, 티벳의 불교의학에서도 마찬가지이다. 그러나 동양의 문화에서도 뇌와 마음을 무관한 것으로 보지만은 않았다. 실제로 마음에 관한 이론에는 심주설(心主說)과 뇌주설(腦主說)이 함께 있어 왔다. 그리고 마음과 뇌의 관계에 관한 동양의 인식에는 서양 생리학과 상통하는 부분도 있다. '머리가 복잡하다'라든가 '머리를 쓰다'와 같은 표현에는 뇌와 인지가 관련되어 있다는 생각이 내포되어 있고, '수구초심(首丘初心)'이라는 말은 뇌와 감정이 관련되어 있다는 인식을 반영하고 있다. 『삼일신고(三一神誥)』의 신훈 마지막 구절인 '자성구자 항재이뇌(自性求子 降在爾腦)'는 '신의 성품을 자신에게 구하라. 너의 뇌 속에 내려와 있다'는 뜻이다.

하지만 한의학에서는 마음이 뇌와 같은 특정 장기에 국한되지 않고 신체 안에 산재해 있으며, 오장의 정기에서 유래한다고 설명하고 있다. 이에 따르면 희(喜), 노(怒), 우(憂), 사(思), 공(恐)은 각각 심(心), 간(肝), 폐(肺), 비(脾), 신(腎)의 정기가 변화되어 나타나는 것이다. 여기서 우리가 주목해야 하는 부분은 '몸'에서 기원하는 '정서'이다. 그리고 정서의 변화는 신체로부터 독립된 단순한 의식 활동이 아니라 인체 내의 물질적 실체들이 인체 밖으로 표현되는 비물질적 양식이다(탕윈, 2004). 이러한 전제에서 출발한다면, 어쩌면 우리는 동서양의 인식이 접점을 마련할 수 있는 단서를 이미 가지고 있는지도 모른다.

소화관, 피부, 심장 등에 존재하는 신경세포에 관한 연구는 우리가 지금까지 생각해 왔던 신경계, 나아가 마음에 관한 관점의 재검토를 요구한다. 장신경계, 피부신경계, 심장신경계처럼 생리학에서 신경계와 관련해서 다루지 않았던 신체 부위에서 새로 밝혀지는 신경계의 존재와 그 기능에 대한 연구가 진행되고 있는 한편에서는 프리모시스템(primo vascular system)이라는 제3의 순환계에 대한 연구가 진행되고 있고, 그 동안 뇌에는 없다고 생각했던 림프계와 유사한 역할을 하는 순환 시스템(glymphatic system)이 뇌에서 규명된 것처럼 새로운 맥관계에 대한 연구들도 진행되고 있다. [주: 프리모시스템은 봉한체계(Bonghan system)에 관한 이론을 현대화한 것으로서 한의학에서 말하는 경락과 관련된 시스템일 가능성이 연구되고 있다(Soh, 2009).] 몸과 마음의 관계에 관한 전통의학의 견해, 예컨대 오장에서 마음이 발생한다는 한의학의 견해가 신경계나 맥관계에 관한 새로운 연구를 통해 재해석된다면, 뇌에 관한 동서양의 상이한 인식이 접점을 이루게 될 가능성이 없지는 않다. 제3의 뇌라 불리는 피부에 관한 연구를 통해, 경락학설에 근거한 침구계 치료술이나 수기치료의 기제가 면밀히 규명될 가능성도 있다.

인체의 가장 큰 내분비 기관이자 가장 많은 면역세포가 포진해 있는 위장관이 별도의 신경계를 가지고 있다는 사실 또한 많은 연구자에게 영감을 준다. 어쩌면 우리는 뇌나 마음에 관한 새로운 가설을 수립해야 할지도 모른다. 손, 발, 혀, 귀 등과 같이 뇌도 하나의 반사구로 볼 수도 있다. 1장 3의 '6) 양자론과 홀로그램 패러다임'에서 언급한 것처럼, 수지침, 발반사요법, 설침, 이침 같은 반사구 요법들은 각각 손, 발, 혀, 귀 같은 신체의 국소 부위에 인체의 모든 장기가 들어 있는 지도를 만들고, 특정 장기에 해당하는 부위를 물리적으로 자극함으로써 그 장기에 실질적으로 영향을 미칠 수 있다고 본다.

이러한 방식에 의구심을 가지는 생리학자라도 뇌에 그려진 신체 지도에 대해서는 잘 알고 있으며, 현대의학에서도 반사구 요법과 비슷한 방법으로 이 지도를 활용하고 있다. 20세기 초에 펜필드(Penfield)는 대뇌피질에 호문쿨루스(homonculus)라는 신체 지도를 제작하였다. 현대의학에서는 자기나 전기로 대뇌피질의 특정 부위를 자극하면 그 부위와 관련된 생리적 반응을 일으킬 수 있다는 것을 알고 치료에 이용하고 있다. [주: 경두개자기자극술(transcranial magnetic stimulation: TMS)로 일차운동피질을 자극하면 근육 활동을 일으킬 수 있고, 후두엽을 자극하면 섬광을 볼 수 있다. TMS는 우울증, 뇌졸중, 파킨슨병, 근육 긴장 이상, 알츠하이머병, 조현병, 중독 등 다양한 장애의 치료를 위해 시도되고 있다. 이와 관련된 방법으로 경두개직류전기자극술(transcranial direct current stimulation: tDCS)이 있다. 이것은 자기장을 이용하여 뇌에 전류를 흐르도록 하는 방법이다.] 전통의학이 뇌를 반사구로 다루지 않았던 가장 큰 이유는 뇌가 두개골과 여러 겹의 뇌막으로 겹겹이 싸여 있어 해부학적으로 접근하기 가장 힘든 부위이기 때문이었다고 추론할 수 있다.

뇌도 하나의 반사구라는 가정은 뇌가 신체의 모든 것을 통제하는 지휘소라고 생각하는 과학자들의 신념을 크게 거스르지 않는 것일 수도 있다. 하지만 스크린이 프로젝터에서 나오는 빛을 받아 영상을 보여 주는 것처럼, 뇌도 단지 마음을 수신하여 비추는 스크린에 불과할 수도 있다는 가정은 도발적인 것이다. 신경과학에서 마음은 두뇌 활동의 산물이기 때문이다. 그러나 이러한 가정을 뒷받침하는 증거는 역설적이게도 신경과학에서 나왔다.

신경과학자들은 사람 뇌의 활동을 관찰함으로써 그 사람의 정신세계를 어느 정도 추측할 수 있다. 심지어는 그 사람이 머릿속에 떠올리고 있는 장면을 비슷하게나마 모니터 상에 시각화할 수도 있다. 일반인들도 의식적 작업의 종류, 느끼고 있는 정서, 자극 받은 신체 부위에 따라 활성화되는 뇌의 부위가 다르다는 것을 알고 있다. 뇌에 손상이 있으면 손상된 부위가 어디인가에 따라서 나타나는 정신과적 장애가 다르다는 사실은 뇌가 마음의 기원이라는 믿음을 강화한다. [주: 예를 들면, 전두엽이 손상되면 사고 기능이, 측두엽이 손상되면 기억 기능이 손상된다.]

그러나 어떤 이는 뇌가 단지 영혼(soul)의 바이오피드백(biofeedback) 기계일 수 있다고 한다. 이러한 견해는 30년 전에 시작되어 커다란 논란을 일으키며 거듭되어 온 '의식과 자유의지의 기원'에 관한 실험에서 비롯된다. 이 실험의 원형은 캘리포니아대학의 심리학자 벤저민 리벳(Benjamin Libet)의 연구이다(Libet, 1985). 우리가 어떤 행동을 실행할 때, 먼저 마음(뇌) 속에서 의식적으로 결정이 내려지고 나서 그 행동을 담당하는 뇌 부위가 활성화된다는 것이 상식이다. 그런데 실제 실험에서는 결정을 내리기 전에, 구체적으로 말하자면 아무것도 의식에 떠오르거나 느껴지지 않은 상태에서 뇌에서 먼저 변화가 일어난다. 즉, 행동하기로 결정하기 전에 뇌에서 이미 그 움직임에 필요한 전기적 신호를 만든다는 것이다. 리벳은 피험자들에게 뇌파 기록 장치를 연결하고 촉감을 느끼는 순간에 바로 단추를 누르게 하였다. 뇌파 기록 장치에는 뇌가 1/10,000초 내에 촉감을 느끼는 것으로 나타났지만 피험자는 1/10초 후에 반응을 하였고, 단추를 누른 후에도 일정 시간이 지날 때까지 자신이 단추를 눌렀다는 사실을 의식하지 못하고 있었다. 피험자들이 단추를 누르도록 결정하는 것은 의식이 촉각을 인지하기 전에 먼저 뇌에 의해 이루어졌지만, 피험자들 스스로는 단추를 누를 때 의식적으로 결정했다고 생각하였다.

유사한 실험들이 다른 연구자들에 의해 재현되었다. 기능적자기공명영상(fMRI)을 이용했던 독일 막스플랑크 인지와 뇌 과학 연구소(Max Planck Institute for Cognitive and Brain Sciences)의 연구팀은 심지어 우리가 인식하는 시간보다 수초 전에 뇌가 무의식적으로 결정을 내린다는 결과를 얻었다(Soon 등, 2008). 이러한 결과들은 인간이 자유의지 없이 어떤 무의식적 기제로 결정을 내린다는 것을 시사한다. 마음이 두뇌 활동의 산물이라는 생의학의 관점을 고수한다면, 자유의지는 두뇌의 의지라고 해야 하는 것일까? 그것은 두뇌에도 마음이 있다는 것인가? 결국 우리는 '기계 안의 유령(ghost in the machine)'이라는 이원론의 고질적인 딜레마로 되돌아오게 된다. 하지만 심리학자라면 리벳의 실험을 전혀 다른 관점에서 설명할 것이다. 이것은 심리학에서 무의식이라고 말하는 세계가 존재한다는 것을 드러내는 증거일 수도 있다. 칼 프리브람(Karl Pribram)은 뇌는 단지 홀로그램적 수신기 및 변환기로 디자인된 것이라고 하였다(Pribram, 1991). 말하자면, 뇌는 단지 수신기이고 마음은 그것을 감지할 뿐이며 의식은 자의식의 영역 밖에서 잉태된다는 것이다.

결론적으로, 우리는 마음이라는 것을 의식적인 마음과 그 뒤에 있는 숨겨진 마음으로 구분하지 않을 수 없다. 신경과학에서 새로운 용어를 제안하지 않는 한, 이와 같은 마음을 표현하기 위해 지금 우리가 사용할 수 있는 용어는 지그문트 프로이트(Sigmund Frued)나 칼 융(Carl Jung)이 말하는 '무의식' 또는 신성(神性)이나 불성(佛性)이라는 개념을 아우르는 '초월적 의식'같은 것들이다. 그것은 의식(consciousness), 마음(mind), 지성(intellect), 뇌, 그 어느 것과도 동일하지 않다. 의식은 자신의 몸이나 마음에서 일어나고 있는 일에 대한 제한적 인식일 뿐이다.

2장 '1. 통합생리학으로서의 정신신경면역학'에서 설명한 바와 같이, 몸과 마음의 영역에는 자의식이 닿지 않는 수준의 몸과 마음이 존재한다. 어쩌면 마음, 정신, 의식, 영성 같은 단어를 이용하지 않은 채 뇌를 파고드는 작업은 이미 막다른 골목에 다다른 것일지도 모른다. 마음은 지금까지 신경과학에서 이해했던 것처럼 뇌의 기능이 아니고, 의식은 주류 심리학에서 다루었던 그러한 의식이 아니다. 마음이나 의식이라는 단어에 대해서는 과학자들 사이에서조차 통일된 정의가 없다. 앞의 연구에서처럼, 자신의 의지와 행동을 의식하는 마음에 앞서 뇌라는 몸이 먼저 그것을 알고 있었다면, 우리가 알게 될 마음과 의식은 훨씬 더 몸에 가깝게 있을 수도 있다. 디팩 초프라(Deepak Chopra)는 우리가 생각하고 느끼는 모든 것을 몸 전체가 공유한다고 말한다. 모든 세포는 같은 언어로 소통하며, 뇌에서 일어나는 일은 무엇이든 모든 세포의 정교하고도 통합적인 활동이 반영된 것이다. [주: 그는 정신 과정을 만드는 세포가 반드시 뇌에 있는 세포일 필요는 없다고 하였다. 신경세포는 몸의 다른 부분 세포에서 생겨날 수도 있고 소수의 신경세포와 교세포 대부분은 순환계를 타고 떠돌다가 뇌에 정착한다. 비록 아직 연구 중인 주제이지만, 적어도 세포들이 항상 몸과 뇌 사이에서 교환된다는 사실은 명확하다. 초프라가 지적하듯이, 뇌와 뇌가 아닌 몸 사이의 경계는 불분명하다. 뇌는 몸의 다른 부분에 침투할 수 있다. 뇌가 마음을 창조한다는 말은 불완전한 표현이다(Chopra & Tanzi, 2015).]

2. 마음의 생리학

PNI를 '마음에서 일어나는 일이 면역계의 기능에 미치는 영향을 연구하는 학문'이라고 정의하기도 한다. 수십 년 전만 해도 마음과 면역계가 서로 영향을 미친다는 것은 상상조차 할 수 없는 일이었고, 주류 과학에서 마음의 문제를 논한다는 것 자체가 현실적으로 불가능했다. 게다가 생리학에서는 신경계와 면역계가 독자적으로 작동하는 시스템이라는 것이 정설이었다. 그런 과학계에 신경계와 면역계의 연관성에 관한 움직일 수 없는 증거를 제시한 것이 애더와 코헨의 연구였다. 그러나 PNI는 20세기 초부터 진행되어 온 스트레스 연구에 의해 이론적 토대가 서서히 구축되고 있었고, 20세기 후반 들어 급속히 발전한 면역학과 신경과학은 PNI의 과학적 기반을 더욱 굳건히 다져 주었다.

행동신경학자 안토니오 다마시오(Antonio Damasio)는 마음의 기원에 대하여 '몸에 자리 잡고 있고 몸을 중심으로 사고하는 우리의 마음은 몸 전체의 하인'이라고 하였다(Damasio, 2003). 비록 정신적 경험의 모든 측면은 아니더라도, 정서(emotion)라는 현상에 수반되는 감정(affect 또는 feeling)이나 느낌(feeling)은 신체로부터 일어나는 것이다. 정서에 수반되는 감정은 직접적으로 일어나는 1차적 느낌이 아니라 몸의 작용에 의해 간접적으로 일어나는 2차적 느낌이다. 감정은 정서에 동반되는 심리적 경험이며, 정서에는 감정 외에도 종(species) 특유의 행동과 생리적 변화가 동반된다. [주: 개의 경우, 분노라는 정서에는 발톱을 드러내고 으르렁거리는 종 특유의 행동과 교감신경계의 흥분에 의한 심박수의 상승과 근육의 긴장을 포함한 생리적 반응이 동반된다. 사람은 정서의 요소들 가운데 감정을 다른 어느 동물보다도 현저하게 경험한다. 이것은 발달된 대뇌 신피질에 의한 것이다. 정서와 감정의 관계는 3장 4의 '2) 정서와 정서반응'에서 다시 설명된다.] 마음의 이성적 성분은 어떨까? 적어도 인간의 이성은 정서나 감정처럼 몸에 묶여 있지 않은 것처럼 보인다. 하지만 우리의 이성적 판단 역시 정서로부터, 더 나아가 몸의 영향으로부터 자유롭지 않다.

다마시오는 정서는 생명 상태를 원활하고 완벽한 상태로 유지하기 위해 존재하는 것이라 하고, 항상성 기구의 가장 높은 수준에 정서를 놓았다. 정서는 PNI에서 심신상관성을 설명하는 데 핵심적인 개념이다. 캔더스 퍼트의 단언처럼, 정서는 몸과 마음을 잇는 것이다. 정서가 어떻게 촉발되고, 어떻게 생리적·행동적 반응을 만들며 감정과 인지에 변화를 일으키는지, 그리고 그것이 우리의 건강과 질병에 미치는 영향이 무엇인지는 PNI의 중심적인 연구 주제이다.

개인에게 어떤 정서가 지속적으로 나타날 때, 그러한 안정된 경향성을 성격이라 부른다. 정서에 따라 유발되는 특정 신경생리적 반응 패턴이 있는 것처럼, 성격은 그에 따른 생리적 차이나 특정 질병의 경향성과 관련이 있다. 이와 관련된 대표적 이론으로는 메이어 프리드만(Meyer Friedman)과 래이 로젠만(Ray Rosenman)에 의해 제시된 'A형 행동유형(type A behavior pattern)' 이론을 들 수 있다(Friedman & Rosenman, 1974). [주: 예를 들면, A형 행동유형인 사람은 관상동맥질환의 위험이 높고, C형 행동유형인 사람은 우울증이나 악성종양의 발생 위험이 높다.] 특정 성격이 심장병이나 암과 같은 특정 질병의 예측자라는 이론은 아이젠크(Eysenck) 등의 학자들에 의해서도 제시되었다(Eysenck 등, 1991). 안토니오 다마시오 역시 정서를 심폐활성(cardiorespiratory activity) 패턴과 연결시켜 설명했다. 리차드 데이비슨(Richard Davidson)은 특정 정서와 두뇌 활성의 관계를 연구하였고, 심신의학적 중재법이 두뇌의 해부생리학적 변화나 면역 기능의 변화를 가져올 수 있다는 것을 설명하였다(Davidson 등, 2003).

이상과 같은 내용에 근거하면, 마음에 관한 생리학적 탐구를 시작하는 가장 유망한 출발점은 바로 정서가 될 것이다. 정서(情緖)라는 단어가 스스로 설명하고 있듯이, 정서는 마음(情)의 실마리(緖)이기 때문이다.

1) 변연계와 편도체

정서는 뇌의 변연계(limbic system)에서 형성된다. 대뇌피질은 바깥쪽, 즉 두개골 쪽에 있는 신피질(neocortex)과 두뇌의 안쪽으로 접혀 들어가 있는 구피질(paleocortex)로 나뉜다. 구피질을 변연엽(limbic lobe)이라고도 한다. 대뇌의 변연엽과 이 변연엽이 감싸고 있는 피질 아래의 구조물들을 합쳐서 변연계라 한다. 변연계는 뇌간(brain stem)과의 경계를 형성하며, 중위 뇌와 상위 뇌를 연결한다.

1960년대에 폴 맥린(Paul MacLean)은 인간의 뇌는 진화 과정에 따라 단계적으로 형성된 세 개의 층으로 구분할 수 있으며, 각 부위는 고유의 기능을 담당하면서 서로 밀접하게 상호작용함으로써 완전한 하나의 뇌를 구성한다고 하였다. 이를 '삼위일체 뇌 이론(triune brain theory)'이라 한다(MacLean, 1990). 세 층 중에서 가장 먼저 형성된 층은 뇌의 아랫부분으로서 척수와 연결되는 뇌간이다. 뇌간은 중뇌(midbrain), 교뇌(pons), 연수(medulla oblongata)를 합쳐서 부르는 이름이다. 뇌간을 '파충류의 뇌'라고도 한다. 이곳은 호흡, 배설, 혈류, 체온과 같이 생명을 유지하는 것과 관련된 필수적인 기능을 담당한다. 뇌간 위의 변연계는 '포유류의 뇌'라 한다. 변연계는 기억과 정서가 형성되는 곳이다. 변연계 위에 있는 대뇌피질은 진화론적으로 가장 최근에 만들어졌기 때문에 신피질이라 한다. 이곳이 바로 인간을 인간답게 만드는 '인간의 뇌', 이성의 뇌이다. 감각적 경험(인식)과 의식적 마음(의지)은 신피질의 작용이다.

신피질이 가장 발달된 뇌라는 착각은 인간이 당연히 생태계를 지배할 수 있다고 생각하도록 만드는 이유이자, 의지만으로도 얼마든지 몸의 질병을 낫게 할 수 있다고 주장하는 사람들이 가진 허술한 믿음 가운데 하나이기도 하다. 신피질은 가장 발달된 뇌가 아니라 가장 최근에 만들어진 뇌일 뿐이며, 그만큼 불완전하고 불안정하다. 이것은 마음이 몸에 미치는 영향력 이전에 몸이 마음에 행사하는 강력한 힘을 이해하기 위해서도 반드시 기억되어야 하는 사실이다. 이성이 감정에 의해 마비되는 것은 살면서 누구나 경험하는 일이고, 삶에 대한 본능은 마음의 기능이 완전히 소실된 환자도 '스스로' 살아있게 한다. 사람의 행동은 대뇌 신피질에서 이루어지는 의지와 판단에 따라 형성된다고 생각하지만, 우리가 하는 행동의 대부분은 무의식 중에 자동적으로 이루어진다. 그러한 행동들이 바로 정서를 담당하는 변연계에서 구성된다. 양육, 사교적 활동, 의사소통, 놀이 등도 변연계에서 비롯되는 것이다. 신피질을 모두 제거한 어미 햄스터도 새끼를 계속 양육할 수 있지만, 변연계에 작은 손상이라도 있으면 모성행동이 사라진다.

변연계는 기억, 정서, 주의 집중 같은 정신적 기능과 함께 신체 생리 조절, 호르몬 분비, 수면, 성욕, 섭식 등 원초적 욕구를 담당한다. 변연계에는 대상회(대상피질, cingulate gyrus), 해마(hippocampus), 편도체(amygdala), 뇌궁(fornix), 분계선조(stria terminalis) 등이 포함된다. 때로는 시상, 시상하부, 뇌하수체도 변연계에 포함시킨다.

대상회는 신피질과 피질하 부위를 연결하는 구조로서, 뇌량(좌뇌와 우뇌를 연결하는 신경섬유 다발)의 위쪽을 띠 모양으로 감싸고 있는 부분이다. 간뇌(시상과 시상하부)와 상위 뇌 사이의 중간 매개체로, 통각, 통각과 관련한 현상, 감정적 행동, 쾌락, 행동의 보상과 관련된 기능, 주의, 복잡한 운동 조절 등에 관여한다.

대상회의 앞쪽인 전대상회(anterior cingulate gyrus)는 해부학적으로 전두엽과 변연계가 만나는 부위이다. 이곳은 감각 자극을 정서에 연결하고, 그 정서와 관련된 반응을 선택하는 기능에도 관여한다. 전대상회는 다시 여러 영역으로 구분이 되는데, 이 영역들은 주의 통제, 정서 조절, 그리고 운동 통제에도 관여하는 것으로 보인다. 의식적이고 목표지향적인 움직임이 주의 통제를 요구하기 때문이다. 전대상회가 여러 인지기능에도 중요한 역할을 하기 때문에 대상회를 신피질로 구분해야 한다는 주장도 있다. 안토니오 다마시오는 이 부위가 감정이나 느낌, 주의 집중, 작업기억 관련 체계들이 밀접하게 상호작용하여, 외현적 행동(동작)과 내면적 행동(사고)이라는 양쪽 에너지의 근원을 형성하는 곳이라 설명하였다. 전대상회는 스트레스와도 관련이 있기 때문에 스트레스를 많이 느끼는 사람에게서 더 활성화된다. 전대상회가 손상되면 무감동, 부주의, 정서 불안, 성격 변화 등이 나타날 수 있다. 다른 방법으로는 치료되지 않는 통증으로 고통 받는 환자에서 이 부위를 절제하면 환자의

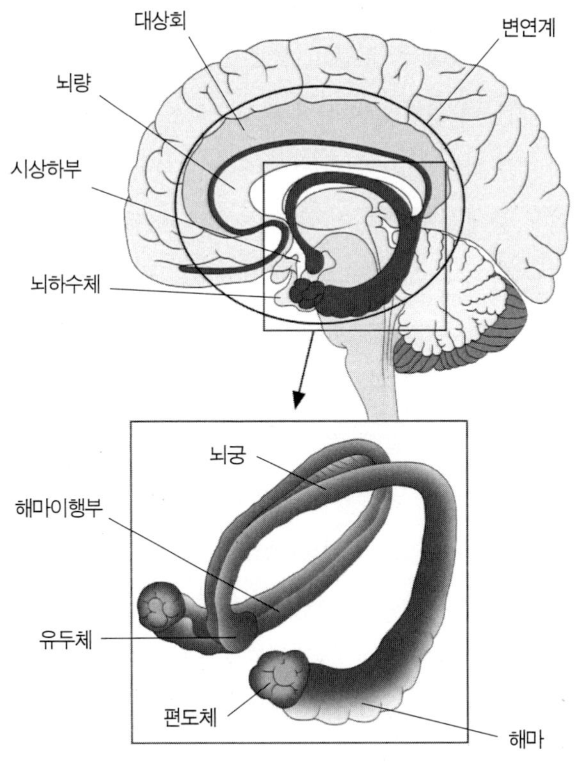

[그림 4-1] **변연계의 구조**

주관적 고통(괴로움)이 감소되는데, 이들은 여전히 통증을 경험하면서도 고통은 덜 느낀다. [주: 통증, 고통(괴로움)에 대해서는 4장 3의 '4) 통증과 고통, 그리고 마음'을 참고하라.]

해마는 감각피질로부터 입력 받은 정보를 전전두엽(prefrontal cortex)으로 중계한다. 지적·감정적·사실적인 정보를 처리하며 단기적 기억을 장기적 기억으로 변환시킨다. 해마는 전전두엽 및 편도체와의 상호작용을 통해 지각과 사고로부터 정서를 만든다. 해마가 기억을 만들면 그 정보가 대뇌피질에 보관되는 것으로 보인다. 해마의 기억이 3년 후쯤 신피질의 저장소로 양도되어 장기기억으로 저장되는 것이다. 해마이행부(subiculum)는 학습과 기억의 획득에 있어 핵심 부위이다.

스트레스는 해마의 기능을 손상시킨다. 심각한 외상성 스트레스를 경험하고 나서 당시 상황을 잘 기억하지 못하게 될 수 있고, 만성적인 스트레스가 해마의 세포를 위축시키거나 사멸시켜 기억 및 인지기능을 훼손할 수 있다. 하지만 해마가 모든 기억을 처리하는 것은 아니다. 의식적 기억을 떠올릴 때에는 해마가 관여하지만, 신체적이고 무의식적 기억에는 편도체가 관여한다. 편도체에 각인된 무의식적 기억이 의지와 무관하게 떠오르며, 신체적 반응을 동반할 때 PTSD나 공황장애(panic disorder)에서와 같은 불안장애 증상을 일으키게 된다. 강한 스트레스는 그러한 무의식적 기억을 형성하기 쉽다. 스트레스 호르몬들이 편도체를 더욱 흥분시키기 때문이다.

편도체는 측두엽 안쪽, 해마의 끝에 붙어 있다. 이곳은 생존과 관련된 입력 정보를 처리하는 곳으로서, 진화 과정에서 얻은 정서적 기억을 대뇌피질에 전달한다. 편도체는 분노, 불안 같은 부정적 감정을 만드는 데 특화된 부위이다. 뇌에서 정서가 만들어지는 곳이 어디인가에 대해서는 오랜 논쟁이 있었는데, 1937년 하인리히 클루버(Heinrich Klüver)와 폴 부시(Paul Bucy)는 내측측두엽에 손상을 입은 원숭이가 천적인 뱀에 대해 더 이상 공포를 나타내지 않는 등 행동 이상을 나타낸다고 보고했다(Klüver & Bucy, 1937). 이후 이 측두엽 손상 부위에 편도체가 포함되어 있었음이 밝혀졌다. 편도체가 손상되면 감정과 관련된 이상 행동이 나타날 수 있으며, 동물에게 전극을 이식하여 편도체를 자극하면 혈압 증가를 비롯한 여러 공포 반응이 나타난다. 편도체는 분노 등의 감정, 공격적인 행동, 내분비계의 활성, 성적 태도, 음식물의 섭취 조절 등에도 관여한다.

편도체는 시상 및 시상하부와 매우 가까이에 있고 밀접하게 상호작용한다. 대뇌피질의 감각연합영역과도 연결되어 있어 감각 수용과 여러 감정적인 상태의 연합에 중심적인 역할을 한다. 시상을 통해 들어온 불쾌한 자극이나 위험한 자극은 곧바로 편도체로 전달된다. 편도체는 그러한 자극에 대해 즉각적으로 정서반응을 형성하여 생명을 위협하는 상황에 신속하게 대응할 수 있도록 한다. 이러한 과정은 무의식적 수준에서 처리된다. 후각을 제외한 모든 감각은 시상에서 모였다가 대뇌피질의 각 감각영역으로 분배되는데, 편도체는 감각피질에서 처리된 정보를 받기도 하지만 시상에서 바로 정보를 받기도 하기 때문에, 우리는 어떤 감각이 의식되기 훨씬 전에 편도체의 흥분에 의한 생리적 반응이 먼저 나타나는 것을 경험하게 된다. 이 두 가지 정보처리 경로에 대해서는 4장 2의 '3) 인지와 정서, 기억과 감정'에서 설명한다.

편도체는 기저핵(basal nucleus), 외측핵(lateral nucleus), 중심핵(central nucleus) 등 여러 개의 핵(신경세포 집단)으로 이루어져 있다. [그림 4-2]에서 볼 수 있듯이, 편도체는 기저핵과 외측핵, 즉 기저외측부(basolateral complex)를 통해 정보를 받아들인다. 특히, 외측핵은 시상과 감각피질로부터 전달되는 시각, 청각, 촉각, 그리고 후각 정보를 받아서 수렴하는 곳이다. 위협적인 자극을 탐지하여 편도체의 중심핵을 활성화시키는 데에는 뇌의 여러 부위가 관여하며, 단순한 자극으로부터 복잡한 여러 종류의 자극이 정서를 일으킨다. 가장 단순한 감각 자극은 시상으로부터, 복합적 감각 자극은 감각연합피질로부터, 복잡한 사회적 상황에 대한 판단이나 추론과 관련된 자극은 안와전두피질을 포함한 전전두엽으로부터 제공된다. 감각연합피질로부터 제공되는 복합자극은 하측두피질과 측두엽 제일 끝 피질인 측두극(temporal pole)에서 편도체로 전달된다. 이 영역들은 시각연합피질, 청각연합피

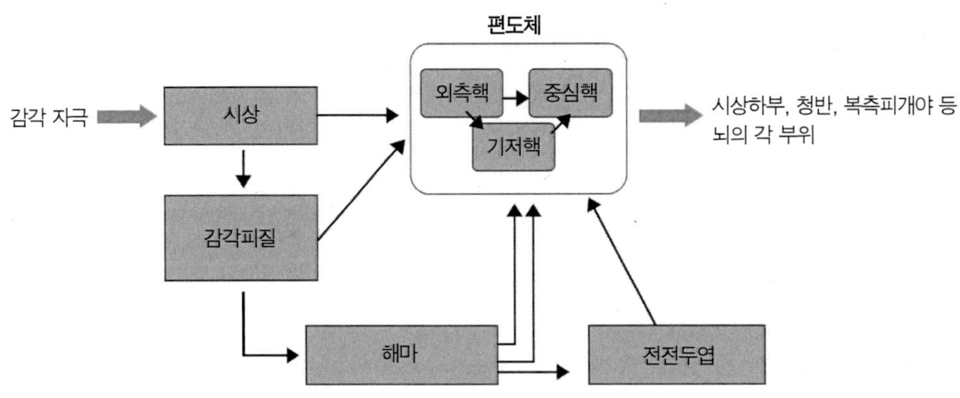

[그림 4-2] **편도체의 입출력 경로**

질, 체감각연합피질에서 정보를 받아들이는 부분이므로 편도체는 개체의 주변에서 일어나는 모든 일에 대한 정보를 받게 된다.

기저핵과 외측핵이 편도체로 정보가 들어오는 입력 경로라면, 중심핵은 출력 경로이다. 중심핵은 혐오적 자극에 대한 정서반응들이 일어나도록 하는 단추 역할을 한다. 중심핵이 손상되거나 중심핵으로 감각 정보를 전달하는 기저외측부가 손상되면 정서반응이 감소하거나 사라진다. 편도체의 흥분은 중심핵을 거쳐 자율신경, 내분비, 각성 및 행동 반응을 유발하는 뇌의 각 영역으로 전해진다.

〈표 4-1〉은 편도체 중심핵으로부터 입력을 받는 주요 뇌 영역과 그 생리적 효과를 보여 준다. 동결반응(freeze response)을 비롯한 방어 행동은 중뇌수도관주위회백질(periaqueductal gray matter: PAG), 경악반응(startle response)은 미측 교 망상핵(nucleus reticularis pontis caudalis), 심박수와 혈압 증가는 외측 시상하부(lateral hypothalamus), 호흡수의 증가는 부완핵(parabrachial nucleus), 호르몬 분비와 지속적인 불안은 분계선조 침대핵(bed nucleus of the stria terminalis: BNST)에서 구성된다. 편도체 중심핵의 신경세포들

〈표 4-1〉 편도체로부터 입력을 받는 뇌 영역들

뇌영역	행동 및 생리반응
외측 시상하부	교감신경계 활성화
미주신경의 배측운동핵	부교감신경계 활성화
부완핵	호흡수 증가
복측피개야	도파민 분비(행동적 각성)
뇌간의 청반	노르에피네프린 분비(경계심 증가)
복외측 피개핵	아세틸콜린 분비(피질 활성화)
미측 교 망상핵	경악반응 증가
중뇌수도관주위회백질	행동 정지(동결반응)
삼차신경, 안면운동핵	공포의 안면 표정
시상하부 방실핵	CRH 분비(HPA축 활성화)
기저전뇌핵	피질 활성화
분계선조 침대핵	호르몬 분비, 지속적 불안

은 청반의 노르에피네프린 핵과 시상하부 방실핵의 CRH 분비 신경세포로도 축색을 보낸다. 이것이 스트레스 반응의 두 축인 SAM축과 HPA축을 활성화시킨다.

일단 편도체가 활성화되면 시상하부와 전전두엽으로 편도체의 흥분 신호가 전달되는데, 이들이 다시 편도체를 흥분시키는 신호를 만들기 때문에 부정적인 신호는 내부에서 계속 증폭되는 경향을 보인다. 부정적 정서반응은 전두엽에서 해석, 평가된 결과에만 의존하는 것이 아니다. 이러한 반응이 우리 몸에 갖추어지던 시기는 진화론적으로 신피질이 아니라 포유류의 뇌가 작동하던 시기였다. 부정적 정서는 본래 사고나 판단이 아니라, 동물적인 감각적 신호에 의해 만들어지는 것이다. 다른 동물들이 그러하듯이, 인간에서도 위험하다는 생각이 아니라 불안이라는 정서에 의해서 생리·행동적 반응이 구성된다. 불안하다는 정서가 만들어지지 않는다면 위험하다는 판단을 하더라도 그와 관련된 생리적 변화나 대응 행동이 만들어지지 않는다. [주: 그래서 편도체가 손상된 환자는 위험한 행동을 하지 않도록 감시가 필요할 수도 있다.]

변연계를 정서의 뇌라고 하지만, 사람에서 정서가 생성되는 데에는 내측전전두엽을 포함한 전전두엽과 보조운동영역 같은 신피질의 여러 구조도 관여하고 있다. 전전두엽에서 이루어지는 인지적 활동과 그 내용은 정서의 강도와 정서 상태의 지속 정도에 영향을 준다. 이 부위들에 생긴 병소는 상황에 맞게 정서를 표현하거나 자신의 정서를 느끼는 능력을 와해시킨다.

2) 정서와 정서반응

수전 그린필드(Susan Greenfield)는 정서를 '여러 뇌 영역의 활동이 조율된 가운데 산출되는 전체적인 뇌의 상태'로 정의하였다(Greenfield, 2002). 정서를 담당하는 뇌는 긍정적이거나 우호적인 신호보다 부정적이거나 위협적인 신호에 더 민감하다. 사람의 편도체를 구성하는 신경세포 각각의 활동을 기록해 보면, 긍정적 자극보다 부정적 자극에 대해 반응하는 신경세포의 비율이 더 높다. 긍정적 정서를 느끼며 현재 상태에 안주하는 것보다는 공포나 불안 같은 부정적 정서를 느끼고 위험에 대비하는 태도가 생존에는 더 유리하므로, 우리의 뇌는 긍정적 정서보다 부정적 정서를 더 잘 그리고 더 많이 경험할 수 있는 방향으로 진화되었다. 찰스 다윈(Charles Darwin)도 진화에서 두려움의 긍정적 역할을 강조했는데, 두려움을 많이 느낄수록 신체가 위험에 대처할 수 있도록 도와 생존을 가능케 하는 수단으로 파악한 것이다.

다윈은 정서를 깊이 있게 연구한 최초의 과학자이다. 그는 1872년에 발표한 『인간과 동물의 정서 표현(The Expression of the Emotions in Man and Animals)』에서 정서는 진화 과정에서 환경에 적응한 결과 발생한 것으로서 생존적 가치가 있는 것이라 하였다. 모든 문화권에서, 특정 정서 상태에서 표현되는 인간의 표정에는 공통점이 있다는 것을 밝힌 폴 에크만(Paul Ekman)의 연구는 다윈의 진화론적 정서 이론을 지지하였다.

인간에게는 기쁨, 혐오, 공포, 분노 같은 기본적 정서 이외에도 이들이 서로 뒤섞인 복잡하고 다채로운 정서가 있다. 정서라는 말의 영어 단어인 'emotion'을 살펴보면 'e'와 'motion'으로 구성되어 있다. 심리적·신체적 행동(motion)을 일으키는(e-) 동기가 바로 정서라는 것이다. 즉, 정서는 모든 행동의 동기이다. [주: 신경과학이나 행동의학에서 행동(behavior)이라는 용어는 단지 움직이고 말하는 것 같은 외현적 행동에 국한되지 않고 신경계를 경유하여 일어나는 모든 것, 즉 지각, 감각, 사고 등의 내면적 행동과 생리적 과정까지 포괄하는 것이다. PNI에서도 생리학적 내용을 다루는 부분에서는 이러한 의미로 행동을 이해해야 한다.]

정서라는 말은 감정(affect 또는 feeling), 정동(affect), 기분(mood) 등의 용어와 자주 혼용된다. 보통 정서라는 단어는 어떤 상황에 의해 유발되는 긍정적 혹은 부정적 감정이라는 의미로 사용된다. 그러나 생리학적으로 정서와 감정은 다르다. 앞 단원에서 언급한 바와 같이, 정서는 생리적 반응, 종 특유의 행동, 감정이라는 세 가지 성분으로 이루어진다. 낯선 사람에게 위협받는 고양이나 주인과 장난을 치는 개의 정서반응을 보면 쉽게 이해할 수 있다. 각각 발톱과 이빨을 드러내거나 꼬리를 흔드는 것 같은 종 특유의 행동을 하고, 여기에 스트레스 호르몬이나 이완 호르몬의 분비에 의한 생리적 반응이 수반되며, 분노나 즐거움이라는 감정을 경험한다. 이들이 종합적으로 정서를 구성하는 것이다.

인간은 생리적 변화나 행동보다는 감정의 변화를 통하여 자신의 정서를 경험한다. 따라서 우리가 느끼기에 정서는 곧 감정이다. 우리의 경험이 이러하듯, 일상의 언어에서도 정서와 감정은 거의 구분이 없이 사용되는 경우가 많다. 그러나 정서는 개체의 사적인 경험이 아니라 생존과 생식을 위한 행동이며, 정서에 뒤따르는 감정은 진화론적으로 정서보다 늦게 나타난 것이다. 파충류는 정서가 없이 본능적으로 공격과 구애, 짝짓기와 세력다툼 같은 행동을 한다. 특정 상황에서 나타나는 이들의 행동은 감정을 반영하는 것이 아니라 단지 자극에 반응하는 것일 뿐이다. 포유류의 뇌가 진화할 당시 뇌간은 파충류의 뇌와 거의 차이가 없었으나 변연계가 발달하면서 정서가 생성되었다. 그러나 아직 의식이 나타나지는 않았으므로 그것을 감정으로 경험하지는 못했을 것이다. 본질적으로는 사람의 정서도 객관적으로 관찰할 수 있는 생리적 변화와 행동들이 주요 요소이고, 여기에 감정이라는 내적이고 사적인 요소가 수반된다.

사람이 정서를 느끼는 것은 감정을 느끼는 것보다 훨씬 어려울 수 있다. 달리 말하면, 감정이 동반되지 않으면 정서를 자각하기가 어렵다. 우리는 인지적인 활동에 동반되는 정서의 경우라면 감정으로서 쉽게 느낄 수 있다. 예를 들면, 화재경보를 듣고 위험을 인지했을 때, 공포라는 정서를 감정으로서 느낀다. 하지만 심박수가 상승하는 생리적 반응이나 출구를 찾는 본능적 행동을 통해서 자신의 정서를 '의식'하지는 않는다. 다만 몸으로 '경험'할 뿐이다.

중요한 점은 우리 삶에서 대부분의 정서는 인지적 활동과는 무관하게 무의식적으로 경험되고 있다는 것이다. 변연계는 신체에서 올라오는 감각 신호들을 무의식적으로 처리하여 끝없이 정서를 일으킨다. 이 정보는 뇌의 각 부위에서 처리되고 말초의 기관들로 전달되며, 그 정서에 상응하는 전령물질들을 분비시켜 생리적 상태를 변화시키고 행동을 일으킨다. 앞에서 설명한 바와 같이, 발생한 정서가 긍정적인 경우보다는 부정적인 경우가 더욱 많다. 부정적 정서가 생리적 변화를 일으키면, 이 정보가 다시 중추신경계로 전달되므로 변연계의 흥분은 무의식 중에 증폭된다. 이 과정의 어느 시점에서 변연계로부터 신피질로 올라오고 있는 신호가 의식에 떠오르게 되면 우리는 불안감이나 공포감을 느끼게 된다. 신피질에서 부정적 감정을 의식하면 이것은 다시 변연계를 자극하는 신호가 된다. 우리가 이미 알고 있는 것처럼, 정서를 조절하는 신경전달물질이나 호르몬은 단순히 뇌 안에 있는 정서 발생 회로만 순환하는 것이 아니며, 말초의 생리를 조절하는 전령물질들 또한 말초에서만 순환하는 것이 아니다. 따라서 감정은 마음에서만 느껴지는 것이 아니라 몸 전체로 느끼는 것이다. 몸 전체가 느끼는 감정은 정서라는 더 적절한 용어로 표현된다.

캔더스 퍼트는 몸과 마음을 연결하는 신경펩타이드에 주목하고, 정서는 정보처럼 물질적 영역에서는 펩타이드와 그것의 수용체로서, 물질이 아닌 영역에서는 우리가 경험하고 정서라 부르는 느낌들로서 마음과 몸이라는 두 영역 사이를 움직이는 것이라고 하였다. 신경과학에서는 신경전달물질이라는 전령물질과 그 수용체를 통해 정신 현상을 설명하고, 몸-마음이 상호작용하는 방식을 설명한다. 각각의 정서에는 그와 관련된 신경전달물질이 있다.

[주: 3장 4의 '1) 신경전달물질'을 참고하라.] 신경전달물질 가운데 대부분이 펩타이드류 전령물질인데, 뇌에서 펩타이드 전령물질의 수용체는 85~95%가 편도체, 해마 등 정서와 관련된 뇌 구조인 변연계에 집중되어 있다. 변연계는 자율신경계와 내분비계의 활동 및 본능적 행동 반응을 담당하는 곳이며, 고등 인지기능을 담당하는 대뇌피질의 여러 부위와도 연결되어 있다. 그리하여 뇌의 전체적인 상태는 정서 상태에 따라 통합된 모드로 작동한다. 특정 정서는 그에 걸맞는 특정한 생리적·심리적·행동적 변화를 '통합적으로' 야기하는, 일종의 패키지 프로그램이다.

엘머 그린(Elmer Green)은 생리 상태의 모든 변화는 의식적으로든 무의식적으로든 감정 상태에 합당한 변화를 일으키고, 반대로 의식적으로든 무의식적으로든 감정 상태의 모든 변화는 생리 상태에 합당한 변화를 일으킨다고 하였다. 펩타이드 신경전달물질은 신경세포 이외의 세포들에 의해서도 생성되어 신경전달물질로서 작용한다. 그리고 기분(mood)의 변화로부터 신경-내분비-면역계의 통합에 이르기까지 모든 것을 조절한다. 면역세포는 신경펩타이드에 관한 수용체를 가지고 있고, 신경펩타이드는 뇌뿐 아니라 면역세포, 내분비세포들에서도 생산된다. 따라서 정서는 매 순간 신경-내분비-면역계의 활성을 재편성하고 몸과 마음을 하나의 맥락으로 연결하는 것이다.

캔더스 퍼트처럼, 안토니오 다마시오도 정서의 생물학적 의미와 신경생리학적 과정을 밝힘으로써 심신의 관계를 확립하고자 하였다. 그는 정서와 정서 관련 현상은 느낌(feeling)을 이루는 기초이며, 느낌을 갖기 위해서는 신체와 함께 신체 내부를 표상할 수 있는 신경학적 구조를 가져야 한다고 보았다. [주: 다마시오의 주장에서 'feeling'은 우리말의 '느낌'에 해당하는 것이지만, 앞 절에서 언급한 것처럼 '감정'으로 번역해야 하는 경우도 있다. 우리말에서도 느낌은 감각을 의미할 때도 있고, 기분이나 감정을 의미할 때도 있다.] 다마시오에 따르면, 느낌은 생명체 내부의 생명 상태를 드러내는 것이며, 어떤 것에 대한 느낌이든 뇌의 체성감각영역의 활동에 기초를 두고 있다. 다마시오는 마음은 몸의 관념이라 주장하고, 심리적인 과정(절차)은 신체에 대한 뇌 속의 지도, 즉 정서와 느낌을 만들어 내는 사건에 대한 반응을 표현하는 신경 패턴의 집합체에 기초를 두고 있다고 하였다(Damasio, 2003). 이러한 맥락에서 그는 체성감각에서 유래하는 느낌에 주목한 것이다. 다마시오에 따르면, 정서의 무대는 몸이고 느낌의 무대는 마음이다. 그는 몸의 실태가 뇌의 감각지도에 표상되는 것이 느낌 및 인식 형성의 기본 원리라고 하고, 마음은 몸을 이루는 생물학적 조직(신경세포)으로부터 발생하는 것이지만, 마음은 단지 뇌화된 것이 아니고 신체 전체에 체화된(embodied) 것이라고 보았다.

정서를 통해 몸과 마음이 연결된다는 이론은, 심신이 별개의 영역에서 별개의 원리로 작동한다는 심신병행론을 심신이 연결되어 있고 상호작용을 한다는 심신상관론으로 바꾸어 놓았다. 이들은 모두 심신이원론의 하위 개념이다. [주: 1장 1의 2), '(2) 정신신경면역학의 철학적 기원'을 참고하라.] 하지만 여기에 만족하지 않는 견해들도 등장하고 있다. 때로 이러한 견해들은 데카르트의 심신이원론을 반박했던 스피노자(Spinoza)의 일원론(monism)을 떠올리게 한다. 스피노자는 정신과 신체가 동일한 실체의 두 가지 다른 측면이라는 이중측면이론(double aspect theory)의 일원론을 주장하였다. 다마시오 또한 마음과 몸을 분리하는 것은 단지 허구적인 것일 수 있으며, 마음과 몸이 동일한 실체의 평행하는 속성들이라는 스피노자의 주장을 지지하였다.

3) 인지와 정서, 기억과 감정

윌리엄 제임스(William James)가 오래전에 제시했던 정서와 인지에 관한 이론은 다마시오에 의해 세련된 행동신경학으로 되살아났다. 우리의 의식적 경험은 인지가 정서를 만들고 정서가 행동을 일으키는 것처럼 진행된다. 복권에 당첨되었다는 것을 알게 되면 기쁨을 느끼고 주먹을 불끈 쥐며 환호하게 되는 것처럼 말이다. 하지만 심리학에서는 그 반대 방향으로 진행된다는 견해도 상당히 설득력 있게 받아들여졌다. 그리하여 인지가 우선인가, 정서가 우선인가 하는 문제는 심리학의 오랜 논쟁거리였다(Lai 등, 2012).

스탠리 샤크터(Stanley Schachter)는 생리적 변화가 있으면 정서가 느껴지는데, 그 정서의 종류는 신체적 변화의 차이에 의해서가 아니라, 그때의 상황에 대한 인지적 해석에 따라 결정된다고 보았다. 이것을 인지우선성가설(cognitive primacy hypothesis)이라 한다. 반면에 로버트 자이언스(Robert Zajonc)는 정서는 인지와 무관하거나 인지보다 먼저 일어난다는 정서우선성가설(affective primacy hypothesis)을 제안했다. 즉, 인지우선성가설에서는 자극이 무엇인지를 알아야 정서적 내용이 결정된다고 보았고(Lazarus, 1984; Storbeck 등, 2006), 정서우선성가설에서는 정서적 반응에 관한 정보는 인지적 판단이 이루어지기 전에 신속하고 자동적으로 활성화될 수 있다고 보았다(Zajonc, 1980; LeDoux, 1996).

이에 앞서, 미국 심리학의 아버지라 불리는 윌리엄 제임스와 생리학의 아버지라 불리는 월터 캐넌은 신체적 변화가 먼저인지 정서적 경험이 먼저인지를 두고 서로 다른 주장을 했다. 윌리엄 제임스와 칼 랑게(Carl Lange)는 신체 변화가 먼저 일어나고 그 신체 변화에 대한 정보가 대뇌에 전달되어 정서(감정) 경험을 하게 된다고 하였다. 뇌가 몸에서 보내는 신호를 해석하면서 감정이 생겨난다는 것이다. 반면에 월터 캐넌과 필립 바드(Philip Bard)는 어떤 상황에 처했을 때 신체적 변화와 정서적 경험이 동시에 일어난다고 보았다. [주: 스탠리 샤크터는 윌리엄 제임스와 칼 랑게 이론의 영향을 받았다.]

신체의 변화가 감정을 일으키고 그 감정이 인지를 일으킨다는 증거는 여러 학자에 의해 제시되었다. 예를 들어, 폴 에크만(Paul Ekman)은 피험자들에게 어떤 정서와 관련된 표정을 지으라고 요구하지 않고, 대신 안면근육을 어떤 방식으로 움직이도록 주문하여 특정 정서와 관련된 표정이 만들어지도록 하였다. 그러자 피험자들은 성난 표정이 만들어졌을 때에는 분노를, 행복한 표정이 만들어졌을 때에는 행복감을 경험하였다. 이브 아지드(Yves Agid)는 파킨슨병 환자의 동작을 정상화시키기 위해 시행하는 시술에서 환자의 뇌간에 있는 특정 부위를 자극하면 환자가 이유 없는 슬픔을 경험하게 되고, 이어서 그 슬픔에 어울리는 생각을 떠올려 내는 것을 발견하였다. 척추 손상 등으로 자신의 신체 대부분에서 일어나는 변화를 느낄 수 없는 사람은 강한 정서도 경험하지 못한다. 이러한 연구 결과들은 신체의 변화가 정서를 만들고, 정서가 인지를 만든다는 주장을 뒷받침한다. 하지만 우리의 일상적인 경험은 인지가 정서를 만들고, 그러면 그 정서에 해당하는 신체 반응이 일어난다는 것도 부정하지 않는다. 우리는 슬픈 기억을 떠올렸을 때, 슬픔이라는 감정이 일어나고 그에 따라 눈물이 흐르는 신체적 변화가 나타나는 것도 경험한다.

실제로 신경계는 이 두 방향의 경험을 지원하는 시스템을 모두 갖추고 있다. 편도체에서 감각 정보를 입수하는 경로에는 두 가지가 있다. [그림 4-2]에 표시된 것처럼, 감각 정보는 편도체의 외측핵으로 전달된다. 외측핵으로 전달되는 구심성 경로는 두 가지이다. [그림 4-3]에서 볼 수 있듯이, 하나는 시상에서 직접 연결되는 '시상-편도체 경로'이며, 다른 하나는 대뇌 신피질을 거치는 '시상-신피질-편도체 경로'이다. [주: 시상은 모든 감각신경이 지나는 통로로서 척수나 연수로부터 오는 흥분이 전해진다. 후각을 제외한 모든 정보는 시상으로 먼저 가서 시각, 청각, 촉각, 미각 등으로 분류된 다음 각각의 감각을 담당하는 뇌 영역으로 보내진다. 따라서 시상은 감각기관과 신피질의 정보 흐름을 안내하는 중계소 역할을 한다. 시상과 편도체는 서로

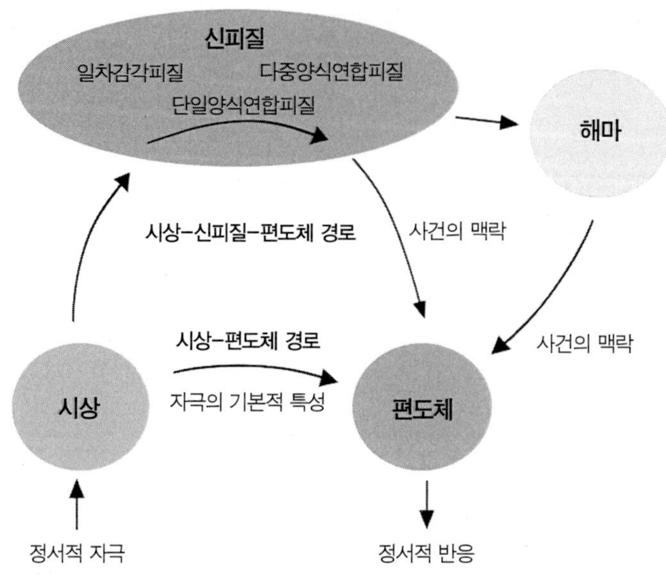

[그림 4-3] **편도체의 두 가지 입력 경로**

가까운 곳에 있으며, 신경섬유 다발로 연결되어 있다. 앞에서 살펴 본 바와 같이, 편도체는 내분비계, 자율신경계의 최고위 중추인 시상하부와 연결되어 있다.]

시상-편도체 경로(짧은 경로)는 시상에서 편도체로 바로 이어지는 경로로서, 유입된 자극의 기본적 특성에 대한 초보적이고 개략적인 정보를 제공하여 본능적인 반응을 신속히 유도한다. 시상-신피질-편도체 경로(긴 경로)는 신피질의 감각영역에서 처리된 정보를 편도체로 전달한다. 이 경로는 더 많은 시냅스를 거치는 것이므로 속도는 느리지만, 상황의 복잡성과 세부사항을 고려한 포괄적인 문맥의 정보를 제공한다.

예를 들어, 과일을 따려고 나뭇가지로 손을 뻗다가 뱀을 보게 되는 경우, 시상-편도체 경로에 의해 자신도 모르게 순간적으로 팔을 움츠리며 뒤로 물러나게 되고, 그 다음 시상-신피질-편도체 경로에 의해 자신이 뱀을 보았다는 것을 의식한다. 즉, 우리는 위험에 처했을 때 의식적으로 깨닫기 전에 무의식적으로 반응한다. 달리 말하자면, 뇌는 알기 전에 먼저 느낀다. 진화론적 관점에서 보면 통합적 생존 반응을 구성하는 정서의 촉발은 정확한 판단에 따라 일어나는 것보다 빠르게 일어나는 것이 훨씬 중요하다. 위험할 수도 있는 자극에 대해서 일단은 신속하게 반응을 해야 하지만, 나중에 정확한 정보를 가지고 반응을 수정해야 한다. 만일 뱀이 아니라 나뭇가지였던 것으로 확인되었다면, 다시 과일을 따는 행동으로 돌아가게 되는 것이다.

공포스러운 장면을 볼 때, 편도체는 후두엽에 있는 시각피질이 활성화되기 전에 먼저 활성화된다. 이것은 시상-신피질-편도체 경로에서 아직 처리되지 않는 정보를 시상-편도체 경로가 먼저 처리하여 편도체에 전달했기 때문에 나타나는 현상이다. 진화론적으로 더 오래된 시상-편도체 경로는 눈에서 변연계나 뇌간으로 곧장 연결된 다음 대뇌피질의 두정엽으로 가지만, 영장류에서 새로 발달된 시상-신피질-편도체 경로는 후두엽의 시각피질로 연결되고 더 많은 단계적 처리가 이루어진다. 시상에서 편도체로 바로 이어지는 짧은 경로는 무의식적 경로이다. 시각피질에서 처리된 정보가 전전두엽에 있는 고위 인지 영역으로 전달된 다음에야 우리는 무엇을 보았다는 사실을 알게 된다. 어떤 경로로 편도체에 자극이 입력되었든지, 입력을 받은 편도체에서 일어나는 변화는 동일하다. [주: '〈표 4-1〉 편도체로부터 입력을 받는 뇌 영역들'을 참고하라.]

폴 휄렌(Paul Whalen)은 편도체가 정서적으로 의미 있는 자극을 무의식적으로 탐지한다는 증거를 처음 제시하였다(Whalen 등, 1998). 인간은 1/30초 정도의 매우 짧은 순간 동안만 제시된 자극은 의식하지 못한다. 이를 역치하자극(subliminal stimulus) 또는 잠복자극(masked stimulus)이라 한다. 정서를 일으킬 수 있는 시각자극을 의식적으로는 지각할 수 없을 정도로 짧은 시간 동안만 피험자들에게 제시하면, 피험자들은 자신이 무엇을 보았는지 인식하지 못하지만 편도체는 활성화된다. 맹인들이 자신은 아무것도 보지 못한다고 하면서도 앞에 놓인 장애물을 피하거나 움직이는 사물에 반응하고 물체를 집기도 한다. 이 현상을 맹시(blindsight)라 하는데, 맹시는 시각 정보를 만드는 망막의 기능은 손상되지 않았으나 시각 정보를 처리하는 신피질 영역들이 손상되었을 때 나타난다. 그러한 손상이 있으면 망막에서 시신경을 거쳐 유입된 정보가 시상-신피질-편도체 경로로 처리되지는 못하더라도 시상-편도체 경로로 편도체를 활성화시킬 수 있으므로 정서반응(감정적 반응이든, 생리적 · 행동적 반응이든)을 일으킬 수 있다. 즉, 후두엽이나 두정엽이 손상되어 시각장애가 발생되더라도 타인의 표정처럼 정서적으로 의미 있는 자극은 '알 수 없는' 감정으로 느껴질 수 있다.

심리학의 오래된 논쟁으로 되돌아가 보자. 무의식적 경로를 거쳐 흥분한 편도체가 공포라는 정서를 일으키면 생리적 반응이 일어난다. 잠시 동안 몸으로 경험된 막연한 공포감은 잠시 후 긴 경로를 거쳐 전두엽으로 입수된 '뱀을 보았다'는 정보와 더해져 '타당한' 공포감으로 의식된다. 반면, 재난이 발생할 것이라는 전두엽의 인지적 판단은 편도체로 하여금 공포라는 정서를 일으키게 하고 이것은 심장박동이 상승하는 것 같은 생리적 변화를 초래한다. 인지가 먼저인지, 정서가 먼저인지를 두고 이어졌던 심리학의 해묵은 논쟁은 우리 뇌에 두 가지 경로가 다 있다는 것으로 마무리된다. 인지가 정서를 만들기도 하고, 정서가 인지를 만들기도 한다.

변연계는 정서와 기억을 모두 관장한다. 기억의 본질적 가치를 고려하면, 정서를 담당하는 곳에서 기억도 관장하는 이유를 쉽게 이해할 수 있다. 우리는 예전에 지금과 같은 상황에서 일어났던 결과를 고려하여 현재의 상황을 평가하고 필요한 반응을 결정해야 한다. 과거에 어떤 냄새를 맡은 후 곧 불길에 휩싸였던 경험이 있었다면, 같은 냄새가 날 때 공포를 느끼고 즉각적으로 스트레스 반응을 일으켜 도피를 해야 한다. 정서와 기억은 상호의존적이다. 정서는 기억을 기반으로 만들어진다. 반면, 삶에서 일어나고 있는 수많은 사건 속에서 기억할 만한 사건을 걸러내어 저장하는 것은 정서이다. 강한 감정을 일으키는 사건에 관한 기억은 더 선명하게 남겨지고 더 오래 지속된다. 정서적으로 무의미한 사건은 생존적으로도 중요하지 않다. 한 개체의 일생에서 형성되는 기억도 그러하지만, 한 종의 진화 과정에서 형성된 기억도 마찬가지이다.

특정한 기억이 떠오를 때 그와 관련된 감정과 신체적 반응이 동반되는 것은 매우 흔한 현상이다. 어떤 우발적인 자극에 의해 불현듯 과거의 사건에 대한 기억이 떠오르면서 강한 감정에 휩싸이기도 한다. 이 현상은 '프루스트 효과(Proust effect)'로도 설명된다. 사실상 정서와 기억은 거의 동일한 회로를 사용하여 서로를 강화한다. 이 회로를 '파페츠회로(Papez circuit)'라 한다. 파페츠회로는 변연계의 여러 구조를 거치는 하나의 회로로서 정서와 기억의 과정을 통합한다. 1937년 신경학자 제임스 파페츠(James Papez)는 변연엽을 중심으로 하는 모종의 회로가 정서에 관여할 것이라는 이론을 처음으로 제시하였다. 하지만 이후에 이 회로는 기억에 더 많이 관련되어 있다는 사실이 밝혀졌다. 모든 감각 정보는 이 회로를 통해 기억으로 형성된다. 파페츠회로는 기억을 저장해서 전전두엽과 편도체, 시각연합, 청각연합, 체감각연합으로 보낸다. 감각입력 정보(시각, 청각, 후각, 미각, 체성감각, 평형감각 등)는 신피질의 단일양식연합영역을 거쳐 다중양식연합영역(해마방회, 내후각뇌피질 등), 변연영역(해마복합체, 편도복합체), 뇌궁, 시상하부, 시상전핵, 전두피질, 운동피질 등을 거치면서 기억과 정서를 만든다. [주: 처음 파페츠는 해마를 중심으로 이 회로를 제시하였지만, 이후 폴 맥린(Paul MacLean)이 편도체를 포함한 수정된 회로를 제시하고 관련 구조를 합쳐서 변연계라 하였다. 현재는 정서, 기억, 학습의 과정을 통합하여 대뇌피질까지 포함한 더 큰 회로로 설명되고 있다.]

파페츠회로가 기억의 회로이므로 학습 또한 이 회로와 관련이 있다. 학습하는 내용은 이 회로를 거쳐 기억으로 저장되고, 반복적인 학습은 이 신경 회로를 점점 강화시킨다. 따라서 기억은 하나의 신경세포에 저장되는 것이 아니라 신경세포 집단의 특정 활동 패턴으로 저장된다. 처음 만들어진 패턴의 활동이 반복되면 그 패턴이 강화되고 점차 안정된 기억이 형성된다. 그리고 우리의 기억에는 감정이라는 정서의 성분이 그림자로 드리워져 있다. 사람의 정서반응 양식은 질병을 일으키기도 하는 생리·행동적 과정과 연합되어 있다. 질병과 건강이 정서적 경험과 분리될 수 없다는 것은 PNI뿐 아니라 신경생리학, 행동의학에서도 확인된 사실이다. 정서는 마음만의 경험이 아니라, 몸과 마음이 함께 만드는 경험이기 때문이다.

4) 이성과 감성의 통합

프로이트의 성격구조론에서는 인간의 성격을 초자아(superego), 자아(ego), 원초아(id)로 설명하고, 폴 맥린의 삼위일체 뇌 이론에서는 사람의 뇌를 인간의 뇌, 포유류의 뇌, 파충류의 뇌로 설명한다. 플라톤도 마음에 세 층의 계층적 구조가 있다고 보았다. 가장 위에는 합리적이고 이성적인 마음, 중간은 동물적이고 본능적인 마음, 가장 아래에는 식물적인 마음이 있다는 것이다. 인간이 오류를 범하게 되는 이유에 대한 고대 철학자들의 설명은 프로이트의 이론과 유사하게, 본능의 층이 이성의 층을 침범하기 때문이라는 것이었다.

데이비드 흄(David Hume)은 "이성은 정념의 노예이다"라고 하였고, 블레즈 파스칼(Blaise Pascal)은 "마음은 이성이 전혀 모르는 동기를 가지고 있다"고 하였다. 인간은 이성의 동물이기 이전에 가장 감정적인 동물이다. 인간의 감정은 다른 어떤 동물들보다도 다채롭고 복잡하다. 앞에서 살펴본 바와 같이, 인지(이성)가 정서(감성)를 일으키기도 하지만 정서가 인지를 일으키기도 한다. 무의식이 의식에 강력한 영향력을 행사한다는 프로이트의 설명처럼, 무의식적 경로는 우리의 내적인 삶을 결정하고 대부분의 외현적 행동을 지휘하고 있다.

우리가 하는 행동 가운데 대부분은 의식화되지 않는 무의식적 수준에서 이루어진다. 잠을 자면서 불편한 자세를 바꾸고, 책을 읽다가 책장을 넘기고, 한쪽 팔에 든 가방이 무거울 때 다른 팔로 옮겨 들고, 대화를 하면서 표정을 짓고, 음식을 씹고 삼키는 것 모두 의식적 평가와 결정을 필요로 하지 않는다. 만일 이러한 일에 의식적인 개입이 필요하다면 생존은 크게 위협 받을 것이다. [주: 예를 들어, 무의식적인 자동호흡이 불가능한 온딘의 불행(Ondine's curse) 환자는 계속 의식적으로 호흡을 해야 하고, 잠을 잘 때에는 호흡기를 사용해야만 한다.] 의사결정이나 선택하는 행위 또한 그러하다. 알렉스 푸조(Alex Pouget)의 지적처럼, 의사결정 분야의 연구는 주로 의식적인 결정에 치우쳐 있었으나, 우리가 하는 대부분의 결정은 의식적인 추론에 바탕을 두고 있지 않다.

흔히 인간이 이성적이며 합리적이라고 생각하지만 이성적이고 합리적인 의식적 활동은 중추신경계의 전체 활동에 비하면 지극히 일부에 불과하다. 게다가 우리가 하는 인지적 작업들 중에서 많은 부분이 실제로는 무의식적 본능을 충족시킬 행동을 구성하는 것과 관련되며, 이성적 활동 중 적지 않은 부분이 그러한 행동을 정당화하는 것과 관련이 있다. 우리는 먼저 문제를 확인하고 내용을 검토한 후에 가장 바람직한 결정을 한다고 생각하지만, 실제로는 무의식적이고 감정적으로 이루어진 결정을 정당화하기 위해 이성을 이용하여 그럴듯한 설명을 만들어 낸다.

이성과 감성이 부조화될 때 우리는 혼돈, 불안, 스트레스를 경험하게 된다. 이성의 뇌와 감성의 뇌 사이의 소통이 단절될 때 판단 장애, 정서 조절 장애, 사이코패스 등 다양한 심리·행동적 문제가 야기되며, 정서를 통해 신체적 이상을 자각하는 능력도 감소한다. 고통을 의식하지 못하는 장애가 있는 환자는 위험한 상황에 처해도 벗어나려는 노력을 하지 않게 되고, 심지어 스스로의 신체를 손상하는 행위를 하기도 한다. 이들도 유해한 자극에 대해서 여전히 감각을 느끼지만 고통스러워하지 않으며, 고통에 대한 정서반응을 일으키지도 않는다.

이성과 감성의 통합은 뇌의 상하 구조 사이, 좌우 뇌 사이, 그리고 대뇌 신피질의 여러 영역 사이의 긴밀한 상호작용을 필요로 한다. 신피질은 의식적 기능을 담당하고, 변연계와 그 아래 있는 하위 뇌들은 무의식적 기능을 담당한다. 상하 뇌의 소통이 원활하지 않을 때에는 정서를 의식하거나 조절하는 데 장애가 초래되어 충동적으로 행동할 수 있으며, 합리적인 판단을 하더라도 긍정적 정서(감정)로 보상받지 못한다. 뇌의 상하 구조 사이의 상호작용에 대해서는 다음 단원 '5) 전두-변연 연결, 심리적 차원의 건강'에서 자세히 다루므로, 여기서는 간략히 정리하고 좌우 뇌 사이, 그리고 신피질 영역들 사이의 상호작용에 대해서 살펴본다.

대뇌피질은 좌우 반구로 나뉘어져 있으며, 두개강 내 공간의 약 2/3를 차지한다. 좌반구와 우반구는 뇌량(corpus callosum)과 전교련(anterior commissure)이라는 두 신경섬유(축색) 다발을 통해 연결되어 있다. 뇌량은 두 반구를 하나의 의식적 단위로 만든다. 뇌량이 없으면 좌뇌와 우뇌는 서로가 무슨 일을 하고 있는지 모르게 된다. 뇌량을 절단하여 좌우 뇌가 분리된, 소위 분리뇌(split brain) 환자의 경우, 오른쪽 시야에 물건을 제시하면 그것이 무엇인지 말할 수 있지만 왼쪽 시야에 물건을 제시하면 대답하지 못한다. 인식은 하더라도 언어를 담당하는 좌뇌로 그것을 전달하기 못하기 때문이다. 정상적인 사람들도 가끔 좌우 뇌의 소통이 단절되어 한쪽 뇌가 일방적으로 영향력을 행사하는 경우가 있다. 갑작스럽게 이유 없는 감정이 치밀어 오른다든지, 합리적인 판단을 하고 나서도 마음 한쪽에서 계속 불만족스러움을 느낀다든지, 앞뒤가 맞지 않거나 상황에 어울리지 않는 말이나 행동을 불쑥하게 되는 것이 그러한 경우이다.

보통 좌뇌를 이성의 뇌, 우뇌를 감성의 뇌라 한다. 그래서 논리적·분석적·이성적인 사람을 좌뇌형이라 하고, 감성과 직관이 발달하고 예술적 기질을 가진 사람을 우뇌형이라 한다. 좌뇌는 언어적 표현과 이해, 수학적 능력, 추상적 사고, 논리적 문제 해결, 순차적 인식 등을 담당한다. 우뇌는 비언어적 인식, 동시적 인식, 직관, 통합적 기능, 음악·미술 등 예술적 기능, 표정의 인식, 공간적 관계 인식을 담당한다. 주로 좌반구에서 발작이 있는 환자는 사고장애를 나타내고, 우반구에 발작이 있는 환자는 정서장애를 보이는 경향이 있다. 우뇌는 정서를 표현하고 인식하는 것에 더 중요한 기능을 담당하고 있다. 우뇌의 특정 부위가 손상되면 다른 사람이 표현하는 정서를 인식하는 데에도 장애가 생길 수 있다.

그러나 모든 정신 기능이 좌뇌나 우뇌 한편에만 치우쳐 있는 것은 아니다. 좌뇌 역시 정서나 감정과 관련이 있다. 우뇌가 부정적 정서에 더 특화되어 있다면, 좌뇌는 긍정적 정서의 발생에 더 많이 관여한다. 뇌졸중 같은 질병이나 사고로 인해 좌뇌가 손상되면 우뇌의 기능이 상대적으로 우세해지면서 비관적인 정서를 강하게 느끼지만, 우뇌가 손상되면 좌뇌가 지배적이게 되면서 자신의 장애에 대해 크게 개의치 않거나 오히려 낙관적으로 반응하기도 한다. 우뇌가 좌뇌에 비해 감수성이 크기 때문에 우뇌가 더 우세해지면 감정적 기복도 커지게 된다.

두뇌 기능의 우열은 특정 부위가 더 발달하거나 더 잘 활성화되는 것에 달려 있는 것이 아니라 전체가 조화롭게 작용하는 것에 좌우되는 것이다. 학습의 경우에도 좌뇌와 우뇌를 모두 사용하는 통합적인 방식이 한쪽 뇌만 집중적으로 활성화되는 학습법보다 효과적이다. 좌뇌와 우뇌의 원활한 소통은 지적인 기능의 효율도 높이고 감정적 안정성을 향상시킨다.

전두엽은 중심구(central sulcus)의 앞쪽에 있는 신피질 전체를 가리킨다. 대뇌 신피질의 40%를 차지할 정도로 여러 엽(lobe)들 가운데 가장 크다. 전두엽은 전전두엽(전전두피질, prefrontal cortex), 보조운동피질, 일차운동피질 등으로 구성되어 있다. 특히, 전전두엽은 영장류에게서 가장 크게 발달한 구조물이다. 감각계에 직접 연결되어 있지는 않으나 대뇌의 모든 영역에서 신호가 입력되기 때문에 전전두연합령이라고도 한다. 전전두엽은 고도의 지적 기능을 수행한다. 전두엽의 역할 중 하나는 실행기능(executive function)이다. 전두엽의 손상은 계획 수립 능력, 작업기억, 주의, 자극의 분별 등에 장애를 초래하게 된다.

전두엽은 논리적 사고, 창조력, 예측, 판단 같은 고차원적 기능을 통합하는 동시에 감정을 의식적으로 깨닫고 조절하는 것에도 중요하다. 이러한 기능들에는 전두엽의 여러 부위가 함께 관여하고 있다. 즉, 좌뇌와 우뇌, 상위 뇌와 하위 뇌 사이에 이성과 감성의 기능이 서로 다른 것처럼 전두엽 안에서도 이성적인 사고를 담당하는 부위와 정서를 담당하는 부위가 구분된다. 우리가 정서를 경험하는 데에는 변연계의 구조물들뿐 아니라 전전두엽, 보조운동영역 등 신피질의 여러 부위가 관여한다.

[그림 4-4]에 전전두엽의 주요 부위들이 표시되어 있다. 전전두엽 중 배외측전전두엽(dorsolateral prefrontal cortex: DLPFC)은 이마 양 측면에 있는 피질의 바깥쪽 부위로서, 계획과 추론, 문제 해결, 이성적 판단과 관련된 기능을 담당한다. 원숭이의 뇌와 인간의 뇌를 비교할 때 가장 큰 차이는 인간의 배외측전전두엽이 훨씬 많이 발달되어 있다는 것이다. 내측전전두엽(medial prefrontal cortex: MPFC)은 이마 가운데 있는 전전두엽이다. 복내측전전두엽(ventromedial prefrontal cortex: VMPFC)은 전전두엽의 안쪽, 아래쪽 면이다. 복내측전전두엽과 접해 있는 안와전두엽(orbitofrontal cortex: OFC)은 안구 위에 있는 전전두엽의 바닥 부위이다. 내측전전두엽, 복내측전전두엽, 안와전두엽은 주의, 정서, 공감, 행동 조절, 의사결정 등의 기능을 담당한다.

내측전전두엽은 동기 및 주의 조절에 관련된 의지의 중추이다. 이곳은 아무 생각 않을 때에도 항상 활성을 일으킨다. 아무 생각을 하지 않는다는 것도 주의 조절이 필요하기 때문이다. 또한 이곳은 자기성찰의 중추이기도 하다. 명상이 뇌 기능에 미치는 영향도 이 부위의 기능이 향상되는 것으로 설명할 수 있다. 오랫동안 명상을 한 사람들의 뇌를 기능적자기공명영상(fMRI)으로 살펴보면, 내측전전두엽의 기능이 다른 뇌 영역에 비해 높아져 있는 것이 확인된다. 내측전전두엽은 사회적 상호작용과도 관련이 있다. 의사소통 훈련을 반복했을 때 가장 먼저 기능 향상이 이루어지는 곳이며, 애착 형성에도 중요하다. 어미 쥐의 내측전전두엽을 제거하면 새끼 쥐들을 돌보지 않는다.

복내측전전두엽은 정서와 의지를 담당하는 핵심 중추로서, 정서적 판단, 행동 조절, 의사결정 등에 관여한다. 복내측전전두엽이나 안와전두엽은 자신의 정서를 인지하고 조절하는 데 필수적인 부위이므로, 이 부위에 손상이 있으면 알기는 하지만 느끼지는 못하는 상태가 된다. 자신의 정서를 인식하는 능력은 정서 조절과 충동 억제에 필수적이기 때문에 이 부위들의 활성이 감소되면 감정을 억제하지 못하고 충동적으로 행동하게 된다. 복내측전전두엽이 손상된 사람들은 사회적 정서를 표현하지 못하고 기본적인 사회적 규칙을 준수하지 않게 되어 사회적 관계가 크게 훼손될 수 있다. 이곳에서 편도체로 투사되는 축색은 편도체 중심핵의 흥분을 억제한다. 양심이나 도덕적 판단도 이곳에서 담당한다. 복내측전전두엽이

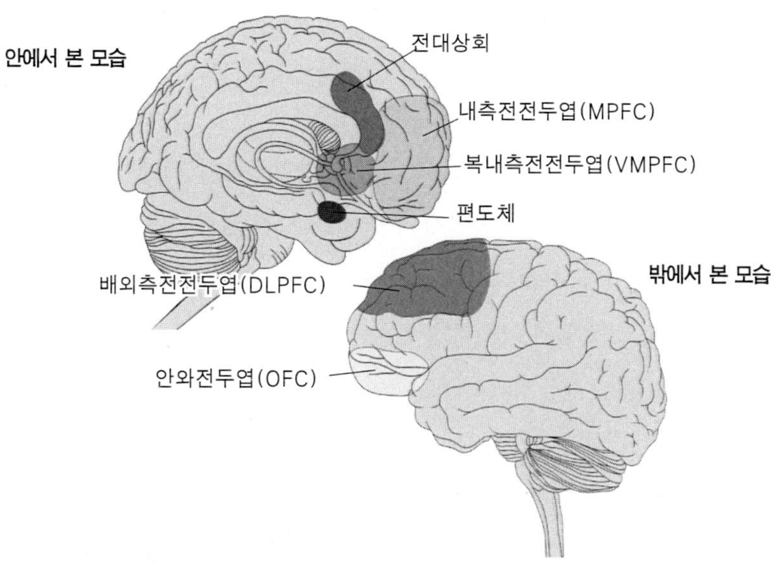

[그림 4-4] **전전두엽의 주요 부위**

손상된 동물은 조건화된 공포 반응이 잘 소거되지 않는다.

안와전두엽은 시상의 배내측과 측두엽, 복측피개야 등으로부터 입력을 받는다. 편도체와 후각계를 통해서도 간접적으로 입력을 받는다. 또한 전두엽의 다른 영역과도 정보를 주고받는다. 이 부위로부터의 출력은 대상회, 해마, 측두엽, 외측 시상하부, 편도체 등을 포함한 여러 뇌 영역으로 전해진다. 그러므로 안와전두엽으로 들어가는 입력은 환경 속에서 무슨 일이 일어나고 있는지, 그리고 전두엽의 다른 영역들에서는 어떤 계획이 수립되고 있는지에 대한 정보를 제공하고, 여기서 나온 출력은 편도체에 의해 조직화되는 정서반응을 포함하여 다양한 행동적 반응 및 생리적 반응에 영향을 미치게 된다.

복내측전전두엽과 안와전두엽이 정서, 공감, 사회적 상황에서의 적응적인 행동 등에 미치는 영향은, 존 할로우(John Harlow)가 1868년에 보고한 피니스 게이지(Phineas Gage)라는 남성의 사례에서 극적으로 드러난다. 게이지는 철도공사 현장에서 일어난 폭발사고로 인해 쇠막대가 두개골을 관통하여 전전두엽이 손상되었다. 심각한 손상이었지만 사고 후 그의 인지적 능력은 놀랍게도 거의 훼손되지 않았다. 그러나 성격과 인격면에서 그는 완전히 다른 사람이 되어 있었다. 그는 감정을 억제하고 자신의 행동을 조절하는 기능이 크게 와해되어 사회적으로 부적응적인 삶을 살다가 생을 마쳤다. [그림 4-5]에서와 같이 쇠막대에 의해 손상된 영역은 바로 복내측전전두엽과 안와전두엽이었으며, 인지적 기능을 수행하는 양쪽 배외측전전두엽은 전혀 손상되지 않았다. 실제로 오래전, 불안과 같은 정서적 긴장을 없애기 위해 전전두엽을 절제하는 수술이 시행되기도 했다. 하지만 이 수술을 받은 환자들에게서도 피니스 게이지에게 나타났던 증상과 같은 부작용이 나타났다. 그들 역시 게이지처럼 인지적인 능력에는 이상이 없었지만, 정상적인 사회생활이 거의 불가능하였다.

안와전두엽은 편도체, 대상회 등의 변연계 구조물들과 연결되어 있어 정서반응을 조절한다. 이 부위가 손상되면, 비록 복잡한 사회적 상황 속에서 맥락적 의미를 파악할 수는 있더라도, 그 의미를 바탕으로 상황에 어울리게 행동하지 못하며, 자기 억제력과 자기에 대한 관심이 감소되어 자신이 하는 행동의 결과에 대해 주의를 기울이지 못한다. 따라서 안와전두엽은 사회적 상황에 대한 개인적 의미를 판단하기보다는, 이런 판단을 적절한 감정과 행동으로 전환시키기 위해 필수적인 부위라 할 수 있다.

복내측전전두엽이나 안와전두엽이 손상된 경우에 나타나는 더 큰 문제는 의사결정 장애일 것이다. 배외측전전두엽이 의사결정에 필요한 모든 정보를 수집하여 체계적으로 분석

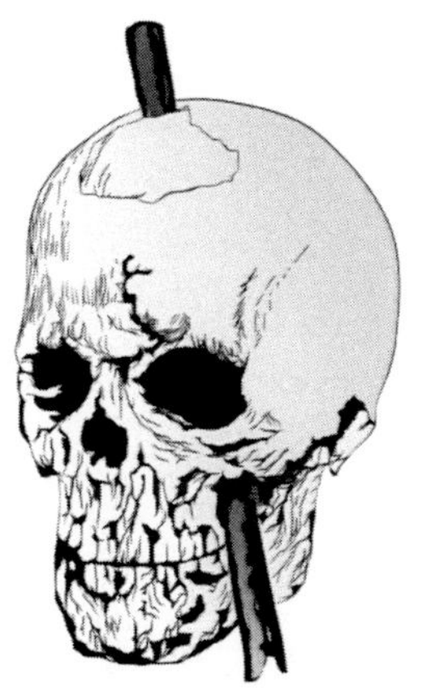

[그림 4-5] **피니스 게이지의 뇌 손상**

해 놓았다고 하더라도, 복내측전전두엽이나 안와전두엽이 손상되면 "그러므로 나는 이것이 '좋다'"라는 선택, 즉 정서를 참고해야 하는 판단이 이루어지지 않는다. 그 결과 사소한 결정도 내리지 못하고 우유부단하게 된다. 로저 월쉬(Roser Walsh)는 "정서는 삶을 지배한다. 우리의 마음에서 계속해서 일어나는 정서는 결국 우리의 마음을 지배한다. 그리하여 이러한 정서들이 우리의 지각을 채색하고, 동기를 형성하며, 삶을 지휘하게 된다"고 하였다. 정서와 단절된 의식은 삶을 겉돌게 된다.

이상의 단원에서 우리는 전일적 건강의 두 가지 측면인 심리적 건강과 사회적 건강이라는 것이 생리적으로 어떤 것이며, 어떻게 이러한 건강을 증진시킬 수 있는지 논의하기 위한 생리학적 기초를 마련했다.

5) 전두-변연 연결, 심리적 차원의 건강

변연계가 정서를 만든다면 정서를 인식하고 정서반응을 조절하는 것은 신피질, 특히 전전두엽의 여러 부위이다. 우리가 느끼는 정서는 변연계와 전전두엽의 여러 부위의 통합과 조절의 결과이다. 그렇다면 이들을 연결하는 신경학적 기반은 무엇일까? 좌우 뇌 사이에 뇌량이 있는 것처럼, 이들 사이에도 다리와 같은 구조물이 있을까?

인간의 뇌에는 전전두엽과 변연계를 연결하는 '전두-변연 연결(frontal-limbic connection)'이라는 해부학적 연결망이 있다. 전전두엽의 복측 부위와 내측 부위들은 변연계와 해부학적으로 인접해 있을 뿐 아니라, 전두-변연 연결을 통해 기능적으로도 연결되어 있다. 우리가 어떤 사실에 대해 감정적 의미를 부여하고 의식적으로 정서반응을 조절할 수 있는 것은 이 연결망이 있기 때문이다.

정서와 관련된 전두엽 부위들에 손상이 있거나 편도체가 지나치게 활성화되어 있는 경우, 또는 전두-변연 연결의 기능이 미약한 경우에는 정서 조절에 어려움을 겪고 충동을 조절하기 어렵게 된다. 편도체를 비롯한 변연계는 출생 시 이미 어느 정도 완성되어 있지만, 전두엽은 출생 후부터 본격적으로 발달하기 시작하므로 아동은 감정에 따라 행동하는 경향이 있으며 자신의 정서를 파악하고 적절히 제어하는 능력도 부족하다. 성인이 된 후에 질병이나 사고로 이 부위가 손상되어도 유사한 문제가 나타난다. 피니스 게이지의 사례에서 볼 수 있듯이 전두엽이 손상된 사람에게서 감정이나 충동 조절의 장애가 발견되는 경우가 흔하며, 살인자나 사이코패스의 뇌에서는 전두엽의 활동이 정체되어 있다는 보고들이 이루어지고 있다.

정서와 관련된 변연계의 활동은 대개 무의식적 과정이지만 의식적 과정보다 심리적·생리적·행동적으로 더 큰 영향력을 행사하고 있다. 그러므로 감정이나 정서를 무조건 억제하려 한다면 또 다른 문제를 야기할 수 있다. 자신의 생각이나 느낌을 인식하거나 극복할 수 없는 상황에서도 외부의 위협을 인지했을 때와 같이 투쟁-도피 반응이 유발된다. 자신의 정서 상태를 정확하게 지각할 수 있는 사람에게는 우울증이 발생할 가능성이 낮지만, 자신의 정서를 인지하는 데 어려움이 있는 사람은 정신과적 장애로 인해 고통 받을 가능성이 높아진다. 반면, 지나치게 정서를 제어하는 것도 정서적 지능의 작용을 저하시킬 수 있으며 인지적 기능까지도 손상될 수 있다.

정서는 신체적·심리적 행동을 일으키는 동기의 구심점이므로, 내면의 정서를 인식하고 조절할 수 있는 능력은 심신의 건강과 질병에 있어서 중요한 변수이다. 정서는 신체적 반응을 동반하므로 미세한 정서 변화를 인식할 수 있다면 몸 안에서 일어나는 생리적 변화도 더 예민하게 지각할 수 있다. 또한 정서를 자각하는 것은 내면에 있는 심리적·신체적 동기들을 보다 명확히 파악할 수 있게 하므로 자신을 더 잘 돌볼 수 있도록 해 준다. 자신의 정서를 파악하여 그와 관련된 동기들을 수용하고 안전하게 표현하는 긍정적 경험들을 통하여, 심신의 반응 양식이 새롭게 구성되고 보다 적응적인 심리적·생리적·행동적 반응 체계를 갖출 수 있게 된다.

변연계의 정서적 동요를 제어하는 능력은 전두엽의 기능을 향상시키거나 전두-변연 연결망을 강화하는 훈련을 통해 향상될 수 있다. 특히, 전두-변연 연결이라는 양방향성 신경망은 인지행동요법을 포함한 심신의학적 치유법들이 어떻게 효과를 가져오는지 설명해 준다. 다른 생각을 하면서도 복잡한 기계나 악기를 다루는 작업을 무의식적으로 할 수 있을 만큼 훈련된 사람이 그 작업을 의식적으로 하려고 하면 오히려 수행력이 감소된다. 소뇌에서 수행되는 일은 신피질의 감시를 받으면 방해를 받기 때문이다. 변연계에서 일어나는 정서 또한 의식적으로 관찰을 받게 되면 그 강도가 약화된다. 스스로의 정서를 관찰하거나 표현하는 것은 신피질, 특히 전두엽의 기능이다. 자신의 정서를 객관적으로 관찰하고 표현하도록 장려하는 다양한 심신의학적 기법이 스트레스 완화를 위한 중재법으로 널리 도입되고 있는데, 이들은 위에서 설명한 기제로 편도체의 활성을 조절하는 능력을 향상시킨다. 그 결과 부적절하거나 과도한 심리적·생리적·행동적 반응성을 감소시킬 수 있게 된다.

스피노자는 고통스러운 감정은 우리가 그것을 명확하고 확실하게 묘사하는 그 순간에 고통이기를 멈춘다고 하였는데, 이 효과는 실제로 많은 연구를 통해 확인되었다. 매튜 리버맨(Matthew Lieberman)은 감정을 말로 표현하면 강도가 감소된다는 것을 보여 주었다(Lieberman 등, 2007). [주: 그는 성인 피험자들에게 슬픔, 놀람, 분노와 관련된 표정을 짓고 있는 사람들의 사진을 제시하였다. 한쪽 피험자 그룹에는 사진 속 사람의 표정에 따라 '슬프다' '놀랐다' '화났다' 같은 감정적 단어를 표시하게 하고, 다른 그룹에는 사진 속 인물의 성별에 따라 '샐리' '해리' 같은 이름을 붙이게 하였다. 그 결과 감정적 단어를 표시한 피험자들 뇌에서는 편도체 기능이 현저하게 감소하고 정서를 조절하는 전전두엽의 기능이 활발해졌다.] 제임스 페네베이커(James Pennebaker)에 의하면, 정서 표현은 외상적 기억의 인지적 처리를 촉진함으로써 정서적·생리적 변화를 가져온다(Pennebaker 등, 1988). 외상적 사건에 대한 정서를 글로 표현하면 스스로 그 경험을 수용하고 이해하는 것을 도울 수 있고, 사건에 대한 생각과 관련된 부정적 정서를 감소시킬 수 있다. 파우지(Fawzy) 등은 감정을 억압하지 않고 자기를 표현하는 성격이 면역 기능과 긍정적인 상관성이 있음을 확인하였다(Fawzy 등, 1993).

표현예술치료, 명상, 심리상담도 이와 유사한 기제로 치유적 효과를 가져올 수 있다. 자신의 감정을 명확하게 이해할 수 있다는 것만으로도 내적인 불안이 낮아지고 스트레스 반응이 감소한다. 특히 음악, 미술, 춤 등을 매개로 하는 표현예술은 말로 표현할 때와는 다른 신경학적 경로를 이용하는 것이므로 억제되어 있던 이미지나 정서를 의식의 통제와 검열

없이 표출시킬 수 있다. 캔더스 퍼트 등은 정서적 표현은 신경펩타이드 수용체 연결망과 기능적 치유 시스템의 균형을 가져오고, 그 자체는 심리·영적 생명력의 표지자가 된다고 하였다(Pert 등, 1998).

4장 2의 '4) 이성과 감성의 통합'에서 살펴본 바와 같이, 의사결정은 논리와 추론에만 의존하는 것이 아니다. 이성과 감정이 협력해야 '옳고'도 '좋은' 판단을 할 수 있다. 감정의 뇌가 없다면 이성적인 판단과 행동도 불가능하다. 이성적으로 보이는 판단이나 도덕적 행위도 실제로는 정서에 의해 결정되는 것이다. 따라서 변연계나 전두엽, 또는 전두-변연 소통에 문제가 생기면 이성적이고 윤리적으로 행동하는 능력도 와해될 수 있다. 이러한 부위의 손상은 전반적인 판단과 결정 능력도 훼손한다. 어떤 판단이나 가치 평가를 할 때, 또는 전략을 세울 때에는 편도체에 기반을 둔 신경망이 상위 영역의 신피질에 투사되어 영향을 미치게 된다. 선택이나 결정을 하기 위해서는 그 내용의 좋고 싫음과 관련하여 자신의 정서를 참고해야만 하기 때문이다. 그러므로 부정적이든 긍정적이든 내부에서 일어나는 자신의 정서를 관찰하고 돌보는 능력은 단순히 심리적 안정감을 가져오는 것 뿐 아니라 가치 지향적이고 만족스러운 삶을 사는 데에도 매우 중요하다. 더 중요한 것은 이성과 감정이 부조화되거나 단절되는 것 자체가 불안, 불만족 같은 스트레스가 되어 생리적으로 부정적인 결과를 초래한다는 점이다.

6) 사회적 뇌, 사회적 차원의 건강

마틴 셀리그만(Martin Seligman)은 친절, 공정함, 진정성, 감사, 개방적 마음을 정서적·사회적 건강의 특성으로 꼽았다. 레오 로탄(Leo Rotan) 등은 자신과 타인의 웰빙을 촉진하는 방식으로 사회적인 상호작용을 하는 것을 건강의 한 측면으로 정의하였다(Rotan & Ospina-Kammerer, 2007). 사회적 건강에는 어떠한 생리학적 기반이 있을까?

인간 개개인이 가지고 있는 생존을 위한 자원과 힘은 다른 동물들에 비해 매우 미약하므로 사회를 이루고 있지 않으면 생존은 크게 위협을 받는다. 인간은 진화 과정에서 사회를 이루는 데 필요한 기능들을 갖추어 왔고, 뇌는 사회적 삶을 가능하게 하는 생리적 기반을 갖추는 방향으로 발달했다. '사회적 뇌 가설(social brain hypothesis)'에서는 뇌의 크기가 사회 집단의 크기 및 사회적 관계와 비례한다고 본다(Dunbar, 2009). 자신이 속한 사회에 적합한 능력을 형성해 가는 사회화(socialization) 과정은 한 개인의 두뇌 발달에 있어서도 결정적인 동기이자 자극이다.

사회적 소통을 위해 언어를 사용하는 기능은 해부학적으로 뇌의 언어 중추와 발성기관을 인간과 다른 동물 사이에 가장 두드러진 차이로 진화시켰다. 사회화에 필요한 수많은 행동은 타인의 행동을 모방하는 학습을 통해 획득되는데, 모방학습 또한 신경학적 기반을 가지고 있다. 또한 뇌는 우리가 스스로의 감정을 느끼듯, 타인의 감정을 공감할 수 있는 기능들을 추가함으로써 이타적이고 협력적인 행위를 가능하게 하고 사회적 결속을 강화하였다. 우리의 뇌는 사회적으로 환영받는 행동을 할 때 신경생리학적 보상이 주어지도록 설계되었다. 다른 사람과 협력하는 행동은 도파민을 분비시키고 쾌락에 관여하는 뇌 영역을 활성화한다(Rilling 등, 2002). "선한 행동은 그 자체가 보상이다"라는 스피노자의 말이 신경생리학적으로도 증명되는 것이다. 사회복지 자원봉사자들이 정신지체아들을 돌볼 때는 봉사자들의 뇌에서 옥시토신 작용 부위가 활성화된다. 옥시토신은 편도체의 흥분을 누그러뜨리고 스트레스 반응을 상쇄할 뿐 아니라 개체 간의 접근행동을 일으키고 애착을 형성하며 안정감과 신뢰감을 증진시킨다. 다른 사람에 대하여 동정심을 느끼는 것 자체가 긍정적인 내적 보상을 느끼게 한다(Sprecher & Fehr, 2006). 동정심은 그 사람의 슬픔을 단순히 공유하는 것을 넘어서, 친사회적 행동으로 이끄는 동기이자 보상으로 작용하는 것이다.

뇌 영상 연구는 이해하는 것과 공감하는 것이 신경학적으로 다른 네트워크를 활성화시킨다는 것을 보여 준다(Hein & Singer, 2008; Singer 등, 2004). 타인과의 공감을 가능하게 하는 주요 영역은 뇌섬엽, 체감각피질, 전대상회 등이다. 중요한 점은 이 영역들이 자신이 직접 고통을 받거나 괴로움을 느낄 때도 활성화되는 부위라는 것이다. 뇌섬엽은 역겨움을 느낄 때도 활성화되는데, 타인이 역겨워하는 모습을 관찰할 때도 이 부위가 활성화되며 실제로 구토반응을 일으키기도 한다(Jabbi 등, 2007). 다른 사람이 좋은 맛이나 나쁜 맛을 경험하는 비디오를 보는 동안 관찰자도 같은 맛을 경험하며, 촉감을 직접 경험하거나 다른 사람에게 촉각 자극이 가해지는 것을 관찰하는 것 모두 체감각피질을 활성화시킨다(Keysers 등, 2004). 캔더스 퍼트의 말처럼, 우리가 다른 사람들이 느끼는 것을 느낄 수 있다는 것은 과학적인 사실이다. 스스로 공을 찰 때, 다른 사람이 공을 차는 것을 볼 때, 심지어 공을 찬다는 말을 들을 때도 전운동피질(premotor cortex)이 활성화된다.

우리는 다른 사람이 하는 행동을 보면서 무의식중에 그들의 행동을 모방한다. 예를 들어, 다른 사람이 하품을 하면 함께 하품을 하고, 대화 도중에 상대방이 얼굴을 만지면 따라서 자신의 얼굴을 만진다. 타인의 행동을 보고 따라하면서 상호작용을 하면 상대방의 의도나 정서를 더 잘 짐작할 수 있게 되어, 상대방을 고려한 적응적인 행동을 할 수 있게 된다. 이처럼 무의식적 모방 행동을 통해 상대방의 의도나 정서를 공유할 수 있는 것에는 거울신경세포(미러뉴런, mirror neuron) 시스템이 관여한다. 거울신경세포는 사회적 행동을 가능하게 하는 핵심적인 신경학적 요소이다.

거울신경세포는 지아코모 리촐래티(Giacomo Rizzolatti) 등에 의해 원숭이의 전운동피질에서 처음 발견되었다(Rizzolatti & Craighero, 2004). 원숭이가 스스로 어떤 동작을 할 때 활성화되는 이 신경세포는 다른 원숭이 또는 사람이 같은 동작을 하는 것을 관찰할 때에도 활성화된다. [주: 리촐래티는 원숭이의 뇌에 전극을 꽂아 운동과 관련된 뇌 기능을 연구하던 중, 연구자가 땅콩을 집는 것을 보고 있던 원숭이의 뇌가 반응하는 것을 보고 거울신경세포를 발견하였다. 연구자가 손이 아닌 집게로 땅콩을 집을 때는 이 신경세포가 반응하지 않는다. 원숭이의 뇌가 타인의 행동을 보고 그대로 시뮬레이션을 한 것이다. 그런데 이것이 단순한 행동 시뮬레이션이 아님을 보여 주는 연구가 있다. 즉, 거울신경세포는 행동의 의미를 이해하여 반응한다. 예를 들어, 땅콩이 없는데도 땅콩을 집는 것처럼 행동할 때는 반응하지 않는다는 것이다.] 거울신경세포는 모방 행동을 통해 상대방의 의도와 정서를 공유할 수 있도록 한다. 인간의 뇌에서도 신피질의 여러 부위에서 거울신경세포가 발견되었다. 인간의 거울신경세포는 전두엽과 두정엽, 즉 하부 전두이랑(inferior frontal gyrus) 뒷부분과 하부 두정소엽(inferior parietal lobule)의 앞부분에 존재한다. 자폐아의 경우, 그렇지 않은 아동에 비해 거울신경세포의 활동성이 낮다. 빌라야뉴르 라마찬드란(Vilayanur Ramachandran)은 자폐증 환자는 거울신경세포의 활동이 저하되어 타인의 의도를 이해하지 못하고 감정을 이입하는 능력도 부족하다고 설명하였다(Ramachandran & Oberman, 2006).

거울신경세포는 모방학습의 신경학적 기반이다. 아기가 말을 하고 일어나서 걷고 부모가 화장이나 면도하는 것을 흉내 내기까지, 아기의 뇌는 수없이 어른들의 행동을 보면서 시뮬레이션한다. 조류에서도 모방학습이 일어나는데, 이 역시 거울신경세포에 의한 것으로 보인다. 새가 지저귈 때와 다른 새가 지저귀는 소리를 들을 때 같은 신경세포가 활성화된다. 동일한 종의 새라도 서식지에 따라 지저귐의 패턴이 다른 이유는 거울신경세포를 통한 후천적 학습이 이루어지기 때문이다.

타인과 정서적 공감을 할 때에도 거울신경세포가 활성화된다(Jabbi 등, 2007; Schulte-Rüther 등, 2007). 타인의 고통을 함께 느끼게 하며, 타인의 기쁨에 함께 기뻐하게 한다. 우리는 다른 사람이 웃는 모습을 보거나 웃음소리를 들을 때 아무런 이유도 모르면서도 따라 웃게 된다. 여기서 중요한 사실은 이렇게 이유 없이 따라 웃는 행동도 웃는 사람에게 긍정적인 정서를 일으키고, 부정적 사고를 희망적 사고로 전환시킨다는 것이다. 우리는 인지가 정서를 만들고 정서가 행동을 만들기도 하지만, 행동이 정서를 만들고 그 정서가 인지를 만든다는 것도 알고 있다. [주: 4장 2의 '3) 인지와 정서, 기억과 감정'을 참고하라.] 윌리엄 제임스의 말처럼, 우리는 행복하기 때문에 웃는 것이 아니라 웃기 때문에 행복하다. 비록 다른 사람의 웃음을 이유 없이 따라 하는 행동일지라도 기쁨, 희망, 사랑, 신뢰와 같은 긍정적 정서를 만든다. 그리고 긍정적 정서는 생리적으로 긍정적인 반응을 일으킨다.

이처럼 다른 사람의 고통이 '실제로' 나의 고통으로 느껴지고 다른 사람의 기쁨이 나에게도 동일한 기쁨으로 경험될 때, 우리는 다른 사람에게 고통을 주는 행위를 할 수 없고, 그들에게 기쁨을 주는 행동을 하지 않을 수 없다. 몸의 치유가 마음의 치유와 다르지 않고, 사람을 치유하는 것이 사회를 치유하는 것과 다르지 않다는 것을 우리의 뇌는 보여 주고 있다. 사랑, 용서, 축복의 마음이 실제 치유 효과를 가져오는 것도 이와 같은 원리에 의한 것이라 할 수 있다.

진화론적으로 보면 경쟁과 투쟁이 아닌 협력, 이해, 용서, 자비와 같은 것이 생존 가치가 더 높은 태도이다. 과거나 현재나 인간은 사회를 떠나서 홀로 생존할 수 없다. 사회에서 고립되거나 배척되지 않으려면 이기적이고 독선적이고 기만적이기보다는 돕고 양보하며, 진실되고 친절한 태도를 길러서 사회에서 환영받는 구성원이 되어야 했다. 친절을 뜻하는 단어 'kindness'는 '무리 안의 사람'이라는 의미를 가지고 있다. 즉, 친절은 인류(humankind)의 종성(種性, kind-ness)이다. 관대함을 뜻하는 단어 'generosity'도 인간의 보편적(general) 성품을 의미하는 것이라 할 수 있다. 이러한 성품들은 사회 구성원들로부터 환영받는 것이므로 진화론적으로 적응적인 가치가 높은 것이며, 따라서 인간의 마음이 형성되는 과정에서 본래의 성품으로 갖추어져 왔을 것이다. 죽기 전 몇 년 동안, 혼자서는 음식을 구해 먹을 수 없었던 것으로 보이는 170만 년 전 호모 에렉투스의 유골은 그 당시에도 사회적 보살핌이 있었다는 것을 보여 준다. 선천적으로 불구여서 스스로의 힘으로는 도저히 생존할 수 없었던 것으로 보이는 네안데르탈인의 유골도 죽을 때까지 그를 도왔던 동료들이 있었다는 것을 증명한다.

동양에서는 사람의 본성에서 우러나오는 네 가지 마음씨가 있다고 본다. 사단(四端)이라 불리는 이것은 인(仁)·의(義)·예(禮)·지(智)에 바탕을 둔 마음으로서, 인에서 우러나오는 측은지심(惻隱之心), 의에서 우러나오는 수오지심(羞惡之心), 예에서 우러나오는 사양지심(辭讓之心), 지에서 우러나오는 시비지심(是非之心)을 가리킨다. 이것들을 나면서부터 지니고 있는 마음이라는 뜻에서 자유지정(自有之情)이라고도 한다.

심지어 인간보다 하등한 동물의 사회도 나름의 질서와 규칙을 가지고 있으며, 자신을 희생해서 남을 배려하는 것처럼 윤리적이고 이타적인 행위를 찾아볼 수 있다. 꿀벌, 개미, 흰개미들은 목숨을 바쳐 여왕을 돌보고, 흡혈박쥐는 무리가 협력해야 하는 식량 채집에서 기만적인 행동을 하는 박쥐를 처벌한다. 굶주린 동료 박쥐에게는 자신이 먹은 음식을 게워서 먹여 주기도 한다. 돌고래들은 죽어 가는 동료 돌고래, 심지어는 바다표범 같이 전혀 다른 종의 동물들이 다치거나 병들어 죽어 갈 때 여럿이 함께 수면 위로 떠받쳐 숨을 쉴 수 있게 해 주고, 그물에 걸린 동료 주위를 맴돌며 떠나지 못한다. 원숭이는 자신이 먹이를 얻기 위해서 하는 (레버를 당기는 것 같은) 행동이 다른 동료 원숭이에게 고통을 주도록 설계되어 있는 우리(cage) 안에서, 굶어 죽을 지경이 될 때까지 먹이를 포기하는 모습을 보이기도 한다.

이타적 행동은 공감을 기초로 한다. 남이 괴로운 것이 나에게도 괴롭고 남이 즐거운 것이 나에게도 즐겁기 때문이라는 것이다. 그렇다면 이타적 행동은 결국 자신이 괴로움을 느끼는 것을 피하고 즐거움을 추구하기 위한 행동일까? 단적으로 표현하자면, 이타적 행동은 결국 이기적 행동일까? 하지만 이기적이지 않은 사람이 이타적인 행동을 하는 것이야말로 위선일 수 있다.

본래부터 '나'는 '우리'의 일부이다. 리차드 도킨스(Richard Dawkins)가 말하는 이기적 유전자(selfish gene)는 한 개체가 소유한 것이 아니라, 칼 융의 집단무의식(collective unconscious)이 그러하듯이 각 사람을 초월하여 존재하는 것이며 궁극적으로 인류의 공통된 기원이다. 사람이 왜 사회를 이루고 사는가라는 질문에 대한 토마스 홉스(Thomas Hobbes)의 답변은, 사람은 본래 악하여 타인을 해하려고 하지만 사회의 제약으로 공존하고 있다는 것이다. 그는 사람은 개인으로는 악하지만 그 악을 억제하기 위해 사회를 구성하는 것이라고 가정했다. 범죄와 테러가 증가할수록 이러한 주장에 동조하는 사람들도 많아진다. 사람이 사회를 이루고 사는 종 차원의 동기가 무엇이든, 분명한 사실은 인간의 뇌가 사회적 삶을 가능하게 하는 생리적 기반을 갖추고 있으며, 사회를 결속시키는 공감과 이타적 행동 역시 그러한 기반을 가지고 있다는 것이다. [주: 샹커 베단텀(Shankar Vedantam)은 "우리가 윤리와 도덕이라고 하는 것은 대부분 성경이나 인간의 법률에 의해 전해진 것이 아니라 진화의 과정에서 나타난 아주 오래된 규칙들이라 할 수 있는 숨겨진 뇌의 알고리즘에 의해서 전해진 것이다"라는 신경과학자 조슈아 그린(Joshua Greene)의 말을 인용하며(Vedantam, 2007), 뇌 기능이 정상적인 사람들은 사회적 관계에 관심을 갖도록 하는 교육을 굳이 받을 필요가 없다고 하였다(Vedantam, 2013).] 설령 도덕적이고 이타적인 행위가 결과적으로는 자기만족이며 자신을 위한 것이라는 결론에 이르게 되더라도, 그러한 행위가 우리 개개인의 몸과 마음을 건강하고 행복하게 한다는 것 또한 과학적 사실이다.

건강의 정의에 사회적 차원의 건강이 추가된 지 오래되었지만 학문적으로는 아직도 공허한 문구이다. 사회적 건강이 무엇이며, 어떻게 해야 사회적으로 건강할 수 있는지 명확히 설명하는 곳은 없다. 하지만 이상의 논의를 통하여 사회적으로 불건강한 것이 무엇인지에 관한 단서는 확보할 수 있다. 또한 개인의 사회적 건강을 결정하는 중요한 요소 가운데 하나를 확인할 수 있다. 그것은 정서를 공유하는 능력이다. 공감, 이해, 협력, 이타적 행동은 정서를 공유하는 능력에서 비롯된다. 정서는 사회적 결속의 토대이다. 인간의 정서는 사람들 사이에 의미를 교환하는 역할을 한다. 뇌는 자신의 정서를 자각하듯 타인의 정서를 공유함으로써 사회적 관계를 형성할 수 있는 기능들을 추가하였고, 삶에 필요한 수많은 기능은 타인의 행위를 모방하고 공감하는 능력을 통해 획득된다. 캔더스 퍼트는 정서가 연결선이 되어 공감, 연민, 기쁨과 슬픔으로서 한 사람과 한 사람 사이를 흐르고, 우리 사이를 돌아다니는 것이라고 하였다(Pert, 1997).

3. 심신의학과 마음

PNI를 간략히 정의하면 몸과 마음이 어떻게 연결되어 있는가를 설명하는 학문이라 할 수 있다. 한마디로 심신상관성에 관한 학문이다. 따라서 PNI를 심신의학(mind-body medicine), 통합의학(integrative medicine)의 과학적 기반이라 한다. 현대 생의학은 의식이나 마음이 배제된 생체외실험이나 동물실험을 통해 질병의 발생 과정과 치료 방법에 관한 원리와 가정을 유도하고 표준화된 진단·치료 지침을 마련하여 임상에 적용한다. 반면, 심신의학에서는 질병의 발생이나 치료에 있어서의 본질적 요소가 인간의 물성보다는 오성(悟性), 즉 마음에 있다는 점이 강조된다.

과학은 아직 마음이 무엇인지 정확히 설명하지 못한다. 우리는 스스로의 내적 경험에 의해 마음이라는 것이 의식, 인지, 감정, 의지, 직관, 도덕 등 수많은 하위 요소로 구성되어 있다는 것을 의심치 않는다. 하지만 1장 3의 '4) 심리학과 통합심리학'에서 논의한 바와 같이, 마음을 연구하는 심리학조차도 이러한 요소들을 모두 포함하여 마음을 포괄적으로 다루지는 않는다. 정신의학에서는 건강한 마음이 어떤 것인지도 정확히 설명하지 못한 상태에서 비정상적이고 병리적인 마음의 상태를 다루어 왔다. 신경과학이나 인지과학도 마음의 생리적 기반이나 기능적 구조를 규명하는 것이 목적이지 마음 자체를 연구하는 학문은 아니다. 이들이 마음보다 더 자주 사용하는 의식이라는 용어에 대해서도 아직 합의된 정의가 마련되어 있지 않으므로, 연구자들은 어느 정도 자의적이고 조작적인 정의를 이용한다. 심신의학, 통합의학의 과학적 기반이라 불리는 PNI에서도 상황이 크게 다르지 않다.

PNI가 마음을 과학적으로 논할 수 있으려면 최소한 심리학의 ABC, 즉 감정(정서, affect), 행동(behavior), 인지(cognition)를 모두 설명하고 이들이 생리학적으로 어떻게 상호작용하는지, 그리하여 마음과 몸이 어떻게 하나가 되는지까지 설명할 수 있어야 한다. 우리는 이 부분을 앞 단원에서도 다루었다. 나아가 이들의 상호작용이 선형적 과정이 아니라 순환적 과정이라는 것도 확인하였다. 또한 행동이라는 용어를 신경과학이나 행동의학에서 의미하는 더욱 포괄적인 용어로 확대하여 마음과 몸이 어떻게 연결되어 있는지도 설명하였다. [주: 4장 2의 '2) 정서와 정서반응'에서 '행동'의 정의를 참고하라.]

감정 상태에 따라서 생리 기능이 변화되고 인지적 개입이 정서적 변화를 야기할 수 있다면 마음은 질병을 일으키는 경로뿐 아니라 치유를 촉진하고 건강을 증진시키는 경로가 될 수도 있다. 명상, 최면요법, 심상요법, 바이오피드백 등에서 나타나는 긍정적 변화는 단순한 주관적 경험이 아니다. 이들은 객관적으로 측정할 수 있는 수준의 생리적 변화를 가져온다. 심리적 스트레스가 스트레스 호르몬을 분비시키고 이것이 온갖 질병의 발생과 진행에 직간접적 영향을 미친다는 것은 이미 일반의 상식이 되었다. 어떤 문제로 병원을 찾든지 금연을 하라는 것만큼 빈번히 듣게 되는 의료진의 당부는 스트레스를 관리하라는 것이다. 하지만 마음으로 질병의 과정을 되돌리거나 건강을 향상시킬 수 있다는 것은 아직 의료 현장에서 쉽게 오가는 이야기가 아니다.

심신의학의 병인론은 마음이 심신의 질병을 유발할 수 있다는 것이고, 치유론은 마음으로 질병의 치유를 도모할 수 있다는 것이다. PNI는 그러한 병인론과 치유론의 과학적 토대이다. 마음의 움직임은 신경계와 내분비계를 통해 신체 모든 곳에 영향을 미치고 우리의 행동을 형성한다. 마음이 매 순간 우리 자신의 몸을 창조하고 있다는 사실은 20세기 과학의 가장 중요한 재발견 가운데 하나이며, 21세기 의과학 연구의 최전선에 있는 주제이기도 하다. 마음은 우리의 몸만이 아니라 우리가 살고 있는 세상을 창조한다. 마음이 세상을 창조한다는 것은 종교나 이론물리학 밖에서는 아직도 거론할 기회를 갖기 어려운 주제이다. 하지만 신경과학에 인지과학을 추가함으로써, 우리는 마음이 세상을 창조하는 원리를 규명할 준비를 갖추게 되었다.

1) 전일주의적 심신의학과 현대 심신의학

PNI 연구의 임상적 적용은 주로 심신의학의 양식으로 이루어지고 있다. 심신의학은 신체적 질병과 마음이 밀접한 관계를 가지고 있으며, 마음을 다스림으로써 질병에서 치유되고 건강을 유지할 수 있다는 것을 전제로 하는 보완대체의학의 한 분야로서, 질병을 전일적 시각에서 파악하며 마음을 치유의 주요 경로로 삼고 생활 전반에서 스스로 건강을 도모하는 의학이다. [주: 심신의학과 양생의학은 분리될 수 없다. 이 주제는 '7장. 임상에서의 실제'와 '8장. PNI의 연구 과제'에서 계속 다루게 될 것이다.] 이와 같은 심신의학의 원리는 동서양의 전통의학에서 공통적으로 발견된다. 한의학(韓醫學)의 '치심요법(治心療法)'과 '이도요병(以道療病)'이라는 개념에도 이러한 원리가 함축되어 있다. 따라서 심신의학이라는 용어는 현대 보완대체의학의 한 분야를 가리키기도 하고, 위와 같은 철학과 원리를 가진 모든 의학 체계를 가리키기도 한다.

전일주의적 치유 전통에서는 인간을 부분으로 보지 않고 몸과 마음이 합일되어 있다고 보며 인간은 대우주와 연결된 소우주로 여긴다. 신체적 질병의 원인은 마음에 있거나 대우주와의 균형과 조화가 어긋난 것에서 비롯된다고 간주하므로, 질병 치료에 있어서도 신체에 나타난 증상 자체를 치료하는 데 중점을 두기보다는 그 배후의 원인으로서 환자의 마음

가짐과 생활환경을 중요시한다.

고양이도 근심 가운데 있으면 말라죽는다는 서양 속담이 있다. 원래 고양이는 병에 잘 걸리지 않고 목숨이 질기기로 유명한 동물인데, 이런 고양이마저도 근심, 걱정 앞에서는 버티지 못한다는 뜻이다. 부정적인 마음에 사로잡혀 있는 것이 질병의 원인이라는 인식이 서양에도 오래전부터 있었다는 것을 알 수 있다. 동양의 의학 체계들은 마음을 더욱 중요하게 인식하였다. 그리하여 마음의 상태가 질병의 직접적인 변수임을 알고 이것을 다스리기 위해 노력하였다. 『동의보감』에서는 "마음이 산란하면 병이 생기고(心亂卽病牲) 마음이 안정되면 병도 저절로 낫는다(心定卽病自癒)"고 적고 있다. 세조 때 간행된 『의약론(醫藥論)』의 '팔의론(八醫論)'에서는 의사를 심의(心醫), 식의(食醫), 약의(藥醫), 혼의(昏醫), 광의(狂醫), 망의(妄醫), 사의(詐醫). 살의(殺醫) 등 여덟 가지로 나누고, 혼의 이하의 의사들은 악의(惡醫)라 하였으며, 약의 이상의 의사 중에서도 약만 쓰는 약의보다는 음식으로 병을 고치는 식의를, 또한 식의보다는 마음을 다스려 병을 치유하는 심의를 더욱 높이 평가하였다. 이러한 접근 방식에서는 명백한 신체적 외상이라 해도 마음의 치료가 배제되지 않으며, 마음의 돌봄이 곧 몸의 돌봄이라는 원리를 놓치지 않는다. 조선시대의 4대 양생서 중 하나인 『이양편(二養編)』은 동양적 신체관인 심신일체의 관점에 기초하여 몸을 기르는 양생(養生)과 마음을 기르는 양심(養心)을 둘이 아닌 하나로 설명하고 있다.

현대 심신의학이 발달하기까지는 많은 부침이 있었으나, 사실상 서양의학의 원형 역시 심신의학이다. 히포크라테스나 갈렌은 생각이 인체의 질병에 미치는 영향을 인식하고 있었으며, 질병에 대한 히포크라테스의 접근법은 심리적인 것과 신체적인 것을 결합한 것이었고, 건강을 위해서는 약물이나 수술뿐 아니라 생활양식과 행동의 변화가 있어야 한다고 권고하였다. 그의 의학은 갈렌에 의해 더욱 견고한 체계를 갖추었으며, 이들에 의해 확립된 체액설(humoral theory)에 기반을 둔 의학은 이원론적 생의학이 성립되기 전까지 1,500년 이상 서양의학의 주류로 이어졌다.

현대 심신의학은 정신신체의학(psychosomatic medicine)과 심신의학(mind-body medicine)이라는 이름으로 성립되었다. 이들은 역사적으로 등장 시점과 배경이 다르며, 학문적 배경이나 방법론에 있어서도 서로 다른 의학이다. 현재 정신신체의학은 신체의 질환에 대하여 정신적 원인과 신체적 현상을 관련지어 연구하는 의학의 한 분야로 정의되는 정규의학의 한 분야이다. 본래 '정신신체적(psychosomatic)'이라는 용어는 히스테리의 범위를 넘지만 완전히 신체의 이상이 원인이라고 볼 수 없는 질병을 표현하기 위해 사용되기 시작되었다. 그 기원은 프로이트의 정신분석학이 태동하던 시기에 특정한 질병을 특정한 심리적 갈등에 연관시켜 이해하려는 시도가 활발하게 일어났던 것에서 비롯된다. 이 연구는 1920년대에 이르러 정신신체적 질병(psychosomatic disease)이라는 것을 하나의 독립된 연구 분야로 여기게 할 만큼 발달하였는데, 이렇게 성립된 분야가 정신신체의학이다. 정신신체적 질병에 관한 연구는 정신의학 분야에서도 활발히 이루어졌지만, 프로이트의 영향을 받은 학자들에 의해 신체중심 심리치료라는 새로운 접근법들이 발전하기도 하였다. [주: 1장 3의 '5) 정신신체의학과 신체심리학'을 참고하라.] 이처럼 20세기 초 심신의학의 발달에는 프로이트의 정신분석학이 지대한 영향을 미쳤으나, 찰스 다윈 역시 "몸의 특정 부분에 의식을 집중하면 그곳에 직접적인 신체적 반응이 나타난다"고 말한 바 있으므로, 심리학 너머에서도 몸과 마음이 분리되지 않았다는 인식이 형성될 수 있는 배경이 마련되고 있었다고 할 수 있다.

생의학 내에서도 몸과 마음의 상관성에 주목하는 움직임이 있었다. 1930년대에 심신의학의 선구자로 일컬어지는 바이스첵커(Viktor Freiherr von Weizsäcker)는 게슈탈트 심리학(gestalt psychology), 신경의학, 실존주의의 개념을 통합하여, 진료의 중심은 환자이며 환자는 검사의 대상이 아닌 경험의 주체로 받아들여져야 한다는 심신의학적 원칙을 제시하였다. 그는 질병을 물질적 몸의 고장이 아닌 삶의 문제로 보고 삶의 문제를 해결하는 것이 곧 병을 낫게 하는 것이라는 인간학적 의학(anthropological medicine)을 주창하고, 환자에 대한 인격적 접근을 강조하였다.

1950년 무렵 세계보건기구가 전인적인 건강의 정의를 마련하고, 1970년대에 조지 엥겔(George Engel)이 생물심리사회적 모델이라는 새로운 의학 모델을 제시함으로써 신체 중심 의학에서 배제되었던 심리적·사회적 요소들이 주목되기 시작했다. [주: 1장 2의 '1) 건강과 질병에 관한 인식의 변화'를 참고하라.] 그러나 이러한 노력들은 당시 주류의학의 흐름을 바꾸기에는 역부족이었다. 무엇보다도 근거기반의학(evidence-based medicine)이 요구하는 과학적 증거가 불충분했기 때문이다.

하지만 20세기 중반에 이르러 생물과학의 도구와 기법들이 비약적으로 발달하면서 신경계의 작용 기제와 그 기제들이 신체의 다른 부위들을 통제하는 방식에 대하여 점차 많은 지식이 확보되고, 심리학에서도 인간이 학습하고 생각하고 세상을 인식하는 방식에 관한 지식을 축적하면서 과학적 심신의학이 새롭게 시작될 토대가 마련되고 있었다. 이와 같은 변화의 한편에서는 양자물리학 역시 심신상관적 원리를 설명할 수 있는 강력한 이론적 기반으로 등장하고 있었다. 양자론을 통해 발견된 실재의 파동성과 비국소성(non-locality)은 신과학 사상의 핵심이 되었고, 이것은 동양의 유기적 세계관이 서양의 현대 과학과 만나는 장을 마련하며 통합의학의 출범을 앞당겼다. [주: 1장 3의 '6) 양자론과 홀로그램 패러다임'을 참고하라.] 이러한 배경에서 1970년대에 본격적으로 시작된 심신의학은 주류의학에 영향을 미칠 수 있을 만큼 강력한 과학적 기반을 갖출 수 있게 되었다. 무엇보다도 20세기 초부터 체계를 갖추어 온 스트레스 연구와 정신면역학적 연구에서 축적된 과학적 성과들은 심신의학, 통합의학의 과학적 기초가 될 PNI라는 새로운 학문을 성립시키기에 충분할 만큼의 이론적 토대를 구축하고 있었다.

현대의 심신의학은 보완대체의학의 한 분야로 마음, 즉 정신적·정서적 과정이 신체 기능에 영향을 미칠 수 있다는 전제에 기초하여, 몸과 마음을 조화시켜 질병을 치료하고 예방하고자 하는 의학이다. 질병의 원인 또는 기여 인자로서 마음에 주목하여 심리적 과정과 신체적 과정 사이의 연관성을 과학적으로 밝혀 질병의 치료와 예방에 이용한다. 따라서 심신의학적 치료법들은 마음을 통해 생리적 상태를 변화시켜 질병의 치유와 건강을 도모하는 것이다. 대표적인 심신의학적 치유 기법으로는 이완요법, 명상요법, 요가, 태극권, 기공, 심상요법, 최면요법, 바이오피드백, 인지행동치료, 표현예술치료 등을 들 수 있다. 현재의 심신의학은 생리적으로 유익한 신체 반응을 유도하는 마음 상태를 찾아내고 질병 치료와 건강 증진에 활용하는 단계에 이르고 있다. 윌리엄 제임스는 "우리 세대의 발견 중 가장 위대한 것은 마음의 자세를 바꾸는 것만으로 자신의 삶을 바꿀 수 있다는 사실이다"라고 말했다. 자신의 심리·생리적 상태를 조절하는 힘은 긴장, 고통, 불안을 유발하는 상황 속에서 마음의 평형을 유지하는 능력에 달려 있다.

심신의학에서는 신체에 대한 자각을 증진하고, 심리적 성찰 능력을 계발하고, 자기 자신과 경험에 대해 수용적이 되도록 돕는 것, 즉 신체적·심리적·영적 돌봄이 모두 통합적 치유의 구성 요소이다. 그리고 통합적 치유의 중심은 마음이다. 데이비드 호킨스(David Hawkins)는 질병이란 마음의 작용에서 무엇인가 잘못되고 있다는 증거라고 하고, 마음이야말로 변화를 가져오는 힘이 존재하는 장소라고 하였다.

마음이 건강과 치유에 미치는 영향을 보여 주는 연구들은 PNI 이외의 다양한 학문에서도 수행되어 왔다. 그러한 연구의 공통된 주제는 바로 스트레스이다. 정신신체의학, 건강심리학, 행동의학, 그리고 심신의학의 키워드 또한 스트레스이다. 수많은 심신의 질병, 그리고 질병을 일으키는 해로운 생활양식의 원인이 스트레스라는 것을 확인하는 연구들이 다방면에서 쏟아지면서 스트레스는 마음과 질병을 연결하는 개념으로서 의과학의 용어로 편입되었다.

2) 플라세보와 선택적 약효 발현

몸과 마음의 연결성에 관하여 설명하는 과학적 문헌들 속에서, 스트레스라는 용어 다음으로 높은 빈도로 발견되는 것은 아마도 플라세보라는 용어일 것이다. 자신에게 투여된 약이 효과가 있을 것이라는 환자의 믿음 때문에, 실제로는 아무런 효과가 없는 물질이 치유효과를 나타낸다. 이를 '플라세보 효과(위약효과, placebo effect)'라고 하고, 그 물질을 '플라세보(위약, placebo)'라 한다. PNI 연구는 플라세보라는 현상의 생리학적 기제를 밝히는 데 중요한 단서를 제공해 왔다. 위스네스키(Wisneski)와 앤더슨(Anderson)은 "플라세보는 더 이상 존재하지 않는다. 이제 우리는 이것을 PNI라 부를 수 있다"고 말하였다(Wisneski & Anderson, 2009).

화가 나면 심박수가 상승하고 긴장하면 소화가 잘 되지 않는 것처럼, 마음이 몸에 영향을 주는 것은 우리가 일상에서 늘 경험하는 현상이지만 현대의학은 마음의 힘을 설명하는 이론이나 그것을 질병 치료에 이용하는 방법을 갖고 있지 않다. 하지만 마음의 힘이라는 것은 이미 의학계 안에서도 더 이상 덮어 둘 수만은 없는 뜨거운 감자가 된지 오래이다. 복통이나 두통을 호소하며 약을 달라는 아이들에게 주는 플라세보 제품이 '오베칼프(Obecalp)'라는 이름으로 시판되고 있기도 하다. [주: 오베칼프의 영문 철자를 거꾸로 읽으면 플라세보가 된다.] 하지만 여전히 우리는 같은 질문을 반복하고 있다. 마음이 정말 신체적 질병을 일으키거나 낫게 할 수 있을까?

1994년 LA지진 당시, 즉사한 사람 중 절반은 부상이 아니라 정신적 충격으로 인한 심장마비 때문에 사망했다. 1998년 월드컵 축구경기에서 영국이 아르헨티나에게 예상치 않게 패배한 후 4일간, 영국에서는 심근경색으로 입원한 환자가 크게 증가했다. 유명 가수의 공연장이나 중요한 운동경기에서 과도한 흥분으로 실신하는 관중들에 대한 이야기는 뉴스에 자주 등장한다. 이처럼 순전히 정신적인 자극이 생리적 결과를 야기하는 것은 드문 일이 아니다. 한 유대인 강제수용소에 수용되었던 가임기 여성 중 절반 이상은 수용된 지 한 달 내에 월경이 중지되었다. 자녀가 사망한 엄마들을 일정 기간 동안 추적한 결과, 사망률이 일반 예상치보다 4배나 높았다. 일일이 열거할 수 없을 만큼 많은 이와 같은 사례들은 무엇을 의미하는 것일까?

우리가 사용하는 의약품이 발휘하는 효과 중에서 상당 부분이 사실은 플라세보 효과이다. 플라세보 효과에 관한 연구 역시 헤아릴 수 없을 만큼 많다. 통증은 플라세보와 관련하여 잘 연구된 주제 가운데 하나이다. 통증 환자가 플라세보를 진짜 약으로 믿고 복용하면 통증이 30~50% 완화된다는 보고가 있다. 그렇다면 의약품을 투여했을 때 순수한 약의 효과와 심리적 효과는 각각 어느 정도 될까? 한 연구에 의하면, 발치 후 통증이 느껴지는 동안 환자 몰래 6~8mg의 몰핀을 정맥주사하는 것이, 환자의 눈 앞에서 공개적으로 플라세보를 투여하는 것과 비슷한 효과를 냈다(Levine 등, 1981; Levine & Gordon, 1984). 이것은 플라세보가 6~8mg의 몰핀에 맞먹는 강력한 진통 효과를 발휘한다는 것을 의미한다. 환자가 모르게 진통제를 투여하는 경우에는 환자가 투여 사실을 알 때보다 더 많은 양의 진통제를 투여해야 동일한 효과를 얻을 수 있다(Amanzio 등, 2001).

다른 약물도 그러하지만 항우울제는 임상시험에 플라세보 그룹의 반응률이 매우 높다. 한 메타분석에 의하면 실제 항우울제의 효과는 25%에 불과하며, 50%는 플라세보 효과이고 나머지 25%는 자연적으로 치유된 것이다(Kirsh & Sapirstein, 1998). 파킨슨병은 도파민 부족으로 생기는 것이므로 환자들은 도파민 효현제(agonist)나 아포몰핀(apomorphine)을 투여받는다. 그런데 플라세보를 투여 받은 환자들의 뇌에서 내인성 도파민이 분비되어, 치료 용량에 상당하는 도파민 효현제나 아포몰핀의 효과를 낸다는 연구 결과가 보고되었다(de la Fuente-Fernández 등, 2001). 이 연구자들은 어떤 환자에게는 활성 약물의 효과 대부분이 플라세보에 의한 것일 수 있다고 결론을 지었다.

허버트 벤슨(Herbert Benson)과 데이비스 맥칼리(David McCallie)는 협심증 치료에 이용되었던 다양한 치료법을 연구하여, 그 동안 여러 가지 새로운 치료법이 개발되기도 하고 사라지기도 했는데, 지금은 더 이상 신뢰하지 않는 치료법도 당시에는 성공률이 상당히 높았다는 사실을 발견하였다. 새로운 치료법에 대한 기대감이 작용했던 것이다(Benson & McCallie, 1979). 이러한 현상을 가장 극적으로 보여 준 것은 클로퍼(Klopfer)가 보고한 말기 림프종 환자의 사례일 것이다(Klopfer, 1957). 이 환자는 논란 끝에 최종적으로 효과가 없다고 공식 확인되었던 신약에 대한 기대감 때문에 병세가 몇 번이나 극적인 호전과 악화를 반복했다. [주: 절망적인 상황에서 크레비오젠(Krebiozen)이라는 신약이 나왔다는 소식을 듣고 이 신약을 투여받기를 원했던 환자는 약물 투여 후 기적적으로 회복되어 퇴원을 하기에 이르렀다. 하지만 얼마 후 이 약이 효과가 없다는 보도를 듣고 병이 급격히 악화되어 다시 절망적인 상태가 되었다. 환자를 회복시켰던 것은 환자의 마음이었을 것이라고 생각한 주치의는 환자에게 더 강한 크레비오젠이 개발되었다고 말하고 실제로는 플라세보를 투여하였다. 주치의의 예상대로 환자의 병세가 호전되어 다시 퇴원을 하였지만, 얼마 뒤 크레비오젠이 효과가 없다고 미국 식품의약국(Food and Drug Administration: FDA)에서 최종 발표를 하자 환자는 며칠 뒤 사망하였다.]

환자의 심리적 상태를 조작하여 약물의 효과를 조절하거나 아예 약물과 반대되는 효과를 낼 수도 있다는 연구도 있다. 피험자에게 통증 자극을 주고, 언어적으로 암시를 주자 마취제인 아산화질소(nitrous oxide: N_2O)의 진통 완화 효과는 통각과민으로 대체되었다(Dworkin 등, 1983). 이처럼 정반대의 약효가 선택적으로 발현되는 현상은 다른 종류의 약물에 대해서도 보고되었다. 환자에게 근육이완제를 투여하면서 어떤 언어적 정보를 주는가에 따라 약물은 이완제의 효과를 내기도 하고, 자극제의 효과를 내기도 했다(Flaten 등, 1999).

플라세보의 반대말은 '노세보(nocebo)'이다. 자신이 복용한 약에 약효가 있을 것이라고 생각하면 효과가 나타나는 것처럼, 약물에 부작용이 있을 것이라고 생각하면 가짜 약물에 대해서도 부작용이 나타나고, 효과가 없을 것이라고 생각하면 진짜 약이라도 효과가 나타나지 않는 것이 노세보 현상이다. 신약을 개발하는 과정에서 이루어지는 임상시험에서는 실제 약물을 투여한 그룹과 플라세보를 투약한 그룹에서 나타난 효과와 비교하여 실제 약물의 약효와 부작용을 평가하는데, 실제 약물을 복용한 그룹보다 플라세보를 복용한 그룹에서 부작용이 더 많이 나타나는 경우를 종종 볼 수 있다. [그림 4-6]은 한 항고혈압제의 임상시험에서 나타난 플라세보와 실제 약물의 부작용을 비교한 것이다. 영험한 주술사가 자신을 저주했으니, 이제 자신은 곧 죽을 수밖에 없다는 믿음이 실제로 그 사람을 사망에 이르게 한다는 '부두교 주술 살해(boodoo death)'에 관한 이야기는 노세보와 관련된 많은 문헌에서 자주 인용되고 있다.

파브리지오 베네데티(Fabrizio Benedetti)는 의학적 치료는 어떤 것이든 두 가지 요소를

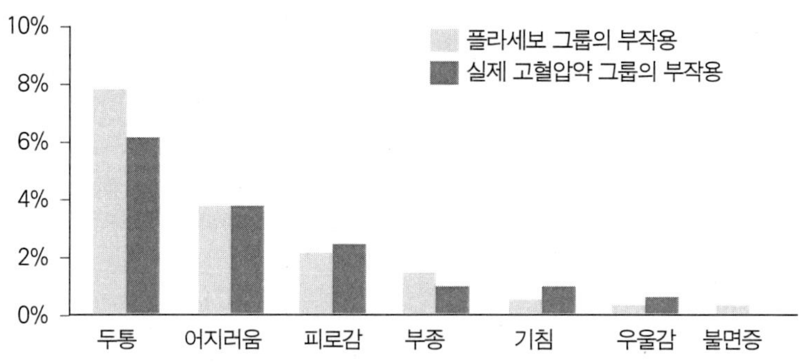

[그림 4-6] **항고혈압제 임상시험에서의 부작용 발생률**

가지고 있다고 말하였다(Benedetti, 2011). 하나는 치료 그 자체의 고유한 효과이고 다른 하나는 치료를 받는다는 환자의 자각에 의한 것으로, 이는 플라세보 효과와 관련된 것이다. 치료 과정에서의 심리·사회적 자극은 환자의 뇌에서 수많은 신경전달물질의 작용을 활성화시킬 수 있고, 이들은 약물이 결합하는 것과 동일한 수용체에 결합한다. [주: 6장 2의 '4)오타코이드와 내인성 치유물질'을 참고하라.] 환자의 인지와 정서는 약물의 작용을 간섭하여 억제하거나 강화할 수 있는 것이다. 환자에게 의학적 처치를 하면서 성공 확률을 이야기하는 것과 실패 확률을 이야기하는 것은 상반된 치료 결과를 초래하는 요인으로 작용할 수 있으며, 주사를 놓으면서 '아플 것입니다'라고 말하는 것과 '따끔할 것입니다'라고 말하는 것은 환자로 하여금 전혀 다른 통증을 경험하게 할 수 있다. 베네데티의 지적처럼, 약물은 유리병 안으로 투여되는 것이 아니라 다양한 상태에 놓여 있는 살아 있는 복잡한 생물체에 투여되는 것이며, 특히 사람의 인지적·감정적 상태는 시시각각으로 변하고 있고 이것들은 약물의 전반적 작용에 영향을 준다.

허버트 벤슨은 플라세보 효과를 '기억된 웰네스(remembered wellness)'라고 말하였다. 벤슨에 따르면 기억은 특정한 신경세포의 구성으로 배선되어 있고, 이것은 특정한 신체 반응과 연결되어 있다(Benson & Proctor, 2003). 그렇다면 이 기억은 어느 수준에서 작동하는 것일까? 면역세포가 간직한 특정 항원에 대한 기억처럼, 의식적 마음으로는 전혀 알 수 없는 곳에서 작동하는 기억일까? 이 질문에 답하기 위해서, 그리고 그 답의 의미를 찾기 위해서 우리는 다시 애더와 코헨의 연구로 되돌아간다.

3) 조건화된 면역반응

플라세보 현상은 약물에 대한 심리적 기대감에서 기인한다고 생각되어 왔다. 암 진단을 치명적인 것으로 인식하지 못하는 정신박약아나 정서장애자에게는 암 발생률이 낮다. 전두엽의 기능이 손상된 알츠하이머병 환자에게는 플라세보 효과가 나타나지 않거나 감소되어 나타난다. 그렇다면 플라세보는 '나는 효과가 있는 약물을 투여 받는다'는 인식이 있어야만 작용하는 것일까? 많은 사람이 그렇다고 답할 것이다. 적어도, 최소한 약물이 투여되는 것을 환자가 의식할 수 있어야 한다고 생각한다. 그간의 연구들도 일관되게 그렇다는 답변을 지지해 왔다.

하지만 PNI 안에서 이 질문에 대한 답변은 좀더 신중해진다. 애더와 코헨의 쥐를 대상으로 했던 실험은 약에 대한 인지적 개입이 없이도 고전적 조건형성 절차에 의해 플라세보 현상이 나타날 수 있다는 것을 보여 준다. 물론 이 실험의 쥐들은 자신들이 약물을 먹고 있다는 것은 알지 못했어도, 단맛이 나는 무언가를 먹는다는 의식은 있었을 것이다. 그렇다면 만일 쥐들의 의식이 없는 상태였다면 어떻게 되었을까? 마취를 하고 나서 면역억제제와 조건자극(사카린)을 연합시켰어도 나중에 조건자극만 주어졌을 때 면역억제 효과가 나타나게 될까? [주: 이 경우에는 단맛이 나는 물을 먹이는 대신 위나 장관으로, 또는 피부나 혈관 안으로 다른 유형의 자극을 제공해야 했을 것이다.] 놀랍게도 그렇다. 그리고 사람에게도 이와 같은 조건형성, 나아가 무의식적 조건형성이 가능하다.

애더와 코헨이 동물을 대상으로 실시했던 것과 같은 조건화된 면역반응 형성이 사람에서도 가능하다는 것은 이미 오래전에 확인되었다(Ader, 1997). 올네스(Olness)와 애더는 자가면역질환인 루푸스에 걸린 어린이에 대한 임상 연구에서, 앞서 동물 연구에서와 같은 조건형성 절차에 따라 면역억제제와 강한 냄새를 연합시켰고, 결국 부작용이 심한 면역억제제의 사용량을 감소시킴으로써 임상적으로 성공적인 결과를 얻었다(Olness & Ader, 1992). 역시 자가면역질환인 다발성경화증 환자를 대상으로 했던 또 다른 연구에서도 면역억제제와 냄새를 연합시킨 다음, 냄새와 플라세보를 함께 제공하여 10명 중 8명의 환자에게서 면역억제제와 유사한 치료 효과가 나타나는 것을 확인하였다(Giang 등, 1996).

알레르기성 질환, 자가면역질환, 장기이식 거부반응, 악성종양의 발생이 증가하고 있고, 이들 질환에서 널리 사용되는 면역억제제의 심각한 부작용을 고려할 때, 이러한 연구 결과는 매우 고무적이다. 이미 동물실험에서는 애더와 코헨의 실험처럼 사카린과 사이클로포스파마이드로 조건형성하여 이식조직의 생존을 연장시키는 데 성공하였으며(Gorczynski, 1990), 사람에서도 알레르기성 질환 치료제인 항히스타민제와 독특한 맛을 조건형성하고, 나중에 맛만을 제공하는 것으로 호염구의 활성도와 질병의 객관적·주관적 증상이 약물을 투여한 것만큼 개선되는 것이 확인되었다(Goebel 등, 2009). 반대로 조건화된 자극을 이용해 면역세포의 활성도를 증가시킬 수도 있다(Kirschbaum 등, 1992).

이 단원에서 가장 중요한 점은 플라세보 현상이나 조건형성이 무의식적으로도 이루어진다는 것이다. 환자가 전혀 모르게 몰래 투약한 약물도 플라세보 효과를 낸다는 것이 보고되었다. 성장호르몬 분비를 자극하고 코티솔 분비를 억제하는 약물인 수마트립탄(sumatriptan)을 투여하는 도중에 약물을 플라세보로 바꾸어도 약물의 효과가 나타나는 것을 보여 준 연구에서는 환자의 기대나 믿음이 개입되지 않도록 설계하여, 의식과는 상관없이 플라세보 현상이나 조건형성이 일어날 수 있다는 것을 확인하였다(Rainero 등, 2001; Benedetti 등, 2003). 아만지오(Amanzio) 등은 미리 조건화를 하지도 않고 기대감도 없는 상태에서 플라세보에 의한 진통 반응이 나타난다는 것을 증명하였다(Amanzio & Benedetti, 1999). 또한 사람에게 무의식적으로 조건화된 플라세보 반응이 면역계, 내분비계, 심혈관계, 호흡기계에서 나타났다는 것도 확인되었다(Benedetti 등, 2003; Benedetti, 2008). 즉, 조건형성은 면역계에 대해서만 가능한 것이 아니다.

고전적 조건형성 실험의 원형은 파블로브가 개의 소화기계(침샘) 반응을 조건형성했던 것이다. 내분비계에서도 비슷한 조건화가 일어난다. 사람과 동물 모두에서 인슐린에 의한 저혈당 효과를 조건형성할 수 있다(Alvarez-Buyalla & Carrasco-Zanini, 1960; Pacheco-Lopez 등, 2005; Pacheco-Lopez 등, 2006). 사람에서 이 현상이 발견된 것은 조현병 환자에게 인슐린쇼크요법을 시행하던 과정에서였다. [주: 영화 〈뷰티풀마인드(beautiful mind)〉에서도 조현병 치료를 위해 고용량의 인슐린을 투여하는 장면을 볼 수 있다.] 리흐코(Lichko)는 인슐린 대신 플라세보를 투여했을 때에도 동일한 저혈당 증상이 나타났음을 보고하였다(Lichko, 1959).

기대감이나 약물을 투여 받았던 때의 기억 같은 의식의 개입이 없이도 플라세보 효과가 발생한다면, 플라세보를 단지 마음에서 일어나는 일, 마음의 힘이라고 설명하는 것은 옳지 않은 것이 분명하다. 플라세보를 기억된 웰네스(remembered wellness)라고 한 허버트 벤슨의 말에서, 기억은 어디에서 만들어져 어디에 간직되는 것일까? 분명히, 우리가 몸과 비교하여 마음이라 부르는 곳, 특히 두뇌 활동의 산물이라 여기는 그곳이라고 서둘러 단정할 수는 없다. 몇몇 유전자 변이형이 플라세보에 특히 잘 반응한다는 사실도 하나의 단서가 된다. 하지만 아마도 더 요긴한 단서는 면역계를 '제6의 감각(sixth sense)'이라 한 블래록(Blalock)의 말에 있을 지도 모른다(Blalock, 2005). 3장 3의 1), '(3) 면역계'와 3장 5의 '2) 감각기관으로서의 면역계' 등에서 설명한 것처럼 인지, 식별, 반응, 기억과 같은 기능들은 신경계와 관련하여 연상되는 것들이지만 면역 기능의 특징이기도 하다.

면역계에 나타나는 플라세보 현상과 조건화된 면역반응은 신경계와 면역계가 매우 긴밀한 관계임을 보여 준다. 이 관계를 밝히는 것은 PNI 연구의 가장 중요한 주제였다. 시상하부가 손상되면 면역반응도 손상되며, 뇌섬엽이나 편도체가 손상되면 조건화된 면역반응도 형성되지 않는다(Ramirez-Amaya 등, 1996; Ramirez-Amaya 등, 1998). 하지만 우리는 신경계에, 또는 내분비계, 면역계 같은 다른 한 시스템에, 나아가 몸이나 마음 어느 한쪽에 관성적으로 더 큰 중요성을 부여하지 않도록 주의해야 한다. 불교의 경전에서는 몸과 마음을 서로 기대어 있는 두 개의 갈대단에 비유한다. 몸과 마음이 그렇듯이, 인체의 모든 시스템은 상호의존하고 있다. 마음이 몸에 영향을 미치는 것처럼 몸도 마음에 영향을 미친다. 신경계가 없는 생물들도 인식하고 기억하고 반응한다. 플라세보나 조건형성된 치료 반응에서 마음보다 몸이 중심이 되는 기제가 있다고 해서, 마음이나 신경계에 대한 관심을 철수하거나 마음과 몸, 신경계와 면역계(또는 다른 시스템) 사이에 양자택일을 해야 하는 것은 아니다. 단지 몸과 마음을 분리하는 이원론적 패러다임보다 나은 패러다임을 선택함으로써 이러한 고질적인 딜레마를 벗어날 수 있을 것이다.

새 술을 헌 부대에 담을 수는 없다. 이미 과학은 기존 과학의 패러다임에 담기지 않는 사실들을 무수히 발견하고도 처리하지 못한 채 고민하고 있다. 새로운 과학 패러다임이 확립되기 전까지는 이원론이 수립되기 전부터 수천 년을 이어 온 전일적 전통의학의 철학적 프레임 속에서 새로운 지식을 재구성할 수 있을 것이다. 실제로 PNI의 뿌리는 고대의 사상과 방식에 있으며(Lloyd, 1987), PNI 연구는 고대의 진리들이 현대적인 증거를 발견하는 것이기 때문이다(Williams, 2002).

4) 통증과 고통, 그리고 마음

통증(pain)이나 고통(괴로움, suffering, distress)은 신경계의 고유한 현상일까? 면역계나 내분비계 같은 다른 시스템들도 통증이나 고통을 매개할까? 역으로 통증이 면역계 같은 다른 시스템의 기능에 변화를 줄 수도 있을까? [주: 고통은 통증의 주관적 측면이다. 통증과 고통의 관계는 징후(sign)와 증상(symptom), 또는 질병(disease)과 질환(illness)의 관계와도 유사하다. 객관적 징후 없이 주관적 증상만 호소하는 경우가 있으며, 객관적으로 진단할 수 있는 질병은 없어도 환자가 병을 가질 수 있는 것처럼, 통증 없이 발생하는 고통이 있다. 그리고 이러한 고통이 생리적인 통증을 일으킬 수도 있다. 한편 통증은 통각(nociception)이라는 생리적 감각이 있을 때에도 발생하지만 통각이 없이도 발생할 수 있다.]

이와 관련된 연구가 여러 방면에서 수행되어 왔다. 면역세포에서 생산하는 물질이 통증과 관련이 있다거나, 통증이 면역 기능을 감소시켜 종양의 성장에 영향을 미친다는 것을 보여 주는 연구들이 오래전부터 진행되었다. 굳이 이러한 연구들을 언급하지 않더라도 통증과 면역이 연결되어 있다는 것을 설명하는 것은 그리 어려운 일이 아니다. 예를 들면, 소화기학을 공부한 사람은 심리적 고통이 신체적 통증을 만드는 예로서 과민성대장증후군을 들 것이다. 심리적 스트레스는 중추신경계에서 장으로 연결되는 신경섬유 말단에서 장의 면역세포를 자극하는 물질들을 분비시키고 이것이 장에 염증과 통증을 야기한다. 생리학자나 병리학자는 더욱 쉽게 설명할 것이다. 통증은 염증의 5대 요소 중 하나이고, 염증은 가장 기본적인 면역반응이므로 통증이 면역계와 연결되어 있다는 것은 생리학을 공부한 사람이면 누구나 알기 때문이다. PNI에서의 설명은 간단명료하다. 면역세포가 생산하는 친염증성 사이토카인은 통증을 일으킨다. 이것만으로도 충분한 답이 되겠지만, 굳이 좀 더 부연하자면, 사이토카인은 구심성 신경세포로부터 감각 메시지를 중계하는 척수의 조직을 민감화시킴으로써 만성통증을 발달시키는 데도 관여할 수 있다(Watkins & Maier, 2003; Watkins & Maier, 2005; Wieseler-Frank 등, 2005).

통증과 고통이라는 주제가 PNI에서 중요한 이유는 단지 신경계와 면역계가 연결되어 있다는 것을 증명하는 좀 더 세련된 증거를 제공하기 때문이 아니다. 그보다는 마음이 어떻게 통증이라는 경험을 만드는지를 설명함으로써 몸과 마음이 상호작용하는 기제, 나아가 몸의 경험을 만드는 마음의 힘을 보여 주는 강력한 증거가 되기 때문이다. 더욱 실질적인 이유는 임상에서 통증을 효과적으로 관리하기 위해서는 인지적·정서적 요소들이 통합적으로 고려되어야 하기 때문이다. 통증 관리야말로 생물심리사회적 관점에서의 통합적 접근이 요구되는 것이다(Loeser, 2000). PNI는 통증 경험에 관여하는 다차원적 요인들의 상호작용에 대한 연구와 더불어 생물심리사회적 접근법에 관한 연구를 수행해 왔으며, 이 방법론들은 이미 임상 현장에서 통증 관리를 위해 활용되고 있다(Gard 등, 2011).

의학적으로 통증은 생체의 4대 활력징후(vital sign)인 혈압, 체온, 호흡, 심박수에 이어 다섯 번째 활력징후로 인정되어 의료 현장에서 환자를 돌보는 데 중요한 지표로 이용되고 있다. 여기에 더해 2000년대에 들어서는 정서적 고통(distress)이 여섯 번째 활력징후로 논의되기에 이르렀다(Bultz & Carlson, 2006). 환자의 신체적 통증과 주관적 고통을 보다 적극적으로 경감해야 한다는 인식으로의 변화는 진통제나 향정신성의약품의 사용을 크게 증가시켰고, 이는 필연적으로 여러 가지 문제를 야기하게 되었다. 치료적 목적으로 처방된 약물이라 할지라도 오남용으로 이어질 가능성이 높은 것이 진통제나 향정신성의약품의 특징이기 때문이다.

세계적으로 중독 약물의 1위는 길거리에서 유통되는 불법 약물이 아니라 의사에 의해 합법적으로 처방되는 약물이다. 우리나라에서도 프로포폴(propofol)과 같은 약물의 의료기관을 통한 불법적인 이용이 사회적인 물의를 빚고 있다. 미국의 경우, 2017년 7월에 백악관 위원회가 마약성 진통제 중독에 대한 국가 비상사태 선포를 촉구하기에 이르렀다. 위원회가 발표한 보고서에 의하면, 매일 미국인 142명이 이로 인해 사망하고 있다. 비마약성 진통제 문제도 심각하다. 미국에서는 매년 16,500명이 비스테로이드성 소염진통제의 부작용(주로 위장관계 출혈)으로 인해 사망하는 것으로 보고된다. [주: 비스테로이드성 소염진통제(non-steroidal anti-inflammatory drug: NSAID)는 해열, 소염, 진통을 위해 널리 사용되는 의약품이다. 아스피린, 이부프로펜 등도 이 부류의 약물인데, 이 약물들처럼 상당수의 비스테로이드성 소염진통제가 처방전이 없이도 약국에서 쉽게 구입할 수 있는 일반의약품이다.] 과거와 달리 부작용이 크게 감소한 향정신성의약품들이 출시되면서 향정신성의약품에 대한 환자의 접근성과 의사의 처방량도 크게 증가했다. '행복약(happy pill)'의 원조라고도 할 수 있는 항우울제 푸로작(Prozac)은 출시 당시에, (충치 예방을 위해 수돗물에 넣는 불소처럼) 수돗물에 넣어 공급하자는 말이 있었을 정도로 정신과 약물에 대한 부정적 이미지를 크게 바꾸어 놓았는데, 실제로 2004년 영국의 전국 하천과 지하수 등 상수도원에서 푸로작 성분이 검출되어 사회적 이슈로 대두되었을 정도로 사용량이 엄청나게 증가하였다.

과거에는 통증을 신체적 손상에 대한 직접적 결과로서 그 손상에 비례하는 것으로 생각하였다. 그러나 통증에는 신체적 요인뿐 아니라 심리적 요인이 작용한다는 것이 밝혀졌다. 통증은 단지 하나의 감각이 아니며 통증의 정도는 환자의 심리적 상태에 따라 크게 좌우된다. 사실상 이러한 인식은 20세기 이전부터 등장하였다. 19세기에 스트롱(Strong)은 통증에 대한 감각, 그리고 그 감각에 대한 심리적 반응 모두로부터 통증이 기인한다고 보았다(Strong, 1895). 비처(Beecher)는 통증을 신체적 차원과 심리적 차원이 복합된 현상이라는 인식이 의학적으로 수용되는 데 기여하였다. 마취과 의사인 비쳐는 제2차 세계대전 참전 동안의 경험을 통하여, 통증은 감각 자극과 정서적 요소로 되어 있는 두 차원의 경험이며, 고통의 강도는 그 통증이 환자에게 의미하는 바에 의하여 결정된다고 하였다(Beecher, 1957). 이것은 단지 마취를 하여 의식이 소실되면 통증을 느끼지 못하는 것 같은 극단적인 경우를 이야기하는 것이 아니다. 통증의 의식적 경험은 고통인데, 정상적인 의식 상태에서도 통증의 자극은 환자가 놓인 상황, 문화적 요인, 심리적 경향성 등에 의해 서로 다른 고통으로 경험된다. 요컨대, 통증에 관한 이론들은 통증이 고통을 일으키고 고통이 통증을 강화한다는 것을 설명한다.

통증은 통증 자극이 없이도 발생할 수 있으며 심리적 고통 또한 통증 없이 발생할 수 있다. 최면을 이용하여 손에 통증을 느끼게 될 것이라는 암시를 주면, 피험자의 손에 아무것도 닿지 않았음에도 신경계의 통증회로가 활성화된다(Raij 등, 2005). 절단된 신체에서 통증을 느끼는 환상통(phantom pain)이라는 현상은 조직이나 신경계에 이상이 없어도 발생하는 통증이다. 통증 경험에는 상황에 대한 인지적 평가, 과거 경험에서 형성된 정서적 기억이 통합되어 있다. 고통스러운 경험과 연합된 자극은 통증을 만들거나 증폭시킬 수 있다. 치과 치료에서 통증을 경험한 사람은 치과 드릴 소리만 들어도 긴장을 하고 작은 접촉에도 과도한 통증을 호소한다. 불안하고 걱정이 많으며 부정적인 사고방식을 가지고 있는 사람들은 통증에 대하여 고조된 민감성을 경험하는 경향이 있다(Janssen, 2002). 따라서 약물학적으로 진통제만이 통증을 완화시키는 수단은 아니다. 실제로 통증 치료에는 근육이완제, 항불안제 등 다양한 계열의 약물이 이용된다.

역으로 통증 자극이나 통증 지각이 반드시 통증을 야기하는 것은 아니다. 생리학적인 예를 들면, 척수 손상 환자의 경우, 손상된 척수 수준 이하에서 유해 자극이 발생하면, 말초

부위 통각수용기와 척수반사 회로는 손상되지 않았으므로 통각에 대해 회피 반사가 유발될 수 있으나 이 정보를 손상 부위에서 뇌까지 전달하지 못하기 때문에 통증을 지각하지 못한다. 더 중요한 사실은 정상적으로 처리된 통증도 의식적 수준에서 조절이 가능하다는 것이다. 이와 관련된 여러 기제가 알려져 있다. 중추신경계는 감각 입력을 조절하는 기제를 가지고 있다. 의식적이거나 무의식적인 주의 전환은 입력되는 자극을 걸러 낸다. 또한 엔돌핀처럼 통증을 경감하는 여러 내인성 진통 물질의 실체가 규명되었고, 각종 심신의학적 중재법들이 이러한 물질들의 작용을 증강시킨다는 것이 확인되었다. 또 다른 기제는 중뇌수도관주위회백질과 연수를 통한 하향성 통제체계이다. 이 체계는 통증을 전달하는 경로인 척수의 하향성 활동을 조절한다.

통증에 대한 주류 생리학의 이론에서도 심리학적 요소의 중요성을 인정한다. 로널드 멜작(Ronald Melzack)과 패트릭 월(Patrick Wall)의 '관문통제이론(gate control theory)'은 이러한 인식의 전환에 크게 기여하였다(Melzack & Wall, 1965). 이 이론은 생리학에 기초해 있으나 통증 지각의 감각적 측면과 심리적 측면 모두를 설명한다. 관문통제이론에서는 척수의 특정 구조(관문)가 통증으로 해석되는 감각의 출입을 조절하는 문으로 작용한다고 가정하였다.

우리는 통증을 고통으로 전환시키지 않는 종교적 치유 양식의 가치에 대해서, 그리고 그러한 양식이 가져오는 부수적인 이득과 함께, 그 원리를 면밀하게 검토해 보아야 한다. 이것은 PNI의 새로운 연구 영역이라기보다는 PNI의 전통적 연구의 맥을 잇는 것이다. 왜냐하면 통증을 고통으로 전환시킨다는 것은 '스트레스'를 '디스트레스(distress, 고통, 괴로움)'로 전환하는 것과 관련된 문제이기 때문이다. 불교에서는 고통에 대해 말할 때 흔히 '두 번째 화살'을 이야기한다. 우리가 경험하는 대부분의 고통은 첫 번째 화살, 즉 외적 자극의 직접적 작용에 의한 것이 아니라 그 자극에 대한 우리의 인식에서 비롯되는 것이다. 요컨대 고통은 스스로에게 쏘아 대는 화살에 의해 일어나는 것이다. 스트레스라는 것도 원래 긍정적인 것도, 부정적인 것도 아니다. 그것을 부정적인 것으로 인식할 때 디스트레스가 된다. 한스 셀리에는 이러한 의미에서 유스트레스(좋은 스트레스, eustress)와 디스트레스(나쁜 스트레스)를 구분하였다.

[글상자 4-1] 불교 수행과 통증, 고통

불교는 '고(苦, 괴로움)'에 관한 가르침이다. 불교의 가르침이 집약되어 있는 사성제(四聖諦)에는 고의 원인에서부터 소멸하는 방법에 이르기까지 고에 관한 모든 것이 담겨 있다. 고를 멸하는 방법은 팔정도(八正道)로 구체화된다. 불교식 수행법이 고를 완화시킬 수 있다면 그것의 어떤 요소가 어떤 원리로 작용하는 것일까? 여러 수행법 가운데 마음챙김명상(mindfulness meditation)을 예로 들어 설명할 수 있을 것이다. 마음챙김명상은 신체에 고통을 주는 자극도, 그것에 의해 경험되는 신체적 통증과 정서적 고통도, 나아가 그것을 경험하고 있는 자신까지도 '바라본다'. 이것의 의미는 4장 2의 '5) 전두-변연 연결, 심리적 차원의 건강'에서 설명하였다. 여기서 고통을 증폭시키거나 감소시키는 것은 전두엽의 작용이다. 신피질 이하의 영역에서 자동적, 습관적으로 작동하는 고통의 회로는 신피질, 특히 전두엽의 활동이 강화됨으로써 제어된다.

4장 2의 '1) 변연계와 편도체'에서 설명한 바와 같이, 폴 맥린의 삼위일체 뇌 이론에서는 인간의 뇌를 생명 활동에 필수적인 뇌간(파충류의 뇌), 정서와 관련된 변연계(포유류의 뇌), 이성적 사고를 담당하는 신피질(인간의 뇌)로 나누어 설명하였다. 이들을 각각 건물의 1, 2, 3층에 비유할 수 있는데, 최근에는 전전두엽을 신피질에서 구분하여 4층으로 추가하기도 한다. 뇌의 위층이 활발하게 작동하면 아래층은 잠잠해지는데, 이러한 원리에 의해 자신의 무의식적 행동이나 정서의 변화를 바라보는 것이 정서반응을 감소시키는 효과를 가져오게 되는 것이다.

통증에 대한 두려움, 불안, 혐오는 통증 조절 회로에 작용하여 통증 지각을 더 예민하게 하고, 심지어 존재하지 않는 통증도 경험하게 한다. 인간의 마음은 긍정적 자극보다는 부정적 자극에 더 민감하다. 부정적 경험을 더 깊이 새기고 미래를 더 불안하게 예견하여 대비하는 것이 생존에 유리했기 때문에, 인간의 마음도 그러한 방식으로 진화되어 왔다. 따라서 우리의 마음은 무의식중에 괴롭고 두려운 과거와 미래를 오가며 부정적 자극에 편향된 반응을 한다. 심리적 고통은 대부분 과거에 대한 미련과 후회, 미래에 대한 불안에서 기인하는 것이다. '지금 여기(here and now)'에 머무는 마음챙김 수행은 과거와 미래에 연결된 고통을 끊어 낸다. 그리고 현재의 고통을 고통 그대로 바라보는 것은 상위 뇌를 작동시켜 하위 뇌를 잠잠하게 하는 효과를 가져다준다.

요컨대, 마음챙김 수행의 인지적 기제는 고통을 바라보고 재경험하는 메타인지(metacognition)를 통해 불필요한 고통의 증폭을 막는 것이다. 그리고 생리적 기제는 통증을 조절하는 뇌 회로를 강화하는 것, 그리고 명상에 동반되는 심신의 깊은 이완 상태가 통증을 조절하는 내인성 약물들을 분비시키는 것이다. 결국 이러한 수행은 신체적 통증과 심리적 고통을 모두 감소시킨다. 마음챙김명상은 가장 널리 이용되고 있는 심신의학적 중재법 중 하나로서 오래전부터 통증 조절, 스트레스 관리 등의 목적으로 의료계에 도입되어 왔다.

5) 인지과학과 구성주의

인지과학이란 인간을 포함한 생명체에서 일어나는 인식의 정보처리에 관한 과학이다. 인지과학은 정보처리와 관련된 폭넓은 내용을 다루며, 심리학과 신경과학 외에도 철학, 인류학, 언어학 등 다양한 학문이 참여하는 학제간 분야이다. 현재 인지과학이라는 용어에서 가장 먼저 연상되는 단어는 인공지능(artificial intelligence)이다. 인지심리학에서 흔히 이용되어 온 개념적 모델 또한 컴퓨터이다. 이러한 모델에서 설명하는 심신상관성의 개념은 심신이원론의 좀 더 기계론적인 버전이다. [주: 1장 1의 2), '(2) 정신신경면역학의 철학적 기원'을 참고하라.] 그 결과, 심지어 기계와 인간의 경계를 모호하게 하는 호모 사이버네티쿠스(Homo cyberneticus)나 과학 기술에 힘입어 신의 영역에 들어서는 인간을 뜻하는 호모 데우스(Homo deus)라는 용어까지 등장하였다.

이러한 인지과학은 심신의학의 전일주의적 관점과는 거리가 멀다. 따라서 인지과학보다는 구성주의(constructivism)에 의한, 덜 기계적인 설명 방식이 더 적절할 수도 있다. 인지과학이든 구성주의이든 마음이 세상을 창조한다는 것을 설명하는 좋은 도구이지만, 이들이 궁극적으로 가리키는 방향은 동일하지 않기 때문이다. 인지과학과 구성주의는 동전의 앞뒷면과 같은 관계라고도 할 수도 있지만, 구성주의는 행동주의나 인지주의심리학에 비해 좀 더 철학적인 접근법이다. [주: 구성주의의 상대적 개념은 객관주의라 할 수 있다.] 인지주의심리학의 대표적 학자인 아론 벡(Aaron Beck)은 인간의 감정과 행동이 객관적 현실보다는 주관적 현실에 의해 결정되며, 인간의 심리적 고통과 정신병리는 이러한 현상학적 장, 즉 인지

내용에서 경험되는 현실이 부정적으로 왜곡되는 것에서 기인한다고 하였다.

아서 쇼펜하우어(Arthur Schopenhauer)는 "세계는 나의 표상이다"라고 하였다. 매 순간 두뇌에 들어오는 온갖 감각 정보들 중에서 우리에게 인식되는 것은 극히 일부에 불과하다. 인간의 뇌에서는 초당 4억 비트의 정보가 처리되지만 의식적으로 처리되는 것은 2천 비트에 불과하다. 게다가 의식적으로 처리되는 정보들조차 뇌에서 숱한 편집을 거친 것이다. 뇌에서 처리하는 정보량의 80%에 달하는 시각 정보의 경우에도, 시각피질에 전해지기도 전에 측두엽에서 편집되고 변형된다. 변연계에 저장된 기억과 감정은 그 정보를 선별하여 걸러 내고 온갖 첨삭과 수식을 한다. 어떤 연구 결과는 우리가 보는 내용의 50% 이상은 실제로 눈으로 들어온 정보에 근거한 내용이 아님을 시사하고 있다. 마음의 틀, 즉 어떤 것을 보고자 하는 동기나 세상이 어떻게 돌아가야 한다는 기대에 의해 정보가 재구성되는 것이다. 피험자에게 최면으로 흑백사진을 컬러로 볼 수 있다는 암시를 주면 실제로 색을 담당하는 뇌 영역이 활성화된다.

우리가 보는 세상은 실제 세상 그대로가 아니며, 다른 사람이 보고 있는 세상과 결코 동

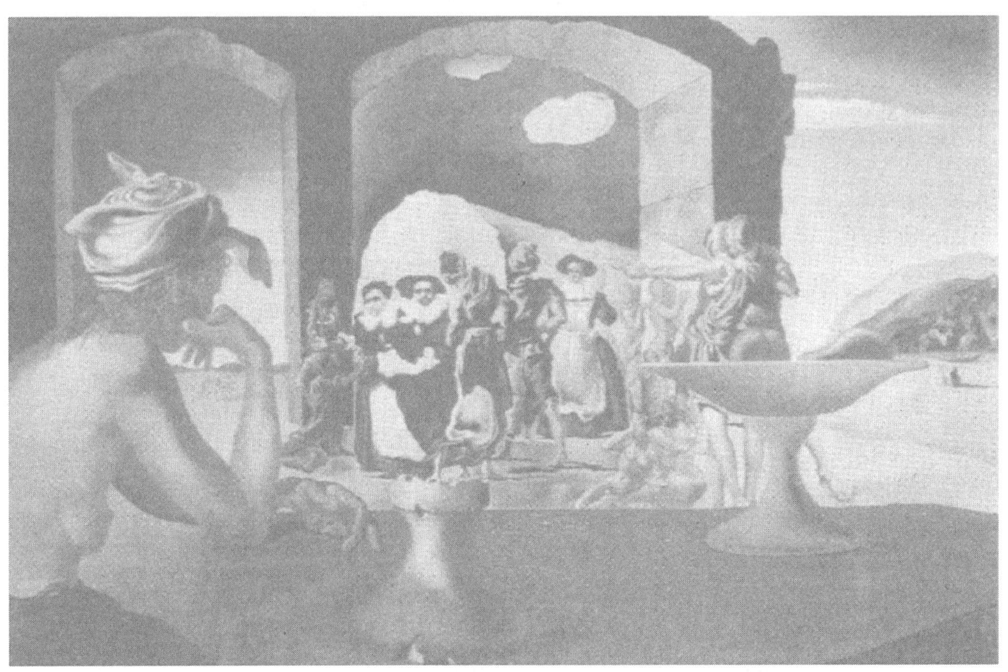

[그림 4-7] **인지적 표상으로서의 세상**

일하지 않다. [그림 4-7]는 살바도르 달리(Salvador Dali)의 〈볼테르의 보이지 않는 흉상이 있는 노예시장〉이라는 작품이다. 처음에는 그림 속에서 볼테르의 흉상이나 노예 중 한 가지가 보이지만 이내 두 가지 모두를 볼 수 있게 된다. 하지만 앞 장에서 그림의 제목이 '볼테르의 흉상'으로 제시되었다면 많은 사람이 그림 속에 있는 노예의 모습을 영원히 보지 못할 것이다.

신경생리학적으로도 감각기관의 기능과 신경학적 처리 양식은 사람마다 동일하지 않다. 미각세포나 후각세포가 많은 사람은 적은 사람보다 맛을 더 예민하게 느낀다. 색채를 구분하는 데 장애가 있는 색맹은 그렇지 않은 사람과는 다른 색의 세계에 살고 있다. 한 사람 안에서도 동일한 감각이 항상 동일하게 처리되는 것은 아니다. 같은 명도의 사각형을 볼 때에도 배경의 색에 따라 더 진하거나 더 연하게 보이고, 같은 직선이라도 주변에 있는 선들의 방향이나 길이에 따라 더 길거나 짧게 보이는 착시 현상은 매우 흔하다. 동일한 통각 자극이 주어져도 불안한 상태에서는 더욱 강한 통증을 느낀다. 세상은 우리 안에서 구성되는 것이므로, 우리는 세상의 실제 모습이 어떤 것인지 결코 알 수 없으며, 같은 순간 같은 상황에 놓여 있는 두 사람일지라도 상대방이 인식하는 세상과 동일하게 세상을 인식할 수 없다. 한번 저장된 기억조차도 계속해서 편집이 가해진다. 이미 50여 년 전에 영국의 심리학자 프레데릭 바틀렛(Frederic Bartlett)은 기억이 근본적으로 재창조된다는 것을 제안하였다(Bartlett, 1964).

불교의 '일체유심조(一切唯心造)'라는 말은 모든 것이 마음에서 비롯된다는 것을 뜻한다. 구성주의 관점에 의하면, 인간의 행동이나 반응은 단순히 환경의 자극(정보)에 의해서 결정되지 않고, 인간이 그 자극을 처리하는 방식(정보처리 방식)에 의해서 표상(representation) 혹은 구성(construction)된다. 즉, 인간은 환경의 자극에 의해 일방적으로 영향을 받는 존재가 아니라, 스스로 정보를 만들며 그 정보에 따라 행동한다. 정보는 감각적, 인지적, 정서적인 것으로 구분할 수 있으며, 이들은 서로 긴밀히 연합된다. 정보처리 방식을 형성하는 배경은 바로 과거에 축적된 경험이다. 프로이트는 심적결정론(psychic determinism)에서 개인의 현재는 과거의 경험에 의해 결정된다고 하였다. 무의식 속에 저장되어 있는 과거의 경험은 심리적 현재만이 아니라 생리적 현재를 결정하는 기초가 된다. 경험은 중추신경계의 신경회로 형성에 영향을 주어, 향후에 발생하는 특정 경험에 대한 심리적·생리적 반응성을 증폭시키거나 감소시킬 수 있다.

마음이 단지 사람이 경험하는 세상의 모습을 창조하는 것이 아니라, 몸이라는 물리적인 세계도 실제로 만들어 낼 수 있을까? 16세기 스위스의 의사 파라셀수스(Paracelsus)는 인간에게 영은 주인이고 심상(imagination)은 도구이며 신체는 재료라고 하고, 의학적으로 심상의 능력은 질병을 유발할 수도 있고 치료할 수도 있는 중요한 요인이라 하였다. 뇌는 가상적 상황에 대해서도 현실과 같은 심신의 반응을 유발할 수 있다. 심상과 지각은 경험적으로나 신경학적으로나 유사한 과정이다. 허버트 벤슨은 생각과 상상이 몸에 영향을 미쳐 실질적이고 측정 가능한 생리적 반응을 일으키며, 건강 증진을 위해 상상력을 이용할 수 있다고 하였다. 실제로 심상요법은 바이오피드백, 심리치료, 이완요법 등에 병행하여 활용되는 기법으로서 여러 질환에서 통증 조절, 불안 감소 등의 목적으로 이용되고 있다(Achterberg, 1985; Simonton & Sherman, 1998).

피터 랭(Peter Lang)은 심상을 뇌에서의 구조적이고 기능적인 부호 체계 과정이라고 설명한다. 그의 생물정보이론(bio-informational theory)에 따르면, 어떤 자극이 지각 과정을 거치는 동안 그 자극에 대한 감각 탐지가 이루어지고, 이 감각 과정은 장기와 신체에 변화를 일으키게 된다(Lang, 1979). 이 변화들은 떠올린 심상의 내용에 부합하는 것이다. 만일 햇볕이 내리쬐는 사막을 걷는 상상을 한다면, 체온이 상승하고 땀을 흘리게 된다. 즉, 심상은 경험하고 있는 사람에게는 현실이다. 이미지트레이닝(image training)에서는 실제 운동을 하지 않고 생각만으로도 근력을 강화시킬 수 있다. 1970년대에 오레곤 의대의 암 전문의이자 방사선 학자인 칼 시몬튼(Carl Simonton)은 정신적인 심상이 면역계에 실제로 영향을 줄 수 있다는 가설을 기초로, 암 환자에게 자신의 면역계가 암세포를 공격하는 이미지를 떠올리도록 하는 방법을 실시하고 항암치료 효과가 크게 향상되었음을 보고하였다. 우리의 내적인 신념과 태도는 질병을 일으킬 수도 있고 반대로 치유의 힘을 발휘할 수도 있다. 4장 3의 '2) 플라세보와 선택적 약효 발현'에서 제시한 사례들처럼, 심지어는 투여된 약의 효과를 선택하여 결과를 반전시킬 수도 있다.

구성주의와 인지과학의 정보처리 관점에서 볼 때 생명 활동은 끊임없이 정보를 수집하여 의미를 부여하고 적절한 반응을 구성하는 과정의 연속이다. 정보 수집, 의미 부여, 반응 구성 방식은 그 개체가 가진 정보처리 시스템의 특성에 따라 다르다. 정보를 처리하는 방식은 신체적인 정보처리 시스템과 심리·행동적 정보처리 시스템으로 구분된다. 신경계, 내분비계, 면역계와 같은 생리학적 시스템을 신체적 정보처리 시스템이라 한다면, 감각 시스템,

인지 시스템, 행동 시스템은 심리·행동적 정보처리 시스템이라 할 수 있다. 감각 시스템과 인지 시스템은 외부 세계와의 상호작용을 통하여 감각, 인지, 정서 관련 정보를 구성하고, 행동 시스템을 통하여 유기체 내외의 환경을 변화시키려는 시도를 하게 된다. 모든 정보처리 시스템은 개별적으로 작용하는 것이 아니라 유기적으로 연결되어 있어 통합적으로 작용한다. 신체적 정보처리 시스템이든, 심리·행동적 정보처리 시스템이든 기능이 변조되거나 전체 시스템으로부터 단절된 곳이 있다면 그것에 의해 전체 시스템의 온전성(integrity)은 손상된다. [주: 이것은 시스템이론의 핵심이기도 하다. 시스템이론은 6장 1의 '2) 시스템이론과 항상성, 항동성'에서 다룬다.]

유기체의 정보처리 시스템이 컴퓨터의 정보처리 시스템과 다른 점은 유기체의 경우에는 시스템들 사이의 상호작용 속에서 정보처리 시스템들이 지속적으로 변형된다는 것이다. 항상성 삼각형의 한 꼭짓점의 각도가 변할 때 다른 두 꼭짓점의 각도도 함께 변하게 되는 원리와 같다. 신체적 정보처리 시스템이 변화되면 심리·행동적 정보처리 시스템도 변화된다. 컴퓨터의 경우에는 하드웨어가 달라진다고 해서 소프트웨어가 달라지지 않지만, 유기체의 경우에는 몸의 경험이 마음을 바꾸고 마음의 경험이 몸을 바꾼다.

심리·행동적 정보처리 과정은 사람에 따라 다르게 형성되어 있는데, 그것의 생리학적 회로는 뇌의 신경망이다. 각 사람의 신경망 구성 양상이 성격, 습관, 재능, 생리적 특성, 질병에 대한 취약성으로 나타난다. 신경망은 삶의 경험에 의해 형성, 강화, 소멸되기 때문에 일란성쌍둥이라 하더라도 이미 태아일 때부터 동일하지 않다. 인간의 뇌에서는 출생 전부터 신경망이 형성된다. 생후 3세 무렵이면 시냅스의 수는 최대로 증가하여 성인의 3배에 이르게 되고, 그 후 사용되지 않는 시냅스는 점차 소멸되기 시작하여 청소년기에는 전체 시냅스의 50%가 사라진다. 이렇게 다듬어진 신경망은 성격, 체질, 재능 등 그 사람 고유의 심리·생리·행동적 특성을 발현시킨다. 중요한 점은 한번 형성된 신경망이 영구적으로 고정되는 것이 아니라 삶의 경험과 학습을 통해서 계속 변화된다는 것이다. 이처럼 경험과 학습에 의해 신경망이 새롭게 형성, 강화, 소멸되는 것을 신경가소성(neuroplasticity)이라 한다. [주: 인공지능 연구자 마빈 민스키(Marvin Minsky)는 '뇌가 하는 주요 활동은 자신을 바꾸는 것'이라 하였다.] 예를 들어, 점자를 공부하기 시작한 맹인들은 촉각에 해당하는 뇌 부위가 점차 확대되며, 꾸준한 정서 훈련은 전두-변연 연결망을 강화하고 정서와 관련된 대뇌피질의 두께도 변화시킨다. 반면에 반복적으로 스트레스를 경험하면 신경계의 스트레스 반응 회로는 점점 더 강화된다. 그러면 작은 자극에 대해서도 훨씬 길고 과장된 스트레스 반응을 일으키게 되고, 그 결과 심신은 질병에 취약해지게 된다.

한편으로 신경가소성이라는 개념은 부적응적 인지나 과도한 스트레스 반응성처럼 심신에 불리한 영향을 주고, 나아가 질병을 일으킬 수 있는 정보처리 양식을 변화시킬 수 있다는 것과 이를 통해 질병 치유와 건강 증진을 도모할 수 있다는 가능성을 제시한다. 뇌는 마음을 몸으로 일으키고 형성하는 물리적 기반이며, 몸과 마음의 경험 양식들은 다시 뇌를 변화시킨다. 자극에 의미를 부여하고 반응을 구성해 내는 양식은 수정될 수 있다. 그러한 변화의 일부는 우리가 '성격이 변했다'라든가 '체질이 변했다'라고 표현하는 것이다.

다시 구성주의 관점으로 돌아가 보자. 우리는 우리에게 부정적인 심신의 반응을 일으키는 주변의 세계를 바꿀 수는 없지만, 그 세계에 대한 마음의 표상과 그에 따른 심신의 반응을 구성하는 체계는 바꿀 수 있다. 세상을 표상하는 심리·행동적 정보처리 시스템(마음)의 변화는 본질적으로 신체적 정보처리 시스템(몸)의 변화를 동반하는 것이다. 컴퓨터의 경우, 소프트웨어를 업데이트해도 하드웨어가 업그레이드되지는 않으며 그 역으로도 마찬가지이다. 하지만 마음과 몸의 관계는 컴퓨터의 경우와 다르다.

6) 영적 건강, 종교, 그리고 건강과 질병

르네상스와 과학혁명이 시작되면서 신과 인간의 평화로운 종속관계에는 균열이 생겨나기 시작한다. 니콜라우스 코페르니쿠스(Nicolaus Copernicus)의 『천체의 회전에 관하여(De Revolutionibus Orbium Coelestium)』는 기독교적 우주론에 대한 도전이었다. 『인체의 구조에 대하여(De Humani Corporis Fabrica)』를 출간한 해부학자 안드레아스 베살리우스(Andreas Vesalius)는 자신이 본 것만 믿고 다른 어떤 권위에도 영향 받지 않는다는 원칙에 의거하여, 인체를 낱낱이 파헤치며 금과옥조와 같던 과거 의서들의 오류를 비판하고 조물주의 계획이라는 것까지 거부하였다. [주: 공교롭게도 이 두 서적은 같은 해인 1543년에 출판되었다.] 19세기에 들어서자 다윈은 인간의 기원은 동물과 다르지 않다고 하고, 프로이트는 인간의 마음속에서 동물적 무의식을 발견하였다. 인간은 스스로 신의 위대한 창조물에서 벗어나 동물과 다를 것이 없는 보잘 것 없는 존재가 되어 갔다. 그리고 현대의학은 인간의 질병을 이해하고 치료법을 찾기 위해 동물실험을 하고 동물에서 추출한 물질을 사람을 치료하기 위해 이용한다.

그럼에도 불구하고 인간이 여전히 스스로를 다른 동물과 다르다고 믿는 이유는 무엇일까? 인간과 동물을 구분하는 가장 중요한 품성은 몸성이나 심성이 아니라 영의 품성인 영성이다. 그래서 인간을 만물의 영장(靈長)이라 부른다. 따라서 영적인 질병으로 가장 많이 고통을 받는 존재 또한 인간이다. 이것이 전일적 건강을 추구하는 의학이 철학, 신학, 종교와도 협력해야 하는 이유이고, PNI에서 철학, 신학, 종교가 논의되는 이유이다.

건강의 정의는 이미 신체적·정신적·사회적·영적인 차원을 모두 포함하는 전일적인 관점으로 변화되고 있다. 통합의학은 전일적 차원의 건강을 추구하여 통합적 방법론을 제공하는 의학이다. PNI는 엄격한 과학적 절차와 방법론에 따라, 정규의학이나 과학 안에서 다루지 않던 보완대체의학의 원리와 효과를 규명함으로써 통합의학이라는 새로운 분야가 정규의학의 체계 안에 시작될 수 있도록 하였다. 보완대체의학의 방법론에는 영적인 치유를 도모하는 여러 방법이 포함된다. 미국 보완대체의학센터는 미국의 성인들이 가장 일반적으로 사용하는 보완대체의학 요법은 기도라는 조사 결과를 발표한 바 있다.

세계의 치유 전통들 속에는 영적인 믿음이 있었으며 영적 치유술이 존재해 왔다. 하지만 현대에 와서 영적 세계에 관한 탐구는 정신의학은 물론이고 심리학에서도 주류가 되지 못했다. 제프 레빈(Jeff Levin)에 따르면, 86%의 사람들이 살면서 모종의 영적인 경험을 하지만 드러내지 못하고 은밀히 간직하고 있다(Levin, 2001). 안토니오 다마시오는 보완대체의학이 환영받고 있는 현재의 상황이 인간의 모든 차원을 고려하지 않는 현대의학에 대한 대중적 불만의 표현이라면, 이 불만은 현대 사회의 영적 위험도가 깊어지는 것과 함께 더욱 증가할 것이라고 하였다(Damasio, 1994). 하지만 최근까지도 현대의학 안에서는 영적인 문제에 대한 언급이 거의 불가능했다. 일례로 2000년에 유력 학술지인 『뉴잉글랜드의학저널(The New England Journal of Medicine: NEJM)』에 실렸던 한 논문에서는 의사가 종교나 영성에 관한 문제를 환자와 나누어서는 안된다고 하기도 하였다.

통합생리학이라 불리는 PNI는 인간의 영적 건강과 영적인 치유법들에 대해 어떠한 사실을 알려 줄 수 있으며, 의과학에는 어떠한 변화를 추동할 수 있을까? 1999년 7월, 로버트 애더, 조지 솔로몬 등의 PNI 연구자들과 신학자, 임상의들이 한 자리에 모여 'PNI, 그리고 건강에서 믿음의 요인(psychoneuroimmunology and the faith factor in human health)'이라는 제목의 컨퍼런스를 개최하고, PNI 연구가 종교와 건강의 관계에 대하여 어떠한 함의를 갖는지 논의하였다. 이 무렵에 이미 기도, 영성, 종교적 체험이 심신의 건강에 미치는 영향에 관한 연구들이 활발히 진행되고 있었다. 하버드 의대, 조지워싱턴 의대를 비롯한 유수의 의과대학들이 의학 교육과 임상 현장에서 영성을 다루는 문제를 논의하기 시작했다. 환자들의 영적 요구에 대응하는 문제는 임상 현장에서 PNI에 부여한 긴급한 연구 주제이기도 하다.

다윈은 『인간의 유래(The Descent of Man)』에서 그의 진화론의 영역을 도덕적·영적 특성으로까지 확대하였다. 그러면서 종교, 이성 등이 자연선택보다 더 중요할 것이라 하였다. 영성은 모든 인간에게 보편적인 품성이며 타고난 잠재력이다. 영성은 특정 종교나 문화적 집단에만 제한적으로 나타나는 것이 아니다. [주: 과거에는 영성이라는 단어가 종교적 개념으로 간주되기도 했으나 현재는 실존적 관점을 의미하는 포괄적 개념으로 변화하였다. 종교성은 영성이 발현되는 하나의 방식일 뿐이다.]

영성에 대한 다양한 정의를 종합하면, 영성은 '자기라는 경계를 초월하여 자기 밖의 세계와 교류하며 어떤 가치나 의미를 추구하는 품성'으로 정의할 수 있다. 따라서 영성을 경험하는 것은 근본적으로 자아를 초월하는 현상이며, 때로는 비일상적이고 합리적으로 설명할 수 없는 신비로운 느낌을 동반하기도 한다. 하지만 초월이라는 말을 신비적이고 불가사의한 것으로 여겨야 할 필요는 없다. 초월(超越)이라는 것은 단어 자체가 의미하듯이 한계(경계)를 넘어서는 것이다. 진화든, 성장이든 스트레스에 대한 적응이든, 우리가 살아가는 과정은 그 자체가 지금의 상태로부터 초월하는 것이다.

1998년에 세계보건기구에서는 건강의 정의에 영적 차원의 건강을 추가하는 개정안이 제안되었고, 다음해인 1999년에 미국의학대학협회(Association of American Medical Colleges)에서는 영성을 많은 사람의 건강에 기여하는 요소로 인정하였다. 윌리엄 제임스, 칼 융, 애브라함 매슬로우, 빅터 프랭클(Victor Frankl), 고든 올포트(Gordon Allport), 어빈 얄롬(Irvin Yalom)을 비롯한 저명한 심리학자와 정신의학자들도 환자들의 병리가 때로는 영적인 갈등이나 결핍과 관련된 것임을 인지하였다.

많은 사람이 종교생활과 영적인 활동으로부터 크고 작은 삶의 고통을 위로받고 실질적인 치유를 얻는다(Plante & Sherman, 2001). 암 환자들을 대상으로 했던 한 연구에서는 90%의 환자들이 자신에게 종교가 중요하다고 응답하였으며(Silberfarb 등, 1991), 환자가 느끼는 신체적·기능적 웰빙과 영적인 웰빙 사이에는 뚜렷한 상관관계가 있었다(Fitchett 등,

1996). 이 분야 연구의 선구자로서 해럴드 코닉(Harold Koenig)을 빼놓을 수 없을 것이다. 그에 따르면, 1993년부터 발표된 13편의 연구 중 12편에서 종교적 참여와 수명은 매우 높은 상관관계가 있다는 것을 보고하였다(Koenig & Cohen, 2002). 종교적 믿음이나 종교 활동과 웰빙, 삶에 대한 만족, 행복과의 관계를 연구한 100여 편의 연구 중에서는 79%가 종교적 참여와 웰빙의 관계에 대해 유의미한 상관성을 보고했다(Koenig 등, 2001).

영적·종교적 믿음이 환자의 면역 기능을 비롯한 생리적 지표에 미치는 영향을 객관적으로 규명한 심도 있는 연구들도 여러 학자에 의해 진행되었다. 우즈(Woods) 등은 AIDS의 원인 바이러스인 HIV가 양성(+)인 동성애 남성을 대상으로 종교적 활동과 면역 기능의 관계를 조사했는데, 기도, 예배 참여, 영적인 대화 같은 종교적 활동과 CD4세포(보조T세포) 수에는 높은 유의미한 상관이 있었다(Woods 등, 1999).

그렇다면 종교나 영적 활동의 어떤 측면이 이러한 효과를 가져오는 것일까? 그보다도 먼저, 종교나 영성이 어떻게 건강과 질병에 영향을 미치는지 과학적으로 규명하는 것이 가능할까? 지금까지 이러한 연구를 수행하는 데 있어서 가장 큰 장애는 연구 외적인 문제였을 것이다. 어떤 방향으로든 종교(또는 마음, 영성)와 과학 사이에 놓인 경계를 넘는다는 것은 연구자에게 매우 위험하고 두려운 일이었다. 그러나 해럴드 코닉은 종교와 과학은 모두 진리를 추구하는 것이므로 서로를 두려워할 필요가 없다고 말하였다. 아인슈타인 또한 "종교 없는 과학은 절름발이이며, 과학 없는 종교는 장님이다"라고 하였다. 그리고 레드포드 윌리엄스(Redford Williams)는 PNI 연구가 사랑과 용서를 가르치는 고대의 진리들이 현대적인 증거를 발견하는 것이라고 하였다.

7) 종교와 영적 활동의 치유 기제

라빈(Rabin)은 종교적 믿음과 종교적 활동이 건강에 긍정적인 영향을 미친다는 것에는 의구심이 없다고 말하였다(Rabin, 2002). 종교적 활동이 사망률을 낮춘다는 것도 여러 연구자에 의해 확인되었다. 앨러미다 카운티 연구(Alameda County Study) 자료를 분석한 결과, 예배에 참석하는 것이 사망률을 낮춘다는 것이 확인되었고, 다른 연구들에서도 교회 활동에 참여하는 것이, 대상자의 인구통계학적 특성이나 건강 상태, 사회적 연결망, 건강행동(health behavior) 등의 요인을 제거해도 질병 발생률과 사망률을 낮춘다는 것을 발견하였다. 하지만 이러한 연구들은 대개 통계적인 결과를 제시할 뿐이다.

PNI 연구에서 종교와 영적 활동이 건강과 수명에 영향을 미치는 생화학적 경로를 밝혀내는 것은 어떤 의미가 있을까? 아마도 "통합적 패러다임을 통해 현대의학은 과거의 의학에서 행해졌던, 그러나 현재의 우리가 이해하지 못하는 치유의 기적을 위한 무대를 더 효과적으로 마련할 수 있을 것"이라는 통합사상가 켄 윌버(Ken Wilber)의 말이 이 질문에서도 답변을 대신할 수 있을 것이다.

종교와 영적 활동이 건강, 질병, 수명, 삶의 질에 영향을 미치는 기제는 여러 연구자에게 의해 밝혀졌다. 종교는 건강행동을 권장하고, 양질의 사회적 관계를 형성할 수 있는 기회를 제공한다. 지지적인 사회적 관계망은 심리학자, 정신의학자, 스트레스 연구자들이 모두 동의하는 가장 중요한 스트레스 대처자원인데, 미국의 노인들을 대상으로 했던 연구에 의하면 노인들의 가까운 친구 중 80% 이상이 교회에서 만난 친구였다.

종교가 환자의 입원 기간을 반이나 단축시킨다는 것을 보여 주는 연구도 있다. 이 경우에는 앞에서 설명한 종교와 영적 활동의 치유기제들, 즉 사회적 관계, 건강행동은 기여 요소가 되지 않았을 것이다. 그렇다면 종교와 영적 활동에는 또 다른 치유의 기제가 있는 것일까? 종교와 영적 활동은 정서적 안정감을 높여서 스트레스의 유해한 영향을 감소시키고 면역 기능을 향상시켜 질병에 대한 저항력을 높인다. 레빈(Levin)에 의하면, 기도나 묵상은 이완을 유도하고 교감신경계의 활성을 감소시키며 면역 기능을 향상시킨다(Levin, 1994). 허버트 벤슨은 명상의 효과를 이완 반응(relaxation response)으로 설명하였는데, 이완 반응은 명상뿐 아니라 기도, 요가, 심상 같은 종교적 수행에서도 공통적인 요소이다. [주: 이완 반응에 관해서는 6장 2의 '3) 이완 시스템'을 참고하라.] 제임스 페네베이커(James Pennebaker)는 특히 정서적 폭로(고백)와 자율신경계, 면역 기능과의 강한 상관관계를 확인하였다(Pennebaker 등, 1988). [주: 정서를 표현하는 것의 치유적 효과에 대해서는 4장 2의 '5) 전두-변연 연결, 심리적 차원의 건강'을 참고하라.] 이러한 효과는 특히 서양의 종교에서 두드러진다. 동양의 여러 종교와 달리 서양의 종교는 인격적으로 상호작용하는 신의 존재를 믿는다. 신을 인격적으로 소통하는 존재로 여긴다면, 어떠한 사회적 관계보다도 강력한 심리적 지지와 더불어 가장 깊은 수준의 정서적 폭로에 의한 치유 효과를 가져오게 될 것이다.

종교나 영적인 활동의 치유 기제에 대하여 가장 잘 확립된 이론은 플라세보에 관한 연구로부터 제공된다. 플라세보 연구는 우리의 신념 체계가 신체에 영향을 미칠 수 있다는 것을 보여 준다. 신념 체계가 생리적 변화를 일으킨다는 것을 인정하면서 종교나 영적인 활동의 치유 효과에 대한 논의를 과학 밖으로 밀어내는 것은 이율배반적이다.

종교적인 것이든, 비종교적인 것이든 존재의 의미와 삶에 대한 신념은 강력한 치유의 기제가 된다. 칼 융은 의미를 창조함으로써 새로운 우주가 일어난다고 하고, 의미 없음은 질병과 같은 것이라고 하였다. 카크(Kark) 등은 종교가 무엇보다도 '일관성의 감각(sense of coherence: SOC)'을 제공한다고 하였다(Kark 등, 1996). 아론 안토노브스키(Aaron Antonovsky)가 말한 일관성의 감각은 환자의 실제 장애와 지각된 장애 사이의 중재자이다. [주: 일관성의 감각에 대해서는 6장 1의 '1) 건강생성모델과 스트레스'를 참고하라.] 이러한 신념은 질병마저도 의미 있는 것으로 받아들이게 한다. 의미 있는 고통은 환자를 단순히 질병의 수동적인 피해자로 만들지 않는다. 소걀 린포체(Sogyal Rinpoche)의 말처럼, 고통이 의미가 없다고 생각하는 것만큼 고통스러운 것은 없다. 암 생존자들은 자신들이 질병을 극복할 수 있었던 요인으로서 의학적 치료 외에도 치료 외적 요소들, 특히 심리·영적 요소들에 대해 이야기한다. 삶의 의미 또는 '왜'에 관한 문제는 암 환자들이 질병에 적응하는 데 결정적인 측면이다(Spiegel, 1998; Yalom, 1980).

의미, 신념과 같은 요소들이 다른 치료법보다 더 효과적이라거나 기적적인 회복을 가능하게 한다고 할 수는 없다. 하지만 이러한 요소들이 플라세보 효과를 통해서든, 혹은 알려지지 않은 또 다른 경로를 통해서든 단 1%만이라도 질병의 경과에 영향을 줄 수 있다면 치료 결과를 완전히 바꾸어 놓을 수도 있을 것이다. 그리고 현재 의과학에서 플라세보가 단 1%도 질병 치료에 영향을 미치지 않는다고 주장할 수 있는 사람은 없다.

보완대체의학으로 인정되는 영적 치유법은 대개 심신의학의 범주 안에서 논의 및 연구되고 있지만, 영적 치유에 접근하는 또 다른 패러다임으로서 자아초월의학(transpersonal medicine)이 있다. 이것은 현대의학에서 결여된 두 가지 요소, 즉 환자의 정서적·영적 요구에 대한 관심과 존경의 결여에 대한 반향으로 등장하였다. 자아초월의학은 질병을 몸, 마음, 영혼 관계의 분열 또는 개인과 우주 및 지역사회의 연결 조직(fabric)이 분열된 것으로 본다(Lawlis, 1996). 따라서 치유 의식(ritual)의 근본 원칙은 사람과 그를 둘러싼 우주와의 분열된 관계를 치유하는 것이다.

자아초월의학의 기본적인 가정은 전체성(wholeness)을 향한 움직임을 촉진하는 어떤 종류의 에너지가 사람들 사이에 전해진다는 것이다. 사실상 이러한 전일적 인식과 치유적 가정은 매우 오랜 역사를 가지고 있다. 1장 2의 '1) 건강과 질병에 관한 인식의 변화'에서 설명한 바와 같이, 전일성의 회복은 치유라는 말이 가지고 있는 본래의 의미이며, 세계의 치유 전통들은 그와 같은 치유를 도모하는 것을 목표로 하였다. 그 바탕에는 영적인 세계에 대한 믿음이 있었고, 이러한 치유 문화에는 생명에너지 사상과 맥락을 같이하는 영적 치유술이 존재해 왔다. 치유는 신체적 회복과 함께 각 사람의 내적 성장과 정서적 치유를 도모하는 것이고, 의식과 무의식을 통합하는 것이었다. 자아초월의학은 이와 같은 철학과 원리를 가진 치유 전통의 현대적 버전이라 할 수 있을 것이다. 전통적인 영적 치유술들이 그러하듯이, 자아초월의학에서도 치유되는 경험은 다른 사람, 가족, 지역사회, 세계, 그리고 우주와의 진정한 연결 상태의 회복 또는 재발견을 동반한다. 치유되는 사람 그리고 치유를 행하는 사람들은 흔히 우주 또는 신과 하나가 되는 경험을 했다고 보고한다.

이러한 영적 경험과 그 치유적 기제도 생리학적으로 설명할 수 있을까? "영적인 체험도 신경계에서 전령물질이 매개하는 현상에 불과하다"라는 환원론적 결론으로 성급히 비약되지 않는다면, 그리고 "약물이나 물리적 자극으로도 얼마든지 그러한 경험을 할 수 있다"는 물질주의적 관성에 얽매이지 않는다면 우리의 뇌가 어떻게 그러한 경험을 하게 되는지, 그와 관련된 전령물질이 무엇인지, 그리고 그것이 어떻게 심신의 치유를 가능하게 하는지에 관하여 적어도 부분적인 답변을 제시하는 것이 가능한 단계에 이르렀다.

1970년대에는 뇌전증 발작이 발생하는 내측측두엽을 영적 경험이 일어나는 곳이라 여기고 이곳을 '신의 자리(God's spot)'라 하였다. [주: 과거에 간질이라 불리던 뇌전증은 그리스 시대부터 '신의 병'으로 여겨지기도 했다.] 그러나 신의 자리라 할 수 있는 곳은 특정 뇌 부위가 아니라는 것이 밝혀졌다. 영적 경험과 관련된 모든 과정은 뇌의 양쪽에서 동시다발적으로 일어나는 매우 복잡하고 역동적인 과정이며 궁극적으로는 우리 뇌 전체가 관여하는 것이다. 이러한 현상을 밝히는 데는 뇌 영상 기술의 발달이 지대한 공헌을 하였다.

연구자들은 뇌 영상 연구를 통해 신비적 경험이 생물학적으로 관찰 가능하고 과학적으로 규명되는 사실로 확립되었다고 주장한다. 그러한 경험들은 일상 의식 상태에서 활성화되는 뇌 영역과는 다른 영역, 일상적 뇌파와는 다른 뇌파 패턴을 보여 준다. 이것은 우리가 영적 경험을 위한 신경학적 기반을 갖추고 있다는 것을 의미한다. 자아초월적 경험은 영적 치유 의식에 참여하는 당사자들에게만 특이적으로 나타나는 현상이 아니다. 자아를 초월하는 듯한 경험은 예술작품이나 대자연의 풍광을 바라볼 때에도 나타난다. 그 순간 자아는 사라지고 더 큰 존재와 일체가 된 느낌을 받으며 형언할 수 없는 압도감, 경외감에 휩싸인다. 기도나 명상 같은 깊은 이완 또는 몰입 상태에서 생생한 환청을 듣거나, 환영을 보는 경우도 드물지 않다. 이러한 영적 경험이 위대한 과학적 통찰이나 예술적 영감을 제공하기도 한다. 뇌파는 알파파 상태를 거쳐 세타파, 그리고 더 깊은 델타파로 점차 느려진다. 이것은 마치 잠이 들 때 점점 서파수면으로 이동하는 것과 같다. [주: 때로는 감마파 같은 속파가 나타날 수도 있다.]

우리가 각성 상태에 있을 때는 전전두엽을 비롯한 대뇌 신피질이 전반적으로 활성화되지만, 꿈을 꾸는 렘수면(rapid eye movement sleep: REM sleep) 상태에서는 전전두엽이 불활성화되고 시각피질과 전대상회의 활동이 활발해진다. 이에 비해서 초월적 의식 상태에서는 전전두엽과 시상하부가 활성화되고 상후두정엽의 불활성화가 일어난다. 상후두정엽은 시각, 청각, 체감각 등이 모두 모이는 연합영역으로서 공간 지각을 형성하는 곳이다. [주: 두정엽은 시간과 3차원의 공간 감각, 촉각 등을 처리하는 곳이다. 영적 경험을 할 때 특히 상후두정엽의 활동이 현저하게 감소하는데, 이렇게 되면 3차원의 시공간이 허물어지며 심지어 나라는 존재감이 사라지게 된다.] 따라서 이러한 상태에서는 자아와 세계의 경계가 사라지는 경험을 하게 된다. 또한 뇌는 감각이 차단되는 상태를 피하기 위해 스스로 감각을 만들고 이것은 환시, 환각, 환청을 일으킨다. 그 내용은 그 사람의 깊은 무의식으로부터 제공된다고 할 수 있다. 이 무의식은 프로이트가 말하는 것처럼 동물적 본능이 자리 잡고 있는 무의식일 수도 있고, 칼 융이 말하는 것처럼 무한한 가능성으로 향하는 창조적 에너지가 저장되어 있어 의식에 결여된 것을 보충하여 그 사람의 정신적 통합을 꾀하는 무의식일 수도 있다.

앤드류 뉴버그(Andrew Newberg)는 여러 명상 수행법에 관한 신경학적 연구를 종합하여 자아초월적인 경험 상태에 도달하는 과정과 그 상태에서 일어나는 신경생리학적 변화를 기술하였다(Newberg & Iversen, 2003). 이 과정은 각각 전두엽의 의지적 명령, 시상 망상핵의 수입로 차단 작용, 해마의 역변조, 교감·부교감신경 활성화, 시상하부 부교감신경 억제 붕괴, 환각과 관련된 전령물질의 작용으로 요약된다. 이 과정에서 자아와 세계의 경계가 사라지고 심신은 깊은 정적(quiescence) 상태에 도달하지만 정신적으로는 더 또렷한 각성이 이루어진다. 항이뇨호르몬, 가바(GABA), 멜라토닌, 세로토닌 등의 물질이 증가하고 스트레스 호르몬인 코티솔, 노르에피네프린 분비가 차단된다. DMT(dimethyltryptamine)와 N-아세틸아스파틸글루탐산(N-acetylaspartylglutamic acid: NAAG)도 분비되는데 이들은 일종의 환각물질로서 극도의 쾌감, 희열, 행복감을 느끼게 한다. 이와 같은 경험의 궁극적 상태는 부교감신경의 활성화에 의한 깊은 이완과 내인성 전령물질의 작용에 의한 비일상적인 의식이라 할 수 있다.

우리가 주목해야 할 점은 이와 같은 깊은 이완 상태가 심신의 내적 치유기제가 활성화되는 상태라는 것이다. 달리 말하자면, 객관적으로 확인 가능한 생리적 지표들이 안정되고, 더불어 실제 약리적 효과를 가진 내인성 치유물질들이 분비된다. [주: 내적 치유기제와 내인성 치유물질에 대해서는 6장 2의 '2) 내적 치유기제', 6장 2의 '3) 이완 시스템', 6장 2의 '4) 오타코이드와 내인성 치유물질' 등에서 상세히 논의할 것이다.] 뉴버그가 설명한 이상의 과정이, 관련된 전령물질들과 함께 [그림 4-8]에 요약되어 있다.

비일상적인 신비감의 체험, 특히 환각과 관련하여 가장 널리 알려진 전령물질은 그림의 좌하단에 표시된 멜라토닌과 '영혼의 분자(spirit molecule)'라 불리는 DMT일 것이다. DMT는 미세에너지(subtle energy) 시스템과 관련된 것으로 확인된 최초의 전령물질이기도 하다. 미세에너지는 영적 치유 기제를 설명하는 가장 전통적인 방법인 동시에 가장 현대적인 방법이다. 영적인 치유 의식(ritual), 서로 떨어져 있는 치유자와 환자 사이에 이루어지는 원격치료, 다른 사람을 위해 기도하는 중재기도(intercessory prayer) 같은 영적 치유술의 기제를 설명하는 방식들은 대개 미세에너지라 불리는 치유 에너지의 활성화를 가정한다. 여기에는 양자물리학의 비국소성 원리(non-locality principle)나 양자얽힘(quantum entanglement) 현상이 설득력 있는 과학적 근거를 제공한다. [주: 이에 관한 논의는 다음 단원, 4장 3의 '8) 양자물리학과 의식'에서 이어진다.]

기도와 영성이 치유에 미치는 영향을 연구해 온 제프 레빈(Jeff Levin)의 지적처럼, 물리학에서는 비국소성 원리가 이미 새로운 것이 아니지만 현대의학에서는 아직 따라잡지 못하고 있다. [주: 양자역학의 가장 심오하고 놀라운 특징은 비국소성 이론이다. 비국소성 이론이란, 물체들은 공간과 시간의 제한된 영역에 국한될 수 없으며, 그들이 우주의 나머지 부분과 맺고 있는 관계가 그들의 고립된 현존보다 더 중요하다는 이론이다. 빅 맨스필드(Vic Mansfield)도 "암호나 양자 계산과 같은 것들에 비국소성이 기술적으로 적용되고 있음에도 불구하고, 비국소성이 함축하는 자연관이 완전히 이해되고, 집단적인 정신에 스며들기까지는 시간이 걸릴 것이다"라고 하였다(Mansfield, 2008).] 비록 양자치유(quantum healing)나 양자의학(quantum medicine)이라는 새로운 패러다임이 양자물리학자들의 연구에 힘입어 출현하기도 했지만(Chopra, 2015;

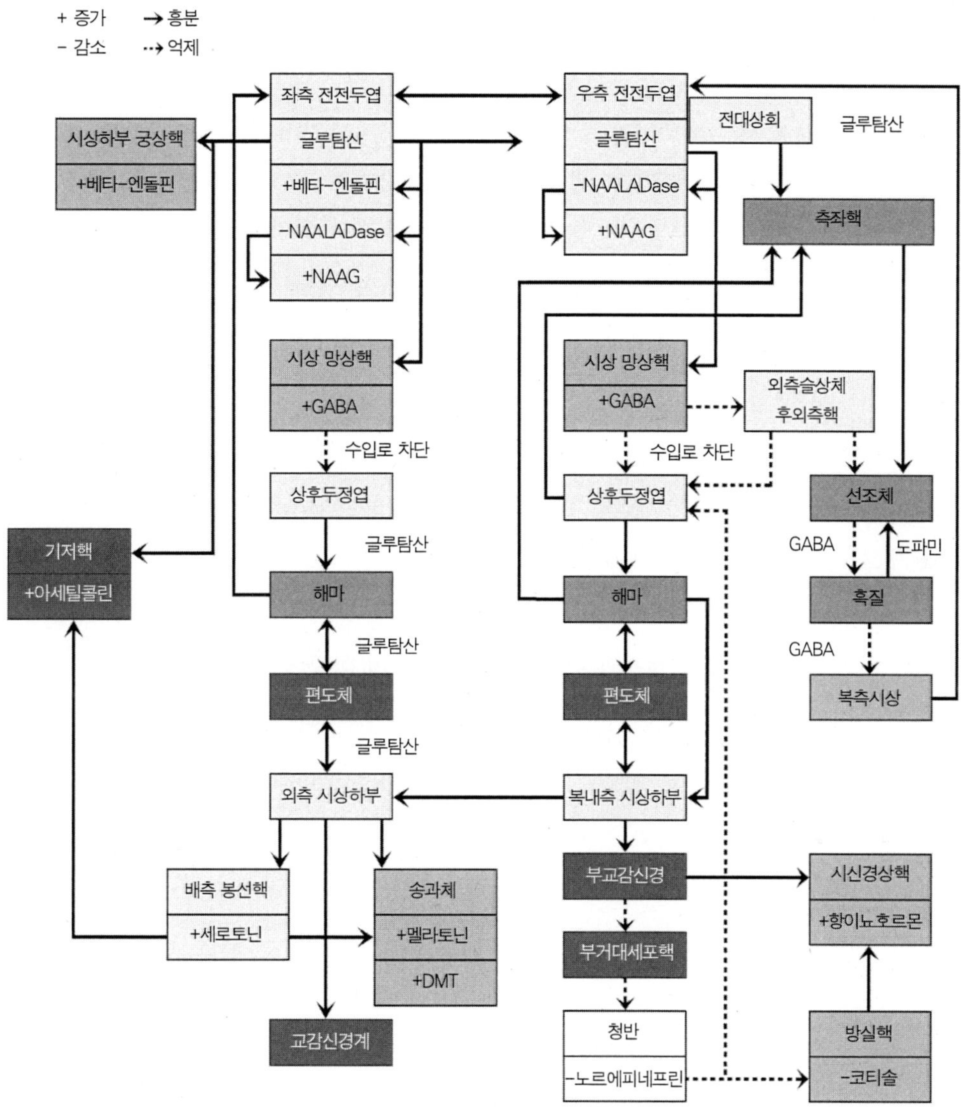

[그림 4-8] **자아초월적 의식 상태에 도달하는 신경학적 과정에 대한 뉴버그의 모델**

Yanick, 2000), 물리학자들 중에서도 그러한 원리들이 건강과 치유에 대해 시사하는 바를 충분히 인식한 사람은 많지 않다. [주: 양자의학은 양자론이나 양자생물학(quantum biology) 이론을 의학에 접목한 것이다. 질병이란 원자를 이루는 양자 수준에서 발생한 파동(에너지)의 이상이라 보고, 양자 수준에서의 진단과 치료를 하며, 치유의 정보가 들어 있는 파동을 이용하여 신체의 파동을 정상화하는 치료를 시도한다. 생명체를 비롯해서 모든 물체는 각기 고유의 파동이 있고, 모든 파동은 같은 주파수의 파동과 만날 때 공명을 일으킨다. 이 원리에 의해 건강하지 못한 조직이나 장기를 진단할 수 있다. 치료를 위해서는 질병의 파동과 반대되는 파동을 몸에 투여하게 된다. 파동의학도 양자의학과 같은 원리에 기초한다. 양자 수준에서 치료하므로 양자의학이라 하고, 양자의 파동에 의해서 질병을 진단하고 치료한다는 점에서 파동의학이라 한다. 양자의학은 질병을 치유하는 최고의 방법은 몸의 도움을 구하고 그 조언에 주의를 기울이는 것이라는 가정에서 시작된다.] 그 예외적 사람 중 가장 주목되는 인물은 양자물리학자인 윌리엄 틸러(William Tiller)일 것이다(Tiller, 1994; Tiller, 1997).

틸러는 미세에너지를 물리학의 네 가지 힘으로부터 일어나는 것과는 다른 형태라고 설명하였다. 광속 너머에 존재하므로 오감으로 접근할 수 없지만 사람은 본래 물질과 미세에너지 모두로 만들어져 있고, 미세에너지를 경험할 수 있는 타고난 능력을 가지고 있다. 이것은 고대로부터 '초월적 경험' '직관' '신' '영성' 등으로 불려 왔던 것이다. 외부에서 제공되는 미세에너지장은 세포의 성장과 분열, 생명체의 생리 현상에 영향을 주어 질병 치유에 활용되어 왔다. 이 원리는 생명에너지 사상에 기초하고 있는 여러 전통의학과 영적 치유술의 기본 원리였으며, 100여 년 전부터 에너지의학(energy medicine)이라는 이름으로 체계를 갖추어 왔다. 틸러는 명상, 깊은 이완, 또는 다른 초월적 의식 상태에서 미세에너지장과 만날 수 있다고 하였다. 미세에너지는 가장 오래된 것과 가장 현대적인 것, 가장 엄격한 과학과 가장 종교적인 믿음에 이르기까지 모든 신념 체계에 결합될 수 있다.

어떤 이들은 미세에너지를 완전의학 패러다임의 마지막 구성 요소라고 말한다. 래리 도시(Larry Dossey)는 서양의학의 시대를 세 단계로 구분하였다. 기계론적 생의학, PNI가 선도하는 심신의학, 비국소성 원리를 실현한 의학이다. 비국소성 의학의 원리는 미세에너지를 조절할 수 있는 힘을 가진 마음이 시간과 공간의 제한을 받지 않고 작용할 수 있다는 것으로 요약될 수 있을 것이다. 따라서 비국소성 원리를 실현한 의학도 현재 우리가 심신의학으로 논의하는 범위를 완전히 벗어나는 것은 아니다. PNI는 기존 생리학(1단계 기계론적 생의학)의 원리를 모두 폐기하고 새로 쓰는 것이 아니라 기존 생리학에서 간과하거나 놓치고 있던 부분을 '통합'하여 더 큰 생리학, 즉 더 큰 생명에 관한 이론을 완성하는 것이다. PNI의 통합은 래리 도시가 말하는 마지막 단계의 의학에 대해서도 이루어지고 있다. PNI의 전령물질은 생화학에 기반하고 있고, 에너지의학의 미세에너지는 물리학에 기반하고 있으므로 PNI와 에너지의학이 처음부터 별개의 분야라고 생각할 수 있지만, 생명 현상은 근본적으로 전자기적 현상이며, 생화학적 현상과 전자기 에너지 현상은 동전의 앞뒷면과 같은 것임을 PNI 학자들은 오래전부터 인식해 왔다. PNI와 에너지의학의 관계는 '5장. 정신신경면역학과 에너지의학'에 인용되는 PNI 연구자들의 견해 속에서 구체화된다.

8) 양자물리학과 의식

현대 생리학은 분자생물학적 수준에서 생명 현상에 접근하여, 세포의 분자나 원자 차원에서 생체의 기능 이상(질병)이 시작되는 것으로 설명하고 있다. 하지만 양자물리학에서는 우리가 입자로 인식해 왔던 분자나 원자가 사실은 에너지, 즉 파동에 불과하다는 것을 확인하였다. 아인슈타인의 $E=mc^2$이라는 공식에서도 질량을 가진 모든 것(입자)은 에너지(파동)이고 에너지가 곧 우리가 보고 듣고 맛보고 감촉하는 모든 경험의 본질임을 보여 준다. 그렇다면 의식이라는 경험도 에너지일까? 불교에서 의식을 눈, 귀, 코, 혀, 몸과 더불어 여섯 감각 중 하나로 설명하는 것처럼, 의식도 본질적으로 다른 감각들과 다르지 않은 것일까?

적어도 우리는 모든 에너지가 서로 전환된다는 것을 알고 있다. 에너지는 '일할 수 있는 힘'으로 정의할 수 있다. 그리고 의식은 분명히 물질인 신체에 힘을 행사한다. 인지적 작업을 할 때에는 전두엽에 혈액이 몰리고, 두려운 생각을 할 때에는 호흡이 빨라지고 근육이 긴장한다. 단거리 육상선수들은 출발선에 서 있을 때부터 이미 심박수가 상승해 있다. 긴장감은 체열로 전환되고 긍정적 감정은 안정된 심전도 파형으로 전환된다. 그렇다면 의식은 에너지로서의 요건을 갖추고 있는 것처럼 보인다. 많은 사람, 특히 심신의학이나 전통 치유술과 관련된 일을 사람들은 의식이 에너지라는 것에 동의하기를 주저하지 않는다. 비록 본능이라는 단어와 함께 등장하는 경향이 있기는 하지만, 심리학에서도 에너지라는 말은 낯설지 않다. 하지만 의식이 에너지라는 것에 대한 가장 의미 있는 동의는 물리학에서 이루어져야 할 것이다.

물리학자인 로젠블룸(Rosenblum)과 커트너(Kuttner)는 에너지라는 단어를 물리학이 독점할 수는 없다고 말하였다(Rosenblum & Kuttner, 2011). 에너지라는 용어는 19세기에 물리학에 도입되기 훨씬 전에도 쓰였다. 그들은 "만일 정신적 에너지를 물리학에서 다루는 에너지로 변환할 수 있다면, '정신에너지(psychic energy)'는 지금 우리가 논하는 에너지 형태의 하나일 것이다"라고 하였다. 심신의학은 의식과 신체가 상호 가역적 상관성을 가지고 작용하는 원리에 근거를 둔다. 이 상관성의 기제는 생체 에너지에 대한 의식 에너지의 작용이라 할 수 있다.

현대 물리학은 의식의 문제를 논하지 않고는 더 이상 앞으로 나가지 못하는 상황에 이르렀다. 양자물리학에 따르면, 관찰되는 내용은 관찰 이전에 결정되어 있는 것이 아니다. 관찰자(의식)가 관찰될 내용을 결정하는 것이다. 모든 자연과학의 기초는 물리학이다. 하지만 우리에게 드러난 물리적 현상의 배후에 의식의 영향이 작용하는 것이라면, 자연과학의 위계에서 물리학의 자리는 심리학이나 철학에 양보되어야 할지도 모른다. 물리학자 데이비드 봄(David Bohm)의 말처럼 '의미가 존재(meaning is being)'이기 때문이다. [주: 데이비드 봄은 "모든 행위는 감추어진 질서 속의 어떤 의도에서 비롯된다. 상상은 이미 어떤 형체의 창조이다. 그것은 이미 의도를 지니고 있고, 그것을 실현하는 데 필요한 모든 움직임의 씨앗을 품고 있다. 그리고 상상력은 신체 등에 영향을 미쳐서 감추어진 질서의 미묘한 차원으로부터 창조가 일어나 드러난 질서 속으로 펼쳐질 때까지 자신이 그 속을 관통하여 흐르게 한다"고 하였다. 즉, 감추어진 질서 속에서는 두뇌 자체가 그런 것과 마찬가지로 상상과 현실이 본질적으로 구분 불가능하며, 그러므로 마음속의 상상된 이미지가 결국 신체상의 현실로 나타난다는 것이다.]

이미 비국소성의 원리로 원거리의 치료사와 환자 간에 치료가 이루어지는 원격치료에 관한 연구, 양자이론을 넘어선 토션장(torsion field) 이론을 기초로 한 텔레파시 연구가 세계 각국에서 경쟁적으로 진행되고 있다. 스탠포드대학교의 물리학자들은 1970년대부터 국가 정보기관의 후원을 받아 오랜 기간 원격투시에 관하여 연구하고, 훈련과 연습에 의하여 원격투시가 가능하다는 결론을 내렸다. 2016년 중국과학원은 양자얽힘 원리를 이용한 양자통신 위성으로 1,200km 떨어진 지역에 양자 정보를 순간 이동시키는 데 성공했다. 공상과학 소설에서나 등장하던 소재들이 가장 치열한 연구 경쟁이 벌어지는 진지한 과학이 된 지 오래이다.

내과의사 란돌프 비르드(Randolph Byrd)는 심장병 환자들에게 중재기도가 미치는 효과를 연구하였다. 무작위로 배정된, 기도 받은 그룹의 환자들은 누군가가 자신을 위해 기도한다는 사실을 알지 못했으나, 기도를 받지 않았던 대조군에 비해 항생제 투여량, 폐렴 합병증, 사망률 등에서 유의한 차이가 있었다(Byrd, 1988). 윌리엄 틸러는 의식을 저장, 수송할 수 있는 의도주입전자장치(intention imprinted electrical device: IIED)를 개발하여 실험하였다. 숙련된 명상가들에게 물의 수소이온 농도(pH)를 높이는 의도를 발생시키도록 하여 이 장치에 저장하고, 장치를 물에 넣어서 수소이온 농도를 10,000배나 증가시켰으며, 간세포의 효소 활성을 증가시키는 실험도 성공하였다(Dibble & Tiller, 1999).

베르너 하이젠베르크(Werner Heisenberg)의 표현을 빌면, "기본 입자 자체는 물질로 이루어진 것이 아니지만, 기본 입자는 물질이 취할 수 있는 유일한 형태이다. 에너지는 기본 입자의 형태를 취하고 그 형태로 나타남으로써 물질이 된다". 양자물리학에서 물질은 확률의 파동으로 여겨질 뿐이며, 물질의 기본적인 속성은 거대한 에너지 장에 있는 파동의 속성과 동일하다. 물질은 아주 짧은 관찰의 순간에만 입자의 속성을 가질 뿐, 파동 에너지의 작은 부분인 것이다. 파동 에너지는 일시적으로 국부적인 질량으로 응축되지만, 필연적으로 다시 분해되어 에너지로 돌아간다. 미국의 수학자 존 폰 노이만(John von Neumann)은 전자나 광자의 상태를 관측하고 그 결과가 인간의 의식에 도달했을 때 비로소 상태가 결정된다고 설명하였다. [주: 양자물리학에서는 이 현상을 설명하기 위해 '확률해석'과 '파동의 수축'과 같은 용어를 사용한다. 이 두 가지 개념은 현재 양자물리학을 해석하는 가장 유력한 방식인 '코펜하겐 해석(Copenhagen interpretation)'의 기초이다.] 이상의 내용은 "형체에 활동성을 불어넣는 것은 마음이 지닌 가장 특징적인 성질이며 우리는 이미 전자에서 마음과 비슷한 어떤 것을 발견했다"는 데이비드 봄의 말로 요약할 수 있다. 양자론에 따르면, 진공은 텅 비어 있는 것이 아니라, 아주 짧은 시간 동안에 여기저기서 소립자가 생겨났다가 사라진다. [주: 1장 3의 '6) 양자론과 홀로그램 패러다임'을 참고하라.] 현상계에서는 자취를 감추었으나 새로운 세계에서 드러나게 되고, 그 세계는 다시 현상계의 근원이 된다. 의식은 이러한 상태 전환을 일으키는 힘이다.

결국 양자물리학은 물질의 세계를 넘어 세상의 본질이나 존재의 근원을 사유하는 관념의 세계에 들어서고, 물리학(physics)을 넘어(meta-) 형이상학(metaphysics)이 되었다. 인도의 철학자 스리 오로빈도(Sri Aurobindo)가 말하였듯이, "물질이 에너지의 형태로 용해된다는 것을 과학이 증명한다면, 보편적이고 근본적인 진리를 발견한 것이라 할 수 있다". 하이젠베르크와 오로빈도의 문장이 화자를 구분하기 어려울 만큼 비슷한 것처럼, 양자물리학과 동양의 전통적 사고관 사이에는 시공을 뛰어 넘는 유사성이 발견된다. 특히, 의식이 물질을 창조할 수 있다는 것은 불교의 일체유심조라는 말을 다시 떠올리게 한다.

양자적 세계에서 일어나는 현상은 마음의 세계에서도 유사한 방식으로 일어난다. 우리는 의식의 역치 아래에 떠다니고 있는, 완전히 형성되지 않은 여러 생각을 동시에 가지고 있다가 어느 순간 한 가지 생각이 구체화되면서 의식의 전면에 등장하는 것을 경험한다. 찰스 세이프(Charles Seife)는 양자중첩 현상이나 중첩의 붕괴 현상 같은 양자물리학적 현상을 우리의 정신 속에서 일어나는 일들과 유사하게 본 과학자들이 있음을 지적하고, 생각은 전의식 상태에서 중첩 상태로 있다가 중첩과 파동방정식이 붕괴되는 순간 의식으로 진입한다고 설명하였다(Seife, 2006).

하이젠베르크의 불확정성 이론은 관찰자 변인을 가정하고 궁극적으로는 양자의 의식까지 시사한다. 물리학이 의식의 문제를 다루면 심리학이나 철학과의 경계는 사라진다. 이것은 수많은 양자물리학자에게 철학자라는 또 하나의 학문적 지위를 갖게 하였다. 양자론과 상대성이론, 그리고 이를 기반으로 하는 신과학적 사고는 모두 동양의 전통 철학으로부터 커다란 영감을 얻었다. 그 중심을 관통하는 것은 모든 것이 연결되어 있다는 전일적 철학이다. 전일적 철학은 서양에서도 새로운 것이 아니다. 물리학이 그 이름을 얻게 된 것은 아리스토텔레스의 『자연학(Physica)』이라는 저서 때문이었다. 하지만 이 책은 단순한 물질적 세계에 관한 저술이 아니라, 무생물과 생물을 망라한 물체의 운동, 그리고 우주의 삼라만상에 대한 고찰을 기록하고 있으며, 이를 통하여 자연의 운동과 본성에 대한 일반적 원리의 도출을 시도하였다. 하나의 작은 세계로서 존재하는 인간을 묘사하는 소우주에 대한 개념 역시 소크라테스 때부터 출발하였다. 우리는 지금 물리학과 철학, 사람과 우주가 다시 만나는 시점에 서 있다. 이들의 연결과 전체성의 회복이 치유라는 것은 인류 역사에서 가장 오래되고, 가장 경험적인 의학 체계들이 가졌던 공통된 인식이었다.

심신의학의 원리를 양자물리학으로 풀어내려는 시도는 오래전부터 이루어져 왔다. 하지만 양자물리학의 원리를 실제 임상 사례로 직접 연결하려는 시도는 현재까지 그리 성공적이지 못했다. PNI는 양자물리학과 의학을 잇는 가교이다. 생리학이 물리학과 의학 사이에 있는 것과 마찬가지이다.

제5장

정신신경면역학과 에너지의학

4장은 PNI가 양자물리학과 의학을 연결하는 가교라는 점을 언급하면서 마쳤다. 양자물리학과 PNI 사이에서 통용되는 개념은 정보와 에너지이다. 캔더스 퍼트는 제임스 오슈만(James Oschman)이 쓴 『에너지의학(Energy Medicine)』의 서문에서 수많은 보완대체요법이 모두 에너지 흐름에 작용한다는 공통점이 있으며, 모두 같은 기제로 효과를 낸다고 기술하였다(Pert, 2000). 생명에너지의 존재를 전제로 하는 에너지의학은 인류의 역사 속에서 가장 오래된 의학이자 가장 포괄적인 자연치유 의학이다.

기존 생리학에서 설명하는 생명 활동은 화학적 에너지에 의해 추진된다. 그런데 끊임없는 생화학적 반응을 추진하는 불멸의 기질은 무엇일까? 어떤 이들은 이를 생명력(life force)이라 하고, 철학자나 시인들은 생명의 약동(élan vital) 또는 영혼(spirit)이라고도 한다. 전통의학에는 기(氣), 쿤달리니(kundalini), 프라나(prana) 같은 이름으로 불렸고, 현대 과학에서는 생체 전자기라 한다.

생기론자(vitalist)들은 비물질적인 영혼, 생명의 힘으로 자연 현상을 설명할 수 있다고 주장하였다. 반면 계몽주의 이후의 과학적 의학은 생기론(vatalism)과 관련된 모든 개념을 거부하였다. 그러나 생명에너지라는 개념은 전 세계 100여 개의 문화권에서 생명 현상을 이해하는 데 필수적인 개념이다. 중국의 도교와 한의학, 인도의 요가와 아유르베다 의학도 모두 생명에너지가 인간의 생리와 건강에 영향을 미친

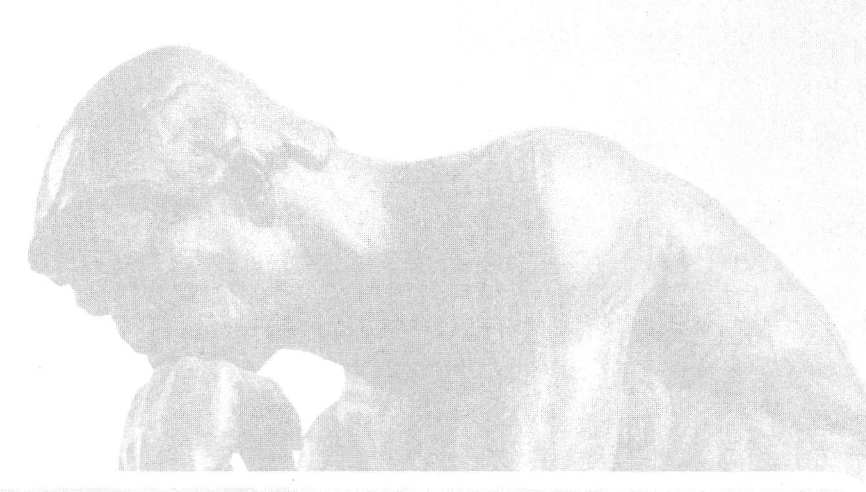

다는 믿음에 바탕을 두고 있다.

맹자(孟子)는 '뜻은 기의 총수이고(志 氣之帥也), 기는 몸에 가득 찬 것이다(氣 體之充也)'라 하였다. 이것은 기를 움직이려면 기 자체를 움직이는 것보다 기를 부리는 장수와도 같은 마음을 움직이는 것이 더 효과적이며, 그 기는 몸에 충만해 있다는 뜻이다. PNI는 기라는 생명에너지의 본질이나 그것의 움직임을 과학적으로 설명하여 전통의학의 의서들을 현대의 언어로 번역해 낼 수 있을까? 그것이 심신의 관계, 나아가 생명과 우주의 관계에 관하여 우리에게 제공하는 통찰은 무엇인가?

생명체에서 방사되는 에너지는 측정이 불가능할 정도로 매우 작다는 뜻에서 미세에너지(subtle energy)로도 불린다. 하지만 현대 에너지의학은 이 에너지를 측정하여 진단과 치료에 이용하는 수준에 이르렀다. 이미 임상 현장에서도 미세에너지를 이용한 다양한 치료 양식들이 심신의 건강을 도모하고 질병을 치료하려는 목적으로 널리 활용되고 있다.

4장에서 살펴본 바와 같이, 미세에너지와 관련된 현상에는 과거에 신비주의나 영적인 현상으로 분류되었던 것들이 포함되며, 많은 방법론이 보완대체의학의 범주 중 심신의학적 중재법(심신요법)으로 분류된다.

1. 전령물질과 에너지

생명 현상은 정보의 흐름에 의해 추진된다. 생리학에서는 이것을 전령물질에 의해 세포 수준에서 일어나는 생화학적 반응으로 설명한다. 하지만 이때 세포 이하의 수준에서 일어나는 변화는 이온의 흐름에 의해 발생하는 전기적 현상이다. 모든 화학반응은 전자가 재배열되는 과정이다. 생명 현상은 근본적으로 전자기적 현상이다. 생화학적 관점을 전자기적 관점으로 전환할 때 우리가 얻게 되는 통찰은 개체 수준의 생리학을 전일적 생리학으로 확장하는 것이다. 즉, 생체 전자기 이론은 신체의 물리적 경계를 넘어 환경과 교류하는 유기적 생명 현상을 설명해 준다.

생체 전자기 이론은 생화학 이론으로는 설명되지 않는 부분들도 보완해 준다. 예를 들어 보자. 캔더스 퍼트 역시 다른 생리학자들처럼 전령물질과 수용체의 관계를 열쇠와 자물쇠 같은 실체의 결합으로 설명하였다. [주: 4장 2의 '2) 정서와 정서반응'을 참고하라]. 그러나 전령물질 분자가 어떻게 순식간에 몸이라는 넓은 공간으로 이동하여 의식의 변화, 생리적 반응, 외현적 행동을 동시에 이끌어 낼 수 있을까? 화학적 전령물질들은 고유의 진동을 가지고 있으며, 이들과 결합하는 세포 표면의 수용체 분자들 역시 자신들과 꼭 맞는 전령물질들이 도착하기를 기다리며 진동하고 있다. 퍼트는 체내 전령물질이나 수용체는 진동하고 있으며 멀리 떨어진 곳에서도 같은 주파수로 공명하여 끌어당기고 상호작용한다는 것과 에너지 이론에 의해 내적 커뮤니케이션(신체적 현상), 외부 커뮤니케이션(심적 현상)을 모두 설명할 수 있다고 말하였다.

생명체든 전자장비든 시스템을 움직이는 추동력이 있어야 한다. 생물학적 시스템의 경우, 그 추동력은 전기 같은 단순한 에너지원이 아니라 어떻게 움직여야 할지를 알려 주는, 즉 정보를 포함한 에너지원이어야 한다. 베벌리 루빅(Beverly Rubik)은 생체 전자기 분야의 중심을 엄격한 에너지 모델에서 정보-기반 패러다임으로 교체하였다(Rubik, 1995). 루빅의 견해에 따르면 에너지의학적 방법들은 진동하고 있는 세포막 수용체 수준에서 작용하는, 혹은 개체의 내생적인 전자기장과 상호작용하는 생체정보(bioinformation)를 이용하는 것이다.

2. 화학적 정보와 물리적 정보의 변환

몸과 마음 사이, 생명체와 환경 사이의 역동이 건강과 질병에 미치는 영향을 설명할 수 있는 이론 체계를 마련하려는 시도들 중에는 신경펩타이드 같은 생화학적 전령물질에 주목하는 이론도 있고, 물리학의 파동이론처럼 생체 에너지로 설명하려는 시도도 있다. 그러나 양자이론이나 파동이론으로 임상 사례에 직접 접근하는 시도에는 한계가 있다. 물리학과 생리학 사이에는 이들이 사용하는 용어의 이질성이 보여주는 것만큼이나 넓은 간극이 있기 때문이다.

그러나 물리학과 생리학은 사실상 처음부터 분리할 수 없는 학문이다. 모든 생화학적 반응에는 물리학의 법칙이 적용되며, 여기에는 살아 있는 생명체에서 일어나는 생리적 반응도 예외가 아니기 때문이다. [주: 물리학에서는 중력, 강력, 약력, 전자기력이라는 4가지 상호작용의 힘을 구분한다. 전자기 상호작용은 원자, 분자, 거대분자들의 구조와 분자들의 행동의 원인, 즉 생화학적 반응이 일어나는 원인이다. 생화학적 반응들은 물리적 법칙에 기반하며, 생명 활동은 전자기적 파장으로 측정될 수 있는 에너지이다. 전통적으로 물리학에서는 전자를 원자핵 주위를 도는 입자라고 설명하고, 화학에서는 전자를 화학반응을 일으키는 음전하의 구름(오비탈, orbital)이라고 설명한다. 물리학에서는 전자의 입자성을 강조하는 데 비해, 화학에서는 전자의 파동성을 강조하여 서로 다른 원자모형을 채택하고 있을 뿐이다.] 우리가 일상에서 겪는 경험들은 전자기력에 의한 상호작용의 결과 때문에 나타나는 것이다. 예를 들어, 우리 몸 안에서 일어나는 신진대사와 같은 화학반응이나 생명체의 활동도 궁극적으로는 전자기력에 의한 것이다. 물건을 만지면서 촉감을 느낄 수 있는 것도 손의 피부를 이루는 원자들과 물체를 구성하는 원자들 간의 전기력이 있기 때문에 가능하다. [주: 원자들이 모여 분자가 되는 것도 역시 원자 간의 전기력 때문이다.]

정신장애를 진단할 때 특정 신경전달물질이나 그 수용체의 양이 참고될 수도 있고, 뇌의 전자기 파동을 기록한 뇌전도가 참고될 수도 있다. 약물의 작용 기제를 설명할 때에도 약물 분자와 수용체 분자의 결합 같은 약리화학적 방법으로 설명할 수도 있고, 그 결합에 의해 일어나는 이온의 흐름이 만드는 전자기장의 변화로 설명할 수도 있다. 어떤 전령물질이 수용체와 결합하면 수용체 분자가 구조적으로 변화되며, 이것은 세포 안팎의 이온 흐름에 영향을 미쳐서 세포 주위의 전자기장을 변화시킨다. 우리는 그러한 변화를 뇌전도, 심전도, 근전도로 측정하여 질병의 진단에 이용하고 있다.

생명체가 내부 항상성을 유지하는 기제든, 그 생명체가 외부 환경과 교류하는 방식이든, 나아가 생명이 없는 물체의 운동이든, 모두 물리학적 원리로 설명할 수 있다. 이러한 현상들을 설명하기 위해서 서로 다른 원리를 적용해야 하는 것은 아니다. 마음의 원리와 신체의 원리를 구분했던 데카르트는 이런 면에서 커다란 오류를 범했다.

아인슈타인의 공식 $E=mc^2$에는 모든 물질은 에너지로 전환될 수 있다는 의미가 담겨 있다. 양자물리학에 따르면, 모든 것은 입자(물질)와 파동(에너지)이라는 두 가지 측면을 가지고 있다. 그리고 에너지는 여러 형태로 전환된다. 수력발전소에서 댐 안에 있는 물의 위치(운동)에너지는 전기에너지로 전환되고, 전기에너지는 가정에서 열에너지나 빛에너지로 전환된다. 전지는 전지 안에서 화학반응을 일으켜 화학에너지를 전기에너지로 바꾼다. 이와 같은 에너지 전환은 발전소나 전지 안에서만 일어나는 일이 아니라 생체 안에서도 일어나는 일이다.

1) 물리적 정보의 형태

단백질(protein)이라는 말은 근본물질이라는 뜻을 가지고 있다. 생체를 구성하고 있는 건축 재료도 단백질이고, 생화학 반응이 일어날 수 있도록 하는 효소들도 단백질이다. 일부 스테로이드 호르몬을 제외하면 생체의 전령물질들도 단백질, 펩타이드, 아미노산이다. 그리고 이들이 결합하는 수용체도 단백질이다.

우리 몸에는 5만~10만 종류의 단백질이 있고 이들은 각각의 독특한 구조(모양)를 가지고 있다. 단백질의 기능은 그것을 이루고 있는 아미노산들이 빚어낸 3차원적 구조에 따라 결정된다. 흔히 열쇠와 자물쇠로 비유되는 효소와 기질(substrate), 항원과 항체, 전령물질과 수용체의 특이적 결합은 이 구조적 특성에 의해 일어난다. 그리고 이들의 상호작용(결합)은 세포 안팎 또는 세포 소기관 안팎으로 이온들의 움직임을 일으킨다. 이온들의 흐름은 그 주위의 전자기장을 변화시킨다.

주로 단백질과 펩타이드인 전령물질들은, 역시 단백질인 수용체의 구조를 변화시킴으로써 작용한다. 단백질의 특이적인 3차원 구조는 단백질을 구성하고 있는 아미노산에 의해 결정된다. 서열 내 아미노산들끼리 전기적으로 서로 밀거나 당기는 힘에 의해 형태가 결정되는 것이고, 이렇게 형성된 단백질 전체의 독특한 전자기력 분포가 그 단백질 특유의 형태를 만든다. 수용체 단백질과 결합하는 전령물질은 수용체에 상보적인 구조를 가지고 있고, 전령물질 또한 특유의 전자기력 분포를 가지고 있는 분자이다. 전령물질과 수용체가 결합하는 것은 두 개의 전자기력이 간섭되는 것이므로 전령물질이 다가오면 수용체 단백질의 전자기력 분포가 변화되고, 결국 수용체 단백질의 3차원적 구조가 변형된다. 수용체 단백질의 구조적 변형은 세포막에 있는 이온 통로를 여닫도록 하거나 세포 안에 있는 2차전령 시스템을 통해 세포에서 일어나는 일을 변경시킴으로써 생리적 변화를 일으키게 된다. [주: '[그림 3-1] 세포막의 수용체 단백질과 이온의 흐름'을 참고하라. 수용체 중에는 세포막 안에 있는 것도 있다. 3장 3의 1), '(2) 내분비계'를 참고하라.] 요약하면, 수용체 단백질의 구조가 바뀜으로써 세포에 기능적 변화를 가져오게 되는 것이다. 세포막은 엄청난 전기 포텐셜을 만들 수 있고, 막을 가지고 있는 세포내 소기관들도 세포막과 같은 전기적 특성을 가지고 있다.

모든 단백질이 각자 독특한 구조를 가지고 있는 것처럼, 각자의 독특한 공명 정보가 있다. [주: 휴대전화를 이용해서 공기 중에 있는 탄저균 포자가 가진 공명 정보를 감지하려는 생물학적 테러리즘 방지 연구가 진행되기도 하였다.] 그렇다면 전령물질(입자)이 아닌 전자기력(파동)을 이용해서 수용체 단백질의 구조를 바꾼다면, 혹은 물리적인 힘으로 수용체 단백질의 구조를 원하는 형태로 비튼다면 어떻게 될까? 달리 말해서, 전령물질이나 약물 같은 화학적 실체가 없이 전자기에너지나 운동에너지로 세포 생리에 영향을 미칠 수 있을까? 이것은 자동차 열쇠구멍에 직접 열쇠를 꽂지 않고도 스마트키에서 발생하는 전자파나 망치 같은 도구를 이용해 문을 여는 것에 비유해 볼 수 있을 것이다.

지난 수십 년 동안 환경의 전자기파가 생체에 적지 않은 영향을 미치고 있다는 것을 보여 주는 많은 연구가 있어 왔다(Grant, 1995; Ueno, 1996). 이 전자기파에는 마이크로파, 라디오파, 가시광선, 극저주파, 음파 등이 포함된다. 이들은 단백질의 형태와 기능을 변경시키고, 유전자 발현이나 단백질 합성에 영향을 미치며, 세포의 분열과 분화, 조직의 형태형성(형태발생, 세포가 모여 조직과 기관을 이루는 과정, morphogenesis), 호르몬 분비 등에 변화를 가져온다. 칼슘을 비롯하여 생명 활동에 가장 중요한 이온들에도 공명 주파수가 존재한다. 애브라함 리보프(Abraham Liboff)는 이것을 이온사이클로트론공명(ion cyclotron resonance)이라 하였다(Liboff, 1997). 이것은 전자기에너지가 세포막 이온 농도 구배에 변화를 가져올 수 있다는 것을 의미한다. 전령물질과 수용체의 상호작용이 없이도 이온이 세포막의 이온채널을 통과할 수 있다는 것은 현재까지의 생리학 이론을 완전히 뒤엎는 것이다. 하지만 역설적이게도, 수용체와 전령물질의 상호작용이 본질적으로 이들의 전자기적 특성에서 기인한다는 것을 의심하는 생리학자는 없다.

물리적인 힘으로 수용체 단백질의 형태를 변화시키는 것은 어떠한가? 인체 표면에 가해지는 물리적 압박은 근막(fascia) 시스템을 통해 세포 깊숙이까지 전달된다. 이것은 카이로프랙틱(chiropractic), 정골요법(osteopathy), 롤핑(Rolfing), 마사지 같은 수기치료 방법들이 어떻게 내부 장기에 실질적인 생리적 변화를 이끌어 낼 수 있는지 설명하는 원리를 제공한다.

우리에게 익숙한 세포의 형태는 세포막과 세포내 소기관들로만 설명되었고, 그에 비해 세포의 골격은 최근까지도 관심의 대상이 되지 못했다. 그러나 세포골격(cytoskeleton)은 생체 매트릭스(living matrix)의 일부로서 생체의 정보를 저장하고 전달하는 시스템이다. 진핵세포가 원핵세포와 다른 점은 핵막과 더불어 세포 내 골격, 즉 미세소관(microtubule), 액틴필라멘트(actin filament, microfilament), 중간필라멘트(intermediate filament)가 형성된다는 것이다. 세포골격은 세포의 형태를 유지하고, 이동성과 움직임을 부여하므로 세포에 있어서 뼈와 근육에 해당한다고 할 수 있다. 게다가 신경세포에서는 신경세포의 성장과 신경전달물질의 세포 내 운송에 있어서 중요한 역할을 담당한다.

우리가 주목해야 할 사실은 이 세포골격이 세포 밖 기질과 연결되어, 전신적으로 확장되는 생체 매트릭스를 형성한다는 것이다. [주: 인체는 상호연결된 섬유 매트릭스로 구성되어 있고, 이것은 전신, 장기, 세포 모든 수준으로 확대된다. 이 매트릭스는 세포막에 있는 단백질을 통해서 세포의 안쪽으로도 이어진다.] [그림 5-1]에 세포골격과 생체 매트릭스를 통합한 그림이 제시되었다(Pienta & Coffey, 1991).

제임스 오슈만(James Oschman)의 생체 매트릭스 이론에서는 고도로 전도적인 체액이 외부에서 적용된 전자기장에 대한 안테나를 형성한다고 가정한다(Oschman, 2000). 인체 결합조직의 70%는 단백질인 콜라겐으로 이루어져 있고, 콜라겐은 절연체이면서 전도체인 특성을 가지고 있으며, 고도로 정렬되어 있다. 이러한 특성들은 콜라겐이 기계적 압력, pH, 이온 분포, 전자기장에 매우 민감하게 반응할 수 있도록 만든다. [주: 한편, 인체 결합조직이 이루는 매트릭스는 물과 결합하여 액정구조를 이루는데, 이것은 초전도체(superconductor) 역할

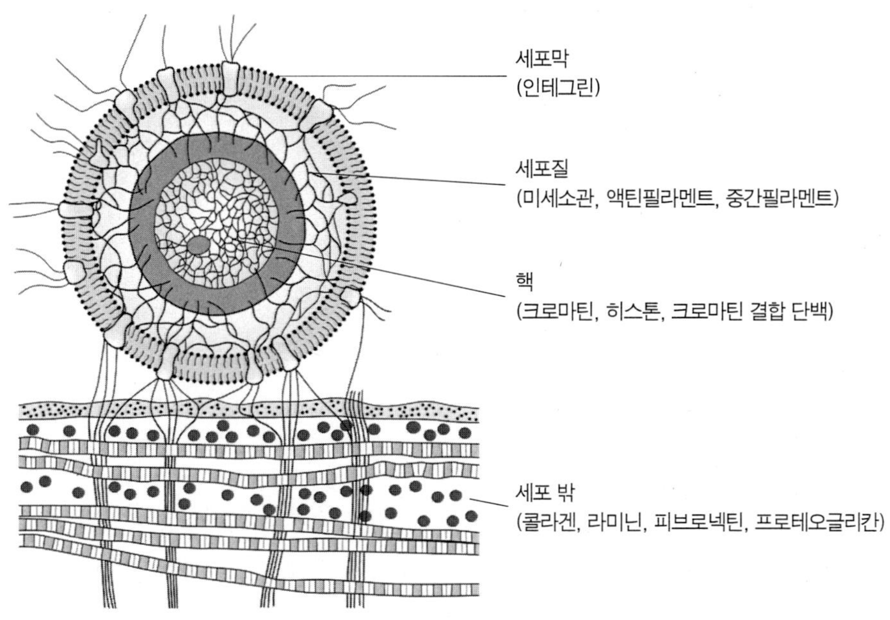

[그림 5-1] **생체 매트릭스와 세포골격**

을 한다. 이 이론에 근거하여 생체에서 정보나 에너지의 흐름이 설명되기도 한다. 매완 호(Mae-Wan Ho)는 신체 액정이론으로 침술의 치료 효과를 설명하기도 하였다(Ho & Knight, 1998). 생체에서 액정구조를 통해 공명으로 전달되는 물리적 정보는 매우 신속하며 효율적이다. 이 이론은 기존의 열쇠-자물쇠 모델이 설명하지 못하는 부분을 보완한다.]

다세포 생물의 생존은 세포 사이의 정보 전달이 얼마나 신속하고 효율적으로 이루어지는가에 달려 있다. 정보를 전달하는 데 있어 전자기파 같은 에너지 신호는 전령물질 같은 화학적 신호보다 100배 정도 효율적이며, 속도 면에서는 비교할 수 없을 정도로 빠르다(McClare, 1974). 전령물질 분자의 경우에는 전달 가능한 정보의 양이 분자의 가용 에너지와 직결되어 있다. 정보를 전달하려면 전령물질 분자와 수용체 분자의 화학결합이 이루어져야 하는데, 화학결합이 일어나는 과정에서 열이 발생하여 대부분의 에너지를 낭비하게 되므로 전령물질이라는 화학적 정보의 형태로 전달할 수 있는 정보의 양은 제한적일 수밖에 없다. 실제 생명 현상을 설명하려면 이보다 빠르고 손실이 적은, 더 효율적인 정보전달 체계가 있어야만 한다.

생체 내에서 파동은 생체의 기계적인 장력의 형태로도 전달된다. 이 장력의 전달 체계는

[그림 5-1]에서처럼 전신을 하나로 연결하며 각 세포의 안으로도 연결되어 있다. 기계적 신호를 전달하는 근막계는 앞에서 말한 세포골격을 통해 세포 안으로까지 연결되어 있다. 신경계, 혈관계, 근막계는 모두 전신적 체계이며, 관 형태를 갖추고 있다는 공통점을 가지고 있다. 하지만 근막계의 전달 속도가 (신경전달물질이든 호르몬이든) 화학적 전령물질들이 전달되는 속도에 비할 수 없이 빠르다는 점에서 근막계와 다른 두 시스템은 큰 차이가 있다(Myers, 2014). 딕 라슨(Dick Larson)은 근막조직을 동양의학에서 말하는 기(氣)라는 생명에너지가 흐르는 길인 경락(經絡, meridian)과 관련된 것으로 설명하였다(Larson, 1990). 제3의 순환계라 불리는 프리모시스템(primo vascular system)을 연구하는 학자들도 근막조직과 경락의 관계를 제안하고 있다(Lee 등, 2011).

전령물질은 말 그대로 정보를 전달하는 물질이다. 생명체 안에서 이용되는 정보의 유형에는 화학적 형태(전령물질) 외에도 전자기 파장, 근골격계와 근막계에 의해 형성되는 구조와 자세도 포함된다. 이들도 일종의 정보 저장 수단이자 정보 전달 수단이다. 이 정보들은 모두 일종의 에너지이며, 다른 에너지들이 그러하듯 이 에너지들도 상호전환된다. 제임스 오슈만은 마사지, 지압, 롤핑 같은 수기치료법, 소리나 자기를 이용하는 치료법, 허브(herb)를 이용하는 치료법들이, 비록 환자에게 에너지를 제공하는 방식은 다르지만 모두 생체 매트릭스에 작용한다는 공통 요인을 가지고 있다고 설명하였다(Oschman, 2000). 생체 매트릭스는 모든 형태로 주어지는 에너지를 진동으로 흡수하여 그 안에 들어 있는 정보를 추출하고 생체 매트릭스 구조 전체에 신속히 전달한다.

[글상자 5-1] 근막과 기억

단백질의 3차원적 입체 구조는 열쇠가 가진 특이한 구조처럼, 일종의 정보이며 구조 자체가 그 물질의 기능적 속성을 반영한다. 유기체의 전신적 구조도 단백질 구조처럼 정보를 담고 있을까? 달리 말해서, 우리의 체형이나 우리가 취하는 자세가 생리 기능에 영향을 미치는 하나의 정보가 될 수도 있을까?

근막(fascia)은 온몸을 거미줄처럼 연결하는 결합조직이다. 이 구조는 건축학자이자 시스템 이론가인 벅민스터 풀러(Buckminster Fuller)가 제안한 '텐세그리티(긴장통합체,

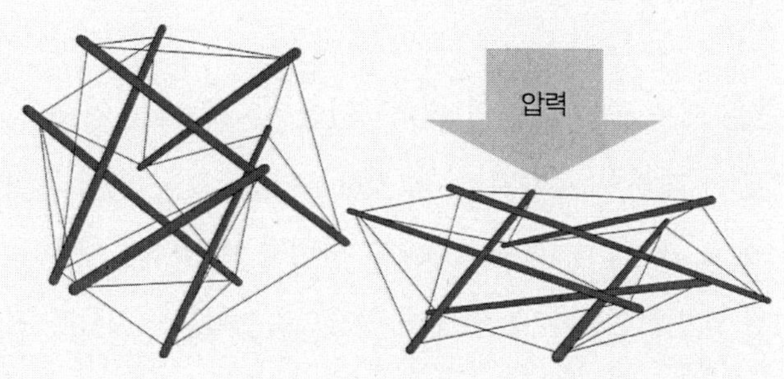

tensegrity)' 구조로 설명된다. 앞의 그림은 단순한 형태의 텐세그리티 구조물 모형이다. 근막은 감정적인 기억을 간직하고 있으며, 이것은 신체의 구조적 변형이나 자세로 관찰된다. 전쟁에서 폭격을 당했던 건물에 철근 골격이 휘어져 있는 것처럼, 깊은 감정적 기억도 신체에 그러한 변화를 만드는 것이다. 외상(trauma), 운동, 자세 등 물리적 자극에 의해 신체는 지속적으로 재구조화된다. 영(Young)은 콜라겐 섬유의 배열이 신체의 사용 방법이나 몸에 걸리는 무리한 힘의 기억이라 하였다(Young, 1957).

1장 3의 '5) 정신신체의학과 신체심리학'에서 소개한 알렉산더 로웬(Alexander Lowen)과 존 피에라코스(John Pierrakos)의 생체에너지학(bioenergetics), 모세 펠덴크라이스(Moshé Feldenkrais)의 구조적 통합(structural integration) 등과 같은 신체중심 심리치료에서는 심리적 갈등이나 개인적 신념이 신체적 긴장과 구조적 변형으로 나타난다고 본다. 따라서 신체적 긴장이나 구조적 변형을 수정함으로써 심신의 치유를 촉진할 수 있다. 만일 신체의 특정 부위에 스트레스를 주면 그 부위에 간직되어 있던 외상적 기억이 선명이 되살아난다. 치유적 개입을 통해서 섬유조직의 배열이 변화되고, 조직이 이완되면 갇혀 있었던 기억이 해방되어 발산되는 것이다.

자세는 우리의 정서, 인지, 행동에도 영향을 준다. 구부정한 자세는 적극성, 자존감을 감소시키고 부정적 단어의 사용 빈도를 3배나 높인다(Nair 등, 2015). 게다가 여기에는 호르몬의 변화가 동반된다는 것도 확인되었다(Carney 등, 2010). 단 2분 동안만 구부정한 자세를 취해도 테스토스테론처럼 적극성을 높이는 호르몬이 10%나 감소하고, 스트레스 호르몬인 코티솔은 15%나 증가한다. 동일한 상황이라도 어떤 자세를 취하고 있는가에 따라 그 상황에 대한 우리의 주관적 경험은 달라질 수 있다. 비록 주관적 경험이라 표현되었지만, 이것은 객관적으로 측정되는 생리적 변화를 동반하는 것이다.

2) 감각 정보의 여과, 그리고 송과체

우리의 감각기관은 매우 좁은 대역의 에너지만을 받아들이는 일종의 여과 장치이다. 눈은 태양광 중 가시광선 대역의 전자기파, 즉 380~770nm라는 지극히 제한된 영역의 파장만을 받아들일 수 있고, 귀 역시 20~20,000dB 범위를 벗어나는 것은 듣지 못한다. [주: 전자기파란 전기를 가진 입자를 진동시키는 작용이 공간으로 전달되는 것이다. 전기의 흐름은 자기장을, 자기장은 전기를 발생시킨다. 다만 전자기파는 진공에서도 전파되므로 어떤 물질이 진동함으로써 생기는 파동은 아니다. 빛은 전자기파이며, 적외선, 자외선, 방송 전파도 전자기파이다. 사람의 눈에는 자외선이나 적외선이 보이지 않지만 이것들은 본질적으로 가시광선과 같은 빛이다. 라디오파 같은 저주파나 엑스선, 감마선 같은 고주파도 전자기파이다.] 따라서 우리가 지각하는 세계는 실제 세계의 매우 작은 부분에 불과하다. 사람은 기구를 이용하지 않는 이상, 곤충이 볼 수 있는 자외선이나 적외선을 보지 못하며, 박쥐나 돌고래처럼 초음파를 듣지 못하고, 후각은 개나 고양이 같은 반려동물과만 비교해 보더라도 현저히 뒤떨어진다. 동물이나 곤충들은 미세한 진동을 감지하여 지진이나 화산폭발이 일어나기 전에 미리 대피하지만, 사람은 같은 매질 속에 있는 경우에도 진동을 감지하는 능력이 떨어진다.

우리가 오감으로 느끼지 못하는 감각 정보는 우리에게 아무런 의미도 없는 것일까? 자외선이라는 빛은 볼 수는 없어도 수정체를 혼탁하게 하며, 피부를 검게 만들고, 피부암의 원인이 되기도 한다. 건선 치료에서처럼 의학적 목적으로 자외선이 이용되기도 한다. 이 경우, 자외선은 가시광선 같은 감각 정보라기보다는 인체에 영향을 미치는 물리적 자극에 불과할 수 있다. 하지만 해당 감각수용기(예: 눈)를 흥분시키지 못하는 감각 정보(예: 적외선)라도 다른 감각기관에서 다른 감각으로 처리될 수 있다. 우리는 적외선 영역의 빛을 눈으로 보는 대신 열로 느낀다. 귀로 들을 수 없는 아주 낮은 주파수의 진동은 몸으로 듣는다. 음파가 청각계만 진동시키는 것이 아니라 몸을 진동시키기 때문이다. [주: 두더지나 뱀처럼 땅 속이나 땅의 표면에 붙어서 사는 동물들이 청각이 발달하지 않은 이유는 굳이 귀로 듣지 않아도 되기 때문이다.] 어떤 감각 자극이 전혀 다른 감각으로 느껴지는 일도 흔히 일어난다. 머리를 세게 부딪히거나 눈 주위를 강하게 압박할 때 섬광이 보이는 것도 그러한 예이다.

우리 주변에는 온갖 전자기파가 가득하다. 인체가 가장 지대한 영향을 미치는 전자기파는 태양으로부터 오는 빛이다. 앞에서 설명한 바와 같이, 생체의 일주기와 연주기는 태양광에 의해 만들어지는데, 이것은 눈에 보이는 가시광선만을 이야기하는 것이 아니다. 가시광선 이외의 빛도 사람의 생물학적 시계를 동조시킬 수 있다. 러셀 레이터(Russel Reiter)는 비가시광선 영역의 빛도 멜라토닌 수준을 낮춘다는 것을 보여 주었다(Reiter, 1992). 그렇다면 이러한 비가시광선 영역의 빛이 어떻게 송과체에 전달되었을까? 어떤 이는 '제3의 눈' 같은 것을 떠올리며 송과체가 눈이 보지 못하는 빛을 볼 수 있을지 모른다고 생각한다. 그런데 빛이 없는 밤에 사람이나 동물을 매우 낮은 주파수의 자기장에 노출시키는 것도 멜라토닌 생산을 감소시킨다는 것이 관찰되었다. 이러한 저주파는 사람의 눈은 물론이고, 여전히 일부 동물에서 제3의 눈으로 기능하고 있는 송과체에서도 처리할 수 있는 전자기파 대역이 아니다. 이상의 연구들은 우리가 오감으로 인식하지 못하는 전자기파 대역 중에서 적어도 일부는 송과체와 관련이 있다는 것을 시사한다.

위스네스키(Wisneski)는 송과체를 에너지 변환기(energy transducer)라고 말하였다(Wisneski, 2017). 오감으로 처리하지 못하는 형태의 에너지를 신경내분비 신호로 변환하여 생체의 기능을 변화시키기 때문이다. 사람을 대상으로 한 연구는 아직 제한적이지만, 동물 연구들로부터 추가적인 정보를 얻을 수 있다. 지구의 전자기장을 따라 이동하는 조류들이 송과체가 손상되었을 때 방향 감각을 잃게 되는 것도 그 가운데 하나이다. 사람의 송과체가 석회화(calcification)되는 것도 방향 감각 상실과 관련이 있다(Bayliss 등, 1985).

만일 송과체가 오감이 수용하지 못하는 대역의 전자기파를 감지할 수 있다면, 여러 종교에서 송과체를 영적인 통로로 설명하는 것도 설득력이 있다. 왜냐하면 물리학자 윌리엄 틸러(William Tiller)의 설명처럼, 미세에너지는 오감으로 접근할 수 없지만 사람은 미세에너지를 경험할 수 있는 타고난 능력을 가지고 있고, 이것이 고대로부터 '초월적 경험' '직관' '신' '영성' 등으로 불려왔던 것일 수 있기 때문이다. [주: 4장 3의 '7) 종교와 영적 활동의 치유 기제'를 참고하라.]

송과체는 몇 십 년 전까지만 해도 거의 알려진 것이 없었고, 생리학 교과서에서 설명하는 송과체의 기능은 외부의 빛/어둠 정보를 받아서 신체의 리듬을 환경의 리듬에 동조시킨다는 것과 멜라토닌을 만드는 내분비 기관이라는 것 정도이다. 멜라토닌의 광범위한 생리적 기능과 약리학적 가치가 밝혀지면서, 현재의 연구는 송과체보다는 멜라토닌에 집중되어 있다. 반면, PNI는 송과체를 일개 내분비 기관에서 신경-내분비-면역계 통합이 일어나는 주요 기관으로 주목한다. [주: 3장 3의 4), '(6) 송과체'를 참고하라.] 송과체와 멜라토닌에 대한 추가적인 연구는 송과체를 몸-마음, 또는 몸-마음-영성을 통합하는 기관으로 한 차원 더 상승시키게 될지도 모른다.

3) 생체 전자기

분자는 서로 접촉하지 않고도 영향을 줄 수 있다. 에너지는 전자기장을 흐르고, 생명의 기질은 전자기장과 물에 의해 형성되며, 물은 에너지를 전달하는 조직을 구성한다(Szent-Gyorgyi, 1988). 인체의 60~70%를 차지하는 물 분자는 전기 쌍극자이다. 산소 분자는 그 자체가 작은 자석이어서 나침반의 바늘처럼 자기장에 대해 평행하게 방향을 잡으려 하기 때문에 산소가 자기화된다. 생명체는 각자의 전자기장을 가지고 있고, 모든 생명 활동에는 이 전자기장의 변화가 동반된다. 비록 최근에서야 측정이 가능해졌을 정도로 미약한 에너지이지만, 생체 전자기장을 질병의 진단과 치료에 이용하는 기법들은 여러 전통의학에서 유지되어 왔다.

현대 생체전자기학(bioelectromagnetics)의 역사도 이미 백 년이 넘는다. 정형외과 의사였던 로버트 벡커(Robert Becker)는 사지를 절단한 도룡뇽의 중추신경계에서 손상된 사지로 흐르는 지속적인 전류를 발견하였다. 그는 인체를 흐르는 음과 양의 전기적 극성이 있다는 것과 신체가 손상되면 이 전기 흐름에 기복이 발생한다는 것도 발견했다. 또한 벡커는 침술의 진통 효과, 세포 내 축전기, 환경 전자기장의 유해한 효과에 대한 이론을 수립했다(Becker & Selden, 1985). 1960년대 중반부터 비요른 노르덴스트롬(Björn Nordenström)은 인체의 전자기적 시스템에 관한 혁신적 이론을 발전시켰다. 그는 인체 내에 생물학적으로 폐쇄된 전기회로(biologically closed electric circuit: BCEC) 시스템이 존재한다고 설명하였다(Nordenström, 1998). 생물학적 전기회로가 일반 전기회로와 동일한 것은 아니다. 기본적으로 일반 전기회로는 더 단순하고 균일한 물질로 이루어져 있다. 일반 전기회로에서는 전자가 전류를 운반하지만 생체에서는 이온이 전류를 운반한다. 무엇보다도 생물학적 시스템은 고립되지 않은 열린 시스템이라는 점에서 다르다. 그렇기 때문에 신체 표면에서 전자기파를 측정할 때 신체의 움직임, 정서적 변화, 호흡 등이 영향을 준다. 인체의 전기회로에 관한 노르덴스트롬의 가설에서 가장 두드러진 것은 혈관망이다. 혈관벽은 절연된 전선처럼 작용하고 혈액은 저항이 낮은 매질 역할을 한다. 외부의 전자기장은 이 경로 안에 이온 전류의 흐름을 유도할 수 있다. 노르덴스트롬은 자신이 제안한 이론이 중국의학의 기(氣) 이론과 같다고 보았다.

생체의 전자기적 현상을 설명하는 이론들은 외견상 매우 이질적인 의학 전통들 사이를 연결하는 가교가 된다. 이 이론들을 통해서 보면, 침술뿐 아니라 여러 보완대체의학의 치료술에 대해 상당한 과학적 타당성을 부여할 수 있다. 동종요법(homeopathy)은 대표적인 예이다. [주: 동종요법은 질병이 있을 때 나타나는 증상과 비슷한 증상을 일으키는 물질을 이용하여 몸 안의 치유 반응을 일으키는 방법이다. 이에 비해 증상을 제거하는 것에 주력하는 생의학적 방식은 이종요법이라 할 수 있다. 동종요법에 사용되는 약물의 종류는 3천 종에 이른다.] 동종요법의 두 가지 원리는 질병과 같은 증상을 일으키는 약물을 사용한다는 것과 약물을 희석해서 사용할수록 효과가 좋다는 것이다. 약물이 들어 있는 용액과 희석용 용액을 1:100의 비율로 수십~수백 번 희석해서 사용하게 되는데, 만일 30번 희석하여 100^{30}배로 희석된 약물을 제조한다면, 약의 직경이 지구와 태양의 거리만큼 커져야 그 안에 약물 분자가 하나라도 들어 있을 가능성이 있게 된다. 그러므로 현대 생리학이나 약리학의 관점에서 보면 동종요법은 터무니없는 것이다. 체내의 약물 수용체에 결합할 약물 분자가 들어 있지 않다면 치료 효과를 낸다는 것은 불가능하며, 환자들이 보고하는 동종요법의 효과는 단지 플라세보 효과일 것이다. 하지만 치료 효과를 내기 위해 필요한 것이 약물 분자가 아니라 그것이 전달하는 에너지장이고, 그 에너지장이 저장된 희석액이 인체에 작용하는 것이라면 문제는 달라진다. 실제로 자크 벵베니스트(Jacques Benveniste)는 동종요법 약물 분자의 에너지장이 물에 저장되어 있음을 증명했으며, 여러 문헌을 검색하여 동종요법의 효과를 메타분석하였다(Davenas 등, 1988; Benveniste, 1998). 그는 에피네프린의 에너지장을 디지털화하여 컴퓨터로 전송하고 물에 그것을 전사한 다음, 그 물을 동물에게 주입하여 에피네프린이 투여되었을 때처럼 심장박동을 증가시키는 데 성공했다. [주: 벵베니스트의 추가적인 실험이 5장 3의 '2) 빛, 파동, 생명 현상의 조절'에서 소개된다.] 현재 동종요법 시약의 디지털 버전도 시판되고 있다.

분리 배양한 정상세포와 암세포의 생체장이 공명하여 정상세포를 암세포로 변화시킬 수도 있다. 파동유전학에서는 DNA 자체가 아닌 DNA의 생명장이 유전의 모든 것을 관장한다는 가설에 기초하여, 유전자의 에너지장을 연구하고 있다. 앞에서도 언급했듯이, 신경학자 칼 프리브람(Karl Pribram)은 해마를 절제해도 과거 기억이 유지되는 것은 뇌의 에너지장이 남아 홀로그램처럼 작용하기 때문이라고 설명하였다(Pribram 등, 1974). [주: 뇌를 잘라내도 학습된 기억이 유지되는 현상은 양자물리학의 비국소성 이론으로 설명되기도 한다(Goswami, 2013).]

인간은 하나의 에너지장이다(Burr, 1972). 생체의 일부가 손상되더라도 원래의 형태로 그대로 수복되는 현상도 생체 전자기장에 의한 것으로 설명될 수 있다. 생체 전자기장이 하나의 주형(template)으로 작용할 수 있기 때문이다. 이러한 가설의 시초는 1939년 러시아의 세묜 킬리언(Semyon Kirlian)이 보고했던 한 장의 사진으로 거슬러 올라간다. 킬리언은 일부가 잘려진 나뭇잎 주위에서 원래의 온전한 나뭇잎 형태로 나타나는 전자기장을 촬영하였다. 킬리언의 사진에서 나뭇잎 주위에 형성되는 전자기장은 사람의 주위에서도 관찰되는데, 이는 전통적으로 '오라(aura)'라는 이름으로 불려 왔던 것과 흡사하다. 미국항공우주국(NASA)의 천체물리학자였던 바바라 브렌넌(Barbara Brennan)은 인체 주위를 둘러싸고 있는 일곱 층의 전자기장을 보고했다. [주: 일곱 층의 전자기장에 대해서는 '[글상자 5-3] 일곱 에너지체와 존재의 대등지'를 참고하라.] 이 전자기장을 측정하여 가시화하는 장비들이 개발되어 임상 현장에서 질병의 진단과 치료에 이용되고 있다. 'AuraMeter'라는 장치도 그중 하나이다. 인체의 이상은 질병이 발생하기 전부터 생체 전자기장에 반영되어 나타나므로 이 장치들을 이용하면 질병의 진단뿐 아니라 예측도 가능하다. 'BICOM(biological computer)'은 한의학의 원리를 접목하여 개발된 장치이다. BICOM에는 인체의 장기, 조직, 세포, 분자 고유의 전자기장 주파수에 관한 데이터베이스가 저장되어 있으며, 환자로부터 전자기장 정보를 수집하여 저장된 정보와 대조 분석한다.

주형으로서의 생체 전자기장은 생물학자 루퍼트 셸드레이크(Rupert Sheldrake)의 형태형성장(morphogenetic field) 이론에서 행동을 형성하는 주형으로까지 확대된다. 셸드레이크는 이 장(field)이 형태에서 시작되어 유전적 요소까지 영향을 미친다는 의미에서 이를 형태형성장 또는 형태유전성 에너지장이라고 하고, 부모의 학습이 후대에 전해지거나 진화 과정에서의 경험이 시공을 초월해 전달되는 현상을 설명하였다(Sheldrake, 2005). 우리가 진화하면서 경험했던 모든 기억이 수정란의 형태형성장 속에 저장되어 있어서, 비록 배아 단계에서는 다른 동물과 비슷하더라도 사람의 형태로 발생하게 되고, 생후에 질병이나 사고로 신체가 손상되어도 원래의 형태로 복원될 수 있다.

동물이 생후에 획득한 형질은 후대에 전해질 수 없다는 것이 유전학의 정설이지만 한 동물의 학습 효과가 다음 세대로 이어지거나, 학습한 동물과 함께 있지 않았던 원거리의 동물에게 같은 학습 효과가 전해지는 현상이 반복적으로 확인되었다. 셸드레이크의 가설에 의하면, 한 종이 새로운 행동을 학습하면 그 종 전체의 장에 변화가 일어나고 형태유전성공명(morphogenetic resonance)에 의해 결국에는 그 종 전체의 행동이 달라지게 된다. 한번도 본 적이 없는 조부모의 행동을 손자가 그대로 따라하는 것처럼, 유전학 이론으로는 설명할 수 없는 현상을 형태형성장으로 설명할 수 있다. 생체 전자기장 이론과 홀로그램 이론을 접목하면 관상, 수상, 골상학처럼, 인체의 형태적 특성으로 운명과 성격을 추측하는 방법들의 원리도 새롭게 해석할 수 있을 것이다.

생체에서 방사되는 에너지장은 매우 미세하기 때문에 미세에너지(subtle energy)라고 한다. 측정 기술이 발달하기 전에는 존재 자체가 의심되었다. 설령 측정이 되었다 해도, 생리학적 관점에서 보면 생체 조직에 영향을 미치기에는 너무 미약하다. 하지만 보완대체요법들은 그것이 생물학적 과정에 충분히 영향을 줄 수 있는 것이라 본다. 침술도 어느 정도는 전자기적 원리가 적용된다. 근막을 따라서 이온의 흐름과 전류가 발생하게 되고, 이것은 피부 표면과 내부 장기들 사이에 전기적 연결을 만들 수 있기 때문이다. 심지어 바늘을 이용하지 않고 레이저로 혈점을 자극할 수도 있다(Pöntinen, 2000).

외부에서 전해지는 전자기장은 생체의 기능에 영향을 준다. 많은 연구에서 약한 자기나 전기가 세포 증식, 세포막의 구조나 기능 변화, 핵산(DNA)의 변화, 단백질의 인산화, ATP 합성, 나아가 뇌파의 동조 같은 더 전반적인 작용에 영향을 미친다는 것이 확인되었다. 미토콘드리아의 사이토크롬(cytochrome)에 흡수되지 않는 적외선 주파수도 세포막의 구성 성분에 흡수되어 칼슘의 흐름에 직접적인 변화를 줄 수 있고, 자기장은 직접적으로 DNA 합성과 전사에 영향을 줄 수 있다. 지금까지 사람에게 유해하다고 공식적으로 인정되는 전자기장은 원자에서 전자를 방출시킬 만큼 강한 고주파 전자기장이다. 이들은 원자를 이온화하고 자유기를 발생시켜 악성종양을 비롯한 질병 위험을 높인다. 그에 비해서 저주파는 덜 위험하다고 생각했지만 여러 역학적 연구에서 송전선 등에 장기 노출되는 것이 위험하다는 것이 밝혀지고 있다. 휴대전화 알레르기도 전자기파에 의한 면역세포의 자극이 관련되어 있을 수 있다. [주: '[글상자 5-2] 전자기파와 질병'의 휴대전화 알레르기 부분을 참고하라.] 우리 주변의 전선에서 나오는 전류의 전자기파는 공간으로 방사되고, 이론적으로는 신체와 상호작용할 수 있다. 지난 수십 년간 이루어진 생체전자기학의 비약적인 진보는 생체장의 교란이 건강에 실질적인 영향을 줄 수 있음을 확인하였다(Muehsam 등, 2015). 이러한 에너지에는 마이크로파, 라디오파, 가시광선, 극저주파, 음파, 그리고 새로이 알려진 힘인 스칼라 에너지도 포함된다.

한편, 전자기장을 진단이나 치료의 목적으로 이용하는 것은 이미 보편화되어 있다. 자기공명영상(MRI), 컴퓨터단층촬영(CT), 뇌전도(EEG), 심전도(ECG) 등의 방법은 현대의학에서 각종 질병을 진단하는 데 필수적인 장비가 되었다. 생체장이라 불리는 훨씬 미세한 에너지를 측정하는 'AuraMeter' 'SQUID(superconducting quantum interference device)' 같은 장비들도 널리 보급되어 있다. [주: 생체 에너지장 측정 장비들은 5장 '4. 현대 에너지의학'에서 다시 설명한다.] 자외선을 이용한 피부질환 치료, 감마선을 이용한 수술(감마나이프) 등이 시행되고 있으며, 열을 포함하는 비이온화된 전자기장을 이용하는 것도 의료 현장에서 널리 이용되고 있다.

[글상자 5-2] 전자기파와 질병

100년 전만 해도 인류의 주요 사인은 감염성 질환이었다. 하지만 20세기 들어 항생제 개발이 본격화되고 예방접종이 실시되면서 질병의 양상은 극적으로 변화되었다. 감염성 질환에 대한 통제력은 크게 증가되었지만 심·뇌혈관계 질환, 당뇨병, 악성종양, 자살 등에 의한 사망은 계속 증가하고 있다. 여러 학자가 그 원인으로서 환경의 전자기파에 주목한다. 실제로 알레르기, 자가면역질환, 악성종양 같은 면역 관련 질환의 증가는 20세기 초부터 주거지의 전력망 도입이나 통신용 무선파의 사용이 증가한 것과 뚜렷한 상관관계를 보인다. 하지만 전자기파의 유해성 여부에 관해서는 아직도 논란이 계속되고 있고, 환경 전자기파 오염에 대한 뚜렷한 기준이나 대책도 없다. 이러한 상황에서 스마트폰이나 웨어러블(wearable) 기기처럼 신체에 직접 접촉하고 장시간 착용하는 전자기기의 사용이 증가하고 있는 것에 대한 우려도 크다.

2015년, 프랑스에서는 휴대전화 알레르기로 인해 일상생활이 어렵다는 이유로 소송을 제기한 여성이 법원으로부터 장애수당 지급 판결을 받았다. 여기서 인정된 알레르기는 휴대전화와 물리적으로 접촉하여 나타나는 접촉성 피부염 같은 알레르기가 아니라 전자기파에 의한 알레르기, 즉 전자파 과민증이다. 전자파 과민증을 가진 사람들은 휴대전화, 와 이파이, TV 등의 통신용 전자기파만이 아니라 가정에서 사용하는 전자제품의 전자기파도 메스꺼움, 두통, 피로감, 손발 저림, 심장 두근거림 같은 증상을 일으킨다고 호소한다. 의학적으로는 아직 질병으로 인정되고 있지는 않지만 전자파 과민증을 호소하는 사람은 의외로 많으며, 관련 분쟁과 소송도 끊임없이 제기되고 있다.

인공 전자기파에 의한 전자기장 오염은 지구 전자기장을 이용하는 동물들에게 더욱 큰 피해를 주는 것으로 보인다. 동물들이 지구 전자기장을 이용해 길을 찾는다는 주장은 19세기부터 제기되어 왔다. 지구 전자기장을 이용하여 방향을 찾는 것은 조류에서만 발견되는 현상이 아니다. 한 연구에 의하면, 목장에서 방목하는 소들은 2/3가 남북 방향으로 머리를 향하고 풀을 뜯는데, 고압 송전선 바로 아래, 혹은 그 근처에 있는 소들의 경우에는 향하는 방향이 제각각이다. 고래 떼가 방향 감각을 잃고 바다에서 육지로 올라와 자살하는 일이 이따금씩 보고되는데, 그 주기는 태양 활동이 왕성해져 태양풍이 증가하고 이로 인해 지구 전자기장이 교란되는 시기와 일치한다. 일부 과학자들은 인간 역시 지구 전자기장을 생명 활동에 이용하고 있다고 주장한다.

4) 생체광자

뉴턴은 『광학(Opticks)』에서 "빛의 선들은 물질들로부터 발산되는 매우 작은 몸체가 아닌가?"라고 적고 있다. 태양, 조명등, 휴대전화, 레이더 장치 등으로부터 나오는 전자기파 방사선은 광자로 구성된 에너지의 한 형태이다. 광자는 전자구름의 궤도가 바뀔 때, 즉 전자가 원자의 에너지 흡수로 들떴다가 돌아갈 때 발생한다. 아인슈타인의 공식 $E=mc^2$에 의해, 빛이라는 에너지는 물질의 또 다른 측면이 된다. 막스 플랑크(Max Planck)는 물질은 중력에 갇힌 빛이라고 하였다. 생명체도 하나의 빛 덩어리이다. 식물세포든 동물세포든 모든 살아 있는 세포들은 생체광자(biophoton)를 방출한다. 생체광자는 생물학적 시스템에서 방출되는 극도로 약한 빛이다. 이 빛은 앞 단원에서 설명한 생체 전자기장을 만드는 것이기도 하다.

생체광자에 관한 연구는 1920년대에 알렉산더 구루비치(Alexander Gurwitsch)에 의해 시작되었다. 그는 식물이 다른 식물에게 영향을 미칠 수 있는 자외선 빛을 지녔다는 사실을 발견하여 생물물리학(biophysics)에 중대한 이정표를 만들었다. 그는 양파 하나를 다른 양파를 향해 뿌리 끝이 서로 닿지 않도록 놓아두었는데, 다른 양파 뿌리에서 세포분열이 일어나는 것을 발견했다. 두 양파 사이에 유리를 놓자 세포분열은 멈추었다. 하지만 석영을 놓자 다시 세포분열이 시작되었다. 유리는 자외선을 투과시키지 않는 반면, 석영은 투과시킨다. 그는 이 광선을 '미토겐선(mitogenetic radiation)'이라고 하고, 미토겐선만으로 양파의 성장 패턴을 변화시킬 수 있음을 입증했다. 비록 당시 학계에서는 그의 연구 결과가 널리 수용되지 못했지만, 시간이 흐른 후 세포에서 자외선이 나온다는 것이 사실로 밝혀졌다. 그리고 식물, 동물, 인간 등 모든 살아 있는 세포가 빛을 방사한다는 것도 확인되었다.

생체광자 연구는 1970년대 프리츠 포프(Fritz Popp)에 의해 전기를 맞이하였다. 포프는 생물 시스템에서 나오는 약한 광자의 흐름이 생물의 생화학 작용과 생명 활동 전체에 충분히 영향을 줄 수 있으며, 이 빛이 최소한 자외선에서 적외선에 이르는 파장대 전역에 걸쳐 있다고 보고하고, 이를 생체광자라 불렀다. 나아가 그는 이 빛이 정보를 전달하며, 식물과 사람이 서로 빛의 속도로 소통할 수 있는 능력의 기반이 된다고 하였다(Popp 등, 1992; Ho 등, 1994; Cohen & Popp, 1997).

빛과 관련된 생명 현상은 생리학에서도 잘 알려져 있다. 광합성과 시각은 색소와 관련된 광화학 반응의 대표적인 예이다. 광합성에서는 엽록소가 빛을 흡수하는데, 광자는 엽록소에 흡수되어 빛을 ATP로 변환시킨다. 이것은 생태계의 모든 생명체가 생명 활동을 영위하기 위해 필요한 에너지가 만들어지는 첫 번째 단계이다. 시각적 자극은 레티날(비타민A 알데하이드)이 빛을 흡수하면서 일어난다.

생체광자설에 따르면, DNA는 빛을 저장한다. 역동적인 빛의 그물이 끊임없이 DNA에서 흡수, 방사됨으로써 생체 내 상호소통이 일어난다. 연구자들은 생체광자의 그물이 유기체의 주요 의사소통 네트워크이고, 조절 시스템이라고 제안한다. 형태형성, 성장, 분화, 재생 등이 공명하는 생체광자장의 조절 활동에 의해 설명될 수 있다. 보통 생체광자는 세포 내에 머물면서 세포 활동을 조화롭게 하고, 공명을 통해서 분자 간에 끊임없이 교환된다. 생체광자학 연구는 세포 간 의사소통을 화학적 전령물질들이 아닌 광자로 증명하고, 이를 설명하는 모델을 개발하는 수준으로까지 진보했다(Chang 등, 1998). 이들은 지극히 공명적인 생체광자의 상호작용이 핵심 대사 조절의 기초이고 또한 개인들 사이의 전자기적 의사소통의 기질을 제공할 수도 있을 것이라고 제안했다.

동서양의 오랜 전통들은 인간이 영적 수준에서는 빛의 존재(light being)라고 한다. 물질이 흩어지면 파장으로 돌아가듯이, 육체를 벗어난 인간의 수준(차원)은 전자기파장, 즉 빛일 것이다. 우주가 궁극적으로 다채로운 진동의 뒤범벅이라면 우리가 지각하는 그 모든 것, 즉 물리적 현실은 무엇인가? 스리 오로빈도(Sri Aurobindo)는 그것을 '안정되어 있는 빛 덩어리'라고 하였다. 한의학에서 말하는 기(氣)는 생물과 무생물적 물질을 모두 통과하는 에너지이며, 기는 빛과 관련이 있는 것으로 이해되어 왔다. 기공과 관련된 고대의 문헌들에서는 태양, 달, 별로부터 빛에너지를 흡수하는 것에 대해서, 그리고 사람의 건강이나 의식 상태에 따라 몸이 다양한 등급과 질의 빛을 방사한다는 것에 대해서 기술하고 있다. 그리고 지난 수십 년간 서양 연구자들은 전자기에너지가 모든 생명체에 필수적 영양소(vital nutrient)라는 것을 확인했다. 창(Chang) 등이 말하였듯이, 빛은 모든 세포, 조직, 장기의 구조적 · 의사소통적 시스템의 또 다른 이름이다(Chang 등, 1998).

3. 생명에너지

생명에너지라는 다소 이색적일 수도 있는 용어에 대한 선입견을 미리 완화시키기 위하여, 앞 단원들은 생명(생리학)과 에너지(물리학)를 연결하는 이론들에 대하여 먼저 검토하였다. 이것은 모든 생명체가 에너지를 가지고 있다는 것과 그 에너지의 형태는 다양하게 변환된다는 것, 그리고 에너지는 일종의 정보로서 생명체와 환경을 연결한다는 것으로 요약된다. 남은 과제는 지금과 같은 과학적 설명이 불가능했던 과거에는 생명에너지를 어떻게 이해하고, 어떻게 활용했는지 살펴봄으로써 현재 우리가 가지고 있는 불완전한 지식을 보완하고, 과학과 분리되어 있던 치유술들을 과학적 치료의 레퍼토리에 추가할 수 있는지 검토하는 것이다.

'생체장(biofield)'이라는 용어는 기, 프라나, 에테르(ether), 형태장 등 생체 에너지를 뜻하는 다양한 용어를 통일한 것이다. 2014년, 생체장 분야의 연구를 촉진하기 위하여 '생체장 과학과 치유(Biofield Science and Healing)'라는 제목의 학제간 학술회의가 미국에서 개최되었다. 여기에는 PNI를 비롯하여 의학, 물리학, 심리학, 신경과학 등 광범위한 분야에서 온 저명한 학자들이 참여하였다. 이들은 생체장 과학이 의학의 최전선이라 말하였다(Jain

등, 2015). 통합사상가 켄 윌버(Ken Wilber) 또한 미세에너지 의학이 의과학의 혁신과 맞닿아 있다고 하였다(Wilber, 2005).

1) 생명에너지 사상과 생체장

생명의 근원을 설명하는 것과 관련하여 20세기에 제안된 이론 중 하나는 프랑스의 철학자 앙리 베르그송(Henri Bergson)에 의해 체계화된 '창조적 진화(creative evolution)'이다. 그의 이론은 모든 생물체는 다윈주의가 말하는 것처럼 기계적 힘으로부터 생겨난 것이 아니라, 진화를 야기했던 생명의 추진력(vital impulse)의 결과라고 하였다. 진화는 부적응한 개체의 기계적 제거에서가 아니라, 생명의 약동(élan vital)과 생물체의 창조적 고조(creative surge) 안에서 발견되어야 한다는 것이다. 이 생명의 약동은 모든 물질 안에 불어넣어져 있으며, 거의 무한히 다양한 생물체의 근원이고 최초의 생명체를 탄생시킨 본래의 추진력이기도 하다. 생명의 추진력을 좀 더 구체적으로 설명할 수는 없을까?

존 화이트(John White)와 스탠리 크리프너(Stanley Krippner)는 생체 에너지장(오라)을 97가지의 다른 이름으로 부르는 97개의 문화권을 나열하였다(White & Krippner, 1977). 생명에너지는 과거로부터 대부분의 의학 체계에서 생명과 건강 유지에 필수적인 것으로 인식되어 왔다. 각 문화권에서 발견되는 생명에너지 사상의 공통적인 측면은 그것이 생명의 힘 또는 활력으로서 항상 변화하는 생명의 기본이고, 일정한 리듬과 체계를 가지며, 공명에 의해 에너지를 전달하고 외부 세계와의 조화와 균형을 유지한다는 것이다.

중국의학은 기(氣)라는 에너지를 중심으로 형성된 의학 체계이다. 중국은 기원전 3,000년경부터 기라는 생명의 힘을 가정하고, 이 에너지는 음과 양의 두 가지 힘을 가진다고 했으며, 두 힘이 조화를 상실하면 질병이 야기된다고 보았다. 또한 몸과 마음을 하나의 에너지 체계로 이해하고, 몸과 마음을 연결하는 비물질적인 기와 물질로서의 혈(血)에 대한 통찰에 뿌리를 두고 있었다.

동양철학에서 기는 현상계에 있는 모든 존재, 모든 기능의 근원자, 원초적인 재료, 만물을 구성하는 에너지이며 정보를 담고 있는 에너지이다. 중국의학은 도교의 영향을 크게 받았는데, 『장자(莊子)』에는 "사람이 태어난 것은 기가 모였기 때문이니 기가 모이면 생겨나고 기가 흩어지면 죽는다. 그러므로 만물은 하나이다"라고 적고 있다. 기는 경락이라는 통로를 따라 흐르면서 생명력을 전달하며, 기의 흐름이 무질서해져서 조화와 균형을 상실하면 질병을 야기한다고 보았다.

경락은 신체를 세로로 달리는 12경맥(經脈)과 경맥에서 가지를 쳐서 가로로 퍼진 분지들을 결속하고, 경맥 사이를 연결하는 낙맥(絡脈)을 합쳐 이르는 것이다. 경락을 따라 있는 경혈(經穴)이라는 365개의 지점은 외부에서 기의 흐름에 영향을 미칠 수 있는 통로이므로 침, 뜸, 지압 등의 위치가 된다. 이 통로들은 다양한 방식으로 장기를 연결시키고 몸 내부의 기관들끼리 소통하도록 한다. 기, 음양오행(陰陽五行), 경락 등의 개념은 우리나라를 포함한 동아시아 여러 의학 체계에 지대한 영향을 미쳤다.

인도 문화에서는 생명에너지를 고대 산스크리트어로 프라나(prana)라 하였다. 의식을 더 높은 단계로 끌어올리기 위해 시행하는 요가, 호흡법, 명상과 여러 치유 행위에서 이 생명에너지에 대한 지식을 사용하였다. 프라나의 흐름은 사람의 생각과 감정에도 반영된다고 믿었으며, 긍정적 사고와 감정은 유용한 프라나를 증진시킨다고 하고 정신 건강과 육체 건강 사이에는 밀접한 관계가 있는 것으로 보았다. 인도의 아유르베다 의학의 중심적인 개념 또한 프라나이다. 중국의학에 경락과 경혈이 있듯이, 아유르베다 의학에는 나디(nadi)와 차크라(chakra) 개념이 있다. 차크라는 인체 안으로는 주요 내분비선과 자율신경 중추에 연결되어 있고, 외부에는 인체 주위의 에너지장으로 확장되어 있다. [주: '[글상자 5-3] 일곱 에너지체와 존재의 대등지'를 참고하라.]

기원전 600년경에 발생한 유대교 신지학인 카발라(Kabbalah)는 생명에너지를 네페쉬(nefesh)라 부르고, 달걀 모양의 무지개 같은 빛이 인체를 둘러싸고 있다고 하였다. 고대 아메리카 원주민들도 에너지를 내포한 육체적·정신적·영적 영역들이 한 계통으로 통합되어 개인을 구성한다고 보고, 건강이란 이 에너지들이 서로 균형을 유지하고 공명할 때의 상태라고 믿었다. 아메리카 인디언들은 우리 몸의 각 장기가 고유한 리듬의 에너지를 갖고 있으며, 이 에너지들이 다른 장기들과 공명하고 있다고 생각하였다. 몸이 아픈 사람은 해당 장기의 에너지 리듬이 변화되어 다른 건강한 장기와 공명하지 못하기 때문이라 믿었으며, 노래, 북 등을 치료에 이용해 왔다. 폴리네시아 사람들도 생명에너지를 마나(mana)라 하고, 이 믿음을 기초로 수기요법, 원격치료, 기도 등을 치료에 이용하였다.

그리스의 철학자이자 수학자였던 피타고라스(Pythagoras)도 각 개체는 에너지의 집합체이며, 질병은 이 에너지들의 부조화에서 온다고 하였다. 특히, 그는 소리의 치유력을 믿고 병든 사람에게 에너지 균형을 회복시키기 위해 음악을 이용하였다. 피타고라스는 음악적 조화(harmony)의 법칙이 인간을 지배하는 법칙과 같다고 하였다. 그는 모든 자연계가 어떤 조화로운 양식으로 상호 연결되어 있는 것으로 보여질 수 있다고 하고, 이렇게 질서 있고 조화로운 우주를 묘사하기 위해 '코스모스(kosmos)'라는 말을 사용하였다. [주: 우주를 뜻하는 영어 단어에는 cosmos, universe, space 등 여러 가지가 있다. Cosmos(kosmos)는 단순히 물리적 공간을 의미하는 것이 아니라 질서와 조화가 구현된 우주를 말한다.]

1994년, 미국 국립보건원(National Institutes of Health: NIH)은 프라나, 에테르, 기, 오르곤, 형태장 등 다양한 이름으로 불리던 측정 불가능한 에너지를 생체장(biofield)이라는 용어로 통일하였다. 앞에서 살펴보았듯이, 지난 수십 년간 축적된 생체전자기학 연구 결과는 전자기 스펙트럼 상의 파동들이 생체 조절의 모든 측면에 큰 영향을 미치고 있음을 보여 준다. 한편에서는 질병 치료를 위한 생체전자기학의 응용이 크게 증가하여 관련된 시장이 급속히 성장하고 있다. 이미 이 분야의 연구는 의학의 혁신을 주도하고 있다. 일부 과학자들은 제약산업, 즉 화학치료제(pharmaceutical) 시장의 다음 물결은 '전기치료제(electroceutical)' 시장이라고 말한다(Reardon, 2014). 미국 국립보건원과 유수의 거대 다국적 제약회사들이 생체장을 지도화하고 새로운 치료용 장비를 개발하기 위해 막대한 자원을 투자하고 있다(Jain 등, 2015).

심신의 질병은 생체장의 특정 부위에 나타나는 특정 변화를 동반한다. 따라서 생체장을 분석하여 질병을 진단할 수 있고 문제가 있는 생체장을 외부에서 보정함으로써 질병을 치료할 수도 있다. 5장 2의 '3) 생체 전자기'에서 설명한 바와 같이, 생체 에너지장은 일종의 주형 기능을 한다. 리차드 거버(Richard Gerber)는 에테르체(ethetic body)가 신체의 성장, 발달을 안내하는 홀로그램적 에너지 틀이라고 설명하였다(Gerber, 1988). [주: 에테르체는 인체 에너지장의 여러 층 가운데 하나이다. '[글상자 5-3] 일곱 에너지체와 존재의 대등지'를 참고하라.] 이것은 생체장이 단지 몸의 형태를 만드는 틀이라는 것만을 의미하는 것이 아니다. 심신에 질병이 있을 때 생체장에 이상이 나타날 수도 있지만, 생체장에 이상이 생겨 질병이 발생할 수도 있는 것이다. 즉, 생체장은 '질병의 틀'이 될 수도 있다. 여러 전통의학의 견해처럼, 현대 에너지의학들도 질병은 에너지장에서 비롯되는 것이며, 질병이 신체적으로 나타나기 전에 에너지장에 먼저 이상이 나타날 수 있다는 것에 동의한다.

[글상자 5-3] 일곱 에너지체와 존재의 대둥지

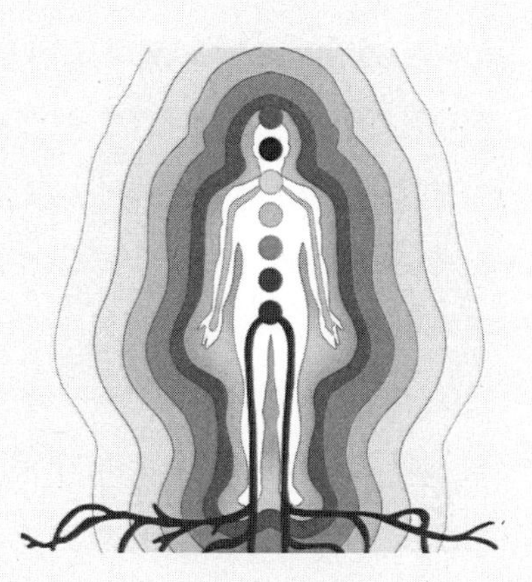

미국 NASA의 천체물리학자였던 바바라 브렌넌(Barbara Brennan)은 인체 주위를 둘러싸고 있는 일곱 층의 전자기장이 있다고 하였다. 육안으로 오라를 식별하는 능력을 가진 사람들도 인체 주위에는 일곱 개의 중요한 에너지 층이 있다고 설명해 왔다. 이 에너지 층은 일종의 미묘한 몸이라 할 수 있으며, 우리는 일곱 개(일곱 층)의 에너지체(몸)를 가지고 있다. 각 에너지체는 그 아래의 것보다 높은 진동수를 가지며 눈에는 더 보이지 않는다. 이들을 통칭하는 보편적인 용어는 '오라(aura)'이다.

일곱 개의 에너지체를 부르는 명칭은 다양하다. 널리 통용되는 방식으로는 몸에서 가장 가까운 층부터 네 개의 에너지체를 각각 에테르체(etheric body), 아스트랄체(감성체, astral body), 멘탈체(정신체, mental body), 원인체(직관체, causal body)라 한다. 인체와 가장 가깝고 크기가 비슷한 에테르체는 일종의 에너지 청사진으로서, 일반적으로 인체의 형성과 성장을 이끄는 일에 관여하는 것으로 믿어지고 있다. 아스트랄체, 멘탈체, 원인체는 그 이름에서 알 수 있듯이 정서적, 정신적, 직관적 작용과 관계된다. 나머지 세 개의 에너지체에 대해서는 사실상 통용되는 이름이 없다. 다만 이들이 영혼 또는 고도의 영적인 기능에 관련되어 있다는 점에서는 설명이 일치한다.

우리는 이 층들을 2장의 '1. 통합생리학으로서의 정신신경면역학'에서 소개한 '존재의 대둥지(the great nest of being)' 모델과 비교해 볼 수 있다. 영원의 철학의 핵심을 함축하고 있는 존재의 대둥지 모델은 인간 존재가 물질, 몸, 마음, 영혼 등 여러 수준으로 구성되어 있으며, 각 수준들은 빛의 스펙트럼처럼 연속적으로 이어져 있음을 보여 준다. 리차드 거버 또한 생체장의 여러 층이 역동적인 관계 속에서 하나로 작용한다고 말하였다.

그렇다면 생체장 이론에 근거한 치료를 할 때, 신체적 질병은 에테르체에, 심리적 질병은 멘탈체에 치료가 적용되어야 하는 것인가? 존재의 대둥지 모델에서 상위 수준은 하위 수준들을 포함하는 것으로 설명되는 것처럼, 거버는 육체가 에테르체에 종속되어 있듯이 에테르체는 아스트랄체에, 아스트랄체는 멘탈체에, 그리고 나머지 층도 마찬가지로 종속되어 있고, 각각의 체는 그 앞의 체에 대해 일종의 거푸집으로서 작용한다고 말하였다(Gerber, 1988). 따라서 마음의 층이 섬세하면 섬세할수록 몸을 치료하고 다시 형성시키는 능력이 커진다. 거버도 말하였듯이, 멘탈체는 아스트랄체에 에너지를 주고 아스트랄체는 에테르체와 육체에 에너지를 주기 때문에 멘탈체 차원에서 치료를 하는 것이 아스트랄체 차원이나 에테르체 차원에서 치료하는 것보다 더 근본적이고 오래 지속되는 결과를 가져올 수 있다. 물리학자 윌리엄 틸러의 견해도 이와 유사하다. 그는 마음 차원의 패턴이 변형되어 에테르체에 영향을 미치고, 그 다음에는 결국 육체적 차원에 영향을 미쳐서 질병으로 나타난다고 설명하였다. 따라서 신체에 나타나는 병리적 증상들은 상위 에너지 수준에서의 교란으로부터 발생한 문제가 나타난 것이며, 신체에 나타나는 질병이라도 마음 차원의 치료가 근본이 되어야 한다.

흥미롭게도 4장에 기술했던 심신의학의 원리가 여기서 새로운 방식으로 다시 설명 되고 있다. 심신의학의 선구자 디팩 초프라는 "정신과 육체가 하나의 에너지장에 있으므로 당신이 에너지장을 이용한다면 마음의 변화를 통하여 육체의 변화를 만들어 낼 수 있다"고 하였다.

2) 빛, 파동, 생명 현상의 조절

살아 있는 세포는 일종의 에너지 변환기이다. 환경에서 얻은 자유에너지를 더 낮은 준위의 포텐셜로 바꾸면서 동시에 다른 어떤 것이 더 높은 포텐셜을 갖도록 만든다. 모든 생명 현상은 에너지에 직접적으로 의존하여 일어난다. 생태계의 첫 번째 에너지는 빛에서 얻어진다. 빛에너지의 전환과 저장은 광합성을 하는 세포에서 일어나며, 이것은 포도당 같은 화합물 형태로 저장된다. 저장된 에너지는 먹이사슬을 통하여 이동하고, 모든 생물은 여기서부터 생명의 에너지를 얻는다. 생태계 안에서 모든 생명체는 에너지의 흐름으로 연결된 열린 시스템이다.

전자기 시스템으로서의 생체는 생명체가 생태계를 넘어 더 큰 우주와 연결되어 있다는 것을 더 명확하게 보여 준다. 생체광자 이론에 따르면, 생명 시스템은 광자를 상호작용의 입자로 하는 전자기적 상호작용에 의해 작동하는 것으로 생각할 수 있다. 세포나 분자 사이의 상호작용도 기본적으로 광자에 의해 운용되는 전자기 에너지이다. 태양의 전자기파, 즉 빛은 생명 시스템의 진화 방향을 안내하였다. 현재 지구상에 있는 생명체들에게도 빛은 환경과 동조하여 생명의 템포를 맞출 수 있도록 하는 메트로놈(metronome)과 같은 역할을 한다. 생명체는 빛이 있는 세상에서 진화했고, 빛의 주기에 동조하는 생체리듬을 가지고 있는 것이다. 눈, 피부, 송과체는 태양광에 포함된 여러 대역의 전자기파를 수용하고, 생체의 활동은 그것에 의해 조율된다. 생명체는 빛이며, 빛에 의해 형성되었고, 빛에 의존하여, 빛을 따라 살아간다.

빛은 치유의 근원이 되기도 한다. 현대의학에서는 태양광이나 여러 형태의 인공광을 이용하여 다양한 질병을 치료한다. 태양광은 치료 영역의 여러 파장을 포함하고 있으며, 생체 분자와 매질의 진동에 영향을 줄 수 있다. 우울증 환자는 밝은 빛을 쪼이는 것만으로도 증상이 호전될 수 있다. 빛을 이용하는 치료법은 매우 다양하다. 태양광, 자외선, 원적외선 등 이용되는 파장의 종류도 여러 가지이다. 외과적 레이저의 경우에는 에너지가 집중된 빛 기둥을 이용한다.

빛을 이용하는 치료는 광선을 조사하는 것 이외의 다양한 형태로도 발전하였다. 피터 맨델(Peter Mandel)은 인체의 혈점들에 상응하는 색의 전자기 방사선을 이용하여 경락의 생명에너지 흐름의 균형을 회복하는 색침(colorpuncture)이라는 방법을 개발하였다. 지구에서 만들어진 가장 오래되고 순수한 빛은 보석에 담겨져 있다. 수정이나 다양한 색의 보석을 이용하는 보석테라피는 보석이 가지고 있는 고유의 색 파장을 이용한다. 보석 자체를 신체에 접촉시키기도 하지만, 이들을 몇 시간 담아둔 물을 이용하기도 한다. [주: 자크 벵베니스트가 동종요법 약물의 에너지장을 물에 저장하고 그 에너지장을 디지털화하여 다른 물에 전사했던 것처럼, 보석이 가진 에너지장을 물에 옮겨 이용하는 원리이다.]

인류는 빛의 전자기파 외에도 다양한 파동을 질병 치료에 이용해 왔다. 그 가운데 여러 치유 전통에서 오래전부터 사용한 방식은 소리를 이용하는 것이다. 피터 휴브너(Peter Huebner)는 소리의 치유력에 관한 피타고라스의 이론을 기초로 '의학적공명치료음악(Medical Resonance Therapy Music)'이라는 방법을 개발하였다. 감각 역치 이하의 소리를 이용하는 이 방법은 뇌전도 패턴을 변화시키고 치유 반응을 일으킨다. 눈으로 보지 못하는 빛이 피부, 송과체 등 여러 기관에서 수용되듯이, 소리 역시 귀 이외의 다른 기관에서도 수용된다. 식물, 곤충, 기타 여러 동물처럼, 사람도 몸 전체로 소리를 듣는다. 생명이 있는 모든 것에는 진동이 있고, 외부의 진동과 공명한다. [주: 분자 간 전자기파의 상호작용을 표현할 때에는 동조보다는 공명이라는 용어가 더 적절하지만 대체로 두 단어는 혼용된다.] 우주의 모든 것이 궁극적으로 파동이라는 양자물리학의 원리에 기초하여, 파동의학은 인체의 각 장기는 고유한 파동을 가지고 있어서 이 파장을 바로잡으면 병을 조절할 수 있다고 본다. 이는 특정한 색이나 소리의 파장을 이용하는 전통적 치유술의 원리이기도 하지만, 기공치료처럼 사람의 파장을 이용하는 치유술의 원리이기도 하다.

생체 분자들이 특별한 주파수를 낸다는 것은 오래전부터 알려져 있었다. 원자의 내부에서는 소립자들이 고유의 파동을 일으키며 인간의 뇌도 감정 상태에 따라 다양한 파동을 만든다. 단백질은 진동하는 전자기장과 상호작용함으로써 구조적(형태적)으로 변화될 수 있다. 세포막 안팎에 있는 이온들은 전자기장의 진동에 반응한다. 전자기장에 반응하여 일어나는 움직임은 이온의 분포를 변경시키고 세포의 활성을 변화시킨다. 130Hz 정도의 고주파심부뇌자극술이 파킨슨병에 효과를 보이는데, 이것은 대뇌 기저핵의 기능이 신경세포의 활동전위 생성에 의해서만 결정되는 것이 아니라 진동 운동의 영향도 받는다는 것을 시사한다(Brown, 2003).

자크 벵베니스트 등은 생리 활동의 조절이, 전통적인 생리학에서 설명하는 것처럼 직접적인 생화학적 전령물질이 없이도 가능하다는 것을 입증하였다. 이것은 생체의 70%를 차지하고 있고 모든 조직과 세포와 세포 소기관들을 둘러싸고 있는 물이 미세한 전자기적 파동을 전달하는 매체로서 기능하고 있기 때문인 것으로 설명된다. 이러한 가정은 물이 그 정보를 저장할 수도 있다는 생각을 유도하였고, 벵베니스트 연구팀은 동종요법에서 물이 어떻게 분자들과 상호작용해서 약물의 효과를 저장, 전달하는지 연구했다. 그들은 물질의 전자기적 특성을 기록하고 전기적으로 증폭하여 생물학적 정보를 물로 전달하는 데 성공했다. [주: 5장 2의 '3) 생체 전자기'를 참고하라.] 그들은 디지털 방식으로 기록된 헤파린의 신호가 섬유소원 응집에 미치는 효과를 확인했다. 또 다른 연구에서는 IgE 항체를 함유한 혈청의 희석액이 호염구의 히스타민을 방출시키는 것을 발견하였다(Davenas 등, 1988). 이러한 정보 소통은 물질 분자들을 둘러싼 물 분자를 통해 일어난다. 물은 무작위로 움직이기보다는 고도로 질서를 가지고 있고, 어쩌면 정보를 증폭하는 역할을 할 수도 있다. 현악기에서 소리라는 주파수를 만드는 것은 줄이 아니라 악기의 몸체이다. 생체에서 현악기의 몸체에 해당하는 것은 물이고, 분자들은 현악기의 줄에 해당한다. 물이 가진 증폭 매체로서의 역할은, 생체의 반응을 일으키기에는 농도가 너무나 낮고 지속 시간 또한 매우 짧은 물질들이 어떻게 생리적 효과를 낼 수 있는지 설명하는 데에도 중요한 단서가 된다.

생체 분자를 현악기의 줄에, 물을 포함한 결합조직을 현악기의 몸체에 비유하면 연주의 주체는 누구일까? 달리 표현하자면, 생체 분자의 전자기적 진동과 공명에 영향을 미치는 것은 무엇일까? 그 중 하나는 분명히 생명체를 둘러싸고 있는 전자기 파동들이다. 앞 단원에서 논의한 바와 같이, 인체의 에너지장은 태양이나 전자기기에서 유래한 것이든 다른 유기체에서 유래한 것이든 주변의 전자기장들과 상호작용한다. 그리고 더 근본적인 주체는 앙리 베르그송이 생명의 약동이라 불렀던 그것일 것이다.

생체 분자의 전자기적 진동과 공명에 영향을 미치는 것은 생명체 내부에서 기원하는 것일 수도 있다. 어떤 이들은 그것을 마음이라 부른다. 우리는 4장 3의 '8) 양자물리학과 의식'에서 '정신에너지는 우리가 논하는 에너지 형태의 하나일 것'이라고 한 로젠블룸(Rosenblum)과 커트너(Kuttner)의 말을 인용하며 이 문제를 탐구하였다.

이 단원에서는 생명의 가장 중요한 요소인 빛과 물을 생체의 전자기적 파동과 매질의 관계로 전환하였다.

3) 호흡과 압전 현상

고대로부터 전해져 오는 문헌들을 보면, 생명에너지와 호흡이 밀접한 관계가 있다는 인식은 동서양 모두에서 보편적으로 발견된다. 히브리 용어에서 영혼은 생명이나 호흡이라는 뜻을 가지고 있다. 성경의 창세기(2:7)에는 "하느님께서 흙으로 사람을 빚으시고 그 코에 숨을 불어넣으시니 사람이 생령이 된지라"고 적고 있다. 요가 철학에서는 생명 유지에 필수적인 에너지가 육체적으로 나타난 것이 호흡이라고 말한다. 영어에도 생명에너지의 직관적 이해에 대한 흔적이 있다. 사람이 죽어 생명에너지가 몸을 떠나는 것을 'expire(숨을 거두다)'라고 하고, 매우 감동적이고 창조적인 경험에 대해 'inspire(숨을 불어넣다)'라는 표현을 하는데, 이 단어들은 모두 호흡(respiration)과 관련된 것들이다. 따라서 호흡(숨)이 생명의 근본 에너지라는 것에 대하여 동서양을 막론하고 유사한 이해가 있었다고 할 수 있다.

호흡과 생명에너지의 관계를 어떻게 현대 과학으로 설명할 수 있을까? 어쩌면 압전성(壓電性)에 의해 호흡은 전자기적 에너지로 변환될 수도 있을 것이다. 압전성은 압력이나 진동을 가하면 전기가 생기고, 반대로 전압을 부여하면 진동하는 성질을 말한다. 생체 고분자들은 그 매체가 된다. 생체 조직은 가늘고 유연한 분자들로 구성된 결정 구조를 가지고 있다. 결정 구조는 분자의 규칙적인 배열을 의미하는 것이다. [주: 생체 조직의 결정은 단단한 것이 아니므로 액정(liquid crystal)이라는 표현이 더 적절하다.] 결정에는 압력이나 장력이 주어지면 전기가 발생하는데, 이를 압전기(piezoelectricity)라 한다.

뼈의 압전기적 특성은 내인성 전자기 조절 과정과 관련하여 비교적 잘 알려져 있다. 뼈나 연골에 압력이 가해졌을 때 미세한 전기가 발생하는데, 이것은 어떤 세포가 파골세포(osteoclast)가 될지 조골세포(osteoblast)가 될지를 결정하는 일종의 전기적 조절이다. 실제로 전류를 이용하여 뼈의 재생을 자극하는 치료술은 현재 흔히 적용되는 방식이다. 생체에서는 걷기 같은 기계적 작용에 의해 일어나는 압전기력을 이용하는데, 그 전기적 효과를 가지고 세포의 과정을 조절함으로써 지속적인 뼈의 리모델링을 지시한다.

신체에 가장 지속적으로 기계적 압력을 유발하는 기제는 호흡이다. 횡격막을 비롯한 호흡 근육들의 움직임은 생체 매트릭스를 통해 전신으로 전해질 수 있다. [주: 5장 2의 '1) 물리적 정보의 형태'와 '[글상자 5-1] 근막과 기억'을 참고하라.] 중요한 것은 여기서 발생한 전기 또는 전자의 흐름이 생체 매트릭스로 전달된다는 것이다. 생체 조직에 포함되어 있는 나선 모양의 분자들은 압전기를 전달하는 반도체와 같은 성질이 있다. 나선 구조를 가진 생체 분자는 빛을 방출, 흡수할 수 있으며, 빛에너지를 진동으로 바꾸어 생체 매트릭스 전체에 전파시킬 수 있다(Oschman, 2000).

세포 내 미세소관(microtubule)도 압전기 조절과 관련하여 미세한 전자기장 상호작용의 후보가 될 수 있다(Kitchen & Dyson, 2002). 미세소관은 세포골격을 이루는 구성 요소일 뿐만 아니라 유사분열, 세포질 분열, 세포 내 소포체의 수송에도 관여한다. 미세소관은 튜불린(tubulin)이라는 단백질이 두 개 결합한 이합체들이 여러 개 모여 이루어진 중합체이다. 튜불린 이합체는 전기적 극성을 가지고 있고, 안쪽은 표면보다 상대적으로 음성(-)이다. 미세소관은 공명 주파수에 선택적으로 반응함으로써 압력을 전기로 변환하는 압전기적 효과(piezoelectric effect), 그리고 반대로 전기로 압력을 만드는 전압기적 효과(electropiezo effect)를 낼 수 있다. 저명한 물리학자 로저 펜로즈(Roger Penrose)는 뇌세포 안에 있는 미세소관의 격자 구조를 의식 매커니즘의 후보로 설명하였다. '양자의식 이론'이라고도 할 수 있는 이 이론은 마취학자인 스튜어트 헤머로프(Stuart Hameroff)에 의해 제안된 것으로서,

펜로즈에 의해 강력히 지지되었다.

압전 현상과 미세소관에 대한 이론은 '호흡과 생명에너지', 또는 '호흡과 의식'의 관계에 관한 오래된 관념을 현대의 과학적 연구 주제로 전환하는 데 중대한 단초가 될 수 있을 것으로 보인다.

4. 현대 에너지의학

현대 에너지의학의 개척자라고도 할 수 있는 해롤드 버르(Harold Burr)는 사람이 방출하는 에너지는 몸과 마음의 상태를 반영하며, 에너지 상태를 조사하면 질병의 진단이 가능하다고 보았다. 현대 에너지의학은 인체에서 발견되는 측정 가능한 에너지와 측정 불가능한 에너지에 관하여 연구하는 보완대체의학의 한 분야이다. 1994년, 미국 국립보건원에서 생체장이라는 용어를 제시할 때에만 해도 생체장은 측정 불가능한 에너지였다. 하지만 측정 불가능하다는 정의에도 불구하고 그러한 힘의 흐름을 측정하여 의학적 진단과 치료에 이용하는 것은 현재 보편화되고 있다.

현대적 기법으로 생체장 관측이 시작된 것은 100여 년 전으로 거슬러 올라간다. 1911년, 내과의사 윌리엄 킬너(William Kilner)는 색이 있는 스크린이나 필터를 통해 인간의 에너지장이 보일 수 있다고 발표하고, 사람 몸 주위에 안개처럼 피어 있는 여러 에너지 층을 묘사하였다. 1939년, 러시아의 전기 기술자 세묜 킬리언(Semyon Kirlian)에 의해 사람을 둘러싸고 있는 안개 같은 빛이 사진으로 촬영되었다. 프로이트의 동료이자 정신분석학자인 윌리엄 라이히(Wilhelm Reich)는 생체의 에너지를 오르곤(orgone)이라 명명하고, 육체적·정신적 질환에 의해 오르곤 에너지의 흐름이 장애를 받는다는 것에 관해 연구하였으며, 오르곤을 집적하는 장치를 개발하였다. 그의 연구는 이후 신체심리학, 신체중심 심리치료의 성립에 커다란 영향을 미쳤다. [주: 1장 3의 '5) 정신신체의학과 신체심리학'을 참고하라.]

인체 전자기장의 존재 여부는 더 이상 논쟁거리가 아니다. 심장은 2.5W의 전기적 활성을 가지며, 이것은 뇌의 전기적 활성에 비해 40~100배에 이르는 것이다. 생체 에너지를 진단에 이용하는 심전도, 뇌전도, 초음파 촬영, X-선 촬영, 컴퓨터단층촬영(CT), 자기공명영상(MRI), 양전자방출단층촬영(PET) 등은 현대의학에서 필수불가결한 것이 되었다. 뇌파, 심전도, 근전도를 카오스 수학으로 해석하여 뇌전증(간질) 발작, 심장마비, 산통 등을 예측하는 것도 가능하다.

생체장은 앞의 장비들이 측정할 수 있는 에너지장보다 훨씬 미약한 에너지장이고, 최근까지도 오라 같은 신비적인 이름으로 불렸지만, 현재는 이 미약한 수준의 에너지를 관찰하는 진단 기기들도 상용화되었다. 이러한 기기들을 통해 가시화되는 생체장의 밝기, 팽창, 결손 상태는 환자의 심신 상태를 반영하는 정보이며, 임상적으로 질병이 발병하는 것보다 먼저 이 에너지장에 이상이 나타난다. 5장 2의 '3) 생체 전자기'에서 예시한 'AuraMeter' 'BICOM' 등의 장비도 여기에 해당된다. 'SQUID(superconducting quantum interference device)' 역시 널리 보급된 장비이다. 이것은 심장을 비롯한 여러 부위에서 만들어지는 극도로 민감한 자기장을 측정할 수 있다. 'MEG(magnetoencephalography)'는 뇌의 전기적 활성에서 만들어지는 자기장을 측정하는 영상기술이다. 'EPI(electrophotonic imaging)'는 킬리언 사진의 진보된 형태의 기술이다. 경락의 흐름을 측정하는 장비도 개발되었다.

생체 에너지장을 이용한 암 진단은 최근 수십 년간 크게 발전하였다. 해롤드 버르는 피부의 전압을 측정하여 다양한 생리적 상태를 파악할 수 있다는 것을 증명했다. 정상적인 조직과 양성종양, 악성종양 사이에는 임피던스(교류 전류가 흐를 때 회로에 생기는 저항)를 비롯한 전기적 특성에서 차이가 있다. 'T-scan' 장비는 전기적 임피던스를 측정하는 유방암 진단 기구이다.

의과학은 생체 전자기장을 측정하는 진단 기술의 개발을 통해 중대한 혁신을 이루었을 뿐 아니라, 전자기장을 이용하는 다양한 치료술도 임상에 적용하고 있다. 적외선 장치로 심부열 치료를 하거나 레이저 시술을 하는 것은 보편화되어 있다. 'TENS(transcutaneous electrical nerve stimulation)'는 저전압 전류를 통증 근처의 신경으로 전달하는 장치로서 내인성 아편제(엔돌핀)의 생산을 자극하고 신경학적 통증 경로를 차단한다. 'PEMF(pulsed electromagnetic fields)'는 세포 안으로 칼륨 이온의 유입을 촉진시켜 손상 부위에 ATP의 축적을 돕는 방식으로 작용한다.

자기장을 이용하는 방법도 다양하다. 자석은 특히 중국에서 오랫동안 침술에 부수적으로 사용되었다. 'MORA-therapy'라는 방법은 환자의 몸에서 나오는 교란된 전자기 파동에 대해 반대되는 주파수를 발생시켜 위상을 바꾸어서 신체로 피드백한다. BICOM, 'MULTICOM' 등도 자기장을 이용하는 방법이다.

생체장을 이용한 질병 치료의 기본 개념은 부족한 파동을 보충하거나 비정상 파동을 정상 파동으로 바꾸는 것이다. 동종요법, 침술, 기공치료 등의 원리도 생체장 이론으로 설명된다. 기공치료에서는 치료사와 환자의 기가 공명에 의해 서로 전달되는 것으로 설명된다. 프랑스를 비롯한 유럽의 여러 나라에서 기공치료가 널리 이용되고 있는데, 심지어는 동물에 대해서도 시행되고 있다. 치료적 접촉(Therapeutic Touch: TT)은 1970년대 초에 돌로레스 크리거(Dolores Krieger)와 도라 쿤즈(Dora Kunz)에 의해 개발된 것으로, 다른 수기치료 방식과 달리 대개 직접 환자 몸에 손을 대지 않고 환자의 에너지 균형을 바로 잡는 방법이다. 미국에서는 간호대학원에서 정식 교과과정으로 다루고 있고, 임상에서도 간호사들을 중심으로 활발히 적용되고 있다.

에너지장을 전달하는 또 하나의 방법은 5장 2의 '3) 생체 전자기'에서 설명한 동종요법이다. 동종요법의 약물은 이론적으로 약물 분자가 남아 있을 수 없는 수준, 즉 아보가드로수(Avogadro's number) 이하로 희석되어 사용된다. 따라서 약물과 수용체의 상호작용이라는 현대 약리학의 원리로는 그 작용이 설명되지 않는다. 벵베니스트는 동종요법에서 최종 희석액이 치유 효과를 나타내는 것은 약물 분자의 에너지장이 물에 저장되어 있기 때문임을 증명하였다(Davenas 등, 1988; Benveniste, 2004).

동양의 의학에는 특정한 소리, 색, 맛이 특정 장기와 연결되어 있는 것으로 본다. 음악, 소리, 빛, 색, 보석, 향기 등을 이용하는 동양의 전통적인 치유술들은 현대 보완대체의학의 기법으로 널리 활용되고 있다. 이들도 궁극적으로 인체 에너지장에 영향을 주는 방법으로 설명될 수 있다.

4장과 5장은 이 책에서 제시하는 PNI의 3가지 도형 가운데 원으로 상징되는 심신의 상호작용 기제에 관하여 논의하였다. 생명에너지에 관한 주제는 심신의 상호작용 원리를 생명과 환경이 상호작용하는 원리로까지 확대하였다. 6장에서는 사각형으로 상징되는 인간과 환경의 관계 속에서 건강, 질병, 치유의 본질을 재조명한다.

제6장
질병과 치유

건강의 정의가 다중차원의 웰빙이라는 개념으로 변화되고 보건의료 정책의 방향이 질병 치료에서 건강 증진으로 전환되면서, 생의학 안에서도 마음의 건강에 대한 관심이 증가하고 치유는 의료계를 넘어 사회, 문화 전반에 화두가 되었다. 인체의 내적 치유기제가 규명되기 시작하자, 치유라는 단어는 철학적 담론을 넘어 질병 치료의 전략 속에서 구체화되고 있다. 몸과 마음을 통합적으로 연구하는 학제간 분야들이 출범하고 전일적 치유를 주창하는 의학이 심신의학, 통합의학 등의 이름으로 시작되었다. 이러한 변화를 이끄는 철학적 기반과 과학적 기반은 인간을 전일적으로 이해하는 통합 패러다임, 그리고 몸의 원리와 마음의 원리를 정합적으로 설명하고, 개체와 환경의 연결성과 상호작용 기제를 설명할 수 있는 통합생리학이다.

끌로드 베르나르(Claude Bernard)는 질병을 스스로 조절하고(self-regulating) 스스로 치유하는(self-healing), 연결된 생명 시스템의 기능부전을 나타내는 것이라 하였다. 특정 병원체에 의해 발생하던 질병이 주요 사인이던 과거와는 달리, 현대의 질병은 뚜렷한 원인이 발견되지 않는 인체의 조절장애(dysregulation) 문제이다. 조절장애라는 개념을 설명하지 못하는 것은 환원주의적 과학의 치명적인 약점이다. 뉴턴의 기계론과 데카르트의 이원론을 토대로 하는 생리학에서는 주체와 객체를 분리하고 물질적 실체만을 과학의 대상으로 삼았으며, 신체를 요소로 분해하고 다시 그 하부 요소로 환원해 왔다. 생명 시스템은 생물학적 부품으로 해체되었고, 인체에 대하여 점점 정밀한 그림을 가지게 될수록 그 그림의 조각은 작아졌다.

현대 보건의료계 안팎에서 일고 있는 변화의 요구와 비판의 내용들은 생의학이 기반하고 있는 심신이원론적 철학과 기계론적 병인론에 치우친 패러다임의 문제로 귀결된다. 기계론적 의학은 특정병인론적 관점에서 질병을 바라본다. 특정병인론이란 모든 질병에는 특정 원인이 있으며, 그 원인을 찾아 제거하면 병이 낫는다는 이론이다. 따라서 현대의학에서는 전일적 건강에 대한 논의에 근본적인 한계를 가질 수밖에 없었으며, 환자가 아닌 사람들에게 의학이 접근할 수 있는 기회 또한 제한적이었다. 그러나 근대 과학이 성립되기 전까지는, 동양은 물론이고 서양에서도 몸과 마음은 분리될 수 없는 것이었고, 생명체는 환경에 대해 열린 시스템(open system)으로 간주되었다.

앨런 와츠(Alan Watts)의 말처럼, '살아 있는 몸은 고정된 물체가 아니라 하나의 흐르는 사건'이다. 생명체는 쉼 없이 변화하고 있는 환경과 상호작용하면서 스스로를 재조직한다. 생명체와 환경 사이를 오가는 물질, 에너지, 정보 등은 생명 시스템을 변형시킨다. 시스템을 구성하고 있는 요소 가운데 영속적인 것은 없으며, 교환과 변형 속에서 끝없이 자기-조직화(self-organizing)하는 '과정' 자체가 바로 생명이다. 환경에 대해 열린 시스템으로서 생명을 바라보는 관점은 20세기 들어서 알프레드 화이트헤드(Alfred Whitehead)의 '유기체 철학(philosophy of organism)', 루드비히 본 베르탈란피(Ludwig von Bertalanffy)의 '시스템이론(systems theory)'으로 구체화되는 한편, 생리학에서는 끌로드 베르나르와 월터 캐넌 같은 학자들에 의해 항상성 이론과 스트레스 이론으로 수립되었으며, 이들의 연구가 PNI 역사의 초석을 이루었다. 하지만 이러한 유기적·전일적 생명 이론은 지난 세기에 새롭게 등장한 것이 아니며 대부분의 전통의학이 가진 기본적 사고관이었다. PNI의 창시자인 조지 솔로몬도 PNI의 역사는 여러 문화를 초월하여 수천 년 전에 시작되었다고 하였다.

1. 새로운 의학모델

조르지 다루나(Jorge Daruna)는 질병에서는 특정 변수, 즉 한 가지 생리적 지표의 증감이 중요한 것이 아니라 하고, PNI 연구는 수많은 변수를 동시에 측정함으로써 알 수 있는 시공간적 패턴을 드러내는 것이라 하였다(Daruna, 2012). 레오 로탄(Leo Rotan)은 PNI의 신경·면역·내분비 요소들의 통합은 시스템이론과 정보이론을 기초로 하여 비선형적이고, 비기계론적인 이해의 장을 구축하며 몸과 마음, 몸과 환경, 개체와 집단 사이의 이원론을 해체한다고 하였다(Rotan & Ospina-Kammerer, 2007). 기존 생리학과 PNI의 근본적인 차이는 PNI의 생리학은 두 변수 사이의 단일방향성 선형인과가 아니라 다중 변수 사이의 양방향성 상호인과를 추적한다는 것, 그리고 그로 인해서 데카르트의 이원론뿐 아니라 뉴턴의 기계론적 결정론을 모두 벗어난다는 점이다. 따라서 PNI의 기본 관점은 유기론적이다.

아론 안토노브스키(Aaron Antonovsky)는 건강생성모델(salutogenic model)이라는 새로운 의학모델을 통해 건강에 대한 유기적이고 동적인 관점을 제시하였다(Antonovsky, 1979; Antonovsky, 1996). 동서양의 전통의학에서는 균형과 조화의 회복이 치료의 목표이자 과정이다. 유기체의 균형과 조화라는 개념은 안토노브스키가 건강을 적응(adaptation)의 개념으로 설명하는 방식과 유사하다.

1) 건강생성모델과 스트레스

생리학자 윌리엄 베일리스(William Bayliss)는 "평형은 곧 죽음이다"라고 하였다. 생명 현상의 모든 것이 항상성이라는 균형을 유지하기 위한 것이라는 관점에서 보면, 평형이 곧 죽음이라는 말은 모순처럼 들린다. 그러나 생명의 실태는 상태가 아니라 과정이다. 생명체는 평형이 이루어진 상태가 아니라 평형을 이루어 가는 과정을 산다. 철학자이자 수학자인 알프레드 화이트헤드(Alfred Whitehead)의 말처럼, '과정은 그 자체가 현 실태'인 것이다. 물리학자 리 스몰린(Lee Smolin) 또한 사람이나 문화 같은 존재(entity)는 단순한 사물이 아니라 시간에 따라 전개되는 과정들이라고 하였다. 질병과 회복도 그러하다. 질병으로부터의 '회복'은 질병을 없애는 것이 아니라, 질병이 일어나는 과정에 개입하여 그 과정을 되돌리는 것이다. 그렇다면 의학의 관심은 과거의 의학들이 그러했듯이, 병이 아니라 병든 사람의 삶이 되어야 할 것이다.

생의학적 모델에서는 질병을 외부로부터 몸에 침입한 어떤 원인체에 의한 것으로 간주한다. 이것은 필연적으로 원인을 제거하기 위한 공격적인 치료로 이어지게 된다. 치료의 경로 또한 몸이다. 또한, 생의학은 객관적으로 평가되는 '정상' 상태를 건강한 것으로 보아 이것을 회복하는 것을 목표로 한다. 반면, 조지 엥겔(George Engel)이 제시한 생물심리사회적 모델에서는 건강을 신체적·정신적·사회적 안녕(well-being) 상태로 간주하며, 질병의 발생이나 치료에서 신체뿐 아니라 정신적·사회적 경로들을 고려한다(Engel, 1977). [주: 1장 2의 '1) 건강과 질병에 관한 인식의 변화'를 참고하라.] 이 모델은 생리적인 질병이 사회·심리적인 환경 요인, 그리고 행동, 심리적 태도, 정서 같은 개인적 요인과 관계가 있다고 간주하며, 관련된 모든 요인에 대응하는 치료 전략이 필요하다고 본다.

생물심리사회적 관점을 넘어, 건강의 궁극적 목적인 다중차원의 웰빙을 지향하는 모델도 등장하였다. 건강생성모델이라 불리는 이 모델은 이스라엘의 사회학자인 아론 안토노브스키에 의해 제안되었다(Antonovsky, 1979; Antonovsky, 1996). [주: 'salutogenic(건강생성)'은 'pathogenic(질병발생)'에 대응되는 용어이다.] 안토노브스키는 이 모델에서 적응과 스트레스를 인간의 건강과 안녕에 있어서 중심적 원리로 포착하였다. 건강생성모델은 건강의 핵심을 동적(dynamic) 과정의 적절성에 둔다. 이 모델에서는 이상적이고 안정적인 어떤 상태를 건강으로 보지 않는다. 건강은 이상적 상태가 아닌 변화의 과정이다. 완벽한 건강이란 존재하지 않고, 질병과 건강도 이분법적으로 구분되지 않으며, 사람은 질병-건강(disease-ease)이라는 하나의 연속선 위에서 항상 움직이고 있다.

질병과 건강을 이분법적으로 구분하는 방식에는 너무나도 넓은 사각지대가 있다. 세계보건기구의 발표에 따르면, 전 인구의 75%가 서브헬스(sub-health) 상태에 속한다. 나머지 25% 중 20%는 이미 질병으로 진행된 상태이고, 단 5%만이 건강한 상태이다. 건강검진이나 예방접종 사업을 제외하면, 무려 80%의 사람들이 의학적 관심의 대상이 되지 못한다. 안토노브스키의 지적처럼, 모든 사람은 매 순간 건강을 향하거나 질병을 향하는 방향으로 조금씩 움직이고 있다. 따라서 건강은 질병과 싸워 얻는 것이 아니라 질병을 포함한 삶에의 전반적 적응이다. 건강이란 삶의 질적인 전환 과정인 것이다. 스피노자는 기쁨(laetitia)이란 생명이 더욱 완벽한 상태로 변이하는 과정과 관련된 것이라 하였다. 생리학에서든 심리학

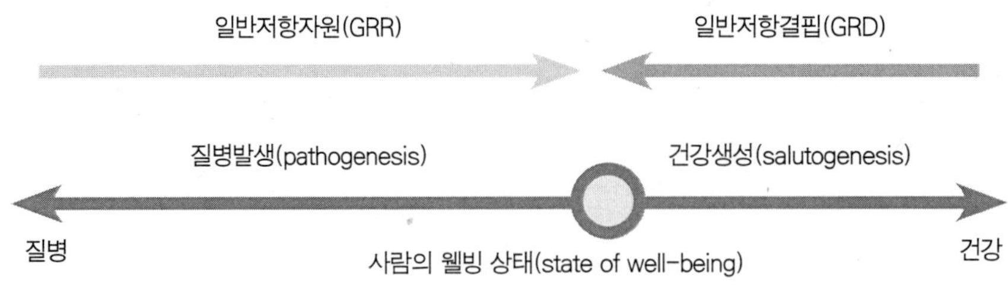

[그림 6-1] **안토노브스키의 건강생성모델**

에서든 적응이라는 능동적 변화는 스트레스를 극복해 가는 과정이다.

안토노브스키는 건강과 적응을 결정하는 변수로서 '일관성의 감각(sense of coherence: SOC)'을 제시하였다. 일관성의 감각이란 세상을 의미 충만한 것으로 생각하고, 모든 사건이 합리적으로 진행될 것이라는 굳은 신념을 가지는 것이며, 이것은 인생의 역경을 벗어날 수 있는 힘이다(Antonovsky, 1979). 사람은 자신이 인식하는 일반저항자원(generalized resistance resource: GRR) 만큼 일관성의 감각을 갖는다. [그림 6-1]과 같이 질병-건강 연속선 위에서 일반저항자원은 사람의 웰빙 상태(state of well-being)를 건강을 생성하는 방향으로 이동시키고(salutogenesis), 일반저항결핍(generalized resistance deficit: GRD)은 질병을 일으키는 방향으로 이동시킨다(pathogenesis).

안토노브스키의 모델은 한스 셀리에 등의 스트레스 생리학과 리차드 라자러스(Richard Lazarus) 등의 스트레스 심리학에 의해 과학적 기반을 확보하고 있다. 이 모델은 21세기를 이끌 대안적 의학 모델로 평가되기도 하였다.

2) 시스템이론과 항상성, 항동성

환원주의 과학에서 설명하지 못하는 조절장애(dysregulation)라는 문제에 대한 체계적 설명은 일반시스템이론(general systems theory, 이하 시스템이론)에서 제공된다. [주: 비록 현대 시스템이론이 기계론적이라는 비판이 있으나, 모든 시스템 이론가의 견해가 기계론적인 것은 아니다.] 조지 엥겔은 당시 자연과학과 사회과학에서 부상한 시스템이론을 활용하여 생물심리사회적 모델의 토대를 구성하였다.

시스템이론은 생물학자인 루드비히 본 베르탈란피(Ludwig von Bertalanffy)에 의해 1936년에 제안된 이래로 여러 분야의 학자에 의해 발전되었다(von Bertalanffy, 1968; Buckley, 1967). 베르탈란피는 당시에, 그리고 지금까지도 행해지고 있는 기계론적이고 환원주의적인 연구 방법이 생명 현상의 본질적인 것을 무시하거나 부정하는 것임을 깨닫고, 이러한 기계론과 환원주의에 반대하여, 개체를 개체의 부분 또는 요인들로 분해하는 대신 전체가 연결되어 있는 부분들의 정렬과 관계에 초점을 맞추었다. 시스템(유기체)을 구성하는 모든 구성 성분은 다른 성분들과의 직·간접적인 인과 속에 연결되어 있고, 한 수준의 변화는 다른 수준의 변화를 가져오게 된다는 것이 시스템이론의 요체이다.

시스템이론은 역동적인 상호작용을 실재의 모든 영역에서 중추적인 것으로 본다. 시스템의 작동은 모든 요소가 상호의존하며 상호인과로 얽힌 순환적 작용이다. [주: 생명 시스템은 수많은 변수들이 얽혀 상호작용하는 복잡계(complex system)이다.] 모든 요소가 서로에게 원인 또는 조건이 되는 관계 속에서 시스템은 끊임없이 변화하고 있다. 따라서 전체는 전체를 이루는 부분에 의해 이해될 수 있다는 환원론적 접근이나, 복잡하게 얽혀 있는 수많은 변수들 가운데 두 가지 변수만을 분리하여 그 관계를 선형적, 단방향적으로 연결하는 방식으로는 시스템의 본질도, 그 기능도 설명할 수 없다. 따라서 시스템이론은 실체가 아니라 과정에 초점을 맞추게 된다. [주: 항상성 삼각형에서 우리가 주목했던 것은 삼각형의 세 꼭짓점(신경계, 내분비계, 면역계)이 아니라 이들 사이를 연결하는 정보의 흐름이었음을 기억하라. 세 꼭짓점(실체)보다 세 변(관계)에 주목한다는 점에서, PNI는 고전물리학보다 양자물리학적 사고에 가깝다고 할 수 있다.]

시스템이론은 전일주의(holism) 철학과도 상통한다. 전일주의라는 용어를 제시한 얀 크리스티안 스뮈츠(Jan Christian Smuts) 역시 서양 자연과학의 환원주의에 대한 대응으로 전일주의를 제창하였다. [주: 스뮈츠가 제시한 전일주의라는 단어에 대해서는 2장 '1. 통합생리학으로서의 정신신경면역학'을 참고하라.] 전일주의는 동양철학 및 고대 서양철학의 기초가 되는 세계관으로서, 생명체가 통일적 전체와 하나로 연결되어 있는 것으로 가정한다. 그러한 연결의 온전성(integrity)은 우주적 질서와 조화로 나타나고 생명체에게는 건강과 치유로 나타난다.

베르탈란피 또한 살아있는 시스템(living system)을 유지하는 것은 유기적 상호의존이라는 것을 발견하고, 하나의 세포 시스템이든 전체 유기체 시스템이든, 시스템은 그보다 더 큰 시스템 속에서 작용하면서 발전한다고 설명하였다. 시스템은 다른 시스템들을 둘러싸고 있으면서 동시에 다른 시스템들에 둘러싸여 자연적인 계층적 질서 속에서 끊임없이 소통하며 상호작용한다.

20세기 동안에도 과정 지향적 관점은 베르탈란피만의 유일한 발상이 아니었다. 알프레드 화이트헤드의 유기체 철학(philosophy of organism), 월터 캐넌의 항상성 및 스트레스에 관한 이론에서도 나타나는 이러한 관점은 다방면에서 반향을 일으켰다. [주: 화이트헤드의 유기체 철학에서는 세계가 사물들로 이루어져 있는 것이 아니라, 일어나고 있는 사건들로 이루어져 있다고 본다. 세계는 하나의 거대한 유기적 공동체이고, 그 안에 있는 모든 것은 다른 모든 것의 영향을 받는다.] 유기체가 항상성을 유지하는 원리는 기본적으로 시스템이론에서 시스템이 작동하는 원리이다.

유기체는 홀로 격리된 시스템을 구성하지 않는다. 자연 속에서 발견되는 어떤 조직화된 실체는 단지 시스템인 것이 아니라 자연에 대해 열린 시스템(open system)이다. 이 시스템은 환경과 물질, 정보, 에너지를 환경과 교환하면서 스스로를 유지하고 재조직한다. 디팩 초프라(Deepak Chopra)가 지적하였듯이, 몸은 얼어붙어 있는 해부학적 구조가 아니라 지성과 정보와 에너지의 흐름이며, 끝없이 자신을 재생한다. 에너지 시스템으로서의 몸 또한 하나의 일정한 상태보다는 수많은 가능성을 가진 자기-조직화(self-organizing) 시스템이다(Rubik, 2002). 즉, 생명 활동의 목적은 어떤 특정한 상태를 추구하는 것이 아니라 수많은 가능성을 향해 스스로를 새롭게 창조해 가는 것이다.

생명 시스템을 구성하고 있는 요소 가운데 영속적인 것은 없다. 인체를 구성하는 원소의 98%가 매년 교체된다. 인체는 열린 시스템이다. 열린 시스템은 대립하고 있는 시스템 안팎의 힘들 사이에서 긴장 상태를 유지하고 있다. 여기서 중요한 것이 균형이라는 개념이다. 이 대립하는 힘 사이의 균형이 파괴될 때 시스템은 붕괴한다. 새로운 균형을 회복하도록 추동하는 힘(스트레스)이 끝없이 시스템을 갱신하고 다시 조직화하는 원동력인 것이다. 우주의 모든 것이 상호 연계되어 있고, 일체가 변화 속에 있다는 원리는 『역경(易經)』으로 완성되어 동양의 사상과 학문 전반에 지대한 영향을 미쳐 왔다.

인생은 균형을 위해서는 계속 움직여야 하는 자전거타기와 같다고 한 아인슈타인의 말처럼, 열린 시스템으로서의 유기체는 끊임없이 자신의 내적 균형을 파괴하는 외부의 자극 속에서 부단히 다시 균형을 맞추어야 한다. 생리학에서 유기체(생물학적 시스템)가 항상성이라는 균형을 유지하는 중심적 기제는 피드백(feedback)으로 설명되는데, 피드백은 시스템 이론에서도 같은 의미로 사용된다. 피드백은 모든 보이거나 보이지 않는 관계의 본질이다. 영어의 'relation'이라는 단어의 본래 의미도 '다시 제자리로 운반된 것(re-latus)'을 의미한다.

내외 환경의 온갖 변인과 상호작용하면서 혼란과 무질서 속에서 적절한 균형점을 찾아가는 생물학적 시스템의 특성을 더욱 역동적으로 표현하는 단어는 '항동성(homeodynamics)'이다(Rose, 1998; Yates, 2008). 항상성이 특정한 생리적 균형 상태를 강조한다면, 항동성은 불균형과 부조화를 찾고 수정하며 영원히 변화하고 있는 살아 있는 과정을 더 선명하게 표현한다. 이러한 역동성을 포착하여 항상성 이론을 보완한 개념이 스트레스 연구에서도 '이상성(allostasis)'으로 제시되었다(Sterling & Eyer, 1988). 특정한 이상적 균형 상태를 유지한다기보다는 변화를 통해 새로운 균형을 만들어 가는 것으로 생명 현상을 설명하는 방식은 한의학의 동태평형(動態平衡) 개념과도 일치한다. [주: 이상성과 동태평형은 6장 3의 '3) 스트레스의학과 전일주의 의학'에서 더 설명한다.]

실재(reality)를 과정으로 보는 시스템 철학의 시각, 그리고 힘의 대립과 긴장 속에서 스스로를 갱신하는 자기-조직화의 원리는 움베르토 마투라나(Humberto Maturana)와 프랜시스코 바렐라(Francisco Varela)의 '자기생성(autopoiesis)'이라는 용어에도 함축되어 있다(Maturana & Varela, 1991). 동일한 상태로 머물기 위해 변하지 않으면 안 되는 것이 바로 자기생성의 핵심이며, 질서란 현상계 자체의 자기-조직화하는 본성에 고유한 것이다(Macy, 2004).

시스템이론을 설명하는 이 단원은 PNI가 의과학에 어떠한 통찰을 제공하는지를 재확인하기에 적당한 지점이다. 건강과 불건강은 몇몇 생리적 지표들을 측정해서 평가할 수 있는 것이 아니다. 측정한 모든 생리적 지표들이 정상임에도 불구하고 증상을 호소하는, 환자 아닌 환자들은 현대 보건의료계가 당면하고 있는 커다란 과제이다. [주: 1장 2의 '2) 서브헬스와 질병 없는 병'을 참고하라.] 자동차가 잘 움직이는지 확인하려면 네 바퀴가 가지런히 잘 회전하는지 살펴보아야 한다. 바퀴들이 각각 잘 회전하는 것은 의미가 없다. 생명체도 마찬가지이다. 질병은 어떤 생리적 지표가 정상에서 벗어나서 생기는 것이 아니다. 시스템에 조절장애가 생겼을 때, 생리적 지표들도 하나씩 정상을 벗어나는 것이다. 생명체를 구성하는 모든 시스템은 유기적으로 통합된 전체로서 작용한다. 이것은 모든 시스템 사이를 연결하는 정보, 즉 전령물질들이 통용되고 있기 때문에 가능한 것이다. 이것이 PNI가 회복한 생명에 대한 유기적 철학이며, PNI 연구를 통해 확인된 과학적 사실이다. 조절장애 여부는 특정 생리적 지표들을 측정하는 것이 아니라, 전체 생리적 지표들이 만드는 하나의 지표를 측정해야만 알 수 있다. 어떤 것이 그러한 지표가 될 수 있을까? 어쩌면 환자의 마음에 드러나는 주관적 느낌이나 생체 에너지장에 나타나는 변화도 그와 같은 지표에 포함될 수 있을 것이다.

3) 스트레스, 적응, 질병

제니스 키콜트-글래서(Janis Kiecolt-Glaser)와 로널드 글래서(Ronald Glaser)는, PNI는 스트레스 생리학 연구가 50년 이상 성장해 온 결과라고 하였다(Kiecolt-Glaser & Glaser, 1993). 스트레스는 PNI뿐 아니라 심신의학, 정신신체의학, 행동의학, 건강심리학과 같은 심신통합적 학문들의 수립과 발전을 견인해 온 중심 개념이다.

안토노브스키의 건강생성모델에서 스트레스, 적응, 저항자원과 같은 용어들은 스트레스 생리학, 스트레스 심리학에서도 핵심적인 개념이다. 시스템의 모든 요소는 다른 모든 요소와 인과관계를 맺고 상호작용하며 그 힘들의 대립과 긴장이 시스템으로 하여금 새로운 균형점으로 자기 갱신을 하도록 추동하는 힘이라는 시스템이론의 설명에도 스트레스 생리학의 원리가 그대로 담겨 있다. 새로운 균형점을 획득했을 때, 시스템은 '적응(안녕, ease)'한 것이며 그것에 실패했을 때 시스템이 '붕괴(질병, dis-ease)'된다는 것은 전일주의적 의학체계들의 공통된 병인론이다. 이상의 개념과 원리들이 가진 의학적 함의를 스트레스 이론을 통해 다시 확인해 볼 필요가 있다.

스트레스라는 말의 사전적 정의는 '현재의 안정된 상태를 변경시키려는 요인들로부터 야기되는 신체적 또는 정신적 긴장' 또는 '우리가 적절하게 적응하지 못하여 생리적으로 긴장을 초래하고, 나아가서 질병을 일으키게 할 수도 있는 정도의 불편함이나 물리적·화학적·감정적 요소들'이다. 요약하면, 스트레스는 적응의 문제이고 적응에 실패하면 질병을 일으킬 수도 있다.

생리학에서는 항상성을 교란하는 자극을 스트레스라 한다. 생체에는 항상성이 교란되었을 때 다시 적응을 회복하려는 기제가 있다. 그것이 스트레스 반응(stress response)이다. 병원체의 침입이나 육체적 과로 같은 생리적 자극이든, 사회적 실패나 다툼 같은 심리·사회적 자극이든 그것에 의해 나타난 증상은 우리가 자극(스트레스)에 대해 적절히 반응하여 환경과의 안정적 관계를 회복했을 때, 즉 적응했을 때 사라진다. 이 적응 반응이 실패한 결과가 질병이다. 결국 스트레스 반응의 목적은 적응이기 때문에 스트레스에 대한 유기체의 반응을 일반적응증후군으로, 스트레스로 인해 발생하는 질병을 적응의 질병, 적응장애, 부적응증 등으로 부르게 된다.

헤라클레이토스(Heraclitus)는 실재를 모든 것이 흘러가고 있고(panta rhei), 끊임없이 변화하고 있는 과정 속에 있는 강과 같은 것으로 보고, "같은 강을 두 번 건너는 것은 불가능하다"고 하였다. 만물은 끊임없이 변화하고 있다. 그리고 생명체는 늘 변화하는 세상 속에 있다. 그 속에서 살아남기 위해서는 단 한 순간도 이전과 같은 상태로 존재할 수 없다. 생명활동은 심신의 항상성 유지를 위한 노력의 총합이다. 특정 시점에서 개체의 상태는 그 순간의 모든 내외 변수들의 상호작용 속에서 만들어 낸 자기생성의 결과물이다. 건강한 개체에게 그 상태는 새로운 항상성 균형에 도달하는 것이고, 이는 곧 달라진 환경에 새롭게 적응하는 것이다.

스트레스가 있을 때 개체에게 긴장이 발생하는데, 이것을 욕구 혹은 동기라 한다. 이것은 항상성을 회복하기 위한 행동(생리적 변화, 심리적 변화, 외현적 행동의 변화)을 일으킨다. 항상성이 회복되면 동기화된 행동도 끝난다. 그러나 그렇게 회복된 항상성 균형은 지속될 수 없다. 환경은 계속 변화하므로 균형은 또다시 파괴되고, 생체는 다시 적응하기 위해 스트레스 반응을 해야 한다.

진화 과정에서 유기체에 갖추어진 신체적·심리적 기제들은 기본적으로 생존에 도움이 되고 환경 속에서 적응적인 것이다. 스트레스도 생명체로 하여금 환경의 변화를 감지하고 조화와 균형을 회복하기 위한 동기를 제공하는 필수적인 생존 기제이며, 그 목적은 변화하는 환경 속에서 유기체가 새로운 적응을 획득하도록 하는 것이다. 종(species) 차원에서도 스트레스가 있었기 때문에 모든 생명체가 더 나아지는 방향으로 진화할 수 있었다. 한스 셀리에는 "적당한 스트레스가 없으면 인간은 멸망한다. 어떤 사람으로부터 스트레스를 완전히 제거하면 그 사람은 무능해진다"고 하였다.

월터 캐넌은 유기체가 스트레스성 자극에 노출되면 신체가 교감신경계를 신속히 활성화하여 대응을 시작하는 것을 발견했다. 교감신경계의 활성화로 인해 심장박동과 호흡이 증가하고, 혈류는 뇌와 근육에 더 많은 산소와 에너지를 공급할 수 있도록 재분배된다. 캐넌은 이것을 '투쟁-도피 반응(fight-or-flight response)'이라 명명하였다. 하지만 스트레스가 지속되면, 투쟁이나 도피처럼 교감신경계가 구성하는 반응보다는 버티고 저항할 수 있도록 지원하는 내분비계의 역할이 더 중요해진다. 교감신경계가 구성하는 반응과 내분비계가 구성하는 반응은 각각 SAM축과 HPA축으로 설명된다. [주: 3장 3의 '3) SAM축과 HPA축'을 참고하라.] 셀리에는 이 두 축에 의해 전개되는 스트레스 반응을 통합하여 '일반적응증후군(general adaptation syndrome: GAS)'이라는 이론을 수립하였다. 그는 질병들 사이에 있는 공통적이고 비특이적인 측면을 처음으로 인식하였다. 당시에는 특정병인론적 관점에서 각각의 질병을 별도로 탐구하는 것이 보편적이었으나, 셀리에는 모든 질병에는 공통적인 징후와 증상의 조합이 있다고 보았다. 그는 병리적 과정이 스트레스라는 항상성 교란에 맞서 다시 적응을 회복하려는 생체의 반응임을 파악하고, 이처럼 적응을 위한 반응이 유기체에게 일반적(공통적) 양상으로 나타난다는 의미에서, 이 반응을 일반적응증후군이라 명명하였다.

일반적응증후군은 3단계, 즉 경고반응(alarm reaction)단계, 저항(resistance)단계, 소진(exhaustion)단계로 이루어진다([그림 6-2] 참고). 경고반응단계에서는 교감신경계의 활성화를 통해 신체의 에너지를 동원하고 투쟁-도피 반응을 준비하게 된다. 저항단계는 스트레스원(stressor)에 적응하는 단계이다. 외적으로는 정상이지만 내부적으로는 정상이 아닌 소위 '적응의 질병(disease of adaptation)' 단계를 말한다. 이 단계에서는 면역 기능의 변화로 인해 감염 등 질병에 취약해지게 된다. 마지막 단계는 소진단계이다. 저항단계에서의 노력에도 불구하고 항상성이 회복되지 못하면 결국 저항력이 고갈된다. 그 결과, 심신의 기능에

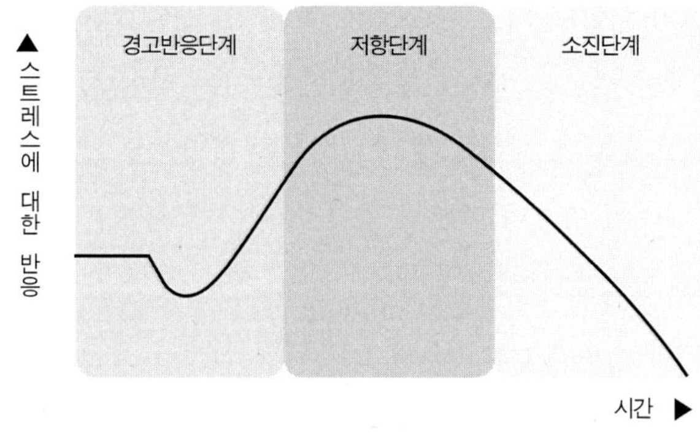

[그림 6-2] **일반적응증후군**

이상이 나타나고 질병이 발생하며 심하면 사망에 이르게 된다. 스트레스 반응은 기본적으로 생존을 위한 적응 반응이지만 지나치게 오래 활성화되면 신체적·심리적 손상을 초래한다는 것이 일반적응증후군의 요지이다.

일반적응증후군 이론은 이후에 셀리에 자신과 다른 연구자들에 위해 수정, 보완되었다. 처음에 셀리에는 만성 스트레스로 인한 질병은 저항력이 소진되기 때문이라고 설명했다. 달리 말해서, 스트레스 반응에 참여하는 여러 호르몬과 신경전달물질이 고갈되어 더 이상 자극에 대응할 수 없는 상태가 된다는 것인데, 현재는 스트레스에 대한 반응은 고갈되지 않는다고 본다. 그 대신 적응 반응 자체가 궁극적으로 신체에 해가 되기 때문에 질병이 발생한다고 본다. 세포들은 자신의 온전성(integrity)을 보호하는 기능뿐 아니라 스스로의 성장과 발달을 촉진하는 능력을 가지고 있다. 하지만 우리가 일하면서 동시에 쉴 수 없는 것처럼, 이 두 기능도 동시에 수행되지 않는다. 스트레스는 세포의 성장과 발달, 수복과 치유에 필요한 시간과 에너지를 사용할 수 없게 하고, 지속적인 스트레스 상태는 세포뿐 아니라 전체 생물학적 시스템의 온전성과 활력을 궁극적으로 손상시킨다.

스트레스를 만병의 근원이라 할 만큼, 스트레스와 연관되지 않은 신체적 혹은 심리적 질병을 찾기는 어렵다. [주: 사회적 질병도 그러하다.] 외국에서는 의료기관을 찾는 환자의 60~90%가 스트레스와 관련된 장애를 갖고 있다는 보고가 수십 년 전부터 발표되었다(McKee, 1993). 국내 연구에서도 내과계 입원환자 중 36%가 정신과적 문제를 가지고 있으며, 71%는 정신신체장애라는 보고가 이미 오래전에 이루어졌다(고경봉, 1988). 세계보건기구에서는 생활습관에서 오는 질환이 선진국 조기 사망 원인의 70~80%를 차지한다고 하였으며, 모든 사망의 50% 이상은 불건강한 생활습관에서 오는 스트레스가 원인이라는 보고도 있다. 그런데 불건강한 생활습관을 하게 되는 주된 원인은 다름 아닌 스트레스이다. 스트레스는 직접적으로 생리학적 변화를 일으키기도 하지만 흡연, 음주, 약물남용, 위험한 행위 같은 불건강한 행동을 유발하는 경로를 통해서도 건강에 악영향을 미친다. [주: '[그림 2-3] 스트레스와 질병을 연결하는 경로들'을 참고하라.]

그럼에도 불구하고, 환자들이 의사에게 스트레스에 관한 상담을 받는 경우는 단지 3%에 불과하며, 76%의 의사들이 스트레스 관련 상담을 하는 데 있어서 스스로를 부족하다고 느낀다는 보고가 있다(Nerurkar 등, 2013; Avey 등, 2003).

2. 전일주의 의학과 내적 치유기제

1장 2의 '1) 건강과 질병에 관한 인식의 변화'에서 치유(healing)와 전일주의(holism)라는 단어의 의미와 관계를 살펴보았다. 치유는 인간의 행위로 질병의 증세를 완화시키거나 낫게 하는 것을 의미하기도 하지만 개인의 정신, 육체, 영혼을 하나로 융합하는 것이라는 의미도 가지고 있다. 치유라는 단어와 전일주의라는 단어는 완전함이나 통합됨이라는 개념을 공유하며, 건강의 본래 의미에는 인간의 모든 측면이 하나로 전체를 이룰 뿐 아니라 사회나 자연과도 통합된 전체가 되어야 한다는 뜻이 담겨 있다. 그 전일성, 온전성의 회복이 바로 치유이다.

질병의 증상은 전체를 이루는 어떤 요소들 사이에 부조화와 불균형이 발생하였다는 신호이다. 증상은 그 원인을 찾을 수 있는 단서이며, 원인이 제거되면 증상도 사라진다. 따라서 증상을 제거하는 것에 집중하기보다는, 원인을 찾아 제거하고 균형과 조화를 유지하는 힘이 회복되도록 돕는 것이 전일주의 의학에서 치료의 목표이다. 치료자의 역할은 균형과 조화를 회복시켜 주는 것이 아니라, 그것을 유지하는 내적인 힘을 회복하도록 돕는 것이다. 이 힘을 내적 치유기제, 더 일반적인 표현으로는 자연치유력이라 한다. 생명체는 스스로 균형과 조화를 회복하는 치유의 기제를 가지고 있고, 모든 의학적 치료는 치유를 돕는 보조적 행위이다.

1) 전일주의 의학의 병인론과 치유론

전일주의적 의학은 인류가 수립해 왔던 의학의 일반적 형태이다. 동양의 의학 체계들은 모두 전일적 인간관을 바탕으로 한 전일주의 의학이었고, 서양의학의 원류인 히포크라테스 의학에서도 전인적·전일적 접근을 하였다. 전일주의 의학은 건강이나 질병을 개체의 생리·심리적 특성, 생활양식, 물리적 환경, 사회·문화적 환경 등 수많은 차원과 요인들이 연결되어 상호작용함으로써 나타나는 다차원적 현상으로 이해한다. 전일주의 의학은 생명체를 통일적 전체와 유기적으로 연결되어 있는 하나인 동시에 각자의 정체성을 갖는 개체이며, 그 전체와의 일체성 속에서 새로운 개체를 자기재생한다고 본다.

고대로부터 중세까지 서양의학의 근간이 된 체액설과 점성술, 중국의 음양오행론 모두 건강을 우주 및 자연과의 질서와 조화로 설명하는 추론 체계이다. 동서양을 막론하고 인류가 농경을 시작하면서 천문 현상을 관측하고 해석하는 일은 삶과 직결되는 문제였고, 사람의 건강은 우주적 질서나 환경과의 조화와 분리될 수 없는 것이었다. 하늘과 땅이 단지 물리적 실체가 아닌 것처럼, 사람 또한 그러했다. 하늘은 그저 허공이 아니라 대우주, 천지만물의 주재자였고, 땅은 단지 지구의 표면이 아니라 대자연, 생명의 기반, 삶의 현장이었으며, 사람은 대자연 속의 자연, 대우주 속의 소우주였다. 우리의 삼재사상(三才思想)에서도 천지인(天地人)을 유기적으로 연결된 하나로 조망하였고, 인간은 언제나 자연과의 관계 속에서 열린 계(system)였다. 따라서 사람이 곧 하늘이라는 인내천(人乃天)과 천인합일(天人合一)의 사상도 나타날 수 있었다. 의학에서도 사람의 몸은 우주의 질서와 원리가 실현된 작은 우주로 인식되었다. 중국의 음양오행론처럼, 고대와 중세 유럽의 의사들도 신체를 우주의 여러 원소와 연결지어 이해했고, 인도 아유르베다 문헌에서도 다섯 개의 힌두 원소들이 신체 각 부위나 감각의 대상과 관계되어 있다고 기록하고 있다.

음양오행론, 아유르베다의 다섯 원소와 세 도샤론(tri-dosha theory), 그리고 히포크라테스로부터 시작되어 1,500년 이상 서양의학의 토대가 되었던 체액설 모두 인간과 우주를 구성하는 요소들은 동일한 것으로 간주하고, 이들의 균형과 조화가 어긋남으로써 질병이 발생한다는 병인론을 가지고 있다. [주: 중국의학의 오행은 목, 화, 토, 금, 수이고 아유르베다 의학의 다섯 가지 원소는 에테르, 공기, 불, 물, 흙이며, 세 도샤는 바타(바람, vata), 피타(불, pitta), 카파(물, kapha)이다. 체액설의 네 가지 원소는 흙, 공기, 물, 불이다. 체액설에 관해서는 '[글상자 6-1] 체액설과 동양의학'을 참고하라.] 따라서 물리적, 화학적으로 퇴치할 병의 원인이 따로 존재하는 것이 아니며, 설령 그러한 원인이 있다고 하더라도 의학이 직접적으로 개입하기보다는 개체의 내적인 치유력을 보강하고 지지하는 간접적 방식을 취하였다.

병이 들었다는 것은 결국 내적인 치유기제가 정상적으로 작동하지 못하고 있다는 것을 뜻한다. 그러므로 병을 치료하는 방법은 병의 증상을 제거하는 것이 아니라 이 치유 시스템을 강화하고 그 작용을 돕는 것에 있다. 치료(cure, treatment)가 개체의 병리적 과정에 개입하여 병이나 상처를 다스려 낫게 하는 의학적 활동이라면, 치유는 스스로에게 내재된 능력을 통해 존재의 전 차원이 통합된 안녕 상태를 회복하는 것이다. [주: 치유와 치료의 차이에 대해서는 1장 2의 '3) 면역학의 발달과 내적 치유기제의 발견'을 참고하라.] 치유 능력이란 그 전체를 회복할 수 있는 능력을 의미하며, 이는 살아 있는 모든 유기체에 내재된 선천적인 능력이자 경향성이다. 이러한 정의에 따르면, 모든 치료법은 궁극적으로 개체가 가지고 있는 내적 치유의 과정이 좀 더 효과적으로 진행될 수 있도록 하기 위해 장애물을 제거하는 역할을 하는 것이다.

[글상자 6-1] **체액설과 동양의학**

몸을 바라보는 그리스 의학의 태도는 체액설(humoral theory)에 잘 드러난다. 체액설은 기원전 500년경에 활동한 그리스 철학자 엠페도클레스(Empedocles)로부터 시작되었다. 엠페도클레스는 만물이 흙, 공기, 물, 불 등 네 가지 원소로 이루어져 있다고 주장하였다. 이 원소들은 각각 건조함, 차가움, 축축함, 따뜻함 같은 성질과 관계를 맺고 있다고 보았다. 이러한 요소와 특징들로부터 체액설(사체액설)이 시작되었다.

체액설에서 말하는 네 가지 체액은 흑담즙, 황담즙, 혈액, 점액이며, 이들은 각각 우울한 기질, 성마른 기질, 쾌활한 기질, 냉담한 기질과 관련이 있다. 체액설은 네 체액의 균형이 신체의 건강 상태를 결정하며, 완벽한 건강은 체액이 완전한 균형을 이루었을 때 가능하다고 보았다. 체액설은 히포크라테스를 거쳐 갈렌에 의해 집대성되었으며, 근대적 의학이 시작되기 전까지 서양의학의 기초가 되었다. 체액설에 기반한 병리학을 체액병리학이라 한다.

체액설은 동양의학에도 영향을 미쳤다. 아유르베다 의학, 싯다의학과 함께 인도의 3대 의학으로 꼽히는 우나니의학(Unani medicine)은 체액설에 기반을 둔 의학이다. 우나니의학은 지중해 연안국에서 싹튼 고대 전통의학으로서 중동에서 학문적 꽃을 피웠다. 중세 이슬람 최고의 학자로 꼽히는 이븐 시나(Ibn Sina 또는 Avicenna)는 우나니의학의 발전에 크게 기여하였다. 그리하여 우나니의학은 아랍의학, 이슬람의학, 예언의학이라고도 불린다. 우나니의학은 10세기경 이슬람 문명의 보급과 함께 인도에 도입되었으며, 남아시아에서 널리 활용되었다. 우나니의학은 중국의학, 아유르베다 의학과 함께 세계 3대 전통의학으로도 일컬어진다.

건강은 내적 치유기제가 원활히 기능하는 상태이고, 이것은 사람과 우주의 만물을 이루는 요소들 사이의 균형, 자연과의 조화된 삶을 통해 유지되었다. 동양의 의학들은 모두 마음을 다스리고 건강한 생활을 할 것을 강조한 양생의학(養生醫學)이었다. 히포크라테스의 접근법도 심리적 과정과 신체적 과정을 결합한 것이며, 건강을 증진시키기 위해서는 약물 처방이나 수술뿐 아니라 행동 및 생활양식의 변화가 있어야 한다고 권고하였다. 그가 처방한 식이요법이나 운동요법도 모두 자연의 질서에 순응하고 조화를 회복하기 위한 것이었다.

전일주의 의학에서는 몸과 마음의 변화 모두 건강하고 균형적인 상태에 영향을 줄 수 있다고 본다. 과도한 감정이 신체적 질병을 일으킬 수 있고, 신체의 질병도 과도한 감정을 유발할 수 있다는 것이다. 아유르베다 경전에서는 마음이 몸을 만들지만, 반대로 마음은 몸에 의존한다고 적고 있다. 요가 또한 다양한 육체적 수련과 명상을 통하여 몸과 마음을 통합된 하나로 완성하고, 나아가 자연(또는 신)과의 일치까지 도모함으로써 완전한 조화를 이루는 데 목표를 두고 있다. 『동의보감』에서는 마음에 더욱 중점을 두었다. 『동의보감』은 몸의 주인이 마음이며, 질병을 치료하려면 먼저 마음을 다스려야 한다고 적고 있다. 또한, 병의 근원은 하나이고 마음에서 생기지 않는 것이 없으므로, 신체의 질병만 치료할 줄 알고 마음을 다스릴 줄은 모르는 것은 근본은 버리고 말단을 좇는 것이라 하면서, 이러한 치료는 세속의 용렬한 의사들이 하는 것이라고 경계하고 있다. 『동의보감』에서도 양생의 핵심은 마음을 다스리는 것이었다.

전일주의 의학은 발생한 병을 치료하는 것보다 병들기 전에 치료하는 것, 즉 예방을 더욱 중요한 것으로 여겼다. 동양에서는 하의(下醫), 중의(中醫), 상의(上醫)로 의술(또는 의사)을 구분하기도 하였다. 하의는 이미 발생한 병을 고치는 것, 중의는 발생하려는 병을 고치는 것, 상의는 아직 발생하지 않은 병을 고치는 것이다. 즉, 최고의 의술은 발생하지 않은 병을 고치는 것이다. 증상이 몸으로 나타난 이후에야 의학적 개입이 이루어지는 현대의학의 취약성과 비교할 때, 미병(未病) 상태에 대한 세심한 관찰과 자기-돌봄의 양생술을 제공하는 전일주의적 의학 체계들은 그 기본 철학에서 뿐 아니라 실천적 가치 면에서도 새롭게 조명될 필요가 있다. 병들기 전에 치료하는 것은 각자가 삶을 건강하게 영위하는 방법을 가르치고 돕는 것이다. 이러한 의학의 구현은 각 사람의 능동적인 참여와 주체적 실천을 통해서 가능하다. 이상과 같은 전일주의 의학의 철학은 자연의학(naturopathic medicine)의 기본 원칙 속에 담긴 히포크라테스의 가르침에서도 확인된다([글상자 6-2] 참고).

[글상자 6-2] **자연의학의 원칙**

현대 자연의학(naturopathic medicine)은 자연치유(naturopathy)를 근간으로 하는 의학 체계로서, 북미와 유럽에서는 교육, 면허, 임상 활동 조직을 갖춘 의학의 한 분야이다. 자연치유는 화학약품이나 수술 같은 인위적 수단을 사용하지 않고, 자연의 힘을 빌리거나 인체가 지닌 자연치유력을 이용하여 질병을 치유하고 건강을 증진시키는 것이다. 자연치유는 자연의학의 철학적·경험적 기초이자 사실상 모든 의학의 기원이라 할 수 있다. 자연의학의 원리는 "자연이 병을 치료하는 의사이다"라고 말한 히포크라테스의 의철학으로부터 이어진다. 그의 가르침은 다음과 같은 자연의학의 원칙 안에 그대로 담겨 있다.

- 해를 입히지 마라. 항상 환자에게 가장 위험하지 않으며, 가장 효과적인 방법을 제공하라.
- 인체에 자연적으로 내재된 치유력을 인정하고 존중하고 촉진하라.
- 증상을 제거하거나 억제하기보다는 질병의 원인을 찾아 제거하라. 증상은 스스로 치유하려는 인체의 표현인 반면, 원인은 몸은 물론 정신적·감정적·영적인 면에서 두루 생길 수 있다.
- 건강에 대한 스스로의 책임감을 장려하고 교육하라. 환자에게 올바른 자세, 건강한 생활습관과 식이를 통해 스스로 건강에 대한 책임을 지도록 교육하고 동기를 부여하는 선생이 되라.
- 각 사람의 건강에 관한 모든 요인과 영향을 고려하여 환자를 대하라. 사람은 신체적, 정신적, 영적, 사회적 그리고 그밖에 다양한 요소의 복합체로 이루어져 있다.
- 예방이 최선의 치료이다. 모든 사람, 모든 지역사회의 안녕(well-being)을 촉진하고 질병을 예방하기 위해 건강 생활에 힘쓰라.

2) 내적 치유기제

샤미니 재인(Shamini Jain) 등은 PNI 연구가 우리 안에 있는 내적 치유기제의 존재를 상기하도록 해 준다고 말하였다(Jain 등, 2015). 우주에 스스로 내부 긴장을 해소하고 질서와 조화를 회복하는 능력이 있는 것처럼, 인간도 스트레스와 질병을 극복하고 항상성과 건강을 회복하는 내적 치유기제를 가지고 있다. 질병으로부터 낫는 것은 내적 치유기제가 성공적으로 작용했을 때 이루어지며, 치료 행위는 그것을 돕는 것이다.

모든 전통의학은 내적 치유기제를 질병 치료를 보조하는 힘으로 여기기보다는, 그 자체를 치료의 목표이자 건강의 지표로 삼았다. 이 치유기제를 한의학에서는 정기(正氣)라 하고, 현대의학에서는 면역이라 한다. [주: 하지만 PNI에서 이루어지는 내적 치유기제에 관한 연구는 면역계라는 특정 시스템에 국한되지 않는다. 내적 치유기제는 신체의 모든 시스템이 조화롭게 통합된 기능을 할 때 드러나는 것이다. 이것이 이 단원의 주제이다.] 히포크라테스도 "인간은 태어나면서 몸 안에 100명의 명의를 지니고 있다"고 하였다. 체액설에서는 완벽한 건강은 체액이 완전한 균형을 이루었을 때(혼화, eucrasia) 가능하다고 보고, 체액의 균형이 깨져 부조화(dyscrasia)가 발생하면 본능적으로 이를 회복하려는 반응이 일어난다고 하였다. 히포크라테스 역시 인간이 가진 자연치유력을 칭송하고, 만물은 스스로 보다 나은 상태가 되려는 자연적 경향이 있다고 믿었다.

셔윈 눌랜드(Sherwin Nuland)는 병이 낫는 것의 본질은 생존을 위협하는 요소들에 대처하는 선천적 방어, 즉 인간의 치유 능력에 있으며, 의료 요법의 목적은 이 같은 방어를 사주하는 것이라 하였다(Nuland, 2008). 일부 감염성 질환들을 제외하면 현대의학이 원인을 알고 있는 질환은 거의 없으므로 근본치료를 할 수 있는 질환도 일부에 지나지 않는다. 결국, 질병에 대한 개입은 증상을 다루는 대증치료(對症治療)일 뿐이다. 대증치료 후에도 질병이 완치되는 이유는 실제 치료를 주도하는 내적 치유기제가 작동했기 때문이다. 동일한 방식으로 치료해도 환자마다 반응이 다르고, 같은 사람이라도 매번 치료 반응이 같지 않다는 것은 사람에게 의학적 치료 행위와 결합하여 회복을 유도하는 기제가 있음을 의미한다. '감기는 그냥 앓으면 일주일, 약을 먹으면 7일'이라는 말이 있다. 사실 감기는 90% 이상이 별다른 치료 없이 자연히 치유된다. 2003년 당시 수만 명이 중증급성호흡기증후군(severe acute respiratory syndrome: SARS) 바이러스에 감염되었으나 90%는 자신이 감염되었다는 사실도 모르는 채 회복되었다. 동서고금의 모든 의학보다 더 많은 사람을 살린 것은 그러한 내적 치유기제이다.

생명체는 내외 환경의 변화로 인해 지속적으로 체온, pH, 산소 농도, 혈당 등의 항상성 균형을 위협받는다. 또한 끊임없이 체내로 침입하고 있는 병원체들로부터 스스로를 방어해야 하고, 체내에서 생기는 독소, 노폐물, 암세포를 처리해야 한다. 손상된 조직을 제거하고,

새로운 조직을 재생하는 일도 멈출 수 없다. 단지 항상성을 유지하는 것만이 아니라, DNA 수준에서부터 생물학적 조직의 모든 단계에 이르기까지 자기진단-자기회복-자기재생을 수행하는 것이 내적 치유기제의 역할이다.

그렇다면 내적 치유기제를 보존하거나 향상시킨다는 것은 구체적으로 무엇을 말하는 것인가? 앞 단원에서 살펴본 바와 같이, 전일주의적 의학에서는 심신을 구성하는 요소들이나 장기들 간의 조화와 균형, 그리고 유기체와 환경의 조화를 강조하고, 그러한 조화와 균형이 어긋나는 것에서 질병의 원인을 찾았으며, 치료는 그 조화와 질서를 회복하는 것을 목표로 하였다. 생명체를 구성하는 요소는 우주를 구성하는 요소와 동일하고, 생명의 질서가 우주의 질서와 하나라는 관점에서 보면, 질병이라는 것은 생장수장(生長收藏)이라는 만물의 질서에서 이탈한 상태이다. 사람이 태어나고 자라고 거두어들이고 소멸되는 것은 자연의 섭리와 다르지 않다. 이러한 섭리에서 벗어날 때 생로병사의 길에 들어서게 되는 것이다. 환경은 생명체에게 이 섭리를 안내한다. 따라서 생명체와 환경 사이의 조화와 균형은 건강의 가장 기본적인 조건이다. 『황제내경』에는 "음양과 사시(춘하추동)는 만물의 처음과 끝이요, 삶과 죽음의 근본이니 이것을 거스르면 재해가 생기고 따르면 병이 생기지 않는다"라고 적고 있다. 요컨대, 내적 치유기제는 생명체의 생명 활동 패턴이 자연이라는 더 큰 시스템의 질서에 부합할 때 완전한 기능을 발현할 수 있다.

신경계, 내분비계, 면역계는 서로 연결되어 있고, 자연 환경의 변화와 동조하는 기본 리듬을 가지고 있다. 자율신경의 활동은 햇빛에 의해 조절되는 하루 주기 리듬을 가지고 있고, 기온, 기압 같은 환경 인자에 의해서도 영향을 받는다. 일주기 리듬은 분자에서 세포 수준에 이르기까지, 그리고 두뇌의 연결망에서 면역계에 이르기까지 나타난다(Gebicke-Haerter 등, 2013; Mavroudis 등, 2013). 면역계에서는 백혈구, 적혈구뿐 아니라 사이토카인의 증감도 일주기 리듬을 따른다. 내분비계 호르몬들의 분비도 일주기, 월주기, 연주기 리듬에 따라 움직인다. 일주기 리듬의 붕괴는 자율신경 조절장애, 신경퇴행성 질환, 심혈관계 질환, 당뇨병, 암을 포함한 수많은 질환의 발생과 관련이 있다.

생체리듬을 만드는 가장 중요한 환경 요인은 빛이며, 송과체에서 분비되는 멜라토닌은 생체의 리듬을 자연의 리듬에 동조시키는 주역이다. 밤낮이 바뀐 생활, 불규칙한 식사와 수면 패턴, 햇빛과 흙에 충분히 접촉하지 못하는 실내 생활, 야간의 인공조명과 빛 공해는 생체리듬을 교란시키고 내적 치유기제의 활동에 제동을 건다.

항암화학요법을 실시하는 시간은 질병의 경과나 부작용의 강도에 상당한 영향을 미치지만, 이러한 사실이 임상에서 고려되는 경우는 드물다. [주: 이를 고려하는 치료 패러다임을 시간맞춤치료(chronotherapy)라 한다.] 반면, 한의학에서는 인체 내부의 활동이 우주나 태양의 법칙과 하나임을 알고 치료에서도 자오유주(子吾流注)의 방법을 이용했다. [주: 자오유주는 기혈(氣血)이 경맥(經脈)을 순행할 때 시간에 따른 성쇠개합(盛衰開闔)에 따라 일(日)과 시(時)의 천간(天干), 지지(地支)의 변이를 고려하여, 언제 어느 혈위를 취하여 치료할지 결정하는 침법을 말한다. 현대 생물학에는 생체 내에서 일어나는 주기적 현상을 취급하는 시간생물학(choronobiology)이 있다.]

앞에서도 언급했듯이, 생체리듬을 만드는 가장 중요한 환경 인자는 태양광이다. 그러나 전구가 발명되면서 생활의 리듬이 자연의 리듬과 어긋나기 시작했고, 수면의 양도 급격히 감소하면서 생체리듬은 더욱 큰 혼란을 겪게 되었다. 게다가, 공기와 먹거리가 점점 오염되고 주변은 해로운 물질들로 넘쳐나고 있지만, 현대인은 가장 기본적인 생명 활동, 즉 호흡, 식사, 수면 같은 것에 대해 제대로 배우는 기회를 갖지 못하고 있다.

많은 연구자들이 인간의 건강을 증진시키기 위한 핵심적인 요소는 스스로의 힘을 키우는 것이며, 이를 위해서는 각자가 가진 내적 치유기제를 분명히 인식해야 한다고 역설한다. 우리는 PNI 연구가 내적 치유기제에 대해 무엇을 알려 주었으며, 그것이 궁극적으로 의미하는 것은 무엇인지 구체적으로 살펴보아야 한다.

3) 이완 시스템

1970년대에 하버드 의대의 허버트 벤슨(Herbert Benson)은 인도의 마하리시 마헤시(Maharishi Mahesh)가 요가 수행법을 변형하여 개발한 초월명상(Transcendental Meditation: TM)의 생리적 효과를 연구하였다. 벤슨은 이를 계기로 이완 시스템(relaxation system)에 대해 집중적으로 탐구하고 이완 반응(relaxation response)이라는 이완요법을 개발하였다. 이 무렵부터 존 카밧진(Jon Kabat-Zinn)의 마음챙김-기반 스트레스 감소(Mindfulness-Based Stress Reduction: MBSR), 칼 시몬튼(Carl Simonton)의 심상요법, 엘머 그린(Elmer Green)의 바이오피드백, 노만 커슨스(Norman Cousins)의 웃음요법, 딘 오니시(Dean Ornish)의 생활습관 개선 프로그램과 같이, 스트레스를 감소시키고 심신의 안정을 도모하는 심신의학적 중재법의 효과에 관한 연구가 활발하게 진행되었고, 의료 현장에도 성공적으로 도입되었다.

PNI 연구는 이러한 기법들이 면역세포의 수와 활성을 증가시키고, 알파파나 세타파 같은 안정 시 뇌파로 유도하며, 엔돌핀, 세로토닌, 멜라토닌, 옥시토신 같은 치유 호르몬의 분비를 촉진하는 등 다양한 치유적 변화를 일으킨다는 것을 확인하였다. 초기의 연구에서는 단지 몇몇 생리적 지표의 변화에 대하여 통계적 결과를 제시하는 것에 그쳤으나, 곧 그 기저에 있는 생리적 기제가 밝혀지기 시작했다. 이와 관련된 연구들이 바로 PNI의 고전적 연구들로 회자되는 것들이다.

심신의학적 기법들의 공통점은 생체의 이완 시스템을 활성화하는 이완요법이라는 것이다. 이완 시스템은 스트레스 시스템과 반대되는 심신의 상태를 유도한다. 더 중요한 사실은 이완 시스템이 인체의 내적 치유기제를 작동시키는 시스템이기도 하다는 것이다. 이완 시스템과 이완요법의 치유기제를 규명하는 것은 PNI에서 가장 활발히 진행되어 온 연구 주제 가운데 하나이다.

이완 시스템에 대한 현대적 연구의 시작은 1930~1940년대에 월터 헤스(Walter Hess)의 연구로 거슬러 올라간다. 월터 캐넌이 교감신경계에 의해 매개되는 에너지 소모적 반응을 투쟁-도피 반응이라 정의하였다면, 월터 헤스는 부교감신경계에 의해 매개되는 에너지 흡수 반응(trophotropic response)을 정의하였다. 헤스는 동물의 시상하부를 자극하여 스트레스 반응, 즉 투쟁-도피 반응에 반대되는 반응을 유도하고 이것을 과도한 스트레스에 대항하여 회복을 촉진하는 보호 기제라고 설명하였다(Hess, 1957). [주: 시상하부의 다른 곳을 자극하면 투쟁-도피 반응이 유발된다.]

스트레스 시스템이나 이완 시스템은 일종의 메타시스템(meta-system)이다. 호흡기계, 심혈관계, 소화기계와 같은 생리학적 시스템들의 목록에 병렬적으로 추가되는 시스템이 아니라, 모든 시스템이 통합적으로 함께 작동하는 양식(mode)이다. 자동차의 시스템을 바퀴, 운전대, 엔진 등의 하위 시스템으로 구분하여 연구하는 것이 기존 생리학의 접근 방식이라면, 전진 시스템과 후진 시스템이라는 메타시스템으로 연구하는 것이 PNI라는 통합생리학의 접근 방식이다. 메타시스템이 작동할 때에는 어떠한 하위 시스템도 배제되지 않는다. 전진 시스템인가, 후진 시스템인가에 따라서 바퀴, 운전대, 엔진이 선택적으로 참여하는 것이 아니다. 다만 어느 메타시스템이 작용하는가에 따라서 차체가 움직이는 방향이 다르고, 메타

시스템이 작동한 강도와 시간에 따라 차체가 도달한 지점이 달라진다. 인체 메타시스템의 경우에도 그러하다.

PNI의 이론을 적용하여 스트레스 시스템과 이완 시스템의 관계를 시각적으로 묘사하는 좀 더 편리한 방법은 [그림 6-3]처럼 생명체를 커다란 톱니바퀴의 집합체에 비유하는 것이다. 두 시스템을 구성하는 하위 시스템(각각의 톱니바퀴)들은 동일하다. 스트레스 반응과 이완 반응은 단지 이 톱니바퀴 집합체가 회전하는 방향에 있어서만 다르다. 그림에서 주목해야 할 점은 신경계, 내분비계, 면역계가 가장 중추적인 하위 시스템이지만 다른 모든 하위 시스템들도 이 회전에 동참한다는 것이다. 잠시 3장의 내용으로 돌아가 보자. 스트레스 반응의 두 축인 SAM축과 HPA축은 신경계, 내분비계, 면역계를 연결하는 것이고, 이 세 시스템은 항상성 삼각형을 구성하는 것들이다. 하지만 스트레스 반응에서는 소화기계, 호흡기계, 근골격계도 모두 참여하여 통합적인 스트레스 반응을 만든다. 신경계, 내분비계, 면역계가 다른 시스템들보다 부각되는 이유는 이 세 시스템이 생체의 의사소통 시스템으로서 특화된 것이기 때문이다. 즉, 이들을 중심으로 모든 시스템들이 통합된다.

톱니바퀴 집합체가 어느 방향으로 회전하는가에 따라 각 시스템에서 분비되는 전령물질들의 종류나 양이 달라진다. 이것은 전령물질들을 스트레스 호르몬, 이완 호르몬으로 완전히 구별할 수 없다는 것을 의미한다. 예를 들어, 옥시토신이나 베타-엔돌핀은 중요한 스트

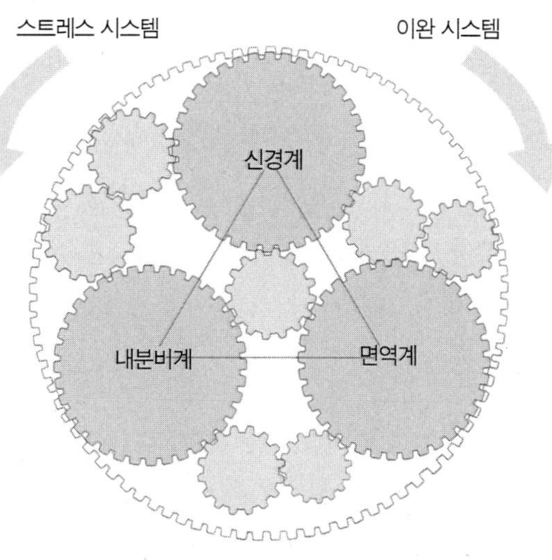

[그림 6-3] **스트레스 시스템과 이완 시스템**

레스 호르몬이지만 한편으로는 이완 호르몬이기도 하다.

이 톱니바퀴 모델은 생체의 한 시스템에서 발생한 작은 변화들이 해부학적으로나 기능적으로 거의 관련이 없을 것 같은 다른 시스템에도 반드시 영향을 미치게 된다는 것을 이해하는 데 적합하다. [주: 스트레스 시스템은 좋지 않고, 이완 시스템은 좋은 것이라는 이분법적 구분도 피해야 한다. 자동차의 전진 시스템과 후진 시스템 중 어느 하나는 좋은 것이고, 다른 것은 나쁜 것이라고 할 수 없는 것과 마찬가지이다. 스트레스 상황에서는 스트레스 반응을 일으켜야 살아남을 수 있다. 다만 현대에는 과도하고 지속적인 스트레스 시스템의 활성화가 문제라는 전제 하에 이완 시스템의 중요성이 강조되고 있는 것이다.]

스트레스 시스템은 스트레스 반응을, 이완 시스템은 이완 반응을 일으킨다. 즉, 이완 반응이란 스트레스 반응과 반대되는 반응이다. 이완 상태는 정신적 각성 상태를 유지하면서 신체적으로는 편안함을 동반하고 있는 상태인데, 수면 상태와는 다르다. 이완요법은 이완 반응을 유도하는 방법들을 통칭한다. 여러 심신이완법이 스트레스 관리, 질병 치료, 심신의 건강 증진을 목적으로 널리 이용되어 왔다.

근육의 긴장과 심리적 긴장은 서로 연결되어 있다. 근육이 긴장되어 있는 것은 뇌에서 일종의 스트레스 상태로 지각되기 때문에 근육의 긴장은 심리적 긴장이나 불안감을 유발한다. 이것은 다시 생리적 스트레스 반응을 일으키는 원인이 되어 근육을 더 긴장하게 한다. 심리적으로 긴장해 있는 상황에서 근육이 이완될 수는 없다. 역으로, 근육을 이완하게 되면 심리적 긴장도 완화된다. 따라서 근육을 이완시킴으로써 심리적 이완을 유도하고, 스트레스 반응을 감소시키는 것이 신체적 이완요법의 기본 원리이다.

몸이 이완되면 마음도 이완되고 마음이 이완되면 몸도 이완된다는, 단순하지만 명백한 원리에 입각하여, 이완요법들은 심리적 긴장뿐 아니라 근육의 긴장을 최대한 감소시키는 기술들을 제공한다. 에드문드 제이콥슨(Edmund Jacobson)의 점진적근육이완법(Progressive Muscular Relaxation), 요하네스 슐츠(Johannes Schultz)의 자율훈련(Autogenes Training), 마사지, 심상요법, 호흡법, 명상, 바이오피드백, 최면요법, 아로마테라피(aromatherapy) 등 다양한 이완요법이 활용되고 있다.

스트레스 반응이 카테콜아민(에피네프린, 노르에피네프린)이나 부신피질호르몬(코티솔 등)과 같은 스트레스 호르몬들에 의해 주도되는 것처럼, 이완 반응에도 주도적인 호르몬들이 있다. 우리는 이 호르몬들을 집합적으로 이완 호르몬이라 부를 수 있다. PNI 연구를 통해 이완 호르몬의 종류와 기능의 목록이 점차 정교해지고 있다. 놀라운 사실은 이러한 이완 호르몬들이 실제로 우리가 약물로 사용하는 물질들이라는 것이다. 이 중에는 현재 약리학적으로 큰 주목을 받으며 다각도로 연구가 진행되고 있는 물질들도 포함된다. 이완 호르몬들은 심신의 질병 치유를 돕고 건강을 증진하며 내적인 성장을 도모한다. 옥시토신, 엔돌핀, 세로토닌, 멜라토닌 등은 여러 이완요법에 관한 연구에서 자주 언급되는 이완 호르몬이다.

4) 오타코이드와 내인성 치유물질

우리가 약물로 사용하는 물질들은 몸 안에 그 약물과 결합하는 수용체가 있기 때문에 작용할 수 있다. 그런데 우리 몸에는 왜 약물 수용체가 존재하고 있는 것일까? 약물 수용체는 우리가 의약품을 투여할 경우를 대비하여, 그 외인성 약물과 결합하기 위해 미리 만들어진 것일까? 물론 그렇지 않다. 우리의 몸은 약물 수용체와 결합하는 내인성 약물들을 이미 생산하고 있고, 외인성 약물은 단지 내인성 약물의 수용체를 빌리는 것뿐이다([그림 6-4] 참고).

생체에는 오타코이드(autacoid)라 불리는 물질들이 있다. 오타코이드라는 용어는 'autos(self)'와 'acos(relief, 즉 drug)'를 뜻하는 그리스어에서 유래한 것이다. 따라서 오타코이드는 스스로를 치유하는 물질이라 할 수 있다. 이것은 체내에서 생산되는 미량의 생리

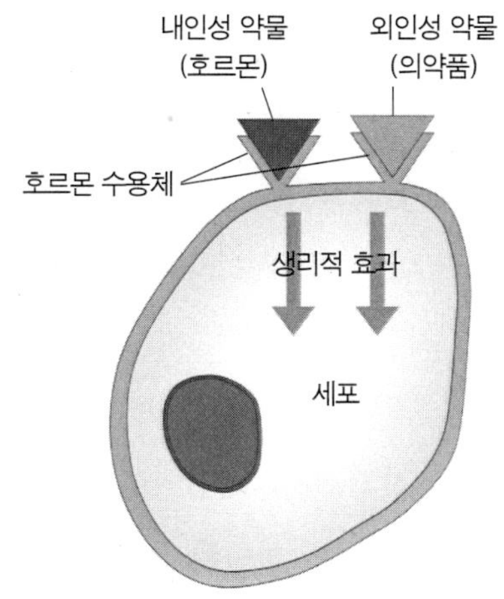

[그림 6-4] **약물과 호르몬 수용체**

활성물질로서, 병적인 상태에서 국소(local) 조직에서 분비되어 약리적 작용을 한다.

오타코이드의 작용은 우리가 질병이 있을 때 경험하는 대부분의 증상을 일으키기도 한다. 예를 들어, 히스타민(histamine)은 알레르기 증상을 일으키고, 프로스타글란딘(prostaglandin)은 염증반응을 일으키며, 세로토닌은 혈소판을 응집시킨다. [주: 따라서 우리는 각종 질환에서 항히스타민제, 항프로스타글란딘제, 항세로토닌제를 이용하여 이들의 작용을 억제한다. 하지만 침입한 항원에 대해서 면역반응을 일으키고 손상된 조직을 수복하기 위해서 염증반응을 일으키고 지혈을 위해서 혈소판을 응집시키는 것은 본질적으로 생체를 보호하고 치유하기 위한 것이다.] 이들 이외에도 안지오텐신(angiotensin), 브라디키닌(bradykinin), 일산화질소도 중요한 오타코이드이다. 오타코이드는 주로 국소적으로 작용하는 물질이지만 일부는 전신 순환계로 들어갈 수 있다.

이상에서 열거한 물질들은 약리학에서 오타코이드로 설명되는 가장 일반적인 것들이다. 우리 몸에는 이들 외에도 수많은 내인성 치유물질이 있다. 얼마나 많은 내인성 치유물질이 존재하는지는 알 수 없다. 다만 우리는 외부에서 투입하는 온갖 약물들은 내인성 치유물질 목록의 일부일 뿐이라고 말할 수 있다. 외인성 약물은 세포막이나 세포 안에 있는 약물 수용체에 결합해야 약리 작용이 나타난다. 인슐린은 인슐린 수용체에 결합해야 혈당을 감소시키고, 혈압약은 심장이나 혈관의 에피네프린 수용체에 결합해야 혈압을 감소시킨다. 앞에서 언급했듯이, 인체에 약물 수용체가 존재한다는 것은 그 수용체에 작용하는 약물들도 본래 인체에서 만들어진다는 것을 뜻한다. 인슐린이든, 에피네프린이든, 진통제나 소염제든 신체에서 약리 작용을 하는 약물들은 본래 신체에서 만들어지는 물질이다. 그래서 우리 몸을 가장 방대한 자연의 약국이라 한다. PNI는 그러한 물질들 중에서 특히 치유와 관련된 물질들의 작용 기제를 설명하고, 나아가 그것들의 생산을 촉진하는 방법들을 연구하고 있다. 이 물질들 중에는 오타코이드라 불려 온 것들도 있지만, 대부분은 단지 호르몬, 신경전달물질, 사이토카인이라 불리는 것들이다. [주: 오타코이드도 일종의 호르몬이다.]

우리는 침술과 같은 방법으로 엔돌핀 분비를 촉진하여 통증을 완화하고, 심지어 마취 없이 개심수술을 할 수도 있다는 것을 알고 있다. 명상이나 햇볕을 쬐는 것이 세로토닌의 합성을 증가시키고, 충분한 어둠이 멜라토닌의 분비를 증가시킨다는 것도 알고 있다. 그러나 치료적 목적에서 이 내인성 약물들을 더욱 적극적으로 조절하는 방식은 아직 충분히 연구되지 않았으며, 우리에게 모습을 드러낸 내인성 약물들은 전체 내인성 약물의 목록에서 지극히 일부에 지나지 않을 것이라는 것도 알고 있다. [주: 심신이 고요한 상태에 있을 때 분비되는 타액에서는 달콤함이 느껴진다. 도가(道家)에서는 이를 감로(甘露)라 하며, 감로가 늘 흘러내리는 사람은 건강하다고 한다. 도가의 신선사상(神仙思想)에서는 우리의 생명 속에 정기신(精氣神)이라는 세 종류의 약이 있으며, 이것을 이용할 수 있으면 건강과 수명을 조절할 수 있다고 한다. 고전 문헌들은 PNI 연구에 풍부한 영감을 주는 원천이다.]

다음 단원에서는 인체의 내인성 치유물질 가운데 중추신경계에서 만들어지는 몇 가지 물질들에 대해서 살펴본다. 이들은 PNI 연구, 특히 이완요법에 대한 연구를 통하여 작용 기제와 약리학적 의미가 비교적 잘 밝혀진 것들이다.

5) 중추신경계의 내인성 치유물질

호르몬은 인체 모든 곳에서 생산된다. 내인성 치유물질들도 그러하다. 뇌도 예외는 아니다. 뇌는 우리의 정서나 행동뿐 아니라 면역계를 포함한 생물학적 시스템에 광범위한 영향을 미치는 물질들을 생산한다. 우리가 사용하는 향정신성의약품은 그 약물 분자와 결합하는 수용체 분자들이 뇌에 존재하기 때문에 작용하는 것이다. 즉, 뇌는 진통제, 항우울제, 항불안제를 비롯하여 우리가 약으로 사용하는 향정신성의약품과 동일하거나 유사한 물질들을 생산한다. 심신의학적 중재법에 관한 연구에서 자주 거론되는 옥시토신, 엔돌핀, 세로토닌, 도파민 등은 이완, 통증 완화, 치유와 관련된 물질로 널리 알려져 있다. 최근에는 영적 체험, 영적 치유와 관련된 물질들에 대한 연구에도 커다란 진보가 있었다. 이와 관련된 물질로는 멜라토닌, DMT(dimethyltryptamine), NAAG(N-acetylaspartylglutamic acid), 아난다마이드(anandamide) 등을 예시할 수 있다.

옥시토신은 자궁 수축과 유즙 분비에 관여하는 호르몬으로 널리 알려져 있지만, 중추신경계 안에서는 신경전달물질로 작용하는 신경펩타이드이다. 옥시토신은 전반적 사회성에 관여하며 신뢰, 친절, 이타적 행동을 매개한다. [주: 3장 4의 2), '(3) 인지, 정서, 행동에 영향을 미치는 호르몬'을 참고하라.] 옥시토신이 자폐증에 효과가 있는 것으로 보고되면서 치료제로 개발하기 위한 임상시험이 진행되고 있다. 옥시토신은 이완 시스템이 활성화되었을 때 분비되는 대표적 호르몬 중 하나이지만, 중요한 스트레스 호르몬이기도 하다. 옥시토신 수용체는 신경 시스템 전반에 존재하는데, 특히 편도체에서도 많이 발견된다. 옥시토신은 편도체의 수용체에 작용하여 편도체의 활성도를 낮춤으로써 스트레스 반응을 조절한다. 면역 기능을 조절하는 것도 옥시토신의 기능 중 하나이다.

이완 호르몬으로서의 옥시토신의 특성은 마사지 같은 신체적 이완법에서 옥시토신이 증가된다는 것으로도 알 수 있다. 지속적으로 충분히 마사지를 받은 쥐들은 마취를 하지 않고도 수술을 할 수 있을 만큼 안정된 상태를 유지한다. 친밀한 대상과의 신체적 접촉은 옥시토신의 분비량을 증가시킨다. 친밀한 대상과 가장 지속적으로 신체적 접촉을 유지하는 시기는 여성이 유아를 양육하는 시기일 것이다. 이 시기의 여성은 처음 만나는 타인과도 경계감 없이 스스럼없는 대화를 시작하곤 하는데, 이 역시 옥시토신의 작용에 의한 것이라 할 수 있다. 주인과 함께 있는 개나 고양이의 체내에도 옥시토신이 증가하며, 반려동물과 함께 있는 주인의 몸에서도 옥시토신 분비가 증가한다. 더 흥미로운 사실은 직접 신체적 접촉을 하지 않고 눈으로 바라보는 것만으로도 그러한 변화가 일어난다는 것이다.

엔돌핀은 뇌의 여러 부위에서 생산되는 아편 유사제(opioid)들을 총칭하는 용어이다. 엔돌핀, 즉 내인성 몰핀(endogeneous morphine)이라는 이름이 의미하듯, 진통 작용은 엔돌핀의 가장 널리 알려진 기능이다. 이들은 외인성 아편제들(예, 몰핀)처럼 중추신경계의 아편 수용체(opioid receptor)에 작용하여 통증을 완화시킨다. 베타-엔돌핀, 다이놀핀, 메트-엔케팔린, 류-엔케팔린 등이 내인성 아편제에 포함된다. [주: 3장 4의 1), '(2) 신경펩타이드'를 참고하라.] 엔돌핀은 침술의 진통 작용, 플라세보 현상, 그리고 웃음요법 등을 비롯한 심신의학적 중재법의 생리적 효과를 매개하는 물질이다. 엔돌핀의 작용을 길항하는 물질을 투여하면 이러한 중재법의 효과가 저해된다. 옥시토신처럼 엔돌핀도 스트레스 호르몬이다. HPA축의 호르몬인 ACTH와 동일한 전구물질에서 동시에 만들어지므로 스트레스 동안에 분비가 증가한다. 그 결과, 스트레스 상황에서 통증을 잊고 상황에 더 적극적으로 대응할 수 있도록 돕는다. 또한 노르에피네프린과 도파민의 분비를 억제하는 효과도 있다.

엔돌핀의 생리적인 역할에 대해서는 완전히 알려지지 않았다. 엔돌핀은 부신이나 면역세포처럼 중추신경계 이외의 곳에서도 합성된다. 뇌 안에서도 통증과 관련된 영역뿐 아니라 호흡, 운동, 감정, 뇌하수체 호르몬 분비 등에 관련된 여러 영역에서 높은 농도로 발견된다. 엔돌핀이 부신이나 면역세포에서 생산된다는 것은 면역 기능과 엔돌핀이 밀접한 관계가 있음을 시사한다. 엔돌핀은 면역계의 조절물질로 작용한다. 웃음요법처럼 엔돌핀이나 엔케팔린의 증가를 유도하여 통증을 감소시키고, 심리적 고통을 완화시키는 것으로 알려진 심신의학적 중재법들이 의료 현장에서, 특히 암 환자를 위해 널리 활용되고 있다.

세로토닌은 정서, 인지, 행동 등 다방면에 널리 작용하는 신경전달물질이다. [주: 3장 4의 1), '(1) 아미노산, 아민'을 참고하라.] 내면의 평화, 휴식, 행복감과 관련된 물질로 치유호르몬, 행복호르몬이라고도 불린다. 명상을 비롯한 여러 이완요법이 세로토닌의 농도를 증가시킨다. 햇볕을 쬐는 것도 세로토닌 생산을 유도한다. 세로토닌은 도파민이나 에피네프린과 같은 각성형 호르몬을 억제함으로써 평온한 마음, 침착한 기분이 되도록 한다. 신경계에서 세로토닌은 부교감신경계의 핵심 조정자이다.

세로토닌 작용의 감소는 우울증, 불안증, 강박증, 공격적 행동 등 정서적·행동적 장애와 깊은 관련이 있다. 섭식과도 관련이 있는데, 세로토닌이 많이 분비되면 적은 양의 음식으로도 포만감을 느끼게 되고 식욕이 억제된다. 따라서 세로토닌의 작용을 돕는 약물들은 우울, 불안 등의 정서적 증상을 개선하기 위한 목적으로도 이용되지만 섭식장애나 비만 치료에도 적용된다. 인체의 세로토닌은 대부분은 위장관계에 존재하며, 장의 연동운동을 자극한다. 혈소판과 면역세포에서도 분비되어 진통, 지혈 등에 관여한다.

도파민도 명상의 효과에 관한 연구에서 확인된 주요 이완 호르몬 중 하나이다. 흔히 '사랑과 창조의 호르몬'이라 불리지만, 한편으로는 '쾌락과 중독의 호르몬'이라 불리기도 한다. [주: 3장 4의 1), '(1) 아미노산, 아민'을 참고하라]. 열정, 활력, 창조력의 원천이 되는 신경전달물질이며 기쁨, 사랑 등의 긍정적 감정을 생성하고 적극적 생각과 예술적 영감이 떠오르도록 한다. 도파민 분비 조절의 이상은 다양한 질병과 연결된다. 도파민의 분비가 줄어들거나 재흡수되어 부족할 경우에 우울증을 일으키며, 도파민을 생성하는 신경세포가 손상되는 것은 파킨슨병의 원인이 된다. 도파민이 과도하면 환각이 보이는 등의 광적인 경험을 하게 된다. 도파민은 다른 동물에 비해 특별히 인간의 뇌에서 많이 유리되어 인간에게 고도의 정신 기능과 창조성을 발휘되도록 한다.

세로토닌으로부터 만들어지는 멜라토닌은 생체 주기의 환경 동조, 수면 조절, 면역 기능 보호, 생식 조절, 항산화 작용, 신경 회복, 항암 효과 등 광범위한 생리 조절과 치유 효과를 가진 물질이다. 멜라토닌은 다음 단원에서 별도로 설명한다.

한편, 멜라토닌은 DMT의 전구물질이기도 하다. 따라서 멜라토닌의 주요 원천인 송과체가 DMT의 원천일 것으로 추정된다. DMT는 뇌, 혈액, 소변, 뇌척수액 등에서 발견되며, 혈뇌장벽을 넘어 활발히 운반된다. DMT 역시 이완 호르몬의 하나이며 멜라토닌과 기능적으로 매우 유사하다. DMT는 편두통 치료제인 수마트립탄(sumatriptan)과 화학적으로 유사한 구조를 가진 물질로서 환각작용, 영적 체험과도 관련된 물질이다. DMT의 환각 효과는 1950년대에 처음 발견되었다. 릭 스트라스만(Rick Strassman)은 DMT를 투여 받은 사람들이 왕관이나 빛을 보거나 다른 존재와 만나는 영적인 경험을 한다는 것을 발견하고, DMT를 '영혼의 분자(spirit molecule)'라 명명하였다(Strassman, 2001). [주: 수마트립탄이 DMT와 유사하듯이, 다양한 장애의 치료를 위해 사용되고 있는 각종 의약품들이 여러 환각제(pscychedelic)와 분자적 구조가 유사하다. 역시 편두통에 처방되는 메티세르지드(methysergide)도 LSD 분자에 기초한 것이다.] DMT는 코티솔을 감소시키므로 스트레스의 유해한 효과를 완충시키는 것과 관련이 있을 것으로 보인다. DMT가 멜라토닌과 기능적으로 유사하고, 혈뇌장벽을 잘 통과하므로, 멜라토닌이 그러하듯 말초의 생리에 여러 영향을 미칠 수 있을 것으로 추정된다.

베타-카르볼린(β-carboline)도 송과체에서 합성되는 것으로 보인다. 송과체에서 분비되는 카르볼린이므로 피놀린(pinoline)이라고도 불린다. 베타-카르볼린은 동물, 식물에서 널리 발견되는 알칼로이드이다. 인삼에서 확인된 10가지 알칼로이드 중 주요 성분이 베타-카르볼린이다. 베타-카르볼린은 멜라토닌의 합성을 증가시키고, 모노아민산화효소(monoamine oxidase: MAO)가 DMT를 분해하는 것을 막는다. MAO는 멜라토닌 수준을 증가시키나 DMT는 신속히 분해한다. 베타-카르볼린에 대한 주요 약리학적 관심은 항산화 기능과 신경발생(neurogenesis) 촉진 효과에 있다. 베타-카르볼린은 벤조다이아제핀 수용체에 결합하는 역효현제(inverse agonist)이다. 따라서 경련, 불안 유발, 기억 증가 등과 관련된 효과가 있을 것으로 보인다.

벤조다이아제핀은 진정 작용, 수면 작용, 항불안 작용, 항경련 작용, 근육 이완 등을 목적으로 널리 처방되는 의약품으로서, 억제성 신경전달물질인 가바(GABA)의 효과를 증가시킨다. 인체에서도 벤조다이아제핀 유사 물질이 존재한다는 것이 밝혀졌다(Mullen 등, 1990). 이 내인성 벤조다이아제핀은 스트레스 시 억제되는 면역계를 보호하는 효과가 있다. 벤조다이아제핀 수용체는 거의 모든 신체 조직에 있고, 면역세포에도 벤조다이아제핀 수용체가 있다. 멜라토닌은 벤조다이아제핀 수용체에도 결합할 수 있기 때문에 이를 통해서도 면역계에 영향을 미칠 수 있다. [주: 멜라토닌의 독특한 특성에 관해서는 다음 단원 '6) 멜라토닌'을 참고하라.]

아난다마이드(anandamide)는 지복감(ananda, 至福感)을 가져온다는 의미에서 아난다마이드로 명명되었다(Devane & Axelrod, 1994). 1964년, 대마초의 카나비노이드인 THC (tetrahydrocannabinol)가 밝혀지고 이것이 결합하는 카나비노이드 수용체가 체내에서 발견되었다. 이후 이 수용체에 결합하는 내인성 카나비노이드의 존재를 찾기 위한 연구가 진행되었고, 1992년에 인간의 뇌에서 합성되는 N-아라키도노일 에탄올아민(N-arachidonoyl ethanolamine: AEA, anandamide), 즉 대마초의 THC와 같이 도취감을 주는 물질이 발견되었다. 심장, 비장 등에서도 아난다마이드가 발견되었다.

아난다마이드는 면역, 섭식, 수면, 통증, 기억 등에 관여한다. 치유적 효과로는 진통, 화학요법으로 인한 오심(nausea) 감소, 소모성 증후군 감소, 뇌 손상 감소 등이 있다. 암세포 감소 및 전이 차단 효과도 보고되었다. 아난다마이드 수용체에는 CB1수용체, CB2수용체가 있다. 아난다마이드는 중추신경계에서는 CB1수용체에, 말초에서는 CB2수용체에 결합하는데, CB2수용체는 면역 기능에 관여한다. 아난다마이드 역시 멜라토닌처럼 매우 소수성이어서 세포막을 쉽게 통과하기 때문에 중추신경계로 전달되기 쉽고 신경조절물질로 기능하기에 적합하다. 아난다마이드와 같은 카나비노이드들은 뇌 손상이 발생했을 때 염증을 감소시킨다. 알츠하이머병 환자에서는 해마와 전두엽에서 CB1수용체가 더 적게 발현된다는 것이 부검에서 발견되었는데, 신경계의 염증과 면역 활성화는 알츠하이머병을 포함한 여러 신경퇴행성(neurodegenertive) 질환의 발생에서 중요한 역할을 하는 것으로 알려져 있으므로, 향후 카나비노이드의 적용 가능성은 매우 유망하다(Maqueda, 2011).

아난다마이드의 효과는 아직 다 밝혀지지 않았으나 현재까지 알려진 효과만으로도 수많은 질병의 치료제로 개발될 가능성이 높기 때문에 일부에서는 아난다마이드계 약품이 앞으로 의약품 시장을 주도할 것이라 전망하기도 한다. 카나비노이드는 향정신성 약물에 대한 포괄적인 금지 때문에 사용이 제한적이다. 그러나 많은 논쟁에도 불구하고, 대마초로부터 추출한 최초의 천연 카나비노이드 약품인 사티벡스(Sativex)가 유럽에서 여러 질환에 사용되고 있고, 미국에서도 2013년에 암 진통제로서 FDA 승인을 획득했다.

[글상자 6-3] **옥시토신과 아난다마이드**

스트레스 시스템이 활성화될 때 여러 스트레스 호르몬이 분비되어 복잡하게 상호작용하는 것처럼, 이완 시스템이 활성화될 때 분비되는 이완 호르몬의 작용도 서로 연결되어 있을 것이다. 이것은 이완 반응이 가져오는 치유적 효과가 개별적인 외인성 약물을 투여하는 것보다 훨씬 클 수도 있다는 것을 시사한다.

최근 옥시토신과 아난다마이드의 관계가 밝혀졌다. 웨이(Wei) 등은 뇌에서 아난다마이드의 생산을 자극하면 옥시토신의 기능이 향상된다는 연구 결과를 발표했다(Wei 등, 2015). 이 연구팀은 사회적 접촉이 뇌의 측좌핵(nucleus accumbens)에서 아난다마이드의 생성을 증가시키고, 이것이 사회화의 즐거움을 강화하도록 카나비노이드 수용체를 자극한다는 사실을 발견했다. 카나비노이드 수용체가 차단되면 즐거움이 강화되는 현상도 사라졌다. 생리학적 측면에서 두 호르몬의 관련성을 확인하기 위해 측좌핵에서 아난다마이드의 생산을 증가시키자, 옥시토신이 매개하는 친사회적 효과가 증가하고, 아난다마이드의 작용을 중단시키면 옥시토신의 효과도 중단되었다. 아난다마이드 저하를 막는 약물을 투여한 동물은 대조군에 비해 다른 동물들과 더 잘 지내는 것으로 관찰되었다.

현재 옥시토신을 자폐증 치료제로 개발하기 위한 임상시험이 진행 중이지만, 외부에서 투여한 옥시토신이 뇌로 전달되도록 하는 것은 쉽지 않다. 옥시토신을 직접 투여하는 대신 아난다마이드의 작용을 돕는 약물을 개발하는 것은 하나의 해결책이 될 수 있다. 실제로, 아난다마이드의 저하를 막는 약물이 여러 분노장애 치료에 시험되고 있다. 옥시토신이 '사랑의 호르몬(love hormone)'이라 불리는 것처럼, 아난다마이드는 '지복의 분자(bliss molecule)'라고 불리기도 한다.

6) 멜라토닌

멜라토닌 역시 뇌에서 생산되는 이완 호르몬이지만, 전신적이고도 광범위한 효과를 설명하기 위해 별도의 단원을 마련하였다. [주: 멜라토닌의 합성과 기본적인 생리적 기능에 대해서는 3장 4의 1), '(1) 아미노산, 아민'을 참고하라.]

멜라토닌은 1958년에 아론 러너(Aaron Lerner) 등에 의해 발견되었다. 인간을 포함한 포유류, 새, 파충류, 양서류 등이 멜라토닌을 생산한다. 멜라토닌은 쌀을 비롯한 식물에서도 발견된다. 인체의 멜라토닌은 송과체 외에도 망막, 림프구, 단핵구, 골수세포, 난소, 장 등에서 합성된다. 시교차상핵(SCN)도 멜라토닌이 합성되는 장소이다. 비록 멜라토닌이 송과체 이외의 곳에서도 합성되기는 하지만, 송과체를 절제한 동물의 혈장에서는 검출이 가능한 수준의 멜라토닌이 나타나지 않으므로 멜라토닌의 주요 기원은 송과체로 추정된다. 멜라토닌은 혈장, 타액, 뇌척수액, 소변으로 농도를 측정할 수 있다.

멜라토닌은 대단히 다양한 생리 작용에 관여하는 물질이다. 사실상 체내 거의 모든 내분비선에 영향을 주고, 뇌하수체 호르몬 못지않게 많은 생리 과정과 연관되어 있다. 면역 기능을 증가시켜 바이러스나 세균 같은 병원체의 침입에 대한 저항력을 높인다. 악성종양을 억제하는 작용도 한다(Reter, 2004). 강력한 항산화 효과가 있어 심·뇌혈관계 질환의 위험을 낮추고, 노화를 억제하며, 스트레스의 유해한 영향을 감소시킨다. 최근 연구에서는 신경세포 보호와 신경 기능 회복에 중요한 역할을 한다는 사실이 확인되었다(Naseem & Parvez, 2014). 척수가 손상된 환자에서는 운동치료와 병행된 멜라토닌 투여가 치료 효과를 더욱 증가시켰다. 멜라토닌이 스트레스의 해로운 영향을 감소시키는 효과는 이 호르몬이 수면의 질을 향상시키는 기능에 의해 더 강화된다.

멜라토닌이 면역 기능에 미치는 영향에 대해서는 수많은 연구가 이루어졌다. 송과체를 절제한 설치류에서 면역반응이 억제된다는 것은 수십 년 전에 밝혀졌고, 멜라토닌이 실제로 면역반응 조절에 중요한 물질이라는 것이 확인되었다. 멜라토닌은 멜라토닌 수용체뿐 아니라 벤조다이아제핀 수용체에도 작용한다. 벤조다이아제핀 수용체는 송과체 같은 중추신경계에도 있고, 혈소판에도 있으며, 단핵구 같은 면역세포에도 존재한다. 이 벤조다이아제핀 수용체들을 통해서 멜라토닌이 면역을 조절할 수 있을 것으로 추정된다. 멜라토닌이 결합할 수 있는 벤조다이아제핀 수용체가 혈소판에도 있다는 사실은 멜라토닌이 심혈관계 질환과도 관련이 있을 것임을 시사한다.

멜라토닌은 자연면역과 획득면역 모두의 중요한 조절자이다. 야간 근무로 인한 멜라토닌 농도 교란이 장기화될수록 유방암 발생 위험이 증가한다는 것이 확인되었다. 수면이 부족하면 친염증성 사이토카인이 증가하고, 이것은 심혈관계 질환의 위험을 증가시킨다(Motivala, 2011). 반면, 암이 진행된 환자에서는 멜라토닌이 IL-2에 대한 면역반응을 크게 증강시켜 항암 효과를 나타냈다. T세포, 특히 보조T세포는 멜라토닌에 의해 자극된다. 이 멜라토닌은 멀리서부터 이동한 것일 수도 있지만 해당 림프구 주변에서 측분비 방식으로, 또는 림프구 자신이 자가분비 방식으로 분비한 것일 수도 있다. 역으로, 면역계도 멜라토닌 합성에 영향을 미친다. 면역계의 사이토카인 중 감마-인터페론나 집락자극인자(CSF), IL-2 등은 송과체의 멜라토닌 합성을 조절할 수 있다.

T세포가 성숙하는 흉선은 멜라토닌의 주된 표적기관이다. 멜라토닌은 흉선에서 T세포의 아포프토시스를 억제하고, T세포의 사이토카인과 내인성 아편제(엔돌핀) 분비를 증가시킨다. 흉선에는 멜라토닌 수용체와 아편 수용체가 모두 있다. 이것은 스트레스나 질병에서 당질코르티코이드의 상승에 의해 초래되는 면역 저하를 멜라토닌이 회복시킨다는 것을 강하게 암시한다. 실제로, 멜라토닌은 스트레스의 영향을 감소시킴으로써 면역계를 가장 효과적으로 지원한다. 스트레스에 의한 면역계의 억제는 주로 당질코르티코이드에 의해 야기되는데, 이것이 멜라토닌에 의해 억제되기 때문이다.

앞에서 언급한 바와 같이, 베타-엔돌핀도 스트레스 호르몬 중 하나이고 면역 조절 물질인데, 멜라토닌과 면역계의 상호작용은 베타-엔돌핀과 같은 내인성 아편제에 의해서도 매개된다. 내인성 아편제의 기원은 면역세포일 수도 있고, 신경세포나 내분비세포일 수도 있다. 이들이 협력 작용을 하는 것은 멜라토닌이 항원에 의해 이미 자극되어 있는 보조T세포를 자극할 때 내인성 아편제가 증가한다는 것을 통해서도 알 수 있다. 반면, 날트렉손(naltrexone)처럼 아편제의 작용을 억제하는 약물을 투여하면 멜라토닌의 면역 증강 효과가 무력화된다.

멜라토닌이 조혈 과정에서 결정적 기능을 수행하는 인자라는 것이 확인되었다. 멜라토닌은 조혈계에 작용하여 면역세포의 생산량을 조절함으로써 면역세포 수의 항상성을 유지하는 것은 물론, 필요에 따라 급성 면역반응을 신속히 지원한다. 송과체를 절제한 동물도 골수의 멜라토닌 농도는 여전히 높은데, 이것은 골수가 직접 멜라토닌을 생산할 수 있음을 시사한다. 골수에는 멜라토닌과 함께, 멜라토닌을 합성하는 효소인 N-아세틸트랜스퍼라제(N-acetyltransferase: NAT)와 하이드록시인돌-O-메틸트랜스퍼라제(hydroxyindole-O-methyltransferase: HIOMT)의 농도도 높다.

멜라토닌의 항노화 작용에 관한 가설에서는 송과체가 멜라토닌을 통해 직간접적으로 노화를 지연시키거나 노화 관련 질병을 억제한다고 본다. 이에 따르면, 노화는 세로토닌에 대한 멜라토닌의 비율 감소를 동반하는 상대적 멜라토닌 결핍 증후군이라 할 수 있다. 설치류에게 멜라토닌을 장기간 밤에 투여하여 수명이 20%나 증가되었음이 보고되었다(Maestroni 등, 1988). 멜라토닌을 투여 받은 실험동물은 체중도 유지되고 털의 질도 양호하며 다면적으로 활력이 우수하므로, 멜라토닌은 노화에 따른 삶의 질 저하를 감소시키는 것으로 보인다. 실제로 많은 연구들이 노화와 멜라토닌 혈중 농도 사이에 상관관계가 있다는 것을 보여주었다. [주: 동물실험에서 먹이를 제한하면 송과체의 멜라토닌 리듬 유지에 긍정적인 효과가 나타나는데, 이것은 소식(小食)이 노화 억제 및 수명 연장에 도움이 된다는 것과 함께, 여기에 멜라토닌이 관여하고 있다는 것을 암시한다.]

멜라토닌의 항노화 효과는 이 호르몬의 항산화 작용과도 관련이 있다. 멜라토닌이 세포막이나 핵의 수용체에 결합할 수 있는 것보다 높은 농도로 존재하면 자유라디칼(free radical)을 제거하는 기능을 한다. 멜라토닌이 매우 소수성(hydrophobic) 물질이라는 특징은 멜라토닌으로 하여금 지질인 세포막을 통과하여 어느 세포나 쉽게 들어가 효과적으로 자유라디칼을 제거할 수 있도록 해 준다. 산소계 자유라디칼 중에서 가장 독성이 큰 하이드록실 라디칼(hydroxyl radical, OH기)에 대해서는, 잘 알려진 글루타치온(glutathione)이나 비타민E보다도 더 효과적인 항산화 효과를 보였다(Reiter 등, 1995). 이러한 기능 때문에 멜라토닌은 노화 방지의 목적으로 널리 이용되고 있다. 멜라토닌은 음식물에도 천연적으로 존재하기 때문에 FDA에서 식이보충제(dietary supplement)로 분류하고 있다.

멜라토닌이 이처럼 다양한 생리 활성에 참여할 수 있는 것은 멜라토닌이 가진 독특한 특징들에 의해 지원된다. 첫째, 멜라토닌은 일반적인 내분비 방식, 즉 분비된 세포로부터 혈류를 타고 다른 세포로 이동하는 방식으로도 작용하지만, 측분비 방식이나 자가분비 방식으로도 작용한다(Carrillo-vico 등, 2004; Tan 등, 2003). 둘째, 멜라토닌은 매우 소수성이어서 지질인 세포막을 쉽게 통과할 수 있다. 셋째, 멜라토닌 수용체는 뇌뿐 아니라 전신의 다양한 곳에 있으며, 세포막 위에 있는 막수용체로도 존재하고 세포 안에 있는 핵수용체로도 존재한다. 넷째, 멜라토닌은 멜라토닌 수용체에도 결합하지만 벤조다이아제핀 수용체에도 결합한다. 이것은 멜라토닌이 가진 항불안, 항우울 작용의 기제를 설명해 준다. 벤조다이아제핀과 멜라토닌 모두 불안을 감소하고 우울을 완화하며 불면증에 도움이 된다. 하지만 멜라토닌은 벤조다이아제핀에 비해 부작용이 더 적다.

7) 일산화질소

신경전달물질을 설명하는 단원에서 소개되었던 일산화질소(산화질소, NO)는 최초로 발견된 기체형 신경전달물질이다. 중추신경계에서는 시냅스에서 작용하여 기억의 장기증강(long-term potentiation: LTP)을 형성하는 데 관여한다. 도파민, 엔돌핀 등의 작용을 향상시키는 신경조절물질로도 작용하여 기분을 긍정적으로 바꾼다. 폐경 후 우울증 치료에서는 에스트로겐 대체요법의 효과를 증가시킨다.

그러나 일산화질소는 중추신경계 밖에서도 대단히 많은 생리 작용에 관여한다. 일산화질소는 기체이므로 다른 전령물질 분자들과 달리 혈뇌장벽 같은 물리적 제약이 없이 세포막을 통과하여 전신과 중추신경계를 이동할 수 있다. 국소적인 오타코이드로 작용할 때에도 인접 세포들로 신속하게 확산된다. 혈관 내피세포에서도 만들어지며, 혈관을 확장시키는 기능이 있으므로 고혈압, 협심증, 발기부전 치료제의 약리적 기제와 밀접하게 관련되어 있다. 면역 기능을 향상시키며, 항균 및 항바이러스 작용을 하고 악성종양의 위험을 낮춘다. 염증을 완화하고 통증을 감소시키는 작용도 알려졌다. 혈관 확장 효과와 함께 혈전 형성을 억제하는 기능이 있어 심혈관 및 뇌혈관 질환에도 효과가 있다(Stefano 등, 2001).

이완 호르몬으로서의 일산화질소의 효과 중 하나는 스트레스 호르몬(특히, 노르에피네프린)의 작용을 감소시키는 것이다. 허버트 벤슨은 일산화질소가 이완 반응은 물론 플라세보 효과와도 관련이 있다는 것을 발견하였다. 그는 이완 상태에서 일산화질소의 분출이 광범위한 치유 효과를 낸다고 설명하였다(Dusek 등, 2005). 나아가, 일산화질소의 전체적 기제가 마음(mind)과 연결되어 있다고 보았다. 벤슨은 이완 반응에 의해 유도되는 '브레이크아웃(breakout)' 상태에 대하여 설명하고, 이것은 단순히 이완이 아니라 'zone' 'flow' 'groove'라고 부르는 최상의 상태에 이르는 것이며, 여기에 일산화질소가 관여한다고 설명하였다(Benson & Proctor, 2003). 즉, 브레이크아웃 상태는 더 많은 일산화질소를 방출시키는데, 이것은 단지 스트레스 반응을 감소시키는 것만이 아니라 심신의 치유, 나아가 깊은 명상이나 몰입 상태에서 경험하는 비일상적 의식 상태를 유도한다. [주: 벤슨은 일산화질소가 체내에 불어넣어지는 것(분출되는 것)을 성경에서 생명을 불어넣는 것에 비유하였다. 영(spirit)을 뜻하는 히브리어 'ruah'는 바람(wind), 호흡(breath), 또는 생명을 불어넣는 원리(animating principle of life)로도 번역된다. 벤슨은 브레이크아웃을 주기적으로 행함으로써 자연치유를 넘어,

궁극적으로 초월의 문을 열 수 있다고 하였다.]

[글상자 6-4] 허버트 벤슨과 내적 치유기제

미국 국립정신건강연구소(National Institute of Mental Health: NIMH)의 에스더 스턴버그(Esther Sternberg)는 2001년에 한 방송과의 인터뷰에서 "심신 연구(mind-body research)가 갑자기 주류가 되었다"고 하였다. 2015년 재인(Jain) 등은, 면역계와 다른 시스템들이 상호작용한다는 주장은 수십 년 전만 해도 논란거리에 불과했지만, 이미 '프린지(fringe)'에서 '팩트(fact)'로 자리를 옮겼고, PNI라는 확립된 과학 분야를 창설하였으며, 이 분야의 연구는 이제 주류과학이 되었다고 말하였다.

이렇게 되기까지 가장 큰 기여를 했던 학자 중 한 사람이 하버드 의대 심신의학연구소의 허버트 벤슨(Herbert Benson)일 것이다. 그에 의해서 심신의학(mind-body medicine)은 과학적으로 인정을 받고, 정규의학 안에서 자리를 잡게 되었다. 2000년 『하버드 의대 동문회보(Harvard Medical Alumni Bulletin)』에서는 벤슨의 연구 업적을 올리버 웰덴 홈스(Oliver Wendell Holmes), 윌리엄 제임스, 월터 캐넌, 클리포드 바거(Clifford Barger) 등의 연구를 잇는 중요한 성과로 소개하였다. 그의 가장 중요한 공헌은 심신의학의 발전이나 PNI의 확립에 있다기보다는, 오히려 정규의학(생의학)이 새로운 지평을 열 수 있도록 한 것에 있다고 할 수 있을 것이다.

벤슨은 "의사를 찾아오는 60~90%의 경우는 스트레스와 관련된 것이고, 심신중재법(mind-body intervention)들이 부분적으로 또는 완전한 치료를 할 수 있다"고 말하였다. 또한 "몸과 마음의 연결은 너무도 광범위하기 때문에 건강 문제를 다루는 최고의 방법은 마음의 작용에 영향을 주는 의학적 전략으로 시작하는 것이다"라고 하였다. 그는 특히 이완 반응에 대한 깊이 있는 연구를 수행하고, 『마음으로 몸을 다스려라(The Relaxation Response)』 『이완혁명(Relaxation Revolution)』 『약 없이 고혈압 이겨내기(Harvard Medical School Guide to Lowering Your Blood Pressure)』 『나를 깨라 그래야 산다(The Breakout Principle)』 등 우리나라에서도 출판된 여러 권의 서적을 포함하여, 『이완 반응을 넘어(Beyond the Relaxation Response)』 『영원한 치유(Timeless Healing)』 등 다수의 베스트셀러를 집필했다.

벤슨은 의학적 처치에 의해 질병이 치유되는 것은 25%에 불과하고 대부분은 결국 몸 자체의 치유력에 의해 낫는다는 사실을 지적하면서, "과거의 정서나 사고 패턴, 특히 스트레스와 관련된 패턴을 끊음으로써 신체가 자연치유 능력(natural healing power)을 수행할 수 있도록 해방시키게 된다"고 하였다. 데머스(Demers) 등의 연구에 따르면, 건강 관련 문제가 나타났을 때 의료 전문가를 필요로 하는 경우는 6% 미만이며, 나머지는 자기-돌봄의 방식으로 해결된다(Demers 등, 1980). 재인(Jain) 등은 건강을 증진시키는 핵심적인 방법은 스스로의 힘을 키우는 것이며, 이는 자신이 가진 치유 능력(capacity for healing)을 분명히 인식해야 가능하다고 말하고, PNI 연구는 우리 안에 있는 내적 치유기제의 존재를 상기시킨다고 말하였다. 이들의 주장은 향후 PNI 연구에서 주력해야 할 부분, 그리고 의학이 앞으로 나아가야 할 길을 제시하고 있다.

8) 내인성 치유물질과 외인성 약물

내인성 치유물질에 관한 설명을 마치기 전에 몇 가지 분명히 해야 할 사항이 있다. 첫째, 이상에서 소개한 내인성 치유물질들은 이완 시스템과 관련하여 신체에서 발견되는 것 중 지극히 일부이다. 사실상 생체에서 생산되는 호르몬 중 치유와 무관한 것은 없다. 여기에는 스트레스 호르몬이라 불리는 것들도 포함된다. 스트레스 호르몬은 스트레스 상황에서 생존을 돕기 위해 만들어지는 일종의 응급약들이다. 스트레스 호르몬들을 각각 살펴보면 모두 생존에 필수적인 것이며, 그들의 부족은 과도함보다도 치명적이다. 예컨대, 코티솔의 결핍은 매우 심각한 결과를 초래하므로, 만성적인 부신피질기능저하증인 애디슨병(Addison's disease) 환자는 지속적으로 코티솔을 투여해야 한다. 치유와 관련해서는 주로 이완 시스템이 논의되지만, 상황에 따라서는 스트레스 시스템도 치유의 시스템이 될 수 있음을 기억해야 한다.

둘째, 내적 치유기제는 특정 시스템이나 특정 물질의 작용이라기보다 전체 시스템, 전체 물질들의 조화와 균형을 이루는 기제라는 점이다. 캔더스 퍼트도 치유 시스템(healing system)은 면역계만을 말하는 것이 아니라 전체 시스템이 관련되는 것이라고 하였고, 마릴린 슈리츠(Marilyn Schlitz) 역시 신경계, 면역계, 내분비계 같은 것들과는 달리 치유 시스템은 메타시스템(meta-system)으로 작용한다고 하였다(Schlitz & Amorok, 2005). 우리는 6장 2의 '3) 이완 시스템'에서 이 메타시스템을 스트레스 시스템과 이완 시스템으로 구분하여 살펴보았다.

'[그림 6-3] 스트레스 시스템과 이완 시스템'에서 설명한 바와 같이, 시스템들의 작용은 개별적인 것이 아니라 무수한 톱니바퀴들의 조합처럼 맞물려 있는 것이다. 스트레스 시스템이 활성화될 때든 이완 시스템이 활성화될 때든 모든 톱니바퀴는 함께 회전한다. 질병의 과정과만 연관되어 있거나 치유의 과정과만 연관되어 있는 호르몬은 없다.

다시 코티솔과 관련된 예를 들면, 스트레스의 면역 억제 효과는 주로 코티솔에 의해 설명되지만, 실제로는 여러 호르몬이 관여하는 다중적이고 순환적인 복잡한 양상으로 일어나는 것이다. 코티솔뿐 아니라 에피네프린, CRH, 멜라토닌, 베타-엔돌핀, 성호르몬, 성장호르몬, 옥시토신, 프로락틴 등의 호르몬들도 참여하여 면역 기능을 조절하며, 노르에피네프린이나 도파민 같은 신경전달물질들도 면역계와 내분비계에 조절 작용을 더한다. 스트레스 호르몬인 ACTH는 이완 호르몬으로도 작용하는 베타-엔돌핀이나 옥시토신의 분비를 동반하고, 카테콜아민에 의해 촉진되었던 면역 기능은 코티솔에 의해 제어됨으로써 면역계의 과도한 항진이 방지된다. 이처럼 모든 것이 연결되어 있음으로 인해서 생명체는 특정 상황에서 요구되는 변화를 무사히 수행하고 안정을 회복할 수 있다. 자동차가 달리기 위해서는 가속 페달과 브레이크 페달이 모두 필요하다. 두 페달이 조화롭고 섬세하게 이용되어야 차가 덜컹거리지 않고 안정적인 속도로 부드럽게 주행할 수 있다. 두 메타시스템의 작용에 의해서, 항상성도 이와 같은 방식으로 유지되는 것이다.

셋째, 내인성 치유물질과 외인성 약물이 화학적으로는 같은 물질이라 하더라도 인체 내부에서 생산되는 것과 외부에서 투여하는 것은 분명 다르다. 이것을 지적하는 이유는 심신의 관계를 규명하는 연구 성과들이 환원주의 과학자들에게는 새로운 약물이나 수술법으로 마음을 조작하고 행동을 통제하는 가능성을 탐색하는 기회가 되기도 하기 때문이다. [주: 2013년, 한 약리학 관련 학술지에 우울증과 관련되어 주목되었던 물질인 글루타메이트(glutamate)의 작용을 증가시키는 퀴놀린산(quinolinic acid)에 대한 연구가 실렸다. 퀴놀린산의 수치가 낮아지면 자살 관련 행동도 크게 감소되었는데, 연구자들은 항글루타메이트제를 개발해서 자살을 예방할 수 있으리라는 결론을 내렸다. 2016년, 한 매체에서 우울증 환자에게는 전두-변연 연결이 감소되어 자살 충동을 조절하지 못한다는 연구 결과를 소개하였다. 하지만 이 기사의 결론은 전두-변연 연결을 강화하는 치유가 필요하다는 것이 아니라 반드시 항우울제를 복용해야 한다는 것이었다. 이들은 글루타메이트나 퀴놀린산의 농도를 상향조절할 수밖에 없었던 근본 원인에 대해서는 관심이 없거나, 원인을 발견하고도 치료와 관련해서는 그것과 무관한 상투적인 결론을 내놓고 있다. 비단 이 사례들에서만 발견되는 문제는 아니다.] 우리는 어떤 물질이 무슨 작용을 한다는 단편적 정보에만 집중하는 것을 경계해야 한다. 세로토닌이 우울감을 완화시킨다는 것을 알게 된 것과 왜 내인성 세로토닌 시스템이 제대로 작동하지 못하는가를 이해하는 것은 질적으로 완전히 다른 차원의 지식이다.

체내에서 생산되는 물질은 체내 항상성의 통제 하에 조절되기 때문에 부작용의 가능성이 낮다. 이미 언급한 바와 같이, 내적 치유기제는 특정 물질을 의미하는 것이 아니라 전체의 조화와 균형을 이루는 기제를 의미하는 것이다. 아무리 유익하고 안전하다고 알려진 약물이라도 과도하게 투여하면 생체 시스템을 교란하게 된다. 햄스터에게 멜라토닌을 지속적으로 투여하면 마치 송과체가 절제되었을 때처럼 송과체 기능이 사라지는 현상(기능적 송과체 절제)이 나타나 내인성 멜라토닌의 합성이 감소된다. 중독성 약물이 처음에는 행복감, 도취감을 생성하지만 결국 슬픔이나 우울 상태를 만들어 내게 되는 것도 마찬가지 원리이다. 엑스터시가 유도하는 도취감은 조용하고 즐거운 상태와 그에 동반되는 긍정적 생각을 유도하지만 반복해서 사용하면 도취감은 점점 약해지고 우울감이 심해진다. 이 역시 엑스터시가 작용하는 세로토닌 시스템이 훼손되기 때문이다. 심신의 증상을 조절하기 위해 사용되는 외인성 약물들은 우리 내부에서 오가는 정보를 교란하거나 왜곡할 위험성을 늘 동반하고 있다. 그로 인해 시스템에 조절부전이 나타나게 되면, 유기체는 점점 자신의 내적, 외적 환경에 부적응적 상태가 되며, 자체적으로 유지되던 질서는 붕괴되고 약의 통제 하에 놓이게 된다.

건강이란 결코 어떤 '좋은' 물질이 '증가'해서 나타나는 결과가 아니다. 문제는 조화와 균형이다. [주: 영화 〈아바타(Avatar)〉에서 결전을 앞두고 대지의 여신 에이와(Eywa)에게 도와달라고 기도를 하는 남자 주인공에게 여자 주인공이 다가와 말한다. "신은 어느 쪽을 편들지 않아. 균형을 지켜 주실 뿐이야(Our Great Mother does not take sides, She protects only the balance of life)."] 스트레스 시스템을 봉쇄하고 이완 시스템만을 작동시키는 것만으로 치유가 일어나는 것도 아니다. 항상성을 유지한다는 것은 예측 불가능한 방향으로 움직이고 있는 땅(환경) 위를 달리고 있는 자동차(생명체)가 길을 벗어나지 않기 위해 계속 방향을 바꾸어야 하는 것과 같다. 전진이든 후진이든 한 방향으로만 움직인다면 곧 길에서 벗어나게 된다.

현재까지 우리에게 발견된 호르몬의 종류는 수백 개에 불과하며, 발견된 호르몬들의 작용도 단편적으로만 확인되었을 뿐이다. 현대인은 여전히 너무도 위태로운 지식을 가지고 생명을 대하고 있다. 생명과학 시대라고 하면서도 과학은 아직도 생명이 무엇인지 정의하지 못하고 있다. 과거의 의학은 생명과 그 치유기제에 대한 존중과 믿음을 가지고 섣부른 개입을 삼갔다. 신경계, 내분비계, 면역계는 하나로 연결되어 있고, 자연 환경의 변화와 동조하는 기본 리듬을 가지고 있다. 내적 치유기제는 변화하는 환경의 요구에 대응하여, 복잡한 피드백 기제로 얽혀진 수많은 호르몬의 생산을 조절함으로써 새로운 조화와 균형을 이루고 생명체를 환경에 적응(재창조)시킨다. 이 기제를 월터 캐넌은 '항상성'이라는 말로, 그리고 그것의 의미를 '몸의 지혜(wisdom of the body)'라는 말로 설명하였다. [주: 몸 스스로가 가진 조화, 균형, 치유의 능력을 뜻하는 몸의 지혜라는 표현은 20세기 초부터 어니스트 스털링(Ernest Starling), 찰스 쉐링턴(Charles Sherrington), 월터 캐넌 등 많은 학자에 의해 사용되어 왔다.] 이것은 모든 전일주의적 의학들이 공통적으로 가진 몸에 관한 인식이었으며, PNI 연구가 궁극적으로 도달하는 결론이기도 하다.

3. 전일적 스트레스의학

스트레스라는 용어는 건강, 웰빙, 성취와 직결되는 현대의 화두이며, 인간, 사회, 생태의 모든 부조화, 불균형, 병리적 현상을 설명하는 만능어이다. 또한 고통, 질병, 무질서 같은 주제로 심리학, 의학, 철학, 물리학, 생태학 등 인간에 관한, 그리고 인간을 둘러싼 모든 학문이 다루어 온 문제이기도 하다.

스트레스라는 개념은 동양의학과 서양의학, 전통의학과 현대의학, 인문과학과 자연과학 사이에 놓인 시간적·공간적·학문적 경계를 해제하고 이들을 연결하는 허브와도 같은 개념이다. 또한 PNI를 비롯하여 심신의학, 정신신체의학, 행동의학, 건강심리학과 같은 심신통합적 학문들의 성립과 발전을 견인해 온 모티프이기도 하다.

스트레스는 생명체의 물질적 수준으로부터 자아초월적 수준에 이르기까지 모든 수준에서 경험된다. PNI는 어떤 수준에서 발생한 스트레스든지 존재의 전 수준에 영향을 준다는 것을 보여 줌으로써, 인간이 경험하는 모든 고통이 과학에서 논의될 수 있는 단초를 마련하였고, 인간의 고통과 괴로움에 관한 동서고금의 지식과 지혜가 협력할 수 있는 장을 구축하고 있다.

1) 스트레스와 전일적 건강

개인의 총체적 건강은 다중차원의 웰빙, 즉 신체적·정신적·정서적·사회적·영적 웰빙을 성취한 상태이다. 이러한 다중차원의 웰빙을 훼방하는 것은 다중차원에서 발생하는 스트레스이다. 다중차원에서 발생하는 스트레스를 치유하기 위해서는 통합적 방법론이 요구된다.

애브라함 매슬로우는 인간이 생리적 욕구 외에도 애정, 소속, 관심, 자존감 등과 관련된 심리·사회적 욕구, 자아실현과 같은 영적 차원의 욕구를 가지고 있다고 설명하였다. 충족되지 않은 욕구는 스트레스로 경험된다. [주: 6장 1의 '3) 스트레스, 적응, 질병'을 참고하라.] 이처럼 인간 존재를 총체적, 전인적으로 이해하여 다차원적 수준에서 건강을 추구해야 한다는 인식, 그리고 스트레스는 신체적·심리적·사회적·영적인 차원에서 각기 다른 원인으로 발생한다는 견해를 바탕으로 하여 전인적인 진단과 통합적인 치유법을 제시하는 통합스트레스의학이 등장하게 되었다(신경희, 2016). 통합스트레스의학은 몸과 마음의 관계, 인간과 사회·생태 환경의 유기적 관계 속에서 질병과 건강을 바라보고 생활환경과 생활양식을 더

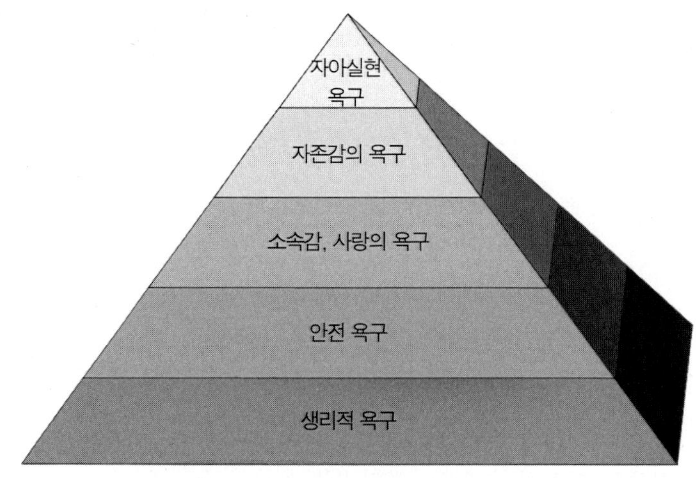

[그림 6-5] 매슬로우의 욕구 위계

불어 치유하는 통합적 방법론을 모색한다.

스트레스 반응은 변화하고 있는 환경 속에서 유기체가 새로운 적응을 획득하는 과정이다. 그 때문에 스트레스로 인해 발생하는 질병을 적응의 질병, 적응장애 등으로 부르는 것이다. 안토노브스키의 건강생성모델에서 설명하였듯이 건강은 어떤 특정 상태가 아니라 삶의 질적인 전환 과정이다. 고정된 상태가 아니라 역동적인 변화와 적응의 과정인 것이다. 건강은 질병을 물리침으로써 도달되는 상태가 아니다. 따라서 질병 퇴치가 아닌 삶에 대한 전반적 적응에 주력해야 하며, 적응은 사회 체계, 물리적 환경, 유기체, 세포 수준에 이르기까지 모든 분야에서 이루어져야 한다. 이것은 켄 윌버(Ken Wilber)가 제시한 통합적 의학의 사상한 모델(〈표 6-1〉 참고)에서도 구체화된다(Wilber, 2007). [주: 1장 2의 '4) 통합의학, 심신의학에서 출범'에서 설명한 '통합적 의학(integral medicine)' 모델을 함께 참고하라.]

〈표 6-1〉 **통합적 의학의 사상한**

	좌상(upper left) 상한	우상(upper right) 상한	
나 (I)	내적-개체적(interior-individual): 보완대체의학 ■ 감정 ■ 심리적 태도 ■ 상상 ■ 의도	외적-개체적(exterior-individual): 기존의 의료 ■ 수술 ■ 진통제 ■ 약물치료 ■ 행동 제한	그것 (It)
	좌하(lower left) 상한	우하(lower right) 상한	
우리 (We)	내적-집단적(interior-collective): 집단의 문화 ■ 문화적 가치관 ■ 문화적인 판단 ■ 질병의 의미 ■ 환자를 지원하는 집단	외적-집합적(exterior-collective): 사회적 시스템 ■ 경제적 요소 ■ 보험 ■ 의료보장 정책 ■ 사회적 전달 시스템	그것들 (Its)

우리는 존재의 대등지 모델([그림 2-2] 참고)을 통해 인간을 이루는 여러 수준(차원)을, 몸으로 경험되지 않는 몸, 마음으로 경험되지 않는 마음의 영역으로까지 확대해서 살펴보았고, 그 모든 수준이 서로 연결되어 상호작용하므로 어떤 수준에서 발생한 스트레스든지 궁극적으로 다른 수준에까지 영향을 미치게 된다는 것을 확인하였다. [주: 2장 '1. 통합생리학으

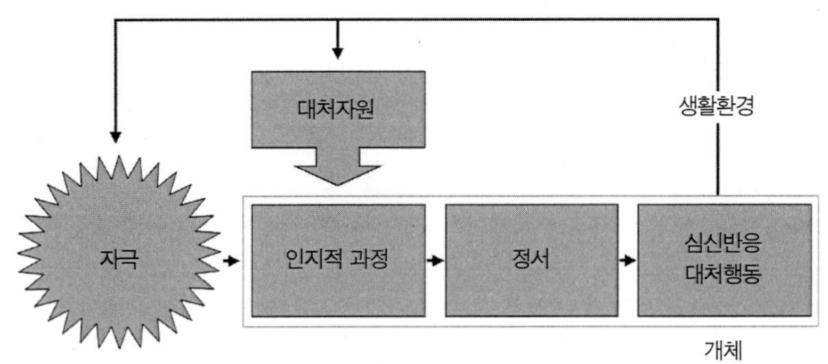

[그림 6-6] **스트레스 과정 모델**

로서의 정신신경면역학'을 참고하라.] 이것은 [그림 6-6]의 스트레스 과정 모델로 다시 표현될 수 있다. 스트레스에 대한 사람의 반응은 환경에 영향을 미치고, 그것은 다시 스트레스성 자극이 되어 돌아온다. 따라서 전일적·통합적 스트레스 관리는 개인의 인지, 정서, 생리, 행동과 더불어 개체와 환경이 교류하는 사회적·물리적 환경을 모두 포함해야 하고, 각 수준에서의 문제를 해결하기 위해 심리학, 의학, 사회학, 생태학 등이 협력하는 통합적 관리법을 모색한다. 구체적으로, 스트레스성 자극 관리, 부적응적 인지 개선, 정서 조절 능력 향상, 불건강한 행동 반응 수정, 생활양식 개선, 생활환경 개선, 대처자원 관리라는 일곱 가지 측면을 종합적으로 고려한다.

전일주의 의학이 그러하듯, 스트레스의학은 질병의 내인(內因), 외인(外因), 불내외인(不內外因)을 모두 포함하는 병인론을 가지며 치료에서도 모든 경로를 고려한다. 그 대상은 환자로 진단된 20%에 국한되지 않고 75%의 서브헬스 인구와 5%의 건강 인구로까지 확대된다. 건강 관리의 주체가 의료시스템이나 의료인이 아니라 각 사람 자신이라는 점에서는 생물사회심리적 모델과도 구분된다.

2) 스트레스와 질병

PNI에서는 개인적인 요인(성별, 연령, 영양 상태), 질병과 관련된 특성(질병의 경중, 식이요법의 순응도, 치료의 부작용), 사회적 상호작용, 지각된 스트레스에 대한 심신의 반응 양식 같은 것을 모두 질병과 건강의 변수로 포함하여 포괄적인 연구를 수행한다.

심리적 스트레스도 신체적 스트레스처럼 질병의 발생이나 치료에 영향을 준다는 것은 오래전부터 경험적으로 인식되고 있었지만, 마음을 논한다는 것 자체가 과학을 포기한다는 선언이나 마찬가지였던 시기에는 학문적으로 접근할 수 있는 주제가 아니었다. 스트레스가 질병을 일으키는 기제를 설명하는 생리학 이론은 월터 캐넌 및 한스 셀리에와 같은 생리학자들의 연구에 의해 1950년대 무렵에 거의 확립되었지만, 당시까지의 연구는 주로 동물을 대상으로 한 것이었으므로 마음의 문제가 전면에 드러나지는 않았다. 1960년에 접어들면서 사람의 심리적 스트레스에 관한 연구가 본격적으로 시작되었지만 그 변화는 생리학이 아니라 인지심리학에서 일어난 것이었다.

1970년대 후반에 PNI가 출범하면서부터 사람을 대상으로 한 스트레스 연구가 학제간 연구로 발돋움하였고, 자연과학의 연구 기준과 요건을 충족하는 증거들을 쏟아내기 시작했다. 드디어 1991년에는 유력 학술지인 『뉴잉글랜드의학저널(The New England Journal of Medicine: NEJM)』에서 마음과 질병의 관련성에 관한 연구를 게재하기에 이르렀다(Cohen 등, 1991). 다음 해인 1992년에는 스트레스가 정신장애, 자가면역질환, 관상동맥질환, 소화기장애, 만성통증 등 다양한 범위의 질환, 그리고 기타 의학적 또는 심리적 장애에 미치는 영향에 대한 종설연구가 미국 국립보건원(National Institutes of Health: NIH)에서 발표되었다(Chrousos & Gold, 1992).

스트레스 반응에 참여하는 호르몬은 무수히 많지만 대표적인 호르몬은 카테콜아민과 코티솔이다. 3장 3의 '3) SAM축과 HPA축'에서 설명한 바와 같이, 생리적 스트레스 반응은 시상하부에서 시작되며 시상하부-교감신경-부신수질로 이어지는 반응 축(SAM축)과 시상하부-뇌하수체-부신피질로 이어지는 반응 축(HPA축)을 통하여 에피네프린, 노르에피네프린, 코티솔 등의 스트레스 호르몬을 분비시킨다. 단기적이거나 정서적으로 긍정적인 스트레스에서는 에피네프린과 노르에피네프린의 역할이 주도적이지만, 지속적이고 부정적인 정서를 동반하는 스트레스에서는 코티솔이 주된 역할을 하게 되므로, 만성적 스트레스와 관련된 질환들에 있어서는 코티솔의 영향이 더 크다. 급성 스트레스에서는 교감신경계가 항진되어 생체의 활력이 증가하고 중추신경계가 전반적으로 각성되어 기억과 학습 능력이 향상되며 면역 기능도 상승한다. 그러나 이러한 긍정적 효과는 일시적이다. 이어서 분비되는 다른 스트레스 호르몬들의 억제적 작용과 스트레스 반응 과정에서 축적되는 생리적 산물들은 결국 심신의 기능에 악영향을 주게 되고, 질병, 노화, 성장 저하, 불임, 인지 능력의 저하 등 다양한 문제를 초래한다.

한스 셀리에는 스트레스의 가장 유해한 효과는 코티솔이 지속적으로 분비될 때 나타난다고 하였다. 코티솔 분비가 만성적으로 증가된 상태에서는 심·뇌혈관계 질환, 감염성 질환, 악성종양, 복부비만, 골다공증 같은 신체적 질병뿐 아니라 우울증, 불안증을 포함한 심리적 질병의 위험도 높아진다. 인체의 거의 모든 세포가 코티솔에 대한 수용체를 가지고 있다는 사실은 이 호르몬의 영향을 받지 않는 곳이 거의 없다는 것을 뜻한다. 따라서 만성적 스트레스는 전신의 모든 장기의 기능에 영향을 줄 수 있다. 여기에는 중추신경계의 장기인 뇌도 포함된다.

[글상자 6-5] **당질코르티코이드**

코티솔을 비롯한 당질코르티코이드(glucocorticoid)가 인체에 미치는 영향은 대단히 광범위하다. 당질코르티코이드라는 이름이 암시하듯이, 이 호르몬의 가장 중요한 기능은 혈당을 높이는 것이다. 우리가 과도한 면역을 억제하거나 염증을 완화하기 위한 목적으로 사용하는 스테로이드제가 바로 당질코르티코이드라는 사실에서도 알 수 있는 것처럼 면역기능을 조절하는 것 또한 이 호르몬의 중요한 기능이다.

당질코르티코이드는 간에서 포도당 신생을 증가시키고, 근육과 지방조직에서의 포도당 섭취를 억제하여 혈당을 높인다. 근육세포의 아미노산 섭취와 단백질 합성을 억제하여 당신생에 필요한 기질의 공급을 늘린다. 이렇게 되면 혈당을 공급받지 못한 근육에서는 단백질을 분해하고, 지방조직에서는 지방을 분해하여 에너지 기질로 사용하게 된다. 지방 분해의 산물인 글리세롤과 유리 지방산의 농도가 혈액 안에 상승하고 근육에서 유출된 젖산도 증가된다. 높아진 혈당은 인슐린 분비를 항진시키고, 인슐린이 증가하면 조직에서는 인슐린저항성(insulin resistance)이 나타난다. 지방조직에서 지방이 분해되기는 하지만, 인슐린은 지방분해를 억제하고 당질코르티코이드는 식욕을 증가시키므로 오히려 지방이 과잉 침착된다.

당질코르티코이드는 피부와 혈관에서 콜라겐을 합성하는 섬유아세포를 억제하므로 피부가 얇아지고 쉽게 멍이 들며 상처 치유가 지연된다. 단백질, 히알루론산의 합성도 억제하여 뼈 형성이 감소한다. 게다가 당질코르티코이드는 뼈 흡수(용해)를 촉진하고 장에서 칼슘의 흡수를 억제하며 요중 칼슘 배설도 증가시키므로 뼈에 미치는 당질코르티코이드의 해로운 영향은 지대하다. 성장호르몬과 소마토메딘의 생산 및 기능을 억제하므로 뼈 성장도 저해한다.

면역계에 미치는 영향도 매우 크다. 혈중 호중구는 증가시키지만 림프구, 단핵구, 호산구 등을 혈관 밖으로 이동시켜 혈류 안에서 순환하는 면역세포의 수를 감소시킨다. 또한 호중구, 림프구, 단핵구 등의 염증세포가 상처 부위로 이동하는 것을 막는다. 이것은 당질코르티코이드가 소염제로 이용되도록 하는 중요한 기제 중 하나이다. 또한 림프구의 생산을 억제하고, 림프구의 기능도 저해함으로써 면역계의 조절에 직접 관여한다. 림프구가 생산하는 사이토카인들의 분비를 억제하며, 항체 생산량도 감소시킨다.

한편, 당질코르티코이드는 심박출량을 증가시킨다. 당질코르티코이드는 미네랄코르티코이드(알도스테론) 수용체와도 결합할 수 있기 때문에 물과 전해질 대사에도 영향을 준다. 미네랄코르티코이드는 혈압을 상승시키므로 항고혈압제의 표적 중 하나인데, 당질코르티코이드 또한 혈압을 올리는 것이다. 생식선자극호르몬의 기능과 생식선 기능에도 영향을 미친다. 과도한 당질코르티코이드에 의해 여성에서는 무배란, 월경장애가 초래되고, 남성에서도 성 기능 장애가 나타난다.

당질코르티코이드는 중추신경계로 쉽게 들어갈 수 있다. 중추신경계의 신경세포가 가지고 있는 수용체에 결합하여 행동과 인지에도 큰 변화를 초래한다. 당질코르티코이드가 작용하는 주요 부위 중에는 전두엽, 해마, 편도체가 있다. 높은 당질코르티코이드 농도가 오래 지속되면 정서 불안, 우울증, 자극 과민 등이 나타나고, 때로는 정신병이 발생하기도 한다. 기억력이나 집중력 같은 인지기능의 감소, 식욕 증가, 불면증, 렘(REM) 수면 감소 등도 나타난다.

스트레스 같은 심리적 요인이 원인이 되어 발병하거나 악화되는 질병을 정신신체장애(psychosomatic disorder) 또는 정신생리적장애(psychophysiological disorder)라 한다. 순전히 심리적인 요인이 신체적인 질병의 발생이나 진행에 영향을 미칠 수 있다는 것은 스트레스 연구가 본격적으로 시작되기 전에도 인식되고 있었다. 프로이트 학파의 연구는 정신신체의학(psychosomatic medicine)이 수립되는 데 지대한 영향을 미치기도 했다. [주: 1장 3의 '5) 정신신체의학과 신체심리학'을 참고하라.] 그러나 고혈압, 소화성궤양 같은 일부 질환들에만 관심이 주어졌을 뿐, 다른 질병들은 순수한 기질적 질환으로 취급하려는 태도가 일반적이었다. 과거에는 미국정신의학회(American Psychiatric Association: APA)의 『정신장애 진단 및 통계편람(Diagnostic and Statistical Manual of Mental Disorders: DSM)』에서도 천식, 궤양, 고혈압, 편두통 등을 정신생리적장애로 목록화하고 있을 뿐이었으나, 1980년의 개정판인 『DSM-III』에서는 생의학적 모델의 관점에 근거한 진단이 증가하는 한편, 정신생리적 장애라는 목록이 삭제되고, 이러한 질환에 적용될 수 있는 '신체 상태에 영향을 미치는 심리적 요인들'이라는 포괄적인 범주가 마련되었다. 그리고 2000년에 개정된 『DSM-IV-TR』에 이르러서는 "심리적 요인은 거의 모든 일반적인 의학적 상태의 발현이나 치료에 중요한 역할을 한다"고 기술되었다.

(1) 스트레스와 신체적 질병, 노화

스트레스가 직접적으로 신체적 건강을 해치기도 하지만, 스트레스로 인해 유발되는 불건강한 생활양식 역시 건강에 악영향을 주며, 그러한 생활양식은 또다시 스트레스원이 된다. 신체적 건강은 스트레스에 대한 근본적 저항력을 높여 주는 반면, 신체적 불건강은 스트레스에 대한 취약성을 높인다. 신체적 불건강은 스트레스에 대한 대응을 포기하게 하거나 불충분한 스트레스 반응을 일으켜서 적응에 실패하게 함으로써 고질적인 스트레스 상황에 놓이게 하고, 때로는 무해하거나 잠재적으로 유익할 수 있는 스트레스원도 부적절하게 인식하고 과잉 반응을 하도록 만든다.

스트레스에 대한 생리적 대응이 실패하거나 반응이 지나치게 오래 지속되는 경우, 여러 가지 질병으로 진행될 수 있다. HPA축의 활성이 증가하는 것은 심장질환, 골다공증, 우울증, 대사증후군 등 수많은 병리적 과정과 상관관계가 있다(Chrousos & Gold, 2000). 스트레스와 관련된 질병으로는 고혈압, 심장질환, 뇌졸중, 당뇨병, 소화성궤양, 두통, 불면증, 우울증, 불안증 같은 것들이 먼저 떠오르지만, 사실상 스트레스와 무관한 질병은 없다고 하는 것이 보다 적절한 표현이다.

심혈관계 질환은 스트레스와 관련된 대표적인 질환으로서 동맥경화, 고혈압, 협심증, 심근경색, 혈전증 등이 포함된다. 2004년 『란셋(Lancet)』지에서는 세계 52개국 11,000명의 심장마비 환자들을 분석한 결과, 콜레스테롤, 당뇨병, 고혈압보다도 스트레스가 심장질환에 더 큰 위험요인이라는 내용의 논문이 실렸다(Rosengren 등, 2004). 메이어 프리드만(Meyer

Friedman)과 래이 로젠만(Ray Rosenman)은 관상동맥질환의 위험이 높은 스트레스 성격 유형을 'A형 행동유형(type A behavior pattern)'으로 정의하였다(Friedman & Rosenman, 1974). [주: 프리드만과 로젠만은 관상동맥질환 환자들에게서 발견되는 공통적 특성을 구분하여 이러한 특성을 가진 사람을 A형 행동유형으로, 그와 반대되는 특성을 갖는 사람을 B형 행동유형으로 정의하였다. A형과 B형 행동유형이 정의된 이후, 다른 연구자들에 의해 C형과 D형 행동유형이 추가로 제시되었다. 리디아 테모쇽(Lydia Temoshok)은 악성흑색종 환자에 대한 연구를 통해서 부정적인 감정을 억제하는 경향이 있고 암 발생 위험이 높은 성격 유형을 C형 행동유형으로 정의하였으며 (Temoshok, 1987), 요한 데놀레트(Johan Denollet)는 성마름, 침울 같은 부정적 정서와 폐쇄성으로 특징지어지는 성격을 D형 행동유형으로 정의하였다(Denollet 등, 1996).] 이와 관련하여 레드포드 윌리엄스(Redford Williams)도 스트레스 반응이 어떻게 심혈관계 질환을 일으키는지 설명하였다(Williams 등, 1980).

스트레스는 오래전부터 당뇨병의 병인 중 하나로 지적되어 왔다. 당뇨병 환자의 정서적 상태가 치료에 영향을 미친다는 인식도 오래전부터 형성되어 있었고, 많은 연구에서 스트레스가 혈당 조절에 실패하는 것과 관계가 있음을 확인하였다. 지각된 스트레스는 당 대사 이상의 예측인자가 된다(Williams 등, 2013). 당뇨병 발병 및 증상 악화에 스트레스가 기여한다고 판단되는 경우, 신경안정제를 투여하면 스트레스가 완화되어 혈당 조절에 도움이 된다. 스트레스 호르몬인 카테콜아민과 코티솔은 혈당을 상승시킨다. 역시 스트레스 호르몬인 베타-엔돌핀도 췌장의 인슐린 분비를 억제하여 혈당을 상승시킨다. 이러한 이유로 급성 스트레스는 스트레스성 고혈당을 유발할 수 있다. 스트레스 상황에서 혈당이 상승하는 것은 투쟁-도피 반응을 하기 위해 필요한 에너지를 신속히 공급하려는 것이 목적이지만, 대개 심리적 원인으로 발생하는 현대의 스트레스 상황에서는 혈당이 소비되지 못하여 고혈당 상태가 되고, 혈당을 감소시키기 위해 인슐린이 만성적으로 과도하게 분비되면 인슐린에 대한 저항성이 야기되는 것이다.

기질적인 원인이 발견되지 않는 소화기계의 질환들을 포괄적으로 '기능성 소화기계 질환'이라 하고, 흔히 '심인성' '신경성' '스트레스성'이라고 진단하게 된다. 소화기계는 자율신경계에 의해 조절되는데, 대체로 부교감신경계의 작용에 의해서는 소화액의 분비가 늘고 소장의 운동이 활발해져서 소화와 흡수가 촉진되며, 교감신경계에 의해서는 소화, 흡수가 억제된다. 따라서 스트레스는 소화액의 분비를 감소시키고 소화관을 통한 음식물의 이동을 저해하여 소화불량이나 배변장애를 일으킨다. 소화관 평활근의 긴장과 운동 항진으로 인하여 설사, 경련, 복통 등이 일어나기도 한다. 스트레스는 과민성대장증후군의 중요한 원인 중 하나이다. [주: '[글상자 1-1] 생물심리사회적 모델과 과민성대장증후군'을 참고하라.]

소화성궤양은 한스 셀리에가 지목한 스트레스의 3대 증상 가운데 하나이다. 교감신경계의 항진은 소화관에 공급되는 혈류를 감소시켜 위벽에 경색과 괴사를 만드는데, 이렇게 손상된 부위에는 궤양이 발생하기 쉽다. 더구나 위산과 소화효소를 함유한 위액으로부터 위장관의 내벽을 보호해 주는 점막층의 생성이 코티솔에 의해 억제된다. 그러면 손상된 위장관 내벽이 위산과 효소에 노출되고, 결국 위·십이지장에 궤양이 시작되거나 이미 있는 궤양이 더욱 악화되는 것이다.

목 안에 지속적으로 이물감이 느껴지는 신경성 질환을 인두신경증, 또는 종류감(globus symptom)이라 한다. 주로 중년 여성에게 잘 생기는 것으로 알려져 있으나 최근에는 젊은 남녀에게도 많이 나타나고 있다. 인두나 식도를 둘러싼 근육의 긴장으로 인하여 연하(삼킴) 곤란이 발생하기도 하는데, 스트레스 외에도 화병, 욕구불만, 우울증 등에 동반되는 경우가 많다.

교감신경계가 항진되면 저장된 에너지를 소비하여 체중 감소를 유발하는 대사가 진행되지만, 스트레스가 만성화되면 대체로 체중이 증가하는 방향으로 대사가 변화된다. 최근 발표된 연구에 따르면, 스트레스는 신진대사를 하루 104Cal 정도 낮추는데, 이는 1년에 5kg의 체중 증가 효과를 가져온다(Kiecolt-Glaser 등, 2015). 스트레스는 음식물 섭취량이나 음식물에 대한 기호에도 영향을 주는데, 주로 당분과 지방이 많고 자극적인 음식을 찾게 한다. 스트레스 호르몬 중에는 식욕을 증가시키는 것도 있고, 감소시키는 것도 있다. [주: 3장 4의 2), '(3) 인지, 정서, 행동에 영향을 미치는 호르몬'을 참고하라.]

스트레스 시에는 교감신경계의 항진에 의해 근육이 긴장되어 근육통, 두통, 요통과 같은 통증이 흔히 경험된다. 교근의 과도한 긴장은 턱관절장애(temporomandibular joint disorder: TMD, TMJ syndrome)의 원인이 된다. 교감신경계가 항진되면 말초로의 혈류가 감소되어 근육의 피로가 누적되고 통증이 심해질 수 있다. 스트레스의 생리적 반응 자체도 통증의 원인이 되지만, 스트레스와 관련된 부정적 심리 상태는 통증 지각이 더 예민해지게 한다. 스트레스로 인해 발생한 신체적 통증은 다시 심리적 스트레스가 되어 통증을 더 악화시킬 수 있다. 맬작(Melzack)과 월(Wall)의 관문통제이론(gate control theory)에 따르면, 중추신경계로 전해지는 통증 신호의 전달을 조절하는 통증관문은 통증에 대한 주의, 정서적 상태, 인지적 해석 같은 심리적 요인들에 의해 열리거나 닫힐 수 있다. [주: 4장 3의 '4) 통증과 고통, 그리고 마음'을 참고하라.] 스트레스, 불안, 우울은 고통의 역치를 낮추어 동일한 통증에 대해서도 주관적 고통이 더 커지게 만든다. 심리적 요인들은 통증에 대처하는 행동 방식에도 영향을 줌으로써 통증 경험을 변화시킨다.

급성 스트레스 초기에는 면역반응이 항진된다. 그러나 면역 기능을 상승시키는 것은 생리학적으로 매우 큰 비용을 요구하는 것이며, 과도한 면역반응으로 인해 오히려 자신의 생체 조직이 손상될 수도 있기 때문에 곧 조절 기제가 작동하게 된다. 즉, 코티솔이 분비되면서 면역반응을 감소시키는 것이다. 만일 이러한 조절 기제가 불충분하거나 과도하게 작동하면 각종 면역질환이 일어날 수 있다.

만성 스트레스에서 지속적으로 상승된 코티솔은 새로운 림프구의 생산을 감소시키고, 흉선과 림프절에서 유리되는 림프구 수를 감소시키며, 이미 순환계에 존재하는 림프구들이 순환계 내에 머무는 기간을 단축시킨다. 또한 침입한 병원체에 대한 항체 생산을 감소시키고 염증반응을 억제한다. 면역세포들 사이에 오가는 전령물질들의 작용도 감소시켜 효과적인 면역반응을 훼방한다. 그 결과, 각종 감염성 질환의 발생 가능성이 높아지고, 악성종양의 발생과 재발 가능성도 증가한다.

반면, 스트레스는 과잉면역을 일으키기도 한다. 효과적인 면역반응의 전제는 침입한 이물질이나 손상된 자기 세포의 제거를 담당하는 세포들과, 불필요하거나 과도한 면역반응이 일어나지 않도록 면역반응을 조절(억제)하는 세포들이 긴밀히 협조하여 면역 기능의 균형을 이루는 것이다. 면역 기능이 감소된다는 것은 전자의 기능이 감소되는 것일 수도 있고, 후자의 기능이 감소되는 것일 수도 있다. 즉, 과잉면역도 면역 기능이 감소한 결과이다. 이러한 기제로 만성 스트레스는 알레르기, 아토피, 자가면역질환의 위험을 증가시킨다.

갑상선에 발생하는 대표적인 질환으로서 갑상선기능저하증인 하시모토 갑상선염(Hashimoto's thyroiditis)과 갑상선기능항진증인 그레이브스병(Graves' disease)을 들 수 있는데, 이들 모두 자가면역성 질환이다. 갑상선호르몬의 생산 감소나 생산 과다와 관련된 여러 증상은 교감신경계의 활성과 밀접한 관련이 있다. 스트레스로 인해 증가된 카테콜아민이 갑상선을 자극하면 갑상선기능항진증이 유발될 수 있는데, 이 경우 치료를 위하여 교감신경계의 카테콜아민 수용체를 차단하는 베타-차단제가 처방되기도 한다.

골다공증도 스트레스와 밀접한 관계가 있다. 스트레스 호르몬들은 뼈의 생성을 억제하고 파괴를 증가시키는 방향으로 작용한다. 코티솔은 칼슘 항상성에도 악영향을 준다. 소장에서의 칼슘 흡수는 억제하고, 신장에서의 배출을 증가시킨다. 체내 칼슘이 부족해지면 뼈로 충분한 칼슘이 공급되지 못할 뿐 아니라 뼈에 저장되어 있던 칼슘의 유출이 증가되므로 뼈의 밀도가 감소될 수밖에 없다.

스트레스는 아동의 성장을 저해한다. 성장호르몬은 뇌하수체 전엽에서 분비된다. 시상하부는 뇌하수체의 성장호르몬 분비를 자극하는 호르몬인 성장호르몬방출호르몬(growth hormone releasing hormone: GHRH)과 억제하는 호르몬인 소마토스타틴(somatostatin)을 분비하여 성장호르몬 분비를 조절한다. 스트레스는 억제호르몬인 소마토스타틴의 분비를 과도하게 증가시킨다. 코티솔 또한 성장호르몬의 분비를 억제하고, 성장호르몬에 대한 신체의 반응성을 감소시킨다. [주: 성장호르몬은 간에서 생성되는 소마토메딘(somatomedin)을 통해 성장을 유도한다. 즉, 성장호르몬 자체가 골격의 성장과 세포의 분열을 촉진하는 것이 아니라, 성장호르몬의 자극에 의해 분비되는 소마토메딘이 그 역할을 하는 것이다. 따라서 성장 부진은 성장호르몬의 결핍에 의해서만 기인하는 것이 아니다. 성장호르몬 수준이 정상이더라도 소마토메딘의 생성이 부족하면 성장에 장애가 올 수 있다. 스트레스는 소마토메딘의 방출을 억제하고, 이 호르몬에 대한 신체의 감수성도 감소시킨다.] 성장기가 지난 후에도 성장과 관련된 호르몬들은 계속 분비되는데, 이때는 골격을 성장시키는 것이 아니라 신체 조직을 수복, 재건하는 것에 주로 이용된다. 코티솔이 뼈로의 칼슘 공급을 감소시킬 뿐 아니라 콜라겐 합성과 혈류의 흐름에도 악영향을 주기 때문에 만성 스트레스는 상처 치유나 골절 후의 회복을 지연시키고 수술 후 재원 기간이 길어지게 한다.

스트레스 호르몬은 성호르몬의 분비를 방해하여 성적 욕구의 유발 및 성적 반응과 관련된 장애를 일으킨다. 단기적인 급성 스트레스보다 만성적 스트레스가 더 큰 영향을 미친다. 심한 스트레스에 지속적으로 노출되었을 때 여성에서는 월경장애, 무배란이 발생하고, 남성에서는 정자 생산량 및 정자 운동성이 저하되고 비정상적인 정자가 나타난다. 만성적으로 스트레스를 받는 남성은 테스토스테론 수준이 저하되어 있다. 만성적 스트레스는 발기부전, 조루, 만성전립선염과도 관련이 있다. 월경전증후군(premenstrual syndrome: PMS)도 스트레스에 의해 악화될 수 있는 내분비 장애의 일종이다.

암과 스트레스가 관련이 있다는 발견은 최근에 이루어진 것이 아니다. 그리스의 의사 갈렌은 우울한 여성에게서 암이 발생할 확률이 높음을 지적한 바 있다. 1893년에 정서적 스트레스와 암 발병 사이의 연관성을 입증하는 경험적 증거가 발표된 바 있으며, 한스 셀리에도 높은 수준의 스트레스가 자주 계속되면 스트레스 호르몬의 작용으로 인해 궁극적으로 암이 생성될 수 있다고 하였다. HPA축의 조절부전은 암 환자에게서 흔히 나타나는 현상이다. 카테콜아민도 암 발생에 중요한 역할을 하므로 베타-차단제가 항암치료제로 개발될 가능성도 있다(Yang & Eubank, 2013).

신경-내분비-면역계의 비정상적 활동을 동반하는 정신적 요인들이 대부분의 피부질환에서 질병의 병태생리에 중요한 역할을 하는 것으로 밝혀졌다(Hochman 등, 2015). 심리적 스트레스는 건선, 원형탈모증, 아토피성 피부염, 습진 등의 피부질환을 악화시킨다. 통계에 의하면, 피부질환의 40%가 스트레스와 관련되며, 피부과 환자의 75%가 치료 중 정신적 요인의 영향을 받는다. 따라서 피부질환의 진단과 치료에 스트레스 같은 심리적 요소가 고려되어야 한다는 견해가 임상에서 널리 수용되고 있다. 게다가 스트레스는 손상된 피부의 치유도 지연시킨다(Walburn 등, 2009).

스트레스가 노화를 촉진하는 기제는 다양하다. 스트레스는 체내 활성산소를 증가시키고 미세염증을 일으켜 세포를 손상시킴으로써 혈관을 비롯한 여러 조직(tissue)과 장기의 기능을 서서히 저하시킨다. 스트레스가 텔로미어(telomere)를 단축시켜 노화와 죽음을 앞당긴다는 사실도 밝혀졌다. 최근 연구에서는 텔로미어의 길이가 만성 스트레스의 지표가 될 수 있는 것으로 확인되었다(Mitchell 등, 2014).

앞서 설명한 바와 같이, 스트레스 호르몬들은 성호르몬의 생산을 억제한다. 성호르몬이 감소하면 심신의 활력이 저하되며, 젊고 아름다운 외모를 유지하는 것도 영향을 받는다. 그런데 코티솔은 또 다른 경로로 이 과정의 진행에 가세한다. 활력을 증진시키고 노화를 억제하는 효과가 있어서 항노화 호르몬이라고도 불리는 DHEA는 코티솔의 작용을 차단하는 항스트레스 호르몬이기도 하다. 이것은 부신피질에서 코티솔과 함께 만들어지며, 생식선(정소, 난소)이 남성호르몬과 여성호르몬을 만들 때 재료가 된다. 부신피질은 콜레스테롤로 프레그네놀론(pregnenolone)을 만들고, 이 프레그네놀론을 이용하여 코티솔이나 DHEA를 만드는데, 부신피질이 코티솔을 생산하기 위해 프레그네놀론을 많이 소비할수록 DHEA의 생산량은 감소될 수밖에 없다. 스트레스가 장기화되어 부신의 피로가 누적되면, 기본적으로 필요한 수준의 코티솔마저 생산하지 못하게 되는데, 이 상태가 바로 만성피로증후군

(chronic fatigue syndrome)이다.

스트레스가 질병을 일으키는 기제에 관한 연구들은 스트레스 감소 프로그램이 실제로 질병 치유를 촉진하고 환자의 재원 기간을 단축시킨다는 것을 확인한 연구들로 이어졌으며, 의료기관에서 환자들을 위한 스트레스 감소 프로그램이 도입되는 것을 촉진하였다.

(2) 스트레스와 심리·행동적 장애

스트레스는 인지, 정서, 행동에 영향을 미치는 각종 신경전달물질의 분비에 영향을 준다(Breedlove 등, 2010). 스트레스 상태에서 분비되는 호르몬과 사이토카인들도 중추신경계에 작용하여 정서 및 행동 상의 변화를 가져온다. 스트레스는 불안, 공포, 분노, 우울, 흥분 등의 정서적 증상과 함께 기억력·주의력·집중력 장애 같은 인지적 증상을 일으킨다. 또한, 의기소침, 위축, 우유부단함, 폭력적 행동, 회피적 행동 같은 행동 상의 변화를 일으켜 일상적 기능에 부정적인 영향을 주고 삶의 질을 저하시킨다.

스트레스는 모든 유형의 심리적 장애들과 직·간접적으로 관련이 있지만, 특히 외상후스트레스장애(PTSD), 급성스트레스장애(acute stress disorder), 적응장애(adjustment disorder: AD), 우울증, 불안증 등은 스트레스와 가장 관계가 깊은 장애로 거론되고 있다. 조현병의 발병이나 재발도 심한 스트레스성 사건이 계기가 되는 경우가 흔하다.

PTSD는 전쟁, 자연재해, 화재, 사고 같은 재난을 당해서 자신의 힘으로는 어찌할 수 없는 압도적인 공포를 경험한 후에 나타난다. PTSD는 자율신경계의 각성에 의해 촉발되는 것으로, 뇌간에 있는 교감신경 중추인 청반의 노르에피네프린 회로에 의해 기억 회로가 강화되어 나타난다. 즉, 자율신경계의 과도한 활성화로 인해 청반에서 해마와 편도체로 향하는 노르에피네프린 회로가 자극되어 과거 기억을 다시 불러오면서 외상성 사건을 반복해서 재경험하게 되는 것이다. 심한 외상성 충격을 받은 사람에게 노르에피네프린 수용체를 차단하는 베타-차단제를 즉시 투여하여 교감신경의 작용을 억제하면 PTSD의 발생 가능성이 낮아진다.

급성스트레스장애는 PTSD와 매우 유사한 증상을 나타내는 장애이다. 극심한 외상적 사건을 경험한 후 1개월 이내에 발병하며, 해리성 증상이 2일 이상 4주 이내의 단기간 동안에 나타난다. PTSD에서처럼 우울, 불안, 수면장애, 인지장애 등이 함께 나타날 수 있다.

적응장애는 스트레스를 유발하는 것으로 확인되는, 하나 혹은 여러 원인에 대한 반응으로서, 그 원인이 발생한 후 3개월 이내에 발병하는 것이다. 급성일 경우에는 스트레스의 원인이 사라지면 증상이 6개월 이상 지속되지 않지만, 만성일 경우에는 더 오래 지속될 수도 있다. 정신과 외래환자의 20%, 다른 진료과에서는 그 이상의 환자들이 적응장애에 해당될 것으로 추정되고 있다. 새학기증후군, 새직장증후군 등도 적응장애의 일종이다.

우울증의 위험을 높이는 요인은 유전적 요인, 생애 초기의 정신적 충격(트라우마), 내분비계나 면역계의 이상 등 다양하다. 그러나 우울증을 유발하는 가장 흔한 원인은 스트레스이다. 스트레스로 인한 대표적 증상 또한 우울감이므로, 스트레스와 우울증은 분리해서 설명할 수 없을 만큼 서로 밀접한 관계를 가지고 있다. 스트레스는 중추신경계의 세로토닌 수준을 낮추어 우울감에 빠지게 한다. 중추신경계의 세로토닌 수준이 낮아지면 심신에 활력을 주는 노르에피네프린과 기쁨을 느끼게 하는 도파민의 생산도 함께 낮아지고, 결국 우울감과 침체감이 더 심화된다. 우울증 환자에서는 HPA축의 호르몬, 특히 코티솔이 증가해 있고, 코티솔 증가와 함께 나타나는 편도체의 과잉 활성화와 해마의 위축도 발견된다. 사이토카인들도 노르에피네프린, 세로토닌, 도파민 분비에 영향을 준다. 만성 감염증, 자가면역질환처럼 면역계가 과도하게 활성화되는 질환에서 우울증이 동반되는 경우가 많다.

불안장애는 불안과 공포를 주 증상으로 하는 장애이다. 불안장애의 유형에는 공황발작, 특정공포증, 사회공포증, 강박장애, 범불안장애 등이 있으며, PTSD, 급성스트레스장애도 불안장애의 범주에 포함된다. 불안장애에서 핵심적인 생리적 기제는 교감신경계의 과도한 활성화이다. 불안, 공포라는 정서는 변연계의 편도체에서 생성되며, 반복적으로 특정 자극이나 상황에 접하게 되면 편도체에서는 공포의 조건화가 이루어진다. 편도체는 자율신경계로부터 몸의 긴장 상태에 관한 신호를 받아 불안과 공포를 유발하고 스트레스 반응을 일으킨다. 즉, 각성된 편도체는 교감신경계를 활성화시키고, 활성화된 교감신경계는 다시 편도체를 각성시키므로 불안은 스트레스로, 스트레스는 불안으로 이어진다. 또한, 편도체는 코티솔 신호에도 민감하게 반응하여 더욱 활성화된다. 따라서 스트레스와 불안, 공포는 서로를 자극하며 점점 더 증폭되는 고리를 형성하게 된다.

스트레스와 관련하여 사회적으로 커다란 이슈가 되고 있는 분노장애에는 간헐성폭발장애, 외상후격분증후군, 분노발작 등이 포함된다. 분노장애는 매우 흔한 장애이다. 분노발작의 경우만 하더라도 우울증 외래환자의 1/3에서 나타난다. 화병은 울화병의 준말로, 분노 같은 감정이 해소되지 못하여 화(火)의 양상으로 폭발하는 증상이 있는 증후군이다.

1977년, 주빈(Zubin)과 스프링(Spring)은 스트레스(물리·생물학적 스트레스, 심리·사회적 스트레스)와 개인의 취약성(유전적 요인, 신경생리학적 요인, 출생 전후의 신체적·심리적 요인)이 상호작용하여 조현병 발병 여부를 결정한다는 '스트레스-취약성 모델(stress-vulnerability model)'을 제시하였다(Zubin & Spring, 1977). [주: '질병소인-스트레스 모델(diathesis-stress model)'이라고도 한다.] 이 모델은 주빈과 스프링에 의해 처음 제안된 이후 여러 학자에 의해 발전되어 왔으며, 스트레스와 취약성을 감소시키고 발병과 재발의 역치를 높이는 데 있어서 개인의 적극적인 역할에 주목하게 하였다. 처음에는 정신병리학에서 정신장애를 설명하기 위해 소개되었지만, 정신장애뿐 아니라 다양한 질병과 스트레스성 자극의 관계에 대한 이해를 증진시키는 데에도 기여하였다.

불면증의 70% 이상이 스트레스 때문에 발생한다는 보고가 있다. 불면증 환자들에게서 교감신경계가 과도하게 활성화되어 있고, 혈중 코티솔 수준이 높다는 것은 스트레스와 불면증의 강력한 관계를 확인시켜 준다. 스트레스로 교감신경계가 항진되면 심신은 흥분 상태가 되어 쉽게 잠들 수 없게 된다. 과도한 코티솔 분비도 수면을 방해할 수 있고, CRH 역시 수면을 방해하는 호르몬이다. CRH는 HPA축의 개시 호르몬이기도 하지만, 불안, 공포, 각성을 매개하는 신경전달물질이기도 하다. 수면 중인 동물에게 CRH를 투여하면 수면이 억제된다. 불면증은 피로와 스트레스를 적절하게 해소하지 못하게 하므로 스트레스에 대한 저항력을 감소시키게 된다.

스트레스는 인지적인 효율성을 저하시키는데, 인지적 기능의 저하는 다시 스트레스의 원인으로 작용한다. 스트레스를 경험하는 동안에는 자신이 처한 상황에 대한 왜곡된 해석, 편협한 사고, 방어적이고 자기중심적인 태도, 우유부단함과 판단 능력의 저하 같은 증상이 나타나는데, 이것은 상황을 더 악화시키게 된다. 단시간의 짧은 스트레스에서는 카테콜아민이 뇌를 각성시키고 기억을 촉진하지만, 만성적 스트레스는 뇌를 황폐화시킨다. 코티솔이 기억에 영향을 준다는 것은 부신에서 과도한 코티솔이 분비되는 질환인 쿠싱증후군(Cushing's syndrome) 환자, 또는 질병 치료를 위해 스테로이드(당질코르티코이드)를 투여하는 환자들에게서 장기적으로 기억에 문제가 나타난다는 것으로도 알 수 있다. 선언적기억을 비롯한 인지기능의 손상은 코티솔이 해마에 미치는 영향으로 인하여 초래되는 반면, 정서적기억이 강화되는 것은 카테콜아민이 편도체에 미치는 영향으로 인한 것으로 설명된다(McEwen & Sapolsky, 1995).

만성적 스트레스에서는 신경세포의 소실이 일어나는데, 특히 기억과 학습에 관여하는 해마는 코티솔에 의해 가장 큰 영향을 받는 곳이다. 해마는 과도한 수준의 코티솔에 장기간 노출되면 신경세포의 축색이 위축, 소실되고, 심지어 신경세포가 사멸된다. 게다가 새로운 신경세포의 생산도 억제된다(Ohl 등, 2000). [주: 해마는 중추신경계에서 신경세포가 새로 만들어지는 몇 안 되는 부위 중 하나이다.] 따라서 만성적인 스트레스는 인지 능력과 학습 능력에 장애를 초래하고, 뇌의 노화와 치매 진행을 촉진할 수 있다.

스트레스는 자기-조절(self-control)의 동기와 능력을 손상시키고, 스트레스로 인한 부정적인 정서는 자기-파괴적(self-destructive) 행동을 촉발한다. 스트레스는 섭식장애, 물질 관련 장애, 충동 조절 장애 등 많은 병리적 증상과 관련이 있다. 스트레스가 심한 사람들은 충동적으로 행동하는 경향이 있다. 즉각적으로 욕구를 충족시킬 수 있는 것에 빠져들기도 하고, 해야 할 일들을 뒤로 미루거나 포기하기도 한다. 이러한 행위는 문제 상황으로부터 잠시 벗어나 부정적인 정서를 감소시키는 데 도움이 될 수도 있지만, 반복되거나 지속되면 정상적인 삶의 기능을 훼손함은 물론 심신의 장애를 초래할 수도 있다.

스트레스성 자극에 대해서 우리가 취할 수 있는 행동 반응은 〈표 6-2〉와 같이 다양하다(신경희, 2016). 진화론적으로 초기에 형성된 스트레스 반응의 원형은 투쟁하거나, 도피하거나, 포기하는 것 세 가지로 구분할 수 있다. 투쟁 반응이나 도피 반응은 직접 싸우거나 도망쳐서 스트레스 상황에서 벗어나는 것인데, 현대 사회에서는 불필요한 에너지만 소모시킬 뿐, 해결 방법이 되지 않는 경우가 대부분이고 오히려 더 파국적인 결과를 초래하기도 한다. 이런 상황에서 사람들은 변형된 투쟁-도피반응을 하게 된다.

변형된 투쟁-도피반응 중에는 목표도착행동이라는 것이 있다. 말 그대로 투쟁의 대상, 즉 목표가 바뀌는 것이다. 주변에 있는 물건을 파괴하거나 아무런 관련이 없는 제3자에게 화풀이를 하는 것이 여기에 해당한다. 학교나 직장에서 자신보다 힘이 약한 대상을 괴롭히는 행동, 불특정 다수를 대상으로 저지르는 범죄들도 목표도착 행동의 결과로 볼 수 있다. 가장 극단적인 경우에는 그 대상이 자기 자신이 되기도 한다.

대체행동은 더 흔히 나타나는 변형된 투쟁-도피반응이다. 이것은 상황으로부터 도피할 수 없는 상태에서 스트레스로 인해 발생한 심신의 긴장을 완화하기 위해 무의식중에 하게 되는 반복적 행동으로서 손톱 물어뜯기, 머리 긁기, 다리 떨기 같은 것이 속한다. 스트레스가 심할 때, 틱(tic) 증상도 더 심해진다.

현실도피행동은 세 가지 원형적 반응 중 포기에 해당하는 것이다. 사람에게 있어서 포기는 대개 현실도피행동으로 나타난다. 이것은 투쟁-도피 행동에서의 도피와는 달리, 실제로 스트레스 자극을 피하여 멀어지는 것이 아니라, 고통스러운 현실로부터 정신적으로 도망치려는 행동이다. 현실도피는 주로 특정 물질이나 행위에 대한 탐닉, 의존, 중독 증상으로 나타난다.

중독은 뇌의 실질적인 변화가 동반되는 질병이다. 중독에 빠진 뇌에서는 도파민 같은 신경전달물질이 과도하게 분비되고, 중독의 대상인 물질이나 행동을 하지 않으면 고통을 견딜 수 없게 된다. 그런데 중독이 시작된 뒤에는 스트레스를 더욱 악화시킬 수 있다는 사실도 생리학적으로 확인되었다. 뇌의 중격 부위에 있는 D2형 도파민 수용체는 스트레스를 받으면 더욱 민감해지는데, 그 결과 중독으로 인한 뇌의 변형이 더 악화되고 원래의 상태로 회복되기가 점점 힘들어진다. 결국, 스트레스는 변형된 뇌가 중독성 자극을 더욱 탐닉하도록 고착시키고 재발 가능성을 높이게 된다.

〈표 6-2〉 **스트레스에 대한 행동 반응의 유형**

투쟁 또는 도피 행동	직접 싸우거나 도망쳐서 스트레스 상황을 벗어나려는 것. 현대 사회에서는 거의 도움이 되지 않음. (예: 폭력, 분노 관련 범죄)
목표도착행동	스트레스의 원인을 제공하는 대상이 아니라 다른 대상에게 하는 투쟁 행동. (예: 물건 파괴, 제3자에게 하는 화풀이, 묻지마 범죄, 자살)
대체행동	긴장을 완화하기 위해 무의식중에 하는 반복적 행동. (예: 손톱 물어뜯기, 머리 긁기, 다리 떨기)
현실도피행동	고통스러운 현실로부터 정신적으로 도피하는 행동. (예: 중독)

(3) 스트레스의 후성유전학적 영향

후성유전학(epigenetics)은 유전자 자체, 즉 DNA 염기서열에는 변함이 없는 상태에서 DNA의 메틸화(methylation) 같은 후천적 변화로 인해 유전자의 발현 양식이 달라지는 현상을 연구하는 학문이다. [주: 1장 3의 '3) 후성유전학'을 참고하라.] 동물연구를 통해 스트레스가 여러 유전자 발현에 영향을 미친다는 사실이 규명되었으며, 사람을 대상으로 한 연구에서도 이러한 사실이 확인되었다. 예컨대, 로널드 글래서(Ronald Glaser) 등의 연구에 의하면 시험 스트레스는 말초의 백혈구에서 c-myc, c-myb 같은 종양유전자(oncogene)의 발현을 증가시켰다(Glaser 등, 1993).

유전자의 발현은 환경에 의해 좌우된다. 삶에서 경험하는 심리적 스트레스, 사회적 스트레스, 생태·물리학적 스트레스는 모두 유전자의 발현에 영향을 준다. 스트레스의 후성유전학적 영향은 생애 초기에 경험한 스트레스일수록 지대하다. 동물에게 가장 중요한 생애 초기 스트레스는 양육의 결핍이다. 잘 양육된 새끼 쥐들의 해마에서는 높은 농도의 세로토닌이 분비된다. 이것은 해마의 당질코르티코이드 수용체 유전자 발현에 긍정적으로 기여하는 전사인자를 활성화하는 작용을 한다(Laplante 등, 2002; Weaver 등, 2000; Weaver 등, 2002). 이렇게 변화된 유전자 발현은 동물이 일생 동안 스트레스에 대해 덜 반응적이 되도록 만든다. 해마에 당질코르티코이드 수용체가 많으면 스트레스 반응이 시작되었을 때 신속히 반응을 가라앉히게 된다. 또 다른 연구는 중추신경계 CRH 발현 수준이 낮아진 것을 보여 주는데, 이것은 스트레스 반응 축의 활성화 자체가 낮아지는 것을 의미한다. 반면, 출생 후 양육의 결핍에 의해 세로토닌 결핍이 야기될 수 있으며, 이는 부정적 기분, 공격성, 사회적 상호작용 결여와 관련된다. 게다가 모성박탈된 쥐들은 해마를 포함한 여러 뇌 영역에서 신경세포와 교세포의 사망 빈도가 더 높다(Zhang 등, 2002). 해마 용적이 작고 당질코르티코이드 수준이 높은 것은 우울증과 관련이 있으므로 생애 초기 스트레스의 영향은 훗날 정신병리로 나타날 수 있음을 시사한다. 심지어 덜 심각한 모성박탈도 어른이 되어서까지 지속되는 변화를 유발하는데, 실험동물들은 성체가 되었을 때 불안 경향성이 있으며, 박탈이 없던 대조군에 비해 알코올을 함유한 물을 더 많이 섭취한다(Huot 등, 2001).

개인의 성장과 발달은 유전자와 환경의 상호작용 속에 진행된다. 해로운 생애 초기 경험들은 변연계와 스트레스 반응 축 발달에 영향을 미치고, 생애 초기에 형성된 왜곡된 스트레스 반응은 개체의 삶 전체에 지속되어 질병과 건강에 악영향을 준다.

심지어 태아가 모체에서 겪은 스트레스는 태아의 대사가 형성되는 과정에 영향을 미친다. 이처럼 출생 전에 모체를 통해 받은 스트레스성 정보가 태아의 대사를 형성하는 배경이 되는 것을 대사의 각인, 또는 대사의 편성이라 한다. 이와 관련하여 데이비드 바커(David Barker)는 '성인 질병의 태아 기원설(fetal origins of adult disease: FOAD)'을 제시하였다(Barker, 1990; Barker, 2004). 태아가 모체에서 겪은 스트레스가 출생 후 건강에 영향을 준다는 것을 보여 주는 대표적 사례는 제2차 세계대전 중 심한 기근을 겪었던 임신부들의 자녀에 관한 연구에서 제공된다. 이 여성들은 저체중인 아기를 출산했는데, 아이들은 성인이 되었을 때 관상동맥질환, 고혈압, 조기 사망의 발생 빈도가 더 높았다(Roseboom 등, 2001). [주: 이 결과는 케임브리지대학 연구팀이 쥐를 대상으로 했던 연구에서 재현되었다(Radford 등, 2014).] 이것이 함의하는 바는 심각한 스트레스를 일찍 경험할수록 사람의 삶 전체에 걸쳐 더 광범위하게 영향을 미치게 된다는 것이다.

스트레스를 받은 어미에게서 태어난 쥐들은 성장 후에 스트레스 상황에 노출되면 더 강하게 반응한다. 모체가 스트레스를 받으면 태아도 영향을 받는 것이다. 모체가 만든 스트레스 호르몬에 태아가 많이 노출되면 태아 역시 스트레스 호르몬을 많이 만드는 불리한 대사 반응을 갖추게 된다. 9·11 테러를 목격했던 임신부의 아이들은 직접 사건을 목격하지 않았음에도 코티솔 수치가 더 높다는 것이 확인되었다. 비베트 글로버(Vivette Glover)는 임신 기간 동안 심한 불안과 스트레스를 겪는 임신부는 정서적 문제, 주의력결핍장애, 인지적 발달 지연 등이 있는 아기를 출산할 가능성이 크다는 것을 발견했다(Glover 등, 2010). 게다가 임신 기간 동안 임신부가 겪는 스트레스는 아기가 태어나서 바로 경험하는 스트레스보다 아기에게 더 중요한 것으로 나타났다. 모체가 부정적인 환경에 노출되거나, 모체가 태아에게 불리한 내부 환경을 만드는 경우, 태아의 전뇌(forebrain. 대뇌피질과 간뇌가 되는 곳)는 작아지고 후뇌(hindbrain, 뇌간과 소뇌가 되는 곳)는 커진다. 임신 중 스트레스는 태아의 남성화를 억제하는 경향이 있다. 임신한 어미가 스트레스에 노출되면, 대조군 동물에 비해 수컷 자손들의 뇌 구조 및 행동에서 남성화가 덜 일어난다.

어려서 겪는 정서적 스트레스는 신체적 스트레스 못지않은 지대한 영향을 미친다. 특히, 두뇌 발달의 결정적인 시기에 경험한 스트레스가 가져오는 결과는 더욱 치명적이다. 뇌는 환경의 영향을 받아 신경망을 갖추어 나가는데, 뇌가 집중적으로 발달하는 시기에 양육이 제대로 이루어지지 않거나 학대와 같은 스트레스를 받으면 이 조직의 발달이 취약해진다. 이러한 상태로 성장하게 되면 신경증이 유발될 가능성이 높아진다. 스트레스 반응은 내분비, 자율신경, 면역, 인지 능력 등에서 광범위하게 나타나지만, 두뇌는 스트레스성 자극을 통합하고 반응을 구성하는 장기이므로 가장 민감하게 영향을 받는다. 코티솔은 뇌 기능의 조절에도 관여하지만 신경계의 유전자 발현 조절 기제에도 관여하여 더 장기적으로 영향을 미칠 수 있다. 반복적으로 스트레스가 가해지면 중추신경계는 스트레스에 대해 더욱 길고 과장되고 왜곡된 반응 양식을 갖추게 되고, 그 결과 성장, 생식, 면역, 학습, 기억 능력 등의 저하를 가져온다. 이와 같은 심리·생리적 반응 경향성은 중추신경계의 구조와 기능에 고정되어 개체의 삶 전반에 영향을 주게 된다.

대사가 편성·재편성되고 신경망이 구성·재구성되는 배후에는 지속적으로 이루어지는 유전자의 후성유전학적 편집이 있다. 스트레스성 환경이 좋은 유전자의 발현을 억제하고 스트레스 반응성을 불리한 방향으로 편성할 수 있는 것처럼, 좋은 환경은 그 효과를 상쇄하거나 역전시킬 수 있다.

스트레스의 후성유전학적 영향과 관련하여 반드시 기억해야 하는 점은, 여기서 말하는 스트레스가 단지 생리적 스트레스나 심리·사회적 스트레스만을 의미하는 것이 아니라는 것이다. 소음, 진동, 수면을 방해하는 빛, 전자기파, 공해와 유해 화학물질은 우리 몸의 가장 낮은 수준에서 가해지는 스트레스이다. 오염된 양수가 태아에게 미치는 영향을 생각하면 이상의 환경 스트레스들이 우리의 신체에 미치고 있는 영향에 대해서도 좀 더 심각히 고민해 보아야 한다. 2장 '1. 통합생리학으로서의 정신신경면역학'에서 살펴본 바와 같이, 인간 존재의 어느 수준에서 발생한 스트레스든지, 결국은 존재의 모든 수준에 영향을 미치게 된다는 것도 반드시 기억되어야 할 것이다.

한 사람의 건강은 그 사람을 이루는 여러 수준 중에서 가장 취약한 수준의 건강 상태에 달려 있다. 신체의 모든 장기 기능이 정상이더라도 폐 기능 부전인 사람은 폐질환 환자인 것처럼, 신체적, 정신적으로는 객관적으로 건강하더라도 사회적 삶이 손상되어 있다면 건강한 사람이라 할 수 없다. 우리의 의식이 닿지 않는 수준의 몸(분자, 원자 수준의 몸)과 마음(영성)의 방치 또는 단절은 주요 병리 과정이 시작되는 지점이자 치유가 시작되는 지점이기도 하다. 우리는 미세먼지가 몸에 어떤 영향을 미치는지 느낄 수 없지만, 심신의 질병을 일으키는 원인이라는 것을 알고 있다. 그리고 그것이 호흡기계에만 영향을 미치는 것이 아니라, 혈관으로 유입되어 혈관이나 신경계에도 염증을 일으키고 우울증, 치매의 원인이 된다는 것도 알고 있다. 최근의 연구에서는 미세먼지가 임신부의 유산 가능성도 높이는 것으로 나타났다. 임신부의 가장 낮은 수준의 몸이 경험한 스트레스가 임신부의 몸과 마음에만 영향을 미치는 것이 아니라 태아의 생명에도 치명적 영향을 미친다면, 스트레스의 후성유전학적 영향에 대한 연구는 더 포괄적인 관점으로, 즉 생태·물리학적 스트레스를 포함하는 더욱 전일적인 관점으로 확대될 필요가 있다.

3) 스트레스의학과 전일주의 의학

스트레스의학은 의학, 심리학, 사회학, 생태학의 병인론과 치유론을 통합하고, 몸과 마음으로 접근하는 모든 치유술의 실제를 아우르는 전일적·통합적 의학의 또 다른 이름이다. 의학 문헌들은 스트레스가 심신의 각종 질병을 촉발하거나 악화시키는 요인임을 명시하고 있고, 건강 행태와 생활환경의 개선이라는 현대 보건의료 정책은 스트레스 연구로부터 구체적 방향성을 안내받고 있다. 스트레스는 의과학의 진보와 보건의료 정책의 새로운 흐름이 수렴되는 중심이 되고 있는 것이다.

문명화된 국가들의 주요 사망 원인의 공통점은 불건강한 생활양식에서 비롯된다는 것이다. 따라서 과거에 성인병이라 불리던 만성질환들을 현재는 생활습관병이라 부른다. 음주, 흡연, 과식을 비롯한 불건강한 생활양식을 유발하는 주된 원인은 스트레스이다. 한스 셀리에는 "수명이 길어질수록 기존 의학으로는 치유할 수 없는 병, 즉 스트레스에서 기인하는 마모병이나 퇴행병으로 죽는 사람이 증가한다. 세균이나 기후 같은 원인들과 싸우는 것만 연구하는 것은 자살 행위를 하는 것과 같다"고 하였다(Selye, 1978).

스트레스 연구는 질병을 이해하고 치료하는 방식에 커다란 변화를 가져왔다. 가장 큰 변화는 질병을 몸과 마음, 사람과 사회·문화·생태적 환경의 관계 속에서 바라볼 수 있게 되었다는 것이다. 이러한 병인론은 동서양 전통의학의 병인론과 상통한다. 스트레스라는 개념의 기원은 동서양을 막론하고 2,500년 이상 이전으로 거슬러 올라간다. 한의학의 최고 고전인 『황제내경』에는 스트레스와 질병을 관련시켜 언급한 대목이 있으며, 우주와 신체를 이루는 원소들의 불균형과 부조화를 질병의 원인으로 보는 인도의 아유르베다 의학이나 서양의 히포크라테스 의학도 항상성이 교란된 스트레스 상태를 질병의 원인으로 보는 병인론을 가지고 있다. 항상성은 생리학의 가장 기본적인 원리이며, 생의학의 병인론에서도 핵심적인 개념으로 부상하였다. 하지만 생의학과 스트레스의학의 병인론이 반드시 일치하는 것은 아니다. 스트레스의학은 항상성 이론을 더욱 동적이고 유기적인 이론으로 발전시켜 전일주의적 전통의학의 병인론을 현대적으로 재해석하고 있다.

스트레스 연구는 유기적 세계관 속에서 생명 활동의 역동적이고 질적인 측면을 드러냄으로써 전통의학의 철학적 논리를 현대 생리학으로 번역해 냈다. 이것은 피터 스털링(Peter Sterling)과 조세프 아이어(Joseph Eyer)에 의해 이상성(allostasis) 이론으로 제시되었다

(Sterling & Eyer, 1988). 이들은 생의학적 병인론의 기초인 항상성 모델의 근본적 한계를 발견하였다. 항상성 모델은 모든 생리적 지표가 정상 수준을 유지하는 균형 상태를 건강으로 간주하고 정상을 벗어난 지표는 치료의 대상으로 보지만, 이상성 모델에서는 내적 환경의 지속적 변화가 건강을 위해서 요구된다는 점에 주목하였다. 유기체의 시스템들은 하나의 일정한 상태보다는 수많은 가능성을 가진 자기-조직화 시스템이므로 생명체에는 하나의, 또는 궁극적인 항상성 균형점은 없다. [주: 6장 1의 '2) 시스템이론과 항상성, 항동성'을 참고하라.] 즉, 생체는 항상 고정된 균형 상태를 유지하는 것이 아니라 주어진 상황에서 요구되는 새로운 균형 상태(이상성, 또는 신항상성)를 획득하게 된다는 것이 이상성 이론의 핵심이다. [그림 6-7]에서처럼 항상성 모델에서는 항상 대(大)자형 자세가 유지되어야 건강한 것으로 간주하지만, 이상성 모델에서는 필요에 따라 방(方)자형의 새로운 균형을 만드는 것을 건강한 생체 반응으로 본다. 다만 이 상태를 계속 유지하려면 근골격계 부담이 가중되어 병리적 변화가 초래될 수도 있다.

건강이란 신체의 반응 능력이므로 정상 영역을 벗어난 생리적 지표 자체가 불건강을 의미하는 것은 아니다. 즉, 건강은 내외의 변화 요구에 대한 반응성과 적응력을 의미한다. 정상 범위를 벗어난 생리적 지표는 요구에 대한 반응 결과이며, 반드시 병적 상태를 반영하는 것은 아니다. 하지만 변화의 요구가 지속되면 이상성 유지를 위한 생리적 부하(이상성 부담)가 가중되어 질병이 유발될 수 있다는 것이 이상성 모델의 병인론이다.

이것은 오장육부(五臟六腑)의 상생상극(相生相剋) 관계에 의해 인체 전체가 역동적 균형

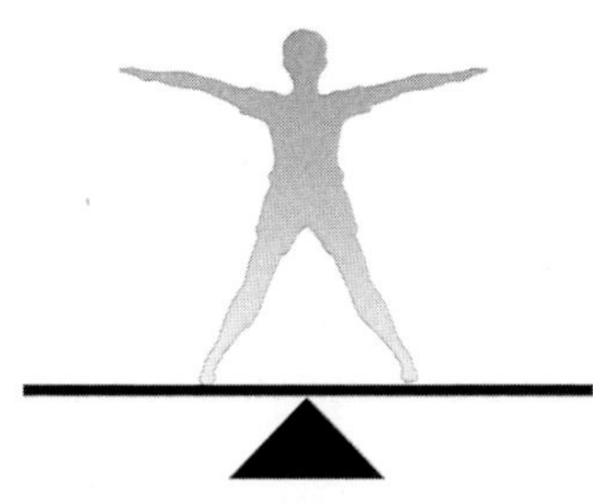

항상성 모델
항상 대(大)자형의 고정된 자세가 유지된다.

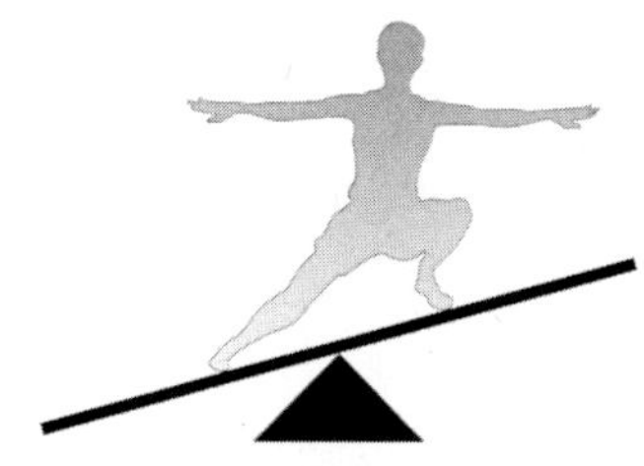

이상성 모델
필요에 따라 방(方)자형의 균형 자세가 이루어지나
이 상태를 유지하려면 근골격계의 부담이 가중된다.

[그림 6-7] **항상성 모델과 이상성 모델**

상태를 만들어 간다는 한의학의 동태평형(動態平衡) 또는 정체평형(整體平衡) 개념과 동일하다(신경희, 2013). [주: 인체는 복잡한 유기체이므로 어느 한 기관의 기능이 강하거나 약하거나, 특정 물질의 수치가 높거나 낮은 것으로 그 상태를 파악할 수는 없다. 인체는 모든 조직과 기관이 조화와 평형을 이루는 정체(整體)이며, 질병은 이 정체의 평형이 깨진 결과이다.] 한의학에서도 정상을 벗어난 상태, 즉 증상 자체를 질병으로 보지 않고 증상의 이면에 있는 원인에 주목한다. 예컨대, 높은 혈압 자체는 병이 아니라 어떤 필요에 의해 몸이 만들어 낸 증상이다. 이를테면, 노인성 동맥경화나 혈류의 감소 같은 상태에서 말초로 혈액 공급을 유지하기 위한 내적 조절의 결과일 수 있다. 이 경우, 높은 혈압에만 주목하여 혈압강하제를 쓰면 기력 감소나 장기 허혈을 초래할 수 있다. 따라서 혈압을 상승시킬 수밖에 없었던 근본 원인을 찾는 것이 치료의 주안점이지만, 한편으로는 높은 혈압이 지속되면 심혈관계에 생리적 변화와 물리적 손상이 발생할 수 있기 때문에 증상에 대한 개입이 요구될 수도 있다. 동태평형은 음양의 조화와 오행의 상생상극 관계에 의하여 유지되는 오장육부 기능의 원활한 통합에 의해 이루어지는 것이기 때문에 국소적인 접근은 자칫 평형을 교란할 수 있다. 결론적으로, 이상성 이론도 증상 자체에 집중하고 모든 생리적 지표를 '정상화'하려는 치료의 근본적인 문제를 지적하고 있다.

스트레스의학은 전일주의 의학에서 마음이 차지했던 지위를 되찾고 있다. [주: 4장 3의 '1) 전일주의적 심신의학과 현대 심신의학'을 참고하라.] 예컨대, 한의학에서는 칠정(七情: 기쁨, 노여움, 슬픔, 두려움, 사랑, 미움, 욕심)이 지나치면 오장과 육부에 영향을 미쳐 질병이 발생한다고 본다. 반면, 생의학에서 가장 중요시하는 것은 환자들의 생물학적 공통성이다. 신체적으로 동일한 증상을 가진 환자들은 서로 비슷하다고 보고, 증상의 기저에 있는 공통된 병리적 기제를 가정하며 진단과 치료에 있어서도 표준화된 방식을 채택한다. 각 사람의 개별적 특성은 고려되지 않는다. 그러나 스트레스 연구는 현대 의과학이 환자 개개인의 특이성에 대해 인식하고 질병의 이면에 있는 심리적·환경적 요소를 바라볼 수 있는 틀을 제공하였다. 예를 들면, 스트레스 성격 이론인 A형 행동유형 이론은 현대적 체질론이라 할 수 있으며, 대처자원에 관한 연구는 현대적 정기론이라 할 수 있다. [주: A형 행동유형에 대해서는 6장 3의 2), '(1) 스트레스와 신체적 질병, 노화'를 참고하라. A형, B형, C형, D형 행동유형은 사상체질의 네 체질과도 상통하는 부분이 있다(신경희, 2016).]

동일한 자극에 대해서 각 개체마다 반응과 증상이 상이하다는 것을 고려할 수 없는 것도 기계론적 병인론의 한계이지만, 한 개체에서도 항상 동일한 반응이 나타나지 않는다는 것을 포착하지 못하는 것 또한 커다란 단점이다. 한의학에서 이것을 설명하는 방식에 스트레스 이론을 접목함으로써, 스트레스의학이 전통의학과 생의학을 잇는 원리가 된다는 것을 확인할 수 있다.

6장 3의 2), '(2) 스트레스와 심리·행동적 장애'에서 설명한, 주빈과 스프링의 스트레스-취약성 모델은 질병에 있어서 환경으로부터의 자극(스트레스)과 그에 대한 생체의 반응을 매개하는 개인의 특성(취약성, 질병소인)을 강조한다. 취약성은 어떤 질병에 대한 개체의 감수성을 높이거나 낮추는 요인이라 할 수 있으며, 유전적·생리적·심리적 요소를 포함하는 것이다. 한편, 현재의 스트레스 연구들은 스트레스를 스트레스성 자극과 개체 간의 상호작용으로 파악하는 관점에서 이루어지고 있는데, 여기서의 중요한 변수는 개체가 가진 대처자원이다(Lazarus & Folkman, 1984). 즉, 자극에 대한 저항력은 생리적·심리적·사회적 대처자원의 완충 효과에 의해 결정되는 것이다. 이상의 내용을 종합하면 취약성은 한의학의 체질에 대응되는 개념이며, 자극에 저항하는 힘은 스트레스 연구에서는 대처자원으로, 한의학에서는 정기로 설명되는 것이라 할 수 있다.

한의학에서 체질, 사기, 정기 사이의 역동을 설명하는 방식 또한 스트레스 연구에서 취약성, 스트레스, 대처자원의 관계를 설명하는 방식과 다르지 않다(신경희, 2013). 취약성(체질)은 비교적 안정적인 특질인 반면, 대처자원(정기)-스트레스(사기)의 역동은 지속적으로 변화한다([그림 6-8] 참고). 스트레스와 대처자원은 취약성과 더불어 건강과 질병을 결정하는

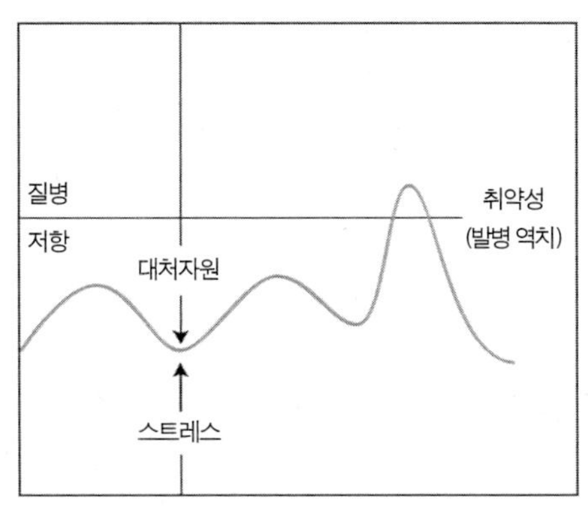

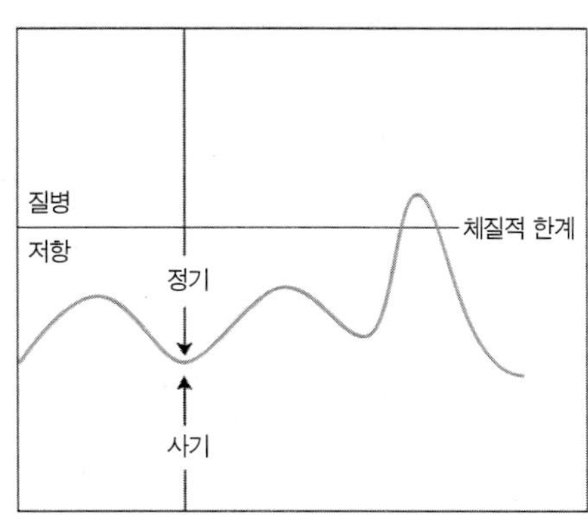

[그림 6-8] **취약성-스트레스-대처자원 모델과 체질-사기-정기론**

변인이다. 질병의 발생은 정기(대처자원)와 사기(스트레스) 간의 힘의 대립 관계에 의해 결정되며, 체질(취약성)에 따라 영향을 받는 자극의 종류와 정도가 다르고 발병 역치 또한 다르다. 한의학의 모든 치법이 보허거사(補虛祛邪), 즉 정기를 보충하고 사기를 몰아내는 원칙을 중심으로 하는 것처럼, 스트레스 관리의 모든 것은 대처자원 관리와 스트레스성 자극 관리라는 두 가지 범주로 구분할 수 있다. 스트레스성 자극에 대한 사람의 통제력은 사회가 복잡해질수록 제한적이므로 대처자원을 관리함으로써 저항력을 높이는 것이 더 중요해진다. 이것은 임상에서도 질병보다 환자에 대한 관심을 더 확대해야 한다는 것을 알려 준다. 사람마다 질병을 유발하는 원인이 다르고 치료적 접근도 달라야 한다는 것, 그리고 질병의 원인을 제거하려는 치료보다 환자의 저항력을 향상시켜야 한다는 것은 현대의학이 과거의 의학들로부터 참고해야 할 가장 중요한 두 원리이며, 스트레스 연구는 그 원리의 회복을 성공적으로 중개하였다.

전일주의 의학은 질병 치료에 앞서 질병을 예방하는 건강 증진의 의학이었으며, 체질이라는 특성은 질병의 진단과 치료는 물론 질병이 시작되기 전부터 개인의 취약한 부분을 보완할 수 있는 구체적 지침을 제공하였다. 현대 보건의료의 패러다임도 질병 치료 중심에서 건강 증진 중심으로 변화하고 있다. 체질의학은 단순한 대증치료가 아닌 변증시치(辨證施治)를 하는 의학의 핵심이다. 증상은 어떤 병태에 대한 종합적인 상황이므로 증상을 변별하고 원인을 추론함으로써 근본 치료와 예방을 도모한다. 전일론적 의학 체계들은 이러한 추론을 바탕으로 미병 상태에서의 세심한 관찰과 자기-돌봄의 양생술을 제공하였다. 중국의학의 음양오행론, 아유르베다 의학의 세 도샤론, 히포크라테스 의학의 체액설은 각 의학 체계에서 중심적 원리를 제공하는 것으로서, 이러한 이론을 중심으로 구성된 추론 체계는 아직 드러나지 않은 환자의 상태에 대해서도 미리 단서를 제공해 주었다. 하지만 이와 같은 추론 체계는 여전히 생의학의 이론적 프레임에 부합하지 않는다. 변증의 추론 체계를 생의학이 요구하는 과학적 방식으로 증명하려는 것은 국어 문법 문제에 수학 공식을 대입하려는 것과 다르지 않다. 피라미드를 측면에서만 보면 360° 모두 살펴보아도 삼각형만 보이지만, 위나 아래로 프레임을 옮기면 사각형이 보이는 것처럼, 어떤 프레임에서는 아무리 살펴보아도 보이지 않는 것이 다른 프레임에서는 선명하게 드러나게 된다. PNI 연구의 많은 부분이 이처럼 생의학의 관점에서는 보이지 않았던 강력한 관련성을 설명하는 전일주의 의학의 변증과 사변에 대한 실증적 연구라 할 수 있다.

제3부

임상 적용과 연구

제7장
임상에서의 실제

PNI는 통합생리학이자 통합의 패러다임으로서 서로 다른 학문과 의학 전통들이 소통, 협력하는 장을 마련하였다. PNI의 창시자인 니콜라스 코헨(Nicholas Cohen)은 PNI가 대안적인 치료 양식의 유효성을 확인하기 위한 과학적인 토대를 제공해야 한다고 지적한 바 있다(Cohen, 2006). 실제로 PNI는 엄격한 과학적 검증을 거친 통합 이론의 기반을 구축함으로써 심신을 연구하는 과학의 전형이 되었고, 정규의학과 보완대체의학이 협력하는 통합의학의 생리학으로 자리 잡았다. 이미 명상, 요가, 바이오피드백을 비롯한 수많은 보완대체의학적 기법이 PNI 연구를 통해 정규의학의 방법론으로서 임상 현장에 도입되었고, 외국의 경우에는 건강보험 급여의 지급도 점차 확대되어 환자들의 접근성이 점점 더 높아지고 있다.

한편, PNI는 비과학 또는 미과학(未科學)으로 여겨지던 전통 치유 기법과 영적 치유술의 가치와 가능성을 재발견하여 임상에 돌려줌으로써, 건강 증진과 질병 치료를 위한 의학적 방법론의 레퍼토리를 더욱 확대하고 있다. 몸과 마음의 관계에 관한 인식을 회복하는 데 기여함으로써, 질병을 치료하는 과학이 인간을 치유하는 인문학과 협력할 수 있는 단초를 제공하였다는 점은 PNI의 가장 큰 성과로 평가될 수 있을 것이다.

PNI는 질병에 대한 이해와 접근법에도 근본적인 변화를 가져왔다. 스트레스 연구는 마음이 몸의 질병을 일으킨다는 명백한 증거를 제시하여 새로운 병인론을 수립하는 기초가 되었고, 내적 치유기제에 대한 연구는 공격적인 치료 과정에서 질병과 함께 훼손되던 치유의 힘에 다시 주목하게 하였다. 임상 현장에는 환자들의 스트레스를 감소시키고, 자기-조절 및 웰빙을 촉진할 수 있는 심신중재법들을 제공하고 있으며, 의학 교육과 연구 방법론에도 변화의 움직임을 일으키고 있다.

21세기의 의학은 지난 300여 년간 발달해 온 생의학으로부터 한 차원 도약하는 혁명의 시발점에 서 있다. 그 핵심은 의학에서 소외되었던 인간 존재의 여러 수준을 회복하고 통합하는 것이다. 제프 레빈(Jeff Levin)은 지금까지 제시된 과학적 증거들에 따르면 의학의 새로운 시대는 가설이 아니라 하고, "도래하는 의학 모델은 몸, 마음, 그리고 마음 너머에 있는 어떤 것(spirit)이 건강을 증진하고 질병을 예방하고 치유를 이루는 데 함께하는 것"이라 하였다(Levin, 2001). 인간의 마음과 삶에 대한 지혜를 간직한 학문들의 참여는 의학이 변화의 방향을 탐색하는 과정에서의 시행착오를 줄이고 새로운 의학의 시대를 앞당길 것이다.

1. 스트레스 연구와 임상에서의 변화

윌리엄 오슬러(William Osler)는 "환자가 가진 질병보다는 질병을 가진 환자를 아는 것이 더욱 중요하다"라고 하였다. 생의학의 모델에서는 병을 앓는 사람보다는 그 사람이 앓고 있는 병이 관심이다. 우리는 환자복을 입는 순간 자신의 삶과 분리되고 하나의 고장난 기계가 된 것 같은 느낌을 갖게 된다. 버나드 라운(Bernard Lown)은 의사가 환자의 전 인격체 속으로 개입해 들어가는 것이 가장 효과적으로 진단을 내릴 수 있는 방법이라는 점을 지적하였다(Lown, 1996).

질병은 삶과 상호작용하는 온갖 변수와의 역동 속에서 만들어진다. PNI 연구는 환자의 심리·사회적 환경, 생태·물리적 환경이 건강과 질병의 변수가 된다는 것을 보여 주었다. 수많은 질병과 그 질병을 일으키는 해로운 생활양식의 원인이 스트레스라는 연구들이 발표되면서 스트레스는 보건의료계의 화두로 부각되었고, 환자의 스트레스 관리는 임상에서 중대한 이슈로 부상하였다. 질병이라는 경험은 몸뿐 아니라 마음, 영성 등 모든 수준에서의 스트레스이며, 모든 수준의 스트레스가 질병과 상호작용하는 치료의 변수라는 것이 확인되고, 환자의 디스트레스(distress)는 임상 현장에서 여섯 번째 활력징후(vital sign)로 논의되기에 이르렀다.

6장 3의 '2) 스트레스와 질병'에서 살펴본 바와 같이, 스트레스와 질병의 관계는 수많은 연구에 의해 확인되었다. 다양한 스트레스원의 영향을 평가하는 연구들이 여러 유형의 피험자 집단을 대상으로 하여 실시되었고, 각종 생리학적·심리학적 지표들의 변동 내용이 면밀히 측정되었다. 이러한 발견은 환자들에 대한 스트레스 감소 프로그램의 효과를 확인하는 연구로 이어졌다. 스트레스 감소 프로그램의 효과는 단지 환자들의 심리적 스트레스를 감소시키거나 주관적 삶의 질을 향상시키는 것이 아니다. 이러한 중재법들은 환자의 통증을 경감시키고 질병의 회복을 촉진하여 재원 기간을 단축시킨다. 특히, 암 환자들을 대상으로 한 연구들에서는 환자의 면역 지표를 개선하고 생존 기간을 증가시킨다는 것이 밝혀졌다. 전이된 유방암 환자에게 지지집단 치료를 실시하여 생존 기간이 18개월이나 연장되었고(Spiegel 등, 1989), 집중적인 그룹 심리치료가 악성흑색종 환자의 생존률과 NK세포의 활성을 증가시키며(Fawzy 등, 1993), 심상법이나 이완요법 같은 인지행동적 중재법이 전이된

암 환자에게서 NK세포의 활성, 말초 림프구의 증가 등을 비롯한 면역 지표들을 향상시켰다(Gruber 등, 1988).

명상을 비롯한 심신의학적 중재법들이 스트레스 호르몬의 수준을 낮추고 면역 기능을 상승시킨다는 것은 수많은 연구로부터 확인되었다. 이 중에는 최면요법이 화상 치료를 촉진하고, 웃음요법이 면역 기능을 향상시키며, 이완 상태에서 당뇨병 환자의 인슐린 요구가 현저히 감소하였다는 연구 결과도 포함되어 있다. 서구에서는 오래전부터 북미를 중심으로 명상, 지지집단 치료, 심리상담, 영적 지원과 같은 스트레스 관리 프로그램이 병원에서 제공되어 왔다. 우리나라에서도 명상, 웃음요법, 표현예술치료, 지지집단 치료를 포함한 심신의학적 중재법들이 환자들의 스트레스를 감소하기 위한 프로그램의 일환으로 의료기관에 도입되고 있다.

임상에서의 변화에는 의료진과 환자의 인도적인 관계를 회복하는 것도 포함된다. 수많은 연구에서 의사와 환자의 관계가 질병의 예후와 높은 상관이 있다는 것을 입증하였다. 의사와 환자의 관계가 좋으면 치료 및 처방 약물에 대한 순응도(compliance)도 높아진다. 환자가 가진 내적 신념과 태도가 질병을 일으키거나 치료를 무력화할 수도 있고, 반대로 치유의 힘을 발휘할 수도 있으며, 의료진의 말이나 태도는 환자에게 막강한 영향력을 미칠 수도 있다. 버나드 라운(Bernard Lown)은 환자에게 낙관적 사고를 갖게 하는 것은 의술의 매우 중요한 요소이자 치유의 예술에서 필수적이라고 하였다. [주: 이와 관련하여 라운이 소개한 한 사례가 널리 알려져 있다(Lown, 1996). 한 의사가 회진을 하면서 옆에 있던 수련의에게 "이 환자는 TS(tricuspid stenosis, 삼첨판협착증)이다"라고 설명을 했는데, TS를 'terminal situation(말기 상태)'라고 오해한 환자가 결국 사망하고 말았다는 것이다.]

파브리지오 베네데티(Fabrizio Benedetti)의 지적처럼, 신뢰, 희망, 공감, 동정심 등에 관한 생리학적·생화학적 기제가 밝혀졌으며, 이들은 모두 치료자와 환자 관계의 핵심 요소이다(Benedetti, 2011). 심지어는 부분마취 수술 중 환자의 손을 잡아 주는 행동이 환자의 자율신경계 각성과 스트레스 상황에 대한 불안을 낮추는 것이 확인되었다(Moon & Cho, 2001). 의료진의 말과 태도에서 환자가 느끼는 신뢰, 희망, 불안, 절망은 환자의 통증과 고통의 경험을 다르게 만들고, 치료의 효과와 부작용을 극적으로 달라지게 할 수도 있다. [주: 4장 3의 '2) 플라세보와 선택적 약효 발현'과 4장 3의 '4) 통증과 고통, 그리고 마음'을 참고하라.] 환자에게 불안과 공포를 일으키는 진단명을 부여하고 치료에 수반될 수 있는 치명적 부작용이나 부정적 예후의 가능성을 제시하는 것은 환자의 몸 또한 비관적 모드로 전환시킬 수 있다. 희망이 강한 환자는 통증을 더 잘 견디고, 암, 관절염, 화상, 신체적 장애 등에 더 잘 적응한다(Tennen & Affleck, 1999).

환자들의 영적 요구에 대응하는 문제는 20여 년 전부터 PNI의 주요 연구 주제로 등장하였고, 기도, 영성, 종교적 체험이 심신의 건강에 미치는 영향에 관한 수많은 연구가 진행되어 왔다. [주: 4장 3의 '6) 영적 건강, 종교, 그리고 건강과 질병'을 참고하라.] 하버드 의대, 조지워싱턴 의대를 포함한 많은 의과대학에서 의학 교육과 임상 현장에서 환자의 영성을 다루는 문제를 논의하기 시작했다.

[글상자 7-1] **치유의 예술과 히게이아의 의학**

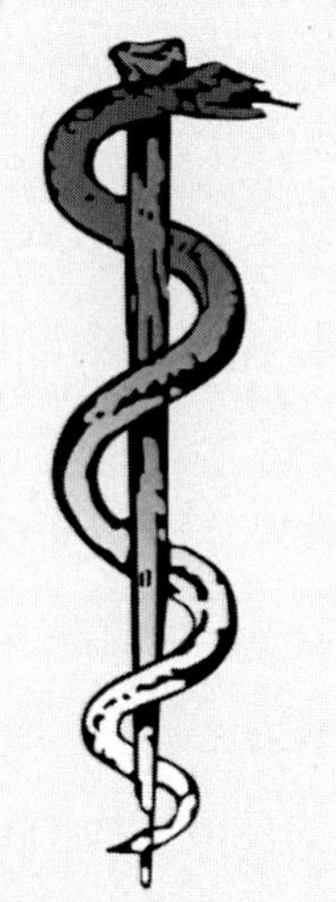

의학의 상징으로 이용되는 뱀이 감긴 지팡이 아스클레피안(asklepian)은 그리스 신화에 나오는 의학의 신 아스클레피오스(Asclepius)의 지팡이이다. [주: 아스클레피안에는 뱀이 한 마리 감겨 있다. 뱀이 두 마리 감겨진 헤르메스의 지팡이인 커듀시어스(caduceus)가 의학의 상징으로 사용되기도 한다.]

그리스 신화에는 의학과 관련하여 여러 신이 등장한다. 치료의 신 아폴론(Apollon) 외에도 파에온(Paeon), 아스클레피오스, 히게이아(Hygeia), 파나케이아(Panacea), 마카온(Machaon) 등이 있다. 이 가운데 현대의학과 가장 관련이 깊은 신은 아스클레피오스와 히게이아이다. 아스클레피오스가 질병을 적극적으로 다스리는 남신이라면, 히게이아는 환자를 보살피는 여신이다. 이들의 역할은 현대의학에서 의사와 간호사의 역할에 견줄 수 있다. 현대의학에서 의사의 역할은 주로 질병을 다스리는 것이다. 하지만 환자의 마음이나 주변의 지지가 치료에 미치는 영향을 보여 주는 수많은 연구는 의사들도 공감이나 돌봄과 같은 여성적 가치를 회복해야 한다고 말한다. 하버드 의대의 프랜시스 피보이(Francis Peabody)는 "환자 치료의 비법은 환자를 돌보는 마음에 있다"고 하였다.

버나드 라운(Bernard Lown)은 『치유의 예술을 찾아서(The Lost Art of Healing)』에서 수

필가인 아나톨 브로야드(Anatole Broyard)가 전립선암으로 사망하기 직전에 쓴 글을 인용하였다. 브로야드는 "나는 의사들이 내게 많은 시간을 할애해 주길 바라지 않았다. 단 5분만이라도 내가 처한 상황에 대해 심사숙고하고, 한 번이라도 그들의 진심 어린 배려를 받고, 잠시의 순간이라도 그들과 내가 교감하고, 나의 신체적 어려움만이 아니라 정신도 위로 받으며, 환자들을 일률적으로 대하지 않고… 나의 전립선뿐만 아니라 나의 마음까지도 살펴봐 주기를 원한다. 이러한 것들이 없다면, 나는 그저 하나의 질병에 지나지 않는다"라는 내용의 글을 썼다.

라운의 지적처럼, 어떤 환자도 자신에게서 질병만이 분리되어 다루어지고 자신이 고장 난 생물학적 부품의 조립체로 인식되는 것을 원치 않는다. 환자는 의사가 자신의 신체적 문제만이 아니라 고통 받은 영혼에까지 관심을 가져 주길 바라며, 환자와 의사가 서로 신뢰하고 의사가 환자에게 애정 어린 치유의 예술을 펼쳐 주기를 희망한다.

통합사상가 켄 윌버(Ken Wilber)는 의사가 환자에게 정서적으로 연결되지 못하는 것을 현대의학이 가진 딜레마 중 하나로 지적하였다. 환자뿐 아니라 치료자 자신의 심리·정서적 요인도 치료에 심대한 영향을 준다는 증거들이 이미 확보되었음에도 불구하고, 환자와의 감성적인 접촉을 자제하고 질병에 대한 냉철한 이성만을 유지하는 것이 의사에게 여전히 요구되는 태도이다. 윌버는 "더 의사가 될수록 덜 사람이 되어야 하는가?"라는 질문을 던졌다. 그의 통합 패러다임에서는 질병뿐 아니라 환자, 그리고 의사도 치료의 대상이다.

2. 통합의학의 과학적 기반

과거의 의학들이 그러했듯이, 현대의학 역시 완성된 의학이 아니다. 생의학은 부단히 스스로의 오류를 수정하고 새로운 이론을 발전시킴으로써 진보와 혁신을 이루어 왔으며 앞으로도 그럴 것이다. [주: 보완대체의학 또한 계속 변화하고 있으며, 발전해야 하는 분야임을 기억해야 한다. 완성된 의학이란 현재까지도, 그리고 앞으로도 없을 것이다.] 모든 의학 체계는 서로 다른 관점과 환경 속에서 성립되고 발전해 온 것이므로 각각의 장단점과 한계를 가지고 있다. 따라서 의학이 발전하기 위해서 의학 체계 간의 협력은 필연적인 것이다.

이미 유럽과 북미를 중심으로 통합의학(integrative medicine)이라는 의학의 새로운 물결이 일어났다. 생의학 내에서는 보완대체의학에 대한 의사들의 교육과 활용이 증가하고 있으며, 의과대학의 커리큘럼에도 변화가 시작되고 있다. 미국에서는 이미 2/3 이상의 의과대학에서 보완대체의학 또는 통합의학과 관련된 과정을 개설하고 있다. 중국 역시 1958년에 마오쩌둥이 중국 전통의학을 재평가하여 서양의학과 접목시켜야 한다고 교시를 한 이래로, 한의학(漢醫學) 아닌 중의학(中醫學)으로 새로운 의학의 틀을 만들어 가고 있다. [주: 한의학(漢醫學)은 『황제내경』에 바탕을 둔 동양의학을 뜻하며, 중국 전통의학과 우리나라 한의학(韓醫學)을 포함하는 더 큰 개념이다.]

생의학과 보완대체의학들의 협력의 기반은 서로의 패러다임과 과학적 언어를 공유하는 것에서부터 시작된다. PNI는 통합의학의 통합생리학으로서 전통의학들의 병인론을 현대적으로 해석하고 치료법의 효과를 확인하여 현대 의과학의 원리로 설명하고 있다. 또한 통합의 패러다임으로서 전일적 건강과 통합적 방법론에 대한 담론을 이끌고 통합 연구를 위한 협력의 장을 마련하고 있다.

우리는 PNI를 통해서 신경계가 다른 시스템보다 고위에서 모든 것을 조정하고 통제한다는 도그마적 전제를 잠시 유보할 수 있게 되었다. 호르몬, 신경전달물질, 사이토카인은 모든 시스템에서 공유되고 있으므로, 이들 전령물질의 작용이라는 관점에서 볼 때 생체의 시스템들 사이에 실질적 경계는 없다. 장기들의 해부학적인 근접성보다는 각 장기들을 오가는 정보의 흐름이 더욱 중요한 것이다. 인지, 정서, 행동에 영향을 미치는 신경전달물질이나 호르몬들은 신체의 말초 기관에서도 생산되어 마음과 행동에 영향을 미친다. 오장의 정기에서 마음이 유래한다고 하는 한의학의 이해처럼, 실제로 마음은 머리에서 만들어지는 것이 아니라 온몸에서 만들어지는 현상일 수도 있다. 앞서 살펴본 바와 같이, 현대 생리학자들은 이미 소화관을 제2의 뇌로, 피부를 제3의 뇌로 이야기하고 있다.

두 사람의 뇌전도나 심전도가 서로 동조화되고, 한 사람의 뇌전도가 다른 사람의 심전도에 동조화되는 현상들은 환자와 치료자의 관계, 심지어 치료자의 마음 자체가 치유의 수단이 될 수 있다는 놀라운 사실을 함의하고 있다. 또한 심리치료, 지지집단, 중재기도의 작용기제가 마치 약물의 작용 기제처럼 설명될 가능성도 있음을 시사한다. 생체 에너지에 관한 연구들 또한 생명에너지 사상에 기초한 보완대체의학적 기법들이 현대의학에 접목되는 데 기여하고 있다.

철학자 찰스 샌더스 퍼스(Charles Sanders Peirce)는 "과학에서 바뀌지 않는 것은 없고,

바뀌지 않을 수 있는 것도 없다"고 하였다. 과학이 바뀌기 위해 먼저 바뀌어야 할 것은 과학의 진보를 얽매고 있는 낡은 철학과 연구 방법론일 것이다. 서양의 과학은 알려지지 않은 인과관계나 상관관계를 규명하는 작업에 주력해 왔지만, 전통의학의 형식에는 뚜렷한 인과관계나 상관관계가 잘 드러나지 않는다. 과학적 절차는 여러 진술들 사이의 관계를 규정하는 논리를 따르지만, 대개의 보완대체의학의 절차는 비논리적이다. 생의학은 선형적인 원인-결과 관계를 상정하지만, 보완대체의학의 접근들은 복잡한 변수들 간의 상호작용 모델들을 사용한다. 게다가 표준 치료법이나 표준 투여량 같은 개념이 없는 경우가 허다하므로 통계라는 증거에 기반하여 안전성과 유효성으로 평가하는 방식으로는 그 적절성을 결정할 수도 없다.

우리는 근거기반의학(evidence-based medicine)이라는 이름으로 생의학을 과거의 경험의학들과 구분한다. 근대 과학 문명이 시작되고 이론 과학이 발달하면서 의학은 명백한 이론적 근거와 실증적 경험에 의해 확인된 치료법만을 받아들이게 되었다. 하지만 과학 세계로의 입장을 엄격히 통제해 왔던 기존의 연구 기준들은 사실상 경험적 근거와 이론적 원리를 동시에 충족하지 못하는 경우에도 그 입장권을 부여해 왔다. 그리하여 반쪽의 증거, 즉 경험적 근거인 통계에만 위태롭게 매달려 있는 연구들이 도처에 있다. 원리라는 다른 반쪽을 가진 과학들에 대해서는 그 원리를 표현하는 언어와 논리 구조의 이질성을 근거로 배척하는 불공정한 태도를 견지해 왔다. 그 결과, 원리적으로는 과학의 범주에서 배제되어야 하나 경험적 근거 면에서는 방법론에 합치하여 승인도 폐기도 할 수 없는 어설픈 논점들이 미해결 상태로 남아 있었다. 그 대표적 예가 플라세보에 대한 문제였다. 이제 PNI는 마음의 작용을 밝혀 원리와 근거를 모두 제공함으로써 마음의 문제를 과학이 배제해야 하는 근본적 이유를 제거했다. 앨런 월리스(Alan Wallace)를 비롯한 여러 사람이 이미 지적한 바와 같이, 우리는 일인칭의 주관적인 기술을 과학의 실험 속에 편입하는 엄밀하고도 정확한 방법을 발견할 필요가 있다(Wallace, 2000).

환자의 특이성을 고려하여 개별적 치료 전략을 마련하고, 의자(醫者)와 환자의 관계를 중시하는 전통의학의 치료법을 획일적으로 표준화하여 이중맹검시험(double blind test)으로 효과와 안전성을 평가하는 것은 무의미하다는 것을 인식한 학자들은 새로운 연구 방법론의 필요성을 절감하고 있다. 통계는 근거기반의학에서 흔히 증거로 제시되는 것이지만, 잘 설계된 대규모의 임상시험에서 발표된 결론이 이내 무효화되는 경우가 허다하다. 연구자들은 오랜 역사 동안 시행되고 존속되어 온 치료법이야말로 가장 거대한 규모의 종단적 실증 연구가 수행된 치료법이며, 사변적 철학서처럼 보이는 의서들의 권위는 의자의 치료술을 안내하는 것에서 그치지 않고, 환자의 치유력까지 이끌어 내는 치유의 경전에 부여되는 것이었음을 인식해 가고 있다.

제8장
PNI 연구 과제

1990년, 세계보건기구에서는 생활습관에서 오는 질환이 선진국 조기 사망 원인의 70~80%를 차지한다고 발표하였고, 미국전일의학협회(American Holistic Medical Association)의 노만 셜리(Norman Shealy)는 질병의 85%가 불건전한 생활방식에서 기인한다고 하였다. 현대인의 건강수명을 단축하는 첫 번째 원인은 생활습관병이다. 문명화된 국가에서는 이미 20%가 넘는 인구가 생활습관병인 대사증후군으로 분류된다. 그리고 생활습관병에 관한 병인론의 중심에는 스트레스가 있다. 건강한 삶을 영위하는 것은 생활습관병의 유일한 예방법이며 근본적 치료법이다. 건강한 삶을 영위하는 데 있어서 가장 중심적인 전략은 불건강한 생활습관의 원인이자 만병의 근원인 스트레스를 관리하는 것이다.

PNI를 통해 재발견된 유기론적·전일론적 패러다임은 질병 치유와 건강 증진 모두를 위한 전략으로써 양생(養生)과 양심(養心)에 관심을 기울일 것을 촉구하고 있다. 현대적 양생의학, 심신의학이 실제로 구현되기 위해서는 여러 분야의 연구자들이 참여하는 학제간 종단적 연구가 진행되어야 하고, 이에 앞서 각 분야에서 단편적으로 진행되어 온 PNI 연구를 통합하는 작업이 선행되어야 한다. 하지만 다방면의 연구자들이 쏟아 내고 있는 광범위한 자료들로부터 현대 치유 문화가 필요로 하는 의미 있는 지식을 구성해 내는 것은 쉽지 않은 일이다. 한편으로는 PNI에 대한 부정확한 이해와 성급한 비약이 타 분야의 연구자들과 대중을 오도하는 것도 문제가 되고 있다.

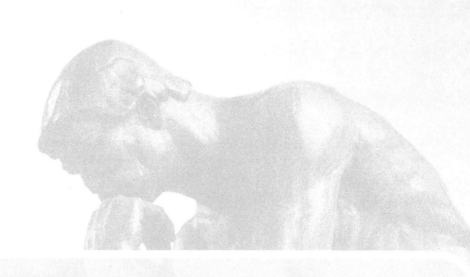

PNI는 학문적으로만 다학제인 것이 아니라 학자들의 철학에 있어서도 동질적이지 않다. 이것은 PNI의 학문적 방향성을 혼란하게 하는 요인이 되기도 한다. PNI 연구자들 중에는 여전한 기계론적 환원주의와 더불어 양자물리학에 기반한 신과학적 사고나 철학적 범신론까지도 공존한다. 심신의 관계를 규명하는 연구 성과들이 환원주의 과학자들에게는 새로운 약물이나 수술법으로 마음을 조작하고 행동을 통제하는 가능성을 탐색하는 기회가 되기도 한다. 이것은 통합 패러다임으로서의 PNI가 해결해야 할 가장 중요한 문제이다. 유전공학 기술은 한 생명을 다른 생명의 도구나 재료로 삼을 수도 있다는 논란을 불식시키지 못한 채 계속 질주하고 있고, 인간의 이익을 중심으로 생태계를 편집하려는 유전자 드라이브(gene drive)도 시작되고 있다. 생명이 무엇인가에 대한 바른 가치관이 없다면 바이오시대의 기술은 모든 생명체에게 재앙이 될 수도 있고, PNI 연구가 그러한 시도에 오용될 가능성은 매우 높다. 건강과 질병, 생명과 환경에 대한 새로운 인식을 수립하고, 바이오 혁명과 의학 혁명을 이끌 철학적 방향성을 제시하는 것은 PNI 연구에서 무엇보다도 중요한 과제이다. 그것은 크게는 바이오시대의 방향성을 제시하는 것이고, 작게는 의학의 진선미를 회복하는 것이다.

1. 현대적 양생의학 수립

켄 윌버(Ken Wilber)의 통합 패러다임에서도 설명하였듯이, 모든 질병은 가족, 사회, 문화, 음식, 지구, 보건의료 시스템 등 심리·사회학적 환경, 물리·생태학적 환경과 연결되어 있다. 20세기의 의료 정책에 변화가 시작되는 것에 큰 영향을 미쳤던 마크 라론드(Marc Lalonde)의 보고서에 따르면, 건강을 결정하는 요인은 유전적 요인, 환경적 요인, 생활양식, 보건의료 조직의 네 가지로 설명될 수 있다. 라론드는 이 가운데 가장 중요한 요인이 생활양식이고, 그 다음은 환경적 요인, 유전적 요인, 보건의료 조직의 순서로 이어진다고 하였다(Lalonde, 1974).

병든 사람을 어떻게 치료하는가를 연구하는 것 못지 않게, 건강한 사람은 왜 건강한지를 연구하는 것은 커다란 가치가 있다. 건강한 삶에 대해 연구하고 지원하는 것이 양생의학이다. 질병 치료는 환자의 병상에서 이루어지지만, 건강을 지키는 것은 각자의 삶 속에서 이루어진다. 따라서 양생의학은 치료의 의학이기 이전에 치유의 의학이며, 양생의학의 주체는 각 사람이다. [주: 1장 2의 '3) 면역학의 발달과 내적 치유기제의 발견'에서 치료와 치유의 정의를 참고하라.]

현대인은 건강뿐 아니라 생로병사의 모든 과정을 의학에 의지한다. 문명화된 국가들에서는 병원이 대개의 사람들에게 탄생과 죽음의 현장이며, 질병과 노화의 과정에서 나타나는 문제들 또한 의학에 거의 일임하고 있다. 질병과는 무관한 의료 행위들이 상업적으로 범람하면서 치료와 관련 없는 목적으로 의료기관을 찾는 수요도 증가하고 있다.

이반 일리히(Ivan Illich)는 인간의 삶과 죽음의 모든 사건이 의학적 판단과 개입의 대상이 되고 있는 의료화(medicalization) 현상을 비판하였으며(Illich, 2002), 노암 촘스키(Noam Chomsky)는 현대의 자본주의적 의료 권력을 비판하였다(Chomsky, 1994). 의료기관 간의 경쟁이 치열해져 가는 한편에서는 의료의 부익부 빈익빈 현상이 심화되고 있어 개인 간 의료 수혜 정도의 편차는 의학이 발달할수록 커지고 있다. 가장 큰 문제는 건강에 대한 스스로의 책임이 의학에 맡겨지고, 건강 관리에 관한 지식과 기술을 교육하고 실천하는 것도 점점 전문가의 영역이 되고 있다는 점이다.

디팩 초프라(Deepak Chopra)의 지적처럼, 질병의 원인은 호흡, 식사, 소화, 대사, 그리고 가장 중요한 의식의 움직임(movement of consciousness) 같은 기본적인 삶의 과정과 관련이 있다. 모든 인간은 99.9% 동일한 유전자를 가지고 있다. 단 0.1%의 유전자가 사람들 사이의 모든 차이를 만든다. 그렇다면 그 0.1%를 샅샅이 살펴보면 건강, 질병, 수명, 노화에 있어서 개개인의 차이가 설명될까? 실제로 특정 질병에 대한 취약성을 좌우하는 유전자의 존재도 밝혀지고 있지만, 후성유전학적 연구들은 유전자는 단지 설계도일 뿐 그것이 실제로 발현될 것인지 침묵할 것인지는 생활환경, 생활습관에 좌우된다는 것을 보여 주고 있다. 실제로 유전자가 완전히 일치하는 일란성쌍둥이에서 동일한 질병이 나타나는 경우는 50%도 되지 않는다. 이는 영양 섭취, 스트레스, 사회적 요인, 환경적 요소들이 유전적 요인보다 더 큰 영향을 미친다는 것을 뜻한다.

생활습관의 문제는 당뇨병, 이상지질혈증, 비만 같은 만성적인 대사성 질환에만 국한되는 것이 아니다. 생각을 달리해 보면, 식중독의 원인은 식중독을 일으키는 병원체가 아니라 허술한 식품 관리이며, AIDS의 원인은 HIV라는 바이러스가 아니라 HIV 전파 위험을 자초하는 행동이다. 이와 같은 인식의 전환은 질병에 대한 통제력이 누구에게 있으며, 건강 관리의 주체가 누구이어야 하는지를 다시금 생각해 보도록 해 준다.

자기-돌봄의 의학, 즉 양생의학은 동서양 전통의학의 기본적인 양식이다. 그리스에서는 의학이 모든 교양인이 배우는 지식이었고, 로마의 셀수스(Celsus)는 치유에 관한 지식을 일반인들에게 알리기 위해 『의술론(De medicina)』을 썼다. 이 책은 질병과 건강, 환자의 병력, 철학, 윤리 등 여러 영역에서 일반 사람들도 접할 수 있을 만한 내용들을 다루고 있다. 『동의보감』 역시 일반인들도 쉽게 응용할 수 있도록 구성된 대중의학서이다. 『동의보감』에서는 '침구약(針灸藥)보다 더욱 중요한 것이 양생'이라 적고 있다. 이처럼 과거 의학서들은 특정인을 위한 전문 의서로서가 아니라 대중들에게 양생과 질병 치료의 방법을 알리기 위하여 쓰였다.

데머스(Demers) 등의 연구에 따르면, 건강 관련 문제가 나타났을 때 의료 전문가를 필요로 하는 경우는 6% 미만이며, 나머지는 자기-돌봄의 방식으로 해결되는 것이다(Demers 등, 1980). 의학이 현대와 같은 체계를 갖추기 전까지 민간의 건강과 질병 치료에 기여했던 민간의학들은 거의 사라졌다. 현대인은 사소한 외상이나 소화불량, 두통 같은 가벼운 증상에도 병원과 약국을 찾는다. 그러나 의학이라는 학문이 전문가들에게 맡겨진 것은 전체 의학의 역사 속에서 볼 때 지극히 짧은, 200년도 되지 않는 최근 동안의 일이다. [주: 세계 최초의 의사면허 제도는 1858년 영국에서 시작되었다. 그전에는 사실상 누구나 의사의 역할을 할 수 있었다.] 전문적인 의학적 돌봄은 의학적 기술을 제공하는 하나의 방식일 뿐, 건강 관리의 핵심 요소도 아니고 필수 요소도 아니다.

미병선방(未病先防), 예방치병(豫防治病)을 위해 건강한 생활양식을 추구했던 전통의학의 구체적 목표는 내적 치유력을 배양하는 것이다. 질병 치유의 방법 역시 병의 증상을 제거하는 것이 아니라 치유기제를 회복, 강화하는 것이었다. 동서양의 전통의학은 인체를 소우주로 보고 인간과 우주를 구성하는 요소들은 동일한 것으로 간주하였다. 병이란 이 요소들의 균형과 조화를 운영하는 내적 치유기제가 원활히 작용하지 못하여 발생한 것이므로 몸을 치유하는 구체적 방법이 궁극적으로 우주나 자연과 하나가 되는 행위와 별개일 수 없었다. 자연의 질서에 순응할 때 몸과 더불어 마음도 건강할 수 있었던 것이다. 『황제내경』의 '상고천진론(上古天眞論)'에서는 생장수장의 원리에 따라 자연의 기운에 조화를 맞추고 심신의 조화를 이루며 절제된 생활을 함으로써 심신의 진기를 보존하고 사풍(邪風)을 피할 수 있다고 적고 있다. [주: 한의학(韓醫學)에서는 이와 같은 삶을 '도(道)'로 설명하였다. 도로서 병을 치료한다는 것이 이도요병(以道療病)이며, 이것은 곧 양생을 의미하는 것이다. 한의학은 도교에 기반하여 수립된 양생의학이다.] 이와 같은 이치와 섭리에서 벗어날 때 병이라는 과정으로 이탈하는 것이다. 고금의 전통의학들이 양생의학인 것은 이러한 원리를 근본으로 하였기 때문이다.

신경계-내분비계-면역계가 연결된 신체 방어기제는 자율신경의 조절 하에 있고, 자율신경의 활동은 일조량, 기온, 기압 같은 환경 인자의 영향을 받는다. 근본적으로 내적 치유기제는 생명체의 생명 활동의 패턴이 자연이라는 더 큰 유기체의 패턴에 부합할 때 완전히 기능할 수 있다. 따라서 내적 치유기제의 발현은 생활양식과 생활환경에 의해 좌우되는 것이다. 불규칙한 식사와 수면, 과로, 운동 부족, 스트레스, 심야형 생활 등은 내적 치유기제를 저하시키고 각종 질병을 유발하는 원인이다. [주: 6장 2의 '(2) 내적 치유기제'를 참고하라.]

양생의학에서 무엇보다 중요하게 여기는 것은 마음의 건강이다. 따라서 양생의학은 심신의학이기도 하다. [주: 4장 3의 '1) 전일주의적 심신의학과 현대 심신의학'을 참고하라.] 다니엘 골맨(Daniel Goleman) 등은 현대 심신의학의 신조 중 하나가 사람들이 스스로 능동적으로 건강을 돌보며 자신의 마음 상태를 관리함으로써 질병을 예방하거나 그 진행을 늦출 수 있다는 것이라 하였다(Goleman & Gurin, 1993). 또한 심신의학적 접근은 현대에 간과되고 있는 과거의 전통 기법을 충실히 준수하자는 움직임의 일환인 셈이라 하였다. 심신의학자 디팩 초프라는 몸은 의식의 객관적 경험이고, 마음은 의식의 주관적 경험이라고 하였다. 우리는 마음을 가진 몸이 아니라 몸을 창조할 수 있는 마음이다. 그러나 브로우니(Browne)가 말한 바와 같이, 우리는 건강과 행복을 위해서 무엇을 생각하고 느껴야 하는지 배우지 못했다(Browne, 2001).

이미 의료 소비자들의 요구는 과거와는 완전히 달라졌다. 전 세계 웰네스 산업(wellness industry) 규모가 제약산업 규모의 3배를 넘어선지 오래이다. 하지만 의과학은 여전히 환자에 집중하고 있고, 그 사이에 건강한 삶을 추구하려는 사람들의 관심과 노력은 부정확한 정보에 오도되고 상업주의에 우롱되고 있다. 과학적 양생의학의 수립을 뒷받침하는 것은 PNI라는 학제간 연구의 가장 가치있는 성과가 될 것이다. 이것은 단지 의료 소비자에 대한 기여가 아니다. 양생의학의 대상은 인구 중 20%에 해당하는 환자가 아니라 전 인구이므로 의과학 또한 그 외연을 더욱 확대하게 될 것이다. 게다가 양생의학은 치료 중심의 의료보다 비용면에서도 효과적이기 때문에 궁극적으로 국가적인 의료비 부담을 경감시키게 된다.

2. PNI 패러다임과 정밀의학의 접목

토마스 에디슨(Thomas Edison)은 "미래의 의사는 환자에게 약을 주기보다 환자가 자신의 체질과 음식, 질병의 원인과 예방에 관심을 갖게 할 것이다"라고 예측하였다. 현대적 양생의학의 목표와 기술적 과제는 정밀의학(precision medicine)이라는 이름으로 활발히 논의되고 있다. 정밀의학은 개인의 유전정보와 생활습관, 생활환경, 병력 등을 바탕으로, 개인별로 최적화된 맞춤형 예방, 진단, 치료를 제공하는 의료 패러다임이다.

개인의 유전체(genome) 정보도 정밀의학의 핵심적 요소지만, 더 중요한 것은 후천적인 환경과 생활습관에 관한 정보이다. 일부 암이나 희귀질환처럼 특정 유전자 변이형이 발병에 결정적인 영향을 미치는 질병도 있지만, 대부분의 질병은 유전적 요인에 의해서만 발병하는 것이 아니라 심리·사회적 환경을 포함한 생활환경, 생활습관이 중요한 요인으로 작용한다. 따라서 정밀의료는 개인의 유전체 정보를 기반으로 하되, 생활습관 등에 관한 정보를 분석하고 종합하여 개인별로 최적화된 치료를 할 수 있도록 하는 것이 목표이다. 그리하여 정밀의학의 구현은 각 사람의 건강과 질병에 대한 맞춤의학(personalized medicine)이 가능

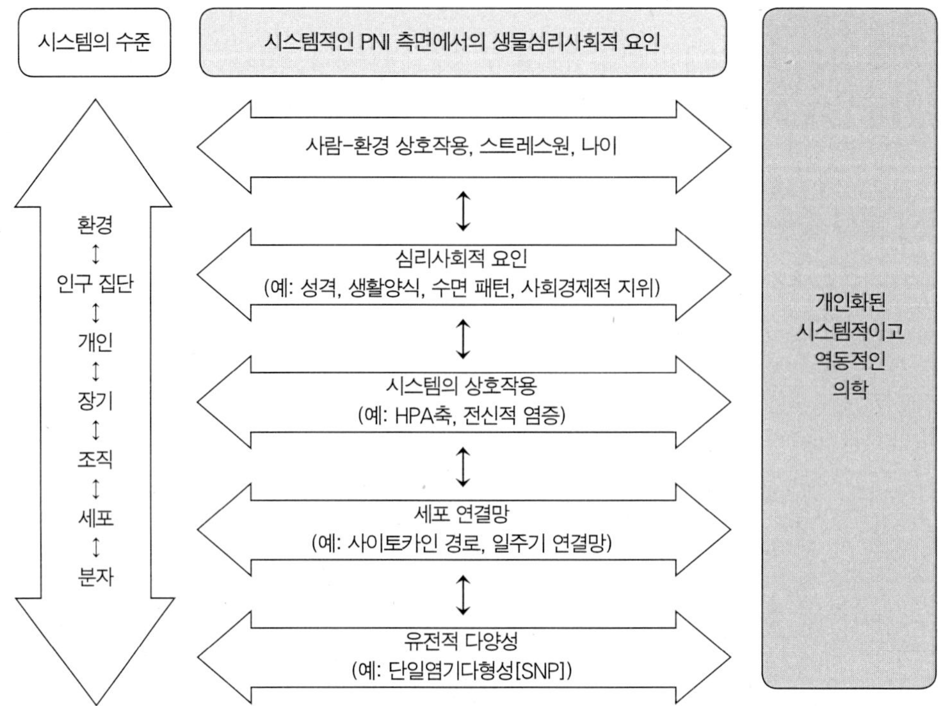

[그림 8-1] **맞춤의학을 위한 시스템생물학과 PNI 기반의 생물심리사회적 모델**

해지게 한다. 사물인터넷(internet of things: IoT), 빅데이터(big data), 클라우드컴퓨팅(cloud computing), 인공지능과 같은 첨단 정보통신 기술을 활용하여 발병 전에 질병을 발견하고 생활에 밀착된 건강 관리가 가능해질 것이다. 따라서 우리는 정밀의학을 앞으로 우리에게 다가올 양생의학의 또 다른 이름이라고 할 수 있다.

한편, 연구자들은 정밀의학이 실현되면 환자를 대상으로 하는 질병 시장(illness market)과 건강한 사람을 대상으로 하는 웰네스 시장(wellness market)으로 분리되어 있는 현재의 의료산업이 하나로 통합될 것으로 예측한다. 이러한 전망들은 정밀의학을 구현하기 위해서는 질병이나 건강을 결정하는 다차원적 요인 간의 상호작용에 대한 면밀한 연구와 이론 구축이 필요하다는 것을 알려 준다.

PNI 연구는 정밀의학의 기본적 패러다임과 이론적 프레임을 구체화하는 데 기여할 것이다. 얀(Yan)은 PNI가 인간 존재의 여러 수준에서 일어나는 구조와 기능, 유전형과 표현형, 유전자와 환경의 상호작용을 더 잘 이해함으로써 맞춤의학으로 이어지게 될 것이라고 말하고, 맞춤의학을 위한 시스템생물학과 PNI 기반의 생물심리사회적 모델을 [그림 8-1]과 같이 제시하였다(Yan, 2017). [주: 시스템생물학(systems biology)은 분자, 세포, 유기체, 환경을 포함한 다양한 수준에서 생물학적 구성 요소들 사이의 관계를 연구한다.] 우리는 이 모델 안에서 '[그림 2-2] 존재의 대둥지' 모델의 전일적 패러다임과 '〈표 6-1〉 통합적 의학의 사상한'의 통합 패러다임을 모두 발견할 수 있다.

전일적 의학을 위한 통합생리학으로서의 PNI 연구는 정밀의학 시대의 의학에서 요구되는 통합 패러다임과 더불어 확장된 병인론과 치유론을 제공하는 이론적 기반이 될 것이다.

3. 생명과학 시대의 패러다임 제시

환원주의는 20세기의 과학, 특히 분자생물학, 유전학, 신경과학 등의 발전에 의해 더욱 심화되었다. 많은 사람이 사람은 하나의 생물학적 기계이며 생화학이 모든 것을 지배한다는 생각을 한다. 하워드 케이(Howard Kaye)는 이러한 극단적인 기계적 환원주의에 대한 균형을 PNI가 회복해 줄 수 있을 것이라 하였다(Kaye, 2002). 그러나 전망이 반드시 낙관적인 것은 아니다.

생명체에 대한 기계적 분해와 환원을 거듭하면 하나의 세포에 도달한다. 그런데 세포 하나의 기능과 행동을 온전히 이해하는 것은 생명체 전체를 이해하기 위해 필요한 지식보다 결코 작지 않으며, 오히려 그곳에서는 새로운 지식의 통합을 필요로 하게 된다. PNI는 하나의 패러다임이다. 패러다임으로서의 PNI의 과제는 과학의 본모습을 되찾고 생명과학 시대의 방향성을 제시하는 것이다. 생명과학 시대라고 하지만 과학은 아직도 생명이 무엇인지 정의하지 못하고 있고, 그것이 지향하는 방향이 어느 쪽인지도 예단할 수 없다. 건강과 질병, 생명과 환경에 대한 새로운 인식을 수립하고, 바이오 혁명과 의학 혁명을 이끌 철학적 방향을 제시하는 것은 무엇보다 시급한 문제이다.

우리는 아직 철기시대에 살고 있다. 정확히 철기시대의 제일 끝에 살고 있다. 농경사회에서 산업사회로, 산업사회에서 정보화사회로 바뀔 때마다 세상은 격변을 했지만, 석기시대가 청동기시대로, 청동기시대가 철기시대로 바뀌는 소재 혁명이 가져왔던 변화에 비할 바는 아니었다. 바이오시대로의 이행은 소재 혁명까지도 수반한다는 점에서 세상은 전에 없던 변화와 가치관의 혼란을 경험할 것이다. 바이오시대가 필요로 하는 윤리는 사회윤리보다 바이오윤리, 즉 생명윤리이다.

리차드 도킨스(Richard Dawkins)는 과학자에게 있어서 새로운 이론을 제안하거나 새로운 사실을 발견하는 것보다 더 중요한 사회적 공헌은 기존의 이론이나 사실을 새로운 관점으로 보는 방법을 발견하는 것인 경우가 흔하다고 하였다. 20세기부터 과학에서는 지식의 양과 질뿐 아니라 지식을 구성하는 틀과 지식을 추구하는 방식을 향상시키기 위한 변화, 즉 새로운 패러다임을 찾기 위한 변화가 시작되었다. 그러나 21세기가 시작되고 20여 년이 지난 현재까지도 과학은 새로운 철학적 기반을 수립하지 못한 채 다양성이라는 이름으로 혼란을 합리화하고 있고, 기술과 물질문명은 가치와 정신문화를 압도하고 독주를 시작한지 오래이다. 이는 도래한 생명과학의 시대가 생명에 최고의 가치를 두는 시대가 아니라 생명을 최고의 수단으로 삼는 시대가 될 수도 있음을 경고하는 것이다.

생명과학이라는 단어에서 흔히 연상되는 이미지는 유전자가위로 DNA를 편집하는 것, 줄기세포를 배양·조작하는 것, 웨어러블 로봇 장비를 입고 재활훈련을 하는 장면 같은 것들이다. 그러나 DNA는 실험실에서도 만들 수 있는 물질에 불과하고, 세포를 배양하는 시험관이나 페트리 접시 안에는 삶이 없다. 과학자도 생명을 알기 위해서는 자기 자신으로 들어가야 한다. 마굴리스(Margulis)와 세이건(Sagan)은 '생명이란 우주가 인간의 모습을 띠고, 자신에게 던져 보는 하나의 물음'이라 하였다(Margulis & Sagan, 2000). 그런 생명에 대한 탐구는 기존의 과학적 방식으로는 불가능하다. 그것은 영원히 미과학(未科學)의 영역이며, 관찰자의 눈이 아닌 관찰되는 자 스스로의 마음으로만 볼 수 있는 세계이다. 생명의 본질에 접근할 수 있는 독점적 권리는 과학자가 아니라 생명 자신에게 있는 것이다. 생명과학시대가 과학 패러다임의 변화 없이 불가능한 이유가 여기에 있다.

진리의 세계는 논리의 세계보다 크다는 것을 인정하지 않으면 과학은 더 큰 진리를 포기할 수밖에 없고 파편적인 지식을 조합하여 거짓된 진리를 만들게 되는 우를 범하게 될 것이다. 과학에 대한 맹신은 종교에 대한 미신보다 훨씬 더 무섭다는 말이 있다. 기술이 맹주하는 시대에 철학이 과학의 길을 안내하지 못하면 가치와 도구, 목표와 수단이 전도되는 것은 피할 수 없다. 주어진 기술을 활용해서 부를 창출하는 것이 목표가 되고 가장 큰 부를 창출할 수 있는 것에 가장 큰 가치를 두게 되므로, 생명과학 기술마저도 생명을 위한 기술이 아니라 생명을 이용하는 기술이 될 수 있는 것이다. [주: 달라이 라마(Dalai Lama)도 "많은 분야에서의 성취에도 불구하고, 우리는 아직 많은 사람들을 괴롭히는 걱정과 불안을 없애는 데 과학과 기술을 사용하는 길을 발견하지 못하고 있다"고 지적하였다.] 많은 의료기관이나 치유센터에서 웰빙이나 웰네스라는 단어는 스트레스 관리, 유기농 식재료, 금연 같은 것으로 의미절하되었으며, 과거에 전일적 치유의 일환으로 실시되었던 수행법들은 단지 이완요법이라는 이름으로 불리고 있다.

PNI를 통합의 패러다임이라고 하지만 그 통합의 방식은 학자들 간에 동일하지 않다. 기존의 이원론보다 더욱 경도된 기계론적 환원주의는 물론 유심론, 범신론 등 여러 관점에서 통합이 주창되고 있다. 실제로 PNI의 항상성 삼각형 모델에는 PNI가 시급히 해결해야 할 중대한 과제가 숨겨져 있다. PNI를 몸과 마음의 생리학이라 하고, 그 명칭에도 '정신'을 포함하고 있지만, 많은 연구자에게 정신과 신경은 분화되지 않은 상태이다. 항상성 삼각형에는 마음(정신)이 없다. [주: PNI 연구의 선구자인 캔더스 퍼트 역시 "나는 정신신경면역학 대신 정신면역내분비학이라는 용어를 제안했다. …… 우리에게 정신과 신경은 같은 것을 의미했으므로 정신, 신경을 두 번 강조할 필요는 없었다"라고 기술한 바 있다(Pert, 1997).] 해리스 디엔스트프레이(Harris Dienstfrey)는 현재까지 대부분의 심신 연구에서 마음이 결여되어 있음을 확인하고, 마음이 없는 심신 연구를 비판했다(Dienstfrey, 2005).

PNI의 삼각형은 몸과 마음을 한 차원에 담기 위해서 정신을 신경계에 환원시키고 있다. 이러한 관점에서는 생명 현상이 물질론적이고 기계론적인 인과를 벗어나지 못한다. 정신과 신경의 분화가 이루어지면, 2차원의 평면에 표현되던 PNI의 항상성 삼각형은 정신계, 신경계, 내분비계, 면역계라는 네 개의 꼭짓점이 서로 연결된 3차원의 사면체가 될 것이다. 2차원적인 사각형에는 정신계, 신경계, 내분비계, 면역계가 서로 간에 모두 연결되지 않으므로 3차원적 패러다임으로의 도약이 필요한 것이다. 이와 같은 개념의 재구성이 기하학적 차원의 도약을 필요로 하는 것처럼, 인간에 대한 깊이 있는 이해 또한 패러다임의 도약을 필요로 한다.

PNI의 창시자인 조지 솔로몬은 PNI의 역사는 여러 문화를 초월하여 수천 년 전에 시작되었다고 말하였다(Solomon, 2002). 그리고 로이드(Lloyd)는 PNI의 뿌리가 고대의 사상과 방식에 있다고 하였다(Lloyd, 1987). 앞의 여러 단원에서 확인할 수 있었던 것처럼, PNI가 생명과학 시대의 통합생리학, 통합의 패러다임으로서 지향할 방향과 미해결 과제에 대한 해법은 여러 전통의학의 철학 안에서 발견되고 있다.

4. 의학의 진, 선, 미 회복

파브리지오 베네데티(Fabrizio Benedetti)는 PNI가 환자 중심의 의료 시대를 이끌지는 않더라도, 분명히 환자 중심 의료에 과학적 기초를 제공한다고 말하였다(Benedetti, 2011). 20세기 중반만 해도 의학은 스스로를 부단히 혁신하는 모습을 통해 진보의 상징으로 여겨지기도 했다. 실용주의 의학자들은 기존의 지식과 기술에 새로운 발견을 첨삭함으로써 자신들이 구축한 세계를 더 확고히 하려고 하기보다는, 결함이 있거나 불충분한 지식과 기술을 신속히 폐기하고 새로운 것으로 대체함으로써 혁신을 이루어 냈다. 그 혁신을 개발해 가는 의학자들의 모습은 국제사회의 대립과 가치관의 혼란 속에서 방황하는 사람들에게 커다란 희망을 주었다. [주: 알프레드 화이트헤드(Alfred Whitehead)는 1941년에 "오늘날 지상에서 가장 진보하는 인간 유형의 하나는 (미국의) 우수한 의사이다. 그들은 자기 자신의 데이터에 대해 회의적이며 그때까지의 자기의 가설을 뒤엎을 만한 발견들을 환영하면서 또한 인도적 공감과 이해를 하는 것에 사는 보람을 느낀다"고 말하기도 했다.] 그러나 언제부터인가 의과학의 인도적 실용주의에는 상업적 보수주의의 조류가 혼입된 듯하고 혁신은 지체되고 있다. 과학이라는 명분으로 진보의 걸음을 자승자박하거나 자가당착의 혼란을 초래하는 경향도 없지 않다. 과학이라는 단어의 한문 '과(科)'자는 '분류하다' '나눈다'는 의미를 가지고 있다. 그래서 어쩌면 과학으로 이원론과 환원주의를 극복하는 것은 원래부터 불가능한 것인지도 모른다. 통합과 치유의 시대에 필요로 하는 것은 과학보다는 철학일 것이다. 모든 학문은 철학의 일부라고도 한다. 의학도 철학이 없으면 한낱 기술일 뿐이다. 그래서 갈렌은 최고의 의사는 철학자라고 하였고, 아리스토텔레스는 철학은 의학에서 끝난다고 하였다.

"인생은 짧고 예술은 길다(life is short, art is long)"라는 말은 히포크라테스의 잠언집에 실려 있는 문장인데, 사실은 오역된 것이다. 옳게 번역하면 "생명은 짧고 의술은 길다"이다. 방대한 의술을 배우고 익히기에 인생은 너무 짧다는 뜻이다. 그러나 히포크라테스의 의술은 단순한 과학이나 기술이 아니라 사람을 대상으로 한 종합예술이었다. 따라서 어찌 보면 "인생은 짧고 예술은 길다"라는 번역이 꼭 틀린 것은 아니다. 의학의 근본적 원칙은 인본주의적이어야 한다는 점이라고 주장한 에드문드 펠레그리노(Edmund Pellegrino)는 "의학은 가장 인간적인 과학이고, 가장 경험적인 예술이며, 가장 과학적인 인문학이다"라고 하였다

(Pellegrino, 1979). 히포크라테스는 "인간에 대한 사랑이 있을 때 의술은 사랑이 된다. 어떤 환자들은 의사가 그들의 어려운 처지를 이해하고 자신들을 안심시켜 주기만 해도 건강을 회복한다"고 하였다. 파라셀수스 또한 의사가 갖출 기본 자질로서, 환자와 그의 몸, 그리고 질병을 이해할 수 있는 직관과 더불어, 환자의 영혼과 정서적 교류를 할 수 있는 감수성과 자세가 필요하다고 하였다.

위스네스키는 의학 이론과 실천의 중대한 진보를 위해 의학 교육이 광범위한 변화를 할 때가 되었다고 말하였다. 그 변화는 곧 '의학의 예술과 마음을 회복하는 것(restoring the art and heart of medicine)'이다(Wisneski, 2017). 이제 PNI는 의과학의 패러다임으로서 의학의 선(heart)과 미(art)를 회복하는 데 이정표가 되어야 한다. 미를 떠난 진리는 선도 악도 아니라는 말처럼, 사람을 치유하는 예술이 아닌 질병을 고치는 기술로서의 의학은 선도 악도 아니다. 또한 치유를 도모하고 인간의 웰빙과 행복을 증진한다는 관점에서 의학이 아닌 학문도 없을 것이다.

스피노자는 직관이 지식을 얻는 가장 정교한 수단이라고 보았다. 그러한 직관으로 세상의 본모습에 대한 통찰을 얻는 사람도 있지만, 조각퍼즐을 맞추듯 하나씩 지식을 모아 전체의 본모습에 다가갈 수도 있다. PNI는 그렇게 혁신과 통찰의 조각들을 완성하는 협력의 장이다. 혁신을 일으키는 직관이나 통찰이 예측될 수는 없더라도 우리는 혁신의 조각들이 모아지고 있다는 것을 보고 있다.

참고문헌

고경봉(1988). 내과계 입원환자들에서 정신신체장애의 유병률과 스트레스 지각. 신경정신의학, 27: 524-525.

신경희(2013). 통합의학을 위한 통합생리학으로서의 심리신경면역학: 한의학과 스트레스학의 주요 개념과 원리 비교를 중심으로. 한국정신과학학회 추계학회 논문집: 18-37.

신경희(2016). 통합스트레스의학. 학지사.

신경희(2017). 스트레스핸드북. 씨아이알.

임병우, 최동국, 석경호(2006). 기초면역학. 효일

전세일(2012). 통합의학의 철학과 과학. (In: 대한보완통합의학회. 통합의학. 한미의학.)

탕윈(唐雲)(2004). 走近中醫 / 이문호, 김종성 (역) (2009). 한의학을 말하다. 청홍.

Achterberg J (1985). *Imagery in Healing: Shamanism and Modern Medicine*. Shambhala,

Ader R & Cohen N (1975). Behaviorally conditioned immunosuppression. *Psychosomatic Medicine, 4*: 333-340.

Ader R & Cohen N (1982). Behaviorally conditioned immunosuppression and murine systemic lupus erythematosus. *Science, 215*(4539): 1534-1536.

Ader R (1980). Psychosomatic and psychoimmunologic research. *Psychosomatic Medicine, 42*: 307-321.

Ader R (1997). The role of conditining in pharmacotherapy. (In: Harrington A (Ed.). *The placebo effect: an interdisciplinary exploration*. Harvard Univ Press.)

Ader R, Felten DL & Cohen N (1990). Interactions between the brain and the immune system. *Ann Rev Rharmacol Toxicol, 30*: 561-602.

Aggarwal BB, Shishodia S, Sandur SK, Pandey MK & Sethi G (2006). Inflammation and cancer: How hot is the link? *Biochemical Pharmacology, 72*: 1605-1621.

Alvarez-Buyalla R & Carrasco-Zanini J (1960). A conditioned reflex which reproduces the hypoglycemic effect of insulin. *Acta Physiologica Latino Americana, 10*: 153-158.

Amanzio M & Benedetti F (1999). Neuropharmacological dissection of placebo analgesia: expectation-activated opioid systems versus conditioning-activated specific subsystems. *J of Neuroscience, 19*(1): 484-494.

Amanzio M, Pollo A, Maggi G & Benedetti F (2001). Response variability to analgesics: a role for non-specific activation of endogenous opioids. *Pain, 90*: 205-215.

Antoni MH (2003). Stress management effects on psychological, endocrinological, and immune functioning in men with HIV infection: empirical support for a psychoneuroimmunological model. *Stress, 6*(3): 173-188.

Antoni MH, Schneiderman N, Klimas N, LaPerriere A, Ironson G & Fletcher MA (1991). Disparities in psychological, neuroendocrine, and immunologic patterns in asymptomatic HIV-1 seropositive and seronegative gay men. *Biological psychiatry, 29*(10): 1023-1041.

Antonovsky A (1972). Breakdown: a needed fourth step in the armamentarium of modern medicine. *Social Science and Medicine, 6*: 537-544.

Antonovsky A (1979). *Health, Stress, and Coping*. Jossey-Bass Publications.

Antonovsky A (1996). The Salutogenic model as a theory to guide health promotion. *Health Promotion International, 11*(1): 11-18.

Anway MD, Cupp AS, Uzumcu M & Skinner MK (2005). Epigenetic transgenerational actions of endocrine disruptors and male fertility. *Science, 308*(5727): 1466-1469.

Astin JA & Astin AW (2005). An integral approach to medicine. (In: Schlitz M, Amorok T & Micozzi MS. *Consciousness and Healing: Integral Approaches to Mind-Body Medicine*. Elsevier.)

Armour JA (1991). Anatomy and function of the intrathoracic neurons regulating the mammalian heart. (In: Zucker IH & Gilmore JP (Eds.). *Reflex Control of the Circulation*. CRC Press.)

Armour JA (2007). The little brain on the heart. *Cleveland Clinic journal of medicine, 74*: S48-51.

Armour JA & Ardell JL (Eds.). (1994). Neurocardiology. Oxford University Press.Astin JA & Astin AW (2005). An integral approach to medicine. (In: Schlitz M, Amorok T & Micozzi MS. *Consciousness and Healing: Integral Approaches to Mind-Body Medicine*. Elsevier.)

Attina TM, Hauser R, Sathyanarayana S, Hunt PA, Bourguignon JP, Myers JP ... & Trasande L (2016). Exposure to endocrine-disrupting chemicals in the USA: a population-based disease burden and cost analysis. *The Lancet Diabetes & Endocrinology, 4*(12): 996-1003.

Avey H, Matheny KB, Robbins A & Jacobson TA (2003). Health care providers' training, perceptions, and practices regarding stress and health outcomes. *J Natl Med Assoc, 95*(9): 833, 836-845.

Barasch MI (1993). *The Healing Path: A Soul Approach to Illness*. Tarcher/Putnam Books.

Barker DJ (1990). The fetal and infant origins of adult disease. *British Medical Journal, 301*: 1111.

Barker DJP (2004). The developmental origins of adult disease. *Journal of the American College of Nutrition, 23*(sup 6): 588S-595S.

Bartlett FC (1964). *Remembering: A Study in Experimental and Social Psychology*. Cambridge Univ Press.

Bayliss CR, Bishop NL & Fowler RC (1985). Pineal gland calcification and defective sense of direction. *Br Med J (Clinical Res Ed), 291*(6511): 1758 – 1759.

Becker RO & Selden G (1985). *The Body Electric: electromagnetism and the foundation of life.* William Morrow and Company.

Beecher HK (1957). The measurement of pain. *Pharmacological reviews, 9*(1): 59–209.

Benedetti F (2008). *Placebo effect: understanding the mechanisms in health and disease.* Oxford Univ press.

Benedetti F (2011). *The Patient's Brain* / 이은 (역) (2013). 환자의 마음. 청년의사.

Benedetti F, Pollo A, Lopiano L, Lanotte M, Vighetti S & Rainero I (2003). Conscious expectation and unconscious conditioning in analgesic, motor, and hormonal placebo/nocebo responses. *Journal of Neuroscience, 23*(10): 4315–4323.

Benros ME, Nielsen PR, Nordentoft M, Eaton WW, Dalton SO & Mortensen PB (2011). Autoimmune diseases and severe infections as risk factors for schizophrenia: a 30-year population-based register study. *American Journal of Psychiatry 168*(12): 1303–1310.

Benson H & McCallie DP (1979). Angina pectoris and the placebo effect. *New England Journal of Medicine, 300*: 1424 – 1429.

Benson H & Proctor W (2003). *The breakout principle.* Scribner.

Benveniste J (1998). Meta-analysis of homoeopathy trials. *Lancet, 351*(9099): 367.

Benveniste J (2004). A fundamental basis for the effects of EMFs in biology and medicine: The interface between matter and function. (In: Rosch PJ & Markov M (Eds.). *Bioelectromagnetic Medicine.* Marcel Dekker.)

Besedovsky H, Sorkin E, Felix O & Haas H (1977). Hypothalamic changes during immune response. *European Journal of Immunology, 7*: 323–325.

Besedovsky HO & del Rey A (2001). Cytokines as mediators of central and peripheral immune – neuroendocrine interactions. (In: Ader R, Felten DL & Cohen N (Eds.). *Psychoneuroimmunology*, 3rd ed. Academic Press.)

Besedovsky HO & Sorkin E (1977). Network of immune-neuroendocrine interactions. *Clin Exp Immunol, 27*(1): 1 – 12.

Besedovsky HO, del Rey A & Sorkin E (1983). What do the immune system and the brain know about each other? *Immunol Today 4*: 342–346.

Besingi W & Johansson Å (2013). Smoke-related DNA methylation changes in the etiology of human disease. *Human molecular genetics, 23*(9): 2290–2297.

Blalock JE & Smith EM (1980). Human leukocyte interferon: structural and biological relatedness to adrenocorticotropic hormone and endorphins. *Proc Natl Acad Sci USA, 77*(10): 5972 – 5974.

Blalock JE (1984). The immune system as a sensory organ. *J immunol, 132*: 1067–1070.

Blalock JE (2005). The immune system as the sixth sense. *Journal of Internal Medicine 257*: 126–138.

Booth RJ & Ashbridge KR (1993). A fresh look at the relationship between the psyche and immune system: teleological coherence and harmony of purpose. *Advances, 9*(2): 4–23.

Breedlove SM, Watson NV & Rosenzweig MR (2010). *Biological Psychology: An Introduction to Behavioral, Cognitive, and Clinical Neuroscience,* 6th ed. Sinauer Associates.

Brown P (2003). Oscillatory nature of human basal ganglia activity: relationship to the pathophysiology of Parkinson's disease. *Movement Disorders, 18*: 357-363.

Browne M. (2001). Poster submitted to the American Holistic Medical ssociation's twenty-fourth annual meeting, Miami, Florida, May 2001.

Buckley W (1967). *Sociology and modern systems theory.* Prentice Hall.

Bultz BD & Carlson LE(2006). Emotional distress; the sixth vital sign - future directions in canncer care. *Psycho-Oncology, 15*: 93-95.

Burr H (1972). *Blueprint for Immortality: The Electric Patterns of Life.* CW Daniel Company.

Bygren LO, Kaati G & Edvinsson S (2001). Longevity determined by paternal ancestors' nutrition during their slow growth period. *Acta biotheoretica, 49*(1): 53-59.

Byrd RC (1988). Positive therapeutic effects of intercessory prayer in a coronary care unit population. *Southern medical journal, 81*(7): 826-829.

Callaway RM & Mahall BE (2007). Family Roots. *Nature, 448:* 145-147.

Cannon WB (1935). Stresses and strains of homeostasis. *American Journal of Medical Sciences, 189*: 1-14.

Carlson NR (1998). *Physiology of Behavior,* 6th ed. Allyn & Bacon.

Carney DR, Cuddy AJ & Yap AJ (2010). Power posing: Brief nonverbal displays affect neuroendocrine levels of risk tolerance. *Psychological Science, 21*: 1363-1368.

Carpenter LL, Gawuga CE, Tyrka AR, Lee JK, Anderson GM & Price LH (2010). Association between plasma IL-6 response to acute stress and early-life adversity in healthy adults. *Neuropsychopharmacology, 35*: 2617-2623.

Carr DJ & Blalock JE (1991). Neuropeptide hormones and receptors common to the immune and neuroendocrine systems: Bidirectional pathway of intersystem communication. (In: Ader R, Felten DL & Cohen N (Eds.). *Psychoneuroimmunology,* 2nd ed. Academic Press.)

Carrillo-Vico A, Calvo JR, Abreu P, Lardone PJ, Garcia S, Reiter RJ & Guerrero JM (2004). Evidence of melatonin synthesis by human lymphocytes and its physiological significance: possible role as intracrine, autocrine, and/or paracrine substance. *The FASEB Journal, 18*(3): 537-539.

Catania A, Airaghi L, Colombo G & Lipton JM (2000). Alpha-melanocyte-stimulating hormone in normal human physiology and disease states. *Trends Endocrinol Metabol, 11*(8): 304-308.

Cekanaviciute E, Yoo BB, Runia TF, Debelius JW, Singh S, Nelson CA ... & Crabtree-Hartman E (2017). Gut bacteria from multiple sclerosis patients modulate human T cells and exacerbate symptoms in mouse models. *Proceedings of the National Academy of Sciences, 114*(40): 10713-10718.

Chang FY (2014). Irritable bowel syndrome: The evolution of multi-dimensional looking and multidisciplinary treatments. *World J Gastroenterol, 20*(10): 2499-2514.

Chang J, Fisch J & Popp F (Eds.) (1998). *Biophotons*. Kluwer Academic Publishers.

Chapman BP & Moynihan J (2009). The brain-skin connection: Role of psychosocial factors and neuropeptides in psoriasis. *Expert Rev Clin Immunlol, 5*(6): 623-627.

Chen SK, Tvrdik P, Peden A, Cho S, We S, Spangrude G & Capecchi MR (2010). Hematopoietic origin of pathological grooming in Hoxb8 Mutant Mice. *Cell 141*(5): 775-785.

Chen YJ, Lin CL, Li CR, Huang SM, Chan JYH, Fang WH & Chen WL (2016). Associations among integrated psychoneuroimmunological factors and metabolic syndrome. *Psychoneuroendocrinology, 74:* 342-349.

Childre DL, Martin H & Beech D (1999). *The HeartMath Solution: The Institute of HeartMath's Revolutionary Program for Engaging the Power of the Heart's Intelligence*. HarperCollins.

Chomsky N (1994). *Noam Chomsky: The Prosperous Few and the Restless Many Secretes, Lies and Democracy* / 강주언 (역) (2004). 촘스키, 세상의 권력을 말하다. 시대의 창.

Chopra D (2015). *Quantum Healing: Exploring the Frontiers of Mind/Body Medicine*. Bantam.

Chopra D & Tanzi RE (2015). *Super Genes: Unlock the Astonishing Power of Your DNA for Optimum Health and Well-Being* / 김보은 (역) (2017). 슈퍼유전자. 한문화.

Chrousos GP & Gold PW (1992). The concepts of stress and stress system disorders. *Journal of the American Medical Association, 267*: 1244-1252.

Cimini V (1996). Galanin inhibits ACTH release in vitro and can be demonstrated immunocytochemically in dispersed corticotrophs. *Exp Cell Res, 228*(2): 212-215.

Clarke TC, Black LI, Stussman BJ, Barnes PM & Nahin RL (2015). Trends in the use of complementary health approaches among adults: United States, 2002-2012. *Natil health stati report*, 79.

Cohen N (2006). The uses and abuses of Psychoneuroimmunology: A global overview. *Brain Behavior and Immunity, 20*: 99-112.

Cohen S, Janicki-Deverts D & Miller GE (2007). Psychological stress and disease. *JAMA, 298*: 1685-1687.

Cohen S & Popp FA (1997). Biophoton emission of the human body. *Journal of Photochemistry and Photobiology B: Biology, 40*(2): 187-189.

Cohen S, Tyrrell DA & Smith AP (1991). Psychological Stress and Susceptibility to the Common Cold. *New England Journal of Medicine, 325*(9): 606-612.

Cole SW & Sood AK (2012). *Molecular pathways: beta-adrenergic signaling in cancer Clin Cancer Res, 18*: 1201-1206.

Cotillard A, Kennedy SP, Kong LC, Prifti E, Pons N, Le Chatelier E ... & Gougis S (2013). Dietary intervention impact on gut microbial gene richness. *Nature, 500*(7464): 585.

Creswell JD, Myers HF, Cole SW & Irwin MR (2009). Mindfulness meditation training effects on CD4+ T lymphocytes in HIV-1 infected adults: A small randomized controlled trial. *Brain behavior and Immunity, 23*: 184-188.

Damasio AR (1994). *Descartes' Error* / 김린 (역) (1999). 데카르트의 오류. 중앙문화사.

Damasio AR (2003). *Looking for Spinoza: Joy, Sorrow, and the Feeling Brain* / 임지원 (역) (2007). 스피노자의 뇌. 사이언스북스.

Dantzer R (2009). Cytokine, Sickness Behavior, and Depression. *Immunol Allergy Clin North Am, 29*(2): 247-264.

Daruna JH (2012). *Introduction to PNI,* 2nd ed. Elsevier.

Davenas E, Beauvais F, Amara J, Oberbaum M, Robinzon B, Miadonnai A ... & Benveniste J (1988). Human basophil degranulation triggered by very dilute antiserum against IgE. *Nature, 333*(6176): 816-818.

Davidson RJ, Coe CC, Dolski I & Donzella B (1999). Individual differences in prefrontal activation asymmetry predict natural killer cell activity at rest and in response to challenge. *Brain Behavior and Immunity, 13*(2): 93-108.

Davidson RJ, Kabat-Zinn J, Schumacher J, Rosenkranz M, Muller D, Santorelli SF ... & Sheridan JF (2003). Alterations in brain and immune function produced by mindfulness meditation. *Psychosomatic medicine, 65*(4): 564-570.

de la Fuente-Fernández R, Ruth TJ, Sossi V, Schulzer M, Calne DB & Stoessl AJ (2001). Expectation and Dopamine Release: Mechanism of the Placebo Effect in Parkinson's. *Science, 293*: 1164-1166.

De Mello-Coelho V, Savino W, Postel-Vinay MC & Dardenne M. (1998). Role of prolactin and growth hormone on thymus physiology. *Clinical and Developmental Immunology, 6*(3-4): 317-323.

Demers RY, Altamore R, Mustin H, Kleinman A & Leonardi D (1980). An exploration of the dimensions of illness behavior. *The Journal of family practice, 11*(7): 1085-1092.

Demirtas T, Utkan T, Karson A, Yazir Y, Bayramgurler D & Gacar N (2014). The link between unpredictable chronic mild stress model for depression and vascular inflammation?. *Inflammation, 37*: 1432-1438.

Denda M. (2015). Epidermis as the "Third Brain"? *Dermatologica Sinica, 33*(2): 70-73.

Denollet J, Sys SU, Stroobant N, Rombouts H, Gillebert TC & Brutsaert DL (1996). Personality as independent predictor of long-term mortality in patients with coronary heart disease. *Lancet, 347*: 417-421.

Depoortere I (2013). Taste receptors of the gut: emerging roles in health and disease. *Gut,* gutjnl-2013.

Devane WA & Axelrod J (1994). Enzymatic synthesis of anandamide, an endogenous ligand for the cannabinoid receptor, by brain membranes. *Proc Natl Acad Sci USA, 91*(14): 6698-6701.

Dibble WE & Tiller WA (1999). Electronic device-mediated pH changes in water. *Journal of Scientific Exploration, 13*(2): 155-176.

Dienstfrey H (2005). Mind and Mindlessness in Mind-Body Research. (In: Schlitz M, Amorok T, Micozzi MS. *Consciousness and Healing: Integral Approaches to Mind-Body Medicine.* Elsevier.)

Dimitrov DH, Lee S, Yantis J, Valdez C, Paredes RM, Braida N ... & Walss-Bass C (2013). Differential correlations between inflammatory cytokines and psychopathology in veterans with schizophrenia: Potential role for IL-17 pathway. *Schizophrenia Research, 151*: 29-35.

Domes G, Heinrichs M, Michel A, Berger C & Herpertz SC (2007). Oxytocin improves "mind-reading" in humans. *Biological psychiatry, 61*(6): 731-733.

Dreher H (1995). *The immune power personality: seven traits you can develop to stay healthy.* Dutton.

Drossman DA (1999). The functional gastrointestinal disorders and the Rome II process. *Gut, 45*(Suppl 2): II1-II5.

Dudley S & File AL (2007). Kin Recognition in an Annual Plant. *Biology Letters, 3*: 435-438.

Dunbar RI (2009). The social brain hypothesis and its implications for social evolution. *Annals of human biology, 36*(5): 562-572.

Dusek JA, Chang BH, Zaki J, Lazar SW, Lazar S, Stefano GB ... & Benson H (2005). Association between oxygen consumption and nitric oxide production during therelaxation response. *Medical Science Monitor, 12*(1): CR1-CR10.

Dworkin SF, Chen AC, LeResche L & Clark DW (1983). Cognitive reversal of expected nitrous oxide analgesic for acute pain. *Anesthesia and Analgesia, 62*: 1073-1077.

Eisenberg L (1977). Disease and Illness, Distinctions between professional and popular ideas of sickness. *Culture, Medicine, and Psychiatry, 1*: 9-23.

Elenkov IJ & Chrousos GP (1999). Stress hormones, Th1/Th2 patterns, pro/anti-inflammatory cytokines and susceptibility to disease. *Trends in Endocrinology and Metabolism, 10*: 359-368.

Engel GL (1977). Need for a new medical model: A challenge for biomedicine. *Science, 196*: 129-136.

Erta M, Quintana A & Hidalgo J (2012). Interleukin-6, a major cytokine in the central nervous system. *International journal of biological sciences, 8*(9): 1254-1266.

Eskandari F & Sternberg EM (2002). Neural-immune interactions in health and disease. *Annals of the New York Academy of Sciences, 966*(1): 20-27.

Eysenck HJ, Grossarth-Maticek R & Everitt B (1991). Personality, stress, smoking, and genetic predisposition as synergistic risk factors for cancer and coronary heart disease. *Integrative Physiological and Behavioral Science, 26*: 309-322.

Fan Y, Mao R & Yang J (2013). NF-κB and STAT3 signaling pathways collaboratively link inflammation to cancer. *Protein & Cell, 4*: 176-185.

Fang CY, Reibel DK, Longacre ML, Rosenzweig S, Campbell DE & Douglas SD (2010). Enhanced psychosocial well-being following participation in a mindfulness-based stress reduction program is associated with increased natural killer cell activity. *The Journal of Alternative and Complementary Medicine, 16*(5): 531-538.

Fawzy FI, Fawzy NW, Hyun CS, Elashoff R, Guthrie D, Fahey JL & Morton DL (1993).

Malignant melanoma: effects of an early structured psychiatric intervention, coping, and affective state on recurrence and survival 6 years later. *Archives of General Psychiatry, 50*(9): 681-689.

Field T, Ironson G, Scafidi F, Nawrocki T, Goncalves A, Burman I ... & Kuhn C (1996). Massage therapy reduces anxiety and enhances EEG pattern of alertness and math computations. *International Journal of Neuroscience, 86*(3-4): 197-205.

Fitchett G, Peterman AH & Cella DF (1996). Spiritual beliefs and quality of life and HIV patients. (Paper presented at the meeting of the Society for the Scientific Study of Religion.)

Flaten MA, Simonsen T & Olsen H (1999). Drug-related information generates placebo and nocebo responses that modify the grug response. *Psychosomatic Medicine, 61*: 250-255.

Frank DN, Amand ALS, Feldman RA, Boedeker EC, Harpaz N & Pace NR (2007). Molecular-phylogenetic characterization of microbial community imbalances in human inflammatory bowel diseases. *Proceedings of the National Academy of Sciences, 104*(34): 13780-13785.

Friedman HS (1992). *The self-healing personality: why some people achieve health and others succumb to illness*. Academic Press.

Friedman M & Rosenman R (1974). *Type A Behavior and Your Heart*. Knopf.

Furtado M & Katzman MA (2015). Neuroinflammatory pathways in anxiety, posttraumatic stress, and obsessive compulsive disorders. *Psychiatry Research, 229*, 37-48.

Gadalla MM & Snyder SH (2010). Hydrogen sulfide as a gasotransmitter. *Journal of neurochemistry, 113*(1): 14-26.

Gard T, Holzel BK, Sack AT, Hempel H, Lazar S, Vaitl D & Ott U (2011). Pain Attenuation through Mindfulness is Associated with Decreased Cognitive Control and Increased Sensory Processing in the Brain. *Cerebral Cortex, 22*: 2692-2702.

Gebicke-Haerter PJ, Pildain LV, Matthaus F, Schmitt A & Falkai P (2013). Circadian rhythms investigated on the cellular and molecular levels. *Pharmacopsychiatry, 46*(Suppl): S22-S29.

Gein SV, Baeva TA, Nebogatikov VO & Tendryakova SP (2012). β-endorphin effects on antibody produciton, proliferation, and secretion of Th1/Th2 cytokines In Vivo. *Bulletin of Experimental Biology and Medicne, 152*(5): 595-599.

Gerber R (1988). *Vibrational Medicine*. Bear & Co.

Gershon MD (1998). *The Second Brain*. HarperCollins.

Giang DW, Goodman AD, Schiffer RB, Mattson DH, Petrie M, Cohen N & Ader R (1996). Conditioning of cyclophosphamide-induced leukopenia in humans. *Journal of Neuropsychiatry and Clinical Neurosciences, 8*(2), 194-201.

Glaser R (1999). In an interview with Psychiatric Times. Available: http://www.psychiatrictimes.com/generalized-anxiety/implications-stress-psychosocial-factors-immune-system (2015. 9. 10).

Glaser R, Kiecolt-Glaser JK, Speicher CE & Holliday JE (1985). Stress, loneliness, and changes in herpesvirus latency. *Journal of Behavioral Medicine, 8*: 249-260.

Glaser R, Lafuse WP, Bonneau RH, Atkinson C & Kiecolt-Glaser JK (1993). Stress-associated modulation of proto-oncogene expression in human peripheral blood leukocytes. *Behavioral Neuroscience, 107*(3): 525-529.

Glaser R, Rice J, Sheridan J, Fertel R, Stout J, Speicher C ... & Kiecolt-Glaser J (1987). Stress-related immune suppression: Health implications. *Brain Behavior and Immunity, 1*: 7-20.

Glover V, O'connor TG & O'Donnell K (2010). Prenatal stress and the programming of the HPA axis. *Neuroscience &Biobehavioral Reviews, 35*(1): 17-22.

Goebel MU, Meykadeh N, Kou W, Schedlowski M & Hengge UR (2009). Behavioral conditioning of antihistamine effects in patients with allergic rhinitis. *Psycotherapy and Psychosomatics, 77*: 227-234.

Goleman D & Gurin J (1993). *Mind Body Medicine*. Consumers Union of United States.

Gorczynski RM (1990). Conditioned enhancement of skin allograft in mice. *Brain Behavior and Immunity, 4*: 85-92.

Goswami A (2013). *Physics of the Soul* / 최경규 (역) (2017). 영혼의 물리학. 북랩.

Grant L (1995). *The electrical sensitivity handbook: how electromagnetic fields are making people sick*. Weldon Publishing.

Greenfield S (2002). *Brain Story* / 정병선 (역) (2004). 브레인스토리. 지호.

Green-McDonald P, O'Connell M & Lutgendort SK (2013). Psychoneuroimmunology and cancer: a decade of discovery, paradigm shifts, and methodological innovations. *Brain Behav Immun, 30*(Suppl): S1-S9.

Gruber BL, Hall NR, Hersh SP, & Dubois P (1988). Immune system and psychological changes in metastatic cancer patients using relaxation and guided imagery: A pilot study. *Scandinavian Journal of Behavioral Therapy 17*: 25-46.

Haroon E, Raison CL & Miller AH (2011). Psychoneuroimmunology meets neuropsychopharmacology: Translational implications of the impact of inflammation on behavior. *Neuropsychopharmacology, 37*(1). 137-162.

Hein G & Singer T (2008). I feel how you feel but not always: the empathic brain and its modulation. *Current Opinion in Neurobiology, 18*: 153-158.

Heinrichs M & Domes G (2008). Neuropeptides and social behaviour: effects of oxytocin and vasopressin in humans. *Progress in brain research, 170*: 337-350.

Henningsen P, Zipfel S & Herzog W (2007). Management of functional somatic syndromes. *Lancet, 369*(9565): 946-954.

Hess WR (1957). *The Functional Organization of the Diencephalon*. Grune & Stratton.

Ho M-W & Knight DP (1998). The acupuncture system and the liquid crystalline collagen fibers of the connective tissues. *Am J Chin Med, 26*: 251-263.

Ho M-W, Popp F-A, & Warnke, U (Eds.) (1994). *Bioelectrodynamics and Biocommunication*.

World Scientific.

Hochman B, Isoldi FC, Furtado F & Ferreira LM (2015). New approach to the understanding of keloid: Psychoneuroimmune-endocrine aspects. *Clinical Cosmetic and Investigational Dermatology, 8*: 67-73.

Holmes TH & Rahe RH (1967). The Social Readjustment Rating Scale. *J Psychosom Res, 11*: 213-218.

Hsiao EY, McBride SW, Hsien S, Sharon G, Hyde ER, McCue T ... & Patterson PH (2013). Microbiota modulate behavioral and physiological abnormalities associated with neurodevelopmental disorders. *Cell, 155*(7): 1451-1463.

Huot RL, Thrivikraman KV, Meaney MJ & Plotsky PM (2001). Development of adult ethanol preference and anxiety as a consequence of neonatal maternal separation in Long Evans rats and reversal with antidepressant treatment. *Psychopharmacology, 158*: 366-373.

Illich I (2002). *Limits to Medicine, Medical Nemesis: The Expropriation of Health*. Marion Boyars.

Irwin MR & Miller AH (2007). Depressive disorders and immunity: 20 years of progress and discovery. *Brain Behavior and Immunity, 21*: 374-383.

Jabbi M, Swart M & Keysers C (2007). Empathy for positive and negative emotions in the gustatory cortex. *Neuroimage, 34*(4): 1744-1753.

Jain S, Ives J, Jonas W, Hammerschlag R, Muehsam D, Vieten C ... & Guarneri E (2015). Biofield Science and Healing: An Emerging Frontier in Medicine. *Glob Adv Health Med, 4*(Suppl): 5-7.

Janssen, S. A. (2002). Negative affect and sensitization to pain. *Scandinavian journal of psychology, 43*(2): 131-137.

Johnson D & Grand IJ (Eds.) (1998). *The body in psychotherapy: Inquiries in somatic psychology*. North Atlantic Books.

Jozuka H (2017). *Psychopathology Explains Endocrino-Immunological Responses*. Dorrance Publishing.

Kark JD, Carmel S, Sinnreich R, Goldberger N & Friedlander Y (1996). Psychosocial factors among members of religious and secular kibbutzim. *Israel journal of medical sciences, 32*(3-4): 185-194.

Kaye H (2002). Psychoneuroimmunology and Religion: Implications for Society and Culture. (In: Koenig HG & Cohen HJ (Eds.). *The link between religion and health: psychoneuroimmunology and the faith factor*. Oxford Univ Press.)

Keysers C, Wicker B, Gazzola V, Anton JL, Fogassi L & Gallese V (2004). A touching sight: SII/PV activation during the observation and experience of touch. *Neuron, 42*(2): 335-346.

Kiecolt-Glaser JK & Glaser R (1993). Mind and immunity. (In: Goleman D & Gurin J (Eds.). *Mind Body Medicine* / 전진수 외(역) (2008). 건강을 위한 마음 다스리기. 학지사.

Kiecolt-Glaser JK & Glaser R (1991). Stress and the Immune System: Human Studies. (In: Tasman A & Riba MB (Eds.). *Annual Review of Psychiatry, 11*: 169-180.)

Kiecolt-Glaser JK, Glaser R, Shuttleworth EC, Dyer CS, Ogrocki P & Speicher CE (1987a). Chronic stress and immunity in family caregivers of Alzheimer's disease victims. *Psychosomatic medicine, 49*(5): 523-535.

Kiecolt-Glaser JK, Habash DL, Fagundes CP, Andridge R, Peng J, Malarkey WB & Belury MA (2015). Daily stressors, past depression, and metabolic responses to high-fat meals: a novel path to obesity. *Biol Psychiatry, 77*(7): 653-660.

Kiecolt-Glaser JK, Marucha PT, Malarkey WB, Mercado AM & Glaser R (1999). Slowing of wound healing by psychological stress. *Lancet, 346*(8984): 1194 – 1196.

Kiecolt-Glaser JK, McGuire L, Robles TF & Glaser R (2002). Psychoneuroimmunology: Psychological influences on immune function and health. *Journal of Consulting and Clinical Psychology, 70*: 537-547.

Kiecolt-Glaser JK, Ricker D, George J, Messick G, Speicher CE, Garner W & Glaser, R (1984). Urinary cortisol levels, cellular immunocompetency, and loneliness in psychiatric inpatients. *Psychosomatic Medicine, 46*(1): 15-23.

Kiecolt-Glaser JK, Fisher LD, Ogrocki P, Stout JC, Speicher CE & Glaser R (1987b). Marital quality, marital disruption, and immune function. *Psychosomatic medicine, 49*(1): 13-34.

Kirschbaum C, Jabaaij L, Buske-Kirschbaum A, Henning J, Blom M, Dorst K ... Hellhammer D (1992). Conditioning of drug-induced immunomodulation in human volunteers: a European collaborative study. *British Journal of Clinical Psychology, 31*: 459-472.

Kirsh I & Sapirstein G (1998). Listening to Prozac but hearing placebo: a meta-analysis of antidepressant medication. *Prevention & Treatment.* (Availbale at: http://journals.apa.org/prevention/volume1/pre0010002a.html)

Kitchen S & Dyson M (2002). Low-energy treatments: Nonthermal or microthermal? (In: Kitchen S (Ed.). *Electrotherapy: Evidence Based Practice,* 11th ed. Elsevier Churchill Livingstone.)

Klopfer, B. (1957). Psychological variables in human cancer. *Journal of Projective Techniques, 21*(4): 331-340.

Klüver H, Bucy PC. (1937). "Psychic blindness" and other symptoms following bilateral temporal lobectomy in Rhesus monkeys. *Am J Physiol, 119*: 352-353.

Knight R (2015). *Follow Your Gut: The Enormous Impact of Tiny Microbes* / 강병철 (역) (2016). 내 몸 속의 우주. 문학동네.

Koenig HG & Cohen HJ (Eds.) (2002). *The link between religion and health: psychoneuroimmunology and the faith factor.* Oxford Univ Press.

Koenig HG (2002). The connection between psychoneuroimmunology and religion. (In: Koenig HG, Cohen HJ (Eds.). *The link between religion and health: psychoneuroimmunology and the faith factor.* Oxford Univ Press.)

Koenig HG, McCullough M & Larson, DB (2001). *Handbook of religion and health.* Oxford Univ Press.

Koeth RA, Wang Z, Levison BS, Buffa JA, Org E, Sheehy BT ... & Smith JD (2013). Intestinal microbiota metabolism of L-carnitine, a nutrient in red meat, promotes atherosclerosis. *Nature medicine, 19*(5): 576-585.

Kosfeld M, Heinrichs M, Zak PJ, Fischbacher U & Fehr E (2005). Oxytocin increases trust in humans. *Nature, 435*(7042): 673-676.

Kosslyn SM, Thompson WL, Costantini-Ferrando MF, Alpert NM & Spiegel D (2000). Hypnotic visual illusion alters color processing in the brain. *American Journal of Psychiatry, 157*: 1279-1284.

Lai VT, Hagoort P & Casasanto D (2012). Affective primacy vs. cognitive primacy: dissolving the debate. *Frontiers in Psychology, 3*: 243.

Lalonde M (1974). *A New Perspective on the Health of Canadians*. Government of Canada.

Lane M, Robker RL & Robertson SA (2014). Parenting from before conception. *Science, 345*(6198): 756-760.

Lane RD, Waldstein SR, Critchley HD, Derbyshire SWG, Drossman DA, Wager TD ... & Cameron OG. (2009). The rebirth neuroscience in psychosomatic medicine, Part II: Clinical applications and implications for research. *Psychosom Med, 71*:135-151.

Lang PJ (1979). A bio-informational theory of emotional imagery. *Psychophysiology, 16*(6): 495-512.

Laplante, P, Diorio J & Meaney MJ (2002). Serotonin regulates hippocampal glucocorticoid receptor expression via a 5-HT7 receptor. *Brain Research Developmental Brain Research, 13*: 199-203.

Larson D (1990). The role of connective tissue as the physical medium for the conduction of healing energy in acupuncture and Rolfing. *Am J Acupunc, 18*(3): 251-266.

Lawlis GF (1996). *Transpersonal Medicine: A New Approach to Healing Body-Mind-Spirit*. Shambhala.

Layé S (2010). Polyunsaturated fatty acids, neuroinflammation and well being. *Prostaglandins Leukotrienes and Essential Fatty Acids, 82*: 295-303.

Lazarus R (1984). On the primacy of cognition. *Am Psychol, 39*: 124-129.

Lazarus RS & Folkman S (1984). *Stress, appraisal and coping* / 김정희 (역) (1991). 스트레스와 평가 그리고 대처. 대광문화사.

Lebre MC, van der Aar AM, van Baarsen L, van Capel TM, Schuitemaker JH, Kapsenberg ML & de Jong EC (2007). Human keratinocytes express functional Toll-like receptor 3, 4, 5, and 9. *Journal of Investigative Dermatology, 127*(2): 331-341.

LeDoux JE (1996). *The Emotional Brain*. Simon& Schuster.

Lee BC, Su ZD, Sung B, Kim KW, Cha JM, Lee JK, Chang BJ & Soh KS (2011). Network of the Primo Vascular System in the Rat Hypodermis. (In: Soh KS, Kang KA & Harrison, David K. *The Primo Vascular System*. Springer.)

Lee YK, Menezes JS, Umesaki Y & Mazmanian SK (2011). Proinflammatory T-cell responses to gut microbiota promote experimental autoimmune encephalomyelitis. *Proceedings of the National Academy of Sciences, 108*(Supplement 1): 4615-4622.

Leffler CW, Parfenova H, Jaggar JH & Wang R (2006). Carbon monoxide and hydrogen sulfide: gaseous messengers in cerebrovascular circulation. *Journal of applied physiology, 100*(3): 1065-1076.

Leonard BE & Myint A (2009). The psychoneuroimmunology of depression. *Human Psychopharmacology, 24*: 165-175.

Levin DM & Solomon GF (1990). The discursive formation of the body in the history of medicine. *The Journal of medicine and philosophy, 15*(5): 515-537.

Levin J (2001). *God, Faith, and Health: Exploring the Spirituality-health Connection*. John Wiley & Sons.

Levin JS (1994). Religion and health: Is there an association, is it valid, and is it causal? *Social Science and Medicine, 38*: 1475-1482.

Levine JD & Gordon NC (1984). Influence of the method of drug administration on analgesic response. *Nature, 312*(5996): 755-756.

Levine JD, Gordon NC, Smith R & Fields HL (1981). Analgesic responses to morphine and placebo in individuals with postoperative pain. *Pain, 10*(3): 379-389.

Lewitus GM, Cohen H & Schwartz M (2008). Reducing post-traumatic anxiety by immunization. *Brain behavior and immunity, 22*(7): 1108-1114.

Ley RE, Turnbaugh PJ, Klein S & Gordon JI (2006). Microbial ecology: human gut microbes associated with obesity. *Nature, 444*(7122): 1022-1023.

Libet B (1985). Unconscious cerebral initiative and the role of conscious will in voluntary action. *The Behavioral and Brain Sciences 8*: 529 – 566.

Liboff AR (1997). Electric-field ion cyclotron resonance. *Bioelectromagnetics, 18*(1): 85 – 87.

Lichko AE (1959). Conditioned reflex hypoglycaemia in man. *Pavlovian Journal of High Nervous Activity*, 9: 731-737.

Lichtman JH, Bigger JT, Blumenthal JA, Frasure-Smith N, Kaufmann PG, Lespérance F ... & Froelicher ES (2008). Depression and coronary heart disease. *Circulation, 118*(17): 1768-1775.

Lieberman MD, Eisenberger NI, Crockett MJ, Tom SM, Pfeifer JH & Way BM (2007). Putting feelings into words. *Psychological science, 18*(5): 421-428.

Lipton BH (2008). *The Biology of Belief: Unleashing the Power of Consciousness, matter & miracles*. Hay House Inc.

Little S (2007). Mind-Body Medicine. *Journal of Counseling and Development, 86*(1): 37-68.

Lloyd R (1987). *Explorations in Psychoneuroimmunology*. Grune and Stratton.

Loeser JD (2000). Pain and suffering. *The Clinical journal of pain, 16*(2): S2-S6.

Lorentz MM (2006). Stress and Psychoneuroimmunology Revisited: Using mind-body interventions to reduce stress. *Alternative Journal of Nursing, 11*: 1-11.

Lotti T, Buggiani G & Prignano F (2008). Prurigo nodularis and lichen simplex chronicus. *Dermatologic therapy, 21*(1): 42-46.

Lovallo WR (2016). *Stress and Health* (3rd ed.) / 안희영, 신경희 (역) (2018). 스트레스, 건강, 행동의학. 학지사.

Lown, B. (1996). *The Lost Art of Healing* / 서정돈 외 (역) (2003). 치유의 예술을 찾아서. 몸과 마음.

MacLean P (1990). *The Triune Brain in Evolution: Role in Paleocerebral Functions*. Springer.

Macy J (1991). *Mutual causality in Buddhism and general systems theory: The dharma of natural systems* / 이중표 (역) (2004). 불교와 일반시스템이론. 불교시대사.

Maestroni GJ (1993). The immunoneuroendocrine role of melatonin. *J Pineal Res, 14*(1): 1-10.

Maestroni GJ, Conti A & Pierpaoli W (1988). Pineal melatonin, its fundamental immunoregulatory role in aging and cancer. *Annals of the New York Academy of Sciences, 521*(1): 140-148.

Mansfield V (2008). *Tibetan Buddhism and Modern Physics* / 이중표 (역) (2014). 불교와 양자역학. 전남대학교출판부.

Margulis L & Sagan D (2000). *What is Life* / 김영 (역) (2016). 생명이란 무엇인가. 리수.

Marin MF, Lord C, Andrews J, Juster R-P, Sindi S, Arsenault-Lapierre G ... & Lupien SJ (2011). Chronic stress, cognitive functioning, and mental health. *Neurobiology of Learning and Memory, 96*: 583-595.

Maqueda A (2011). Psychosomatic Medicine, Psychoneuroimmunology and Psychedelics. *Maps Bulletin, 21*(1): 15-16.

Maturana HR & Varela FJ (1991). *Autopoiesis and cognition: The realization of the living*. Springer Science & Business Media.

Mavroudis PD, Scheff JD, Calvano SE & Androulakis IP (2013). Systems biology of circadian-immune interactions. *Journal of Innate Immunity, 5*: 153-162.

Mayer E (2016). *The Mind-Gut Connection* / 김보은 (역) (2017). 더 커넥션. 브레인월드.

McCain NL, Gray DP, Walter JM & Robins J (2005). Implementing a comprehensive approach to the study of health dynamics using the psychoneuroimmunology paradigm. *Advances in nursing science, 28*(4): 320-332.

McClare CWF (1974). Resonance in Bioenergetics. *Annals of the New York Academy of Sciences, 227*: 74-97.

McClintock MK (1971). Menstrual synchrony and suppression. *Nature, 229*(5282): 244-245.

McCraty R (2015). *Science of the Heart, Vol 2*. HeartMath Institute.

McEwen BS & Sapolsky RM (1995). Stress and cognitive function. *Current Opinion in Neurobiology, 5*: 205-216.

McKee MJ (1993). Stresses of living. (In: Matzen RN & Lang RS (Eds.). *Clinical preventive medicine*. Mosby.)

Melzack R & Wall P (1965). Pain Mechanisms: A New Theory. *Science, 150*(3699): 971-979.

Mitchell C, Hobcraft J, McLanahan SS, Siegel SR, Berg A, Brooks-Gunn J ... & Notterman D (2014). Social disadvantage, genetic sensitivity, and children's telomere length. *Proceedings of the National Academy of Sciences, 111*(16): 5944-5949.

Moieni M, Irwin MR, Jevtic I, Breen EC & Eisenberger NI (2015). Inflammation impairs social cognitive processing: A randomized controlled trial of endotoxin. *Brain Behavior and Immunity, 48*: 132-138.

Moon JS & Cho KS (2001). The effects of handholding on anxiety in cataract surgery patients under local anaesthesia. *Journal of Advanced Nursing, 35*(3): 407-415.

Motivala SJ (2011). Sleep and inflammation: Psychoneuroimmunology in the context of cardiovascular disease. *Annals of Beehavioral Medicine, 42*: 141-152.

Muehsam D, Chevalier G, Barsotti T & Gurfein BT (2015). An overview of biofield devices. *Global Advances in Health and Medicine, 4*(Suppl): 42-51.

Mullen K, Szauter K & Kaminsky-Russ K (1990). "Endogenous" benzodiazepine activity in body fluids of patients with hepatic encephalopathy. *The Lancet, 336*(8707): 81-83.

Müller N, Weidinger E, Leitner B & Schwarz MJ (2015). The role of inflammatjon in schizophrenia. *Frontiers in Neuroscience, 9*: 372.

Myers TM (2014). *Anatomy Trains: Myofascial Meridians for Manual and Movement Therapists,* 3rd ed / Cyriax 정형의학연구회(역) (2014). 근막경선해부학, 3판. 엘스비어코리아.

Nair S, Sagar M, Sollers J III, Consedine N & Broadbent E (2015). Do slumped and upright postures affect stress responses? *A randomized trial. Health Psychology, 34*(6): 632.

Naseem M & Parvez S (2014). Role of melatonin in traumatic brain injury and spinal cord injury. *The Scientific World Journal*: Article 586270,

Nerurkar A, Bitton A, Davis RB, Phillips RS & Yeh G (2013). When physicians counsel about stress: results of a national study. *JAMA internal medicine, 173*(1): 76-77.

Newberg AB & Iversen J (2003). The neural basis of the complex mental task of meditation: neurotransmitter and neurochemical considerations. *Medical hypotheses, 61*(2): 282-291.

Nguyen XMT, Lane J, Smith BR & Nguyen NT (2009). Changes in inflammatory biomarkers across weight classes in a representative US population: A link between obesity and inflammation. *Journal of Gastrointestinal Surgery, 13*: 1205-1212.

Nordenström BEW (1998). *Exploring BCEC-Systems*. Stockholm: Nordic Medical Publications.

Nuland SB (2008). *The Uncertain Art*. 조현욱 (역) (2010). 의사, 인간을 어루만지다. 세종서적.

Ohl F, Michaelis T, Vollmann-Honsdorf GK, Kirschbaum C & Fuchs E (2000). Effect of chronic psychosocial stress and long-term cortisol treatment on hippocampus-mediated memory and hippocampal volume: A pilot study in tree shrews. *Psychoneuroendocrinology, 25*(4): 357 - 363.

Olness K & Ader R (1992). Conditioning as an adjunct in the pharmacotherapy of lupus erythematosus. *J of Developmental and behavioral pediatrics, 13*: 124-125.

Oschman JL (2000). *Energy Medicine: The Scientific Basis* / 김영설, 박영배(역) (2005). 놀라운 에너지 의학의 세계. 노보컨설팅.

Pacheco-Lopez G, Engler H, Niemi MB & Schedlowski M (2006). Expectations and associations that heal: immunomodulatory placebo effects and its neurobiology. *Brain, Behavior, and Immunity, 20*: 430-446.

Pacheco-Lopez G, Niemi MB, Kou W, Harting M, Fandrey J & Schedlowski M (2005). Neural substates for behaviourally conditioned immunosuppression in the rat. *Journal of Neuroscience, 25*: 2330-2337.

Pedersen AF, Zachariae R & Bovbjerg DH (2009). Psychological stress and antibody response to influenza vaccination: a meta-analysis. *Brain, behavior, and immunity, 23*(4), 427-433.

Pellegrino ED (1979). *Humanism and the Physician.* University of Tennessee Press.

Pennebaker JW, Kiecolt-Glaser JK & Glaser R (1988). Disclosure of traumas and immune function: Health implications for psychotherapy. *Journal of Consulting and Clinical Psychology, 56*: 239-245.

Pérez A, Carreiras M & Duñabeitia JA (2017). Brain-to-brain entrainment: EEG interbrain synchronization while speaking and listening. *Scientific Reports,* 7(1): 4190.

Pert C (2000). Foreword. (In: Oschman JL. *Energy Medicine: The Scientific Basis* / 김영설, 박영배 (역) (2005). 놀라운 에너지 의학의 세계. 노보컨설팅.)

Pert CB & Snyder SH (1973). Opiate receptor: demonstration in nervous tissue. *Science, 179*(4077): 1011-1014.

Pert CB (1997). *Molecules of Emotion* / 김미선 (역) (2009). 감정의 분자. 시스테마.

Pert CB, Dreher HE & Ruff MR (1998). The psychosomatic network: foundations of mind-body medicine. *Altern Ther Health Med, 4*(4): 30-41.

Pienta KJ & Coffey DS (1991). Cellular harmonic information transfer through a tissue tensegrity-matrix system. *Medical Hypotheses, 34*: 88-95.

Pinker S (1997). *How the mind works.* W W Norton & Co.

Plante TG & Sherman AC (Eds.). (2001). *Faith and health: Psychological perspectives.* Guilford Press.

Popp FA, Li K & Gu Q (1992). Recent advances in biophoton research and its application. *World scientific*: 1-18.

Pribram KH, Nuwer M & Baron R (1974). The holographic hypothesis of memory structure in brain function and perception. *Contemporary developments in mathematical psychology, 2*: 416-457.

Pribram, KH. (1991). *Brain and perception: Holonomy and structure in figural processing.* Psychology Press.

Priori D, Colombo M, Clavenzani P, Jansman AJ, Lallès JP, Trevisi P & Bosi P (2015). The olfactory receptor OR51E1 is present along the gastrointestinal tract of pigs, co-localizes with enteroendocrine cells and is modulated by intestinal microbiota. *PloS one, 10*(6): e0129501.

Pöntinen P (2000). Laserpuncture. (In: Simunovic Z (Ed.). *Lasers In Medicine And Dentistry: Basic Science and Up-To-Date Clinical Application of Low Energy-Level Laser Therapy LLLT.* European Medical Laser Association.)

Rabin BS (2002). Understanding how stress affects the physical body. (In: Koenig HG, Cohen HJ (Eds.). *The link between religion and health: psychoneuroimmunology and the faith factor*. Oxford Univ Press.)

Radford EJ, Ito M, Shi H, Corish JA, Yamazawa K, Isganaitis E ... & Peters AH. (2014). In utero undernourishment perturbs the adult sperm methylome and intergenerational metabolism. *Science, 345*(6198): 1255903.

Raij TT, Numminen J, Narvanen S, Hiltunen J & Hari R (2005). Brain correlates of subjective reality of physically and psychologically induced pain. *Proceedings of the National Academy of Sciences USA, 102*(6): 2147-2151.

Rainero I, Valfre W, Savi L, Gentile S, Pinessi L, Gianotti L ... & Limone P (2001). Neuroendocrine effects of subcutaneous sumatriptan in patients with migraine. *Journal of endocrinological investigation, 24*(5): 310-314.

Ramachandran VS & Oberman LM (2006). Broken mirrors. *Scientific American, 295*(5): 62-69.

Ramirez-Amaya V, Alvarez-Borda B & Bermudez-Rattoni F (1998). Differential effects of NMDA-induced lesions into the insular cortex and amygdala on the acquisition and evocation of conditioned immunosuppression. *Brain Behavior and Immunity, 12*: 149-160.

Ramirez-Amaya V, Alvarez-Borda B, Ormsby C, Martinez R, Perez-Montfort R & Bermudez-Rattoni F (1996). Insular cortex lesions impair the acquisition of conditioned immunosuppression. *Brain Behavior and Immunity, 10*: 103-114.

Reardon S (2014). Electroceuticals spark interest. *Nature, 511*(7507): 18.

Reiter RJ (1992). Alterations of the circadian melatonin rhythm by the electromagnetic spectrum: A study in environmental toxicology. *Regul Toxicol Pharmacol, 15*(3): 226-244.

Reiter RJ, Melchiorri D, Sewerynek E, Poeggeler B, Barlow-Walden L, Chuang J ... & AcuñaCastroviejo D (1995). A review of the evidence supporting melatonin's role as an antioxidant. *Journal of pineal research, 18*(1): 1-11.

Reter RJ (2004). Mechanisms of cancer inhibition by melatonin. *J Pineal Res, 37*: 213-214.

Rilling JK, Gutman DA, Zhe TR, Pagnoni G, Berns GS & Kilts CD. (2002). A neural basis for social cooperation. *Neuron, 35*(200): 395-405.

Rizzolatti G & Craighero L (2004). The mirror-neuron system. *Annu Rev Neurosci, 27*: 169-192.

Rook GA, Raison CL & Lowry CA (2014). Microbiota, immunoregulatory old friends and psychiatric disorders. (In: Lyte M & Cryan JF (Eds.) *Microbial Endocrinology: The Microbiota-Gut-Brain Axis in Health and Disease*. Springer.)

Rose S (1998). *Lifelines: Biology Beyond Determinism*. Oxford Univ Press.

Roseboom TJ, van der Meulen JH, Raelli AC, Osmond C, Barker DJ & Bleker OP (2001). Effects of prenatal exposure to the Dutch famine on adult disease in later life: An Overview. *Twin Research, 4*: 293-298.

Rosenblum B & Kuttner F (2011). *Quantum enigma: Physics encounters consciousness* / 전대호 (역) (2012). 양자불가사의: 물리학과 의식의 만남. 지양사.

Rosengren A, Hawken S, Ôunpuu S, Sliwa K, Zubaid M, Almahmeed WA ... & INTERHEART investigators. (2004). Association of psychosocial risk factors with risk of acute myocardial infarction in 11 119 cases and 13 648 controls from 52 countries (the INTERHEART study): case-control study. *The Lancet, 364*(9438): 953-962.

Rotan LW & Ospina-Kammerer V (2007). *MindBody Medicine*. Routledge.

Roth J, LeRoith D, Shiloach J, Rosenzweig JL, Lesniak MA & Havrankova J (1982). The evolutionary origins of hormones, neurotransmitters, and other extracellular chemical messengers: implications for mammalian biology. *New England Journal of Medicine, 306*(9): 523-527.

Rubik B (1995). Energy medicine and the unifying concept of information. *Altern Ther Health Med, 1*: 34-39.

Rubik B (2002). The biofield hypothesis: Its biophysical basis and role in medicine. *J Altern Complement Med, 8*(6): 703-717.

Samson WK & Taylor MM (2005). Cardiovascular hormones. (In: Melmed S & Conn PM. *Endocrinology*. Humana Press.)

Sapolsky R (2004). *Why Zebras Don't Get Ulcers*, 3rd ed. / 이재담, 이지윤 (역) (2008). 스트레스. 사이언스북스.

Savino W, Villa-Verde DMS, Alves LA & Dardenne M (1998). Neuroendocrine control of the thymus. *Annals of the New York Academy of Sciences, 840*(1): 470-479.

Scher JU, Sczesnak A, Longman RS, Segata N, Ubeda C, Bielski C ... & Huttenhower C (2013). Expansion of intestinal Prevotella copri correlates with enhanced susceptibility to arthritis. *Elife, 2*: e01202.

Schleifer SJ, Keller SE, Camerino M, Thornton JC & Stein M (1983). Suppression of lymphocyte stimulation following bereavement. *Jama, 250*(3): 374-377.

Schlitz M, Amorok T & Micozzi MS (2005). *Consciousness and Healing: Integral Approaches to Mind-Body Medicine*. Elsevier.

Schlitz M & Amorok T (2005). Mapping the Healing System. (In: Schlitz M, Amorok T, Micozzi MS. *Consciousness and Healing: Integral Approaches to Mind-Body Medicine*. Elsevier.)

Schrödinger E (1944). *What is life?* / 전대호 (역) (2007). 생명이란 무엇인가: 정신과 물질. 궁리.

Schulte-Rüther M, Markowitsch HJ, Fink GR & Piefke M (2007). Mirror neuron and theory of mind mechanisms involved in face-to-face interactions: a functional magnetic resonance imaging approach to empathy. *Journal of cognitive neuroscience, 19*(8): 1354-1372.

Segerstrom SC & Miller GB (2004). Psychological Stress and the Human Immune System: A Meta-Analytic Study of 30 Years of Inquiry. *Psychol Bull, 130*(4): 601-630.

Seife C (2006). *Decoding the universe* / 김은영 (역) (2016). 만물해독. 지식의 숲.

Selye H (1978). *The Stress of Life*, 2nd ed. McGraw-Hill.

Sheldrake R. (2005). *New science of life*. Icon Books.

Silberfarb PM, Anderson KM, Rundle AC, Holland JC, Cooper MR & McIntyre OR (1991). Mood and clinical status in patients with multiple myeloma. *Journal of Clinical Oncology, 9*(12): 2219-2224.

Simonton SS & Sherman AC (1998). Psychological aspects of mind-body medicine: Promises and pitfalls from research with cancer patients. *Altern Ther, 4*(4): 50 – 67.

Singer T, Seymour B, O'Doherty J, Jaube H, Dolan RJ & Frith CD (2004). Empathy for pain involves the affective but not sensory components of pain. *Science, 303*: 1157-1162.

Smith EM & Blalock JE (1981). Human lymphocyte production of ACTH and endorphin-like substances associated with leukocyte interferon. *Proceedings of the National Academy of Sciences of the United States of America, 78*: 7530-7535.

Soh KS (2009). Bonghan circulatory system as an extension of acupuncture meridians. *J Acupuncture Meridian Stud, 2*: 93-106.

Solomon GF & Moos RH (1964). Emotions, immunity, and disease: A speculative theoretical integration. Archiv. *General Psychiatry, 11*: 657-674.

Solomon GF (2002). The Development and History of Psychoneuroimmunology. (In: Koenig HG & Cohen HJ (Eds.). *The link between religion and health: psychoneuroimmunology and the faith factor*. Oxford Univ Press.)

Song C & Leonard BE (2000). *Fundamentals of Psychoneuroimmunology*. John Wiley & Sons.

Soon SS, Brass M, Heinze H-J, Haynes J-D (2008). Unconscious determinants of free decisions in the human brain. *Nature Neuroscience*: 1-3.

Spannhoff A, Kim YK, Raynal NJM, Gharibyan V, Su MB, Zhou YY ... & Bedford MT (2011). Histone deacetylase inhibitor activity in royal jelly might facilitate caste switching in bees. *EMBO reports, 12*(3): 238-243.

Sperner-Unterweger B & Fuchs D (2015). Schizophrenia and psychoneuroimmunology: An integrative view. *Current Opinion in Psychiatry, 28*: 201-206.

Spiegel D (1998). Getting there is half the fun: Relating happiness to health. *Psychologicla Inquiry, 9*: 66-68.

Spiegel D, Kraemer H, Bloom J & Gottheil E (1989). Effect of psychosocial treatment on survival of patients with metastatic breast cancer. *The Lancet, 334*(8668): 888-891.

Sprecher S & Fehr B (2006). Enhancement of mood and self-esteem as a result of giving and receiving compassionate love. *Current Research in Social Psychology, 11*: 227-242.

Stefano GB, Fricchione GL, Slingsby BT & Benson H (2001). The placebo effect and relaxation response: neural processes and their coupling to constitutive nitric oxide. *Brain Research Reviews, 35*(1): 1-19.

Sterling P & Eyer J (1988). Allostasis: a new paradigm to explain arousal pathology. (In: Fisher S & Reason J (Eds.). *Handbook of Life Stress, Cognition and Health*. J Wiley & Sons.)

Sternberg EM & Gold PW (1997). The mind-body interaction in disease. *Scientific American, Special Issue*: 8-15.

Sternberg EM (1997). Emotions and disease: from balance of humors to balance of molecules. *Nature Medicine, 3*(3): 264-267.

Storbeck J, Robinson MD & McCourt M (2006). Semantic processing precedes affect retrieval: the neurological case for cognitive primacy in visual processing. *Rev Gen Psychol, 10*: 41-55.

Strain JJ (1993). Psychotherapy and medical conditions. (In: Goleman D & Gurin J (1993). *Mind Body Medicine*. Consumers Union of United States.)

Strassman RJ (2001). *DMT: The Spirit Molecule*. Park Street Press.

Strong CA (1895). *The psychology of pain*. Macmillan and Company.

Su KP (2015). Nutrition, Psychoneuroimmunology and depression: The therapeutic implications of omega-3 fatty acids in interferon-α-induced depression. *Biomedicine (Taipei), 5*: 21.

Szent-Gyorgyi A (1988). To see what everyone has seen, to think what no one has thought. *Biological Bulletin, 175*: 191-240.

Szyf M (2014). Lamarck revisited: epigenetic inheritance of ancestral odor fear conditioning. *Nature neuroscience, 17*(1): 2.

Talbot M (1996). *The holographic universe*. Harper Collins.

Tan DX, Manchester LC, Hardeland R, Lopez-Burillo S, Mayo JC, Sainz RM, Reiter RJ (2003). Melatonin: a hormone, a tissue factor, an autocoid, a paracoid, and an antioxidant vitamin. *J Pineal Res, 40*: 693-705.

Taylor CB, Youngblood ME, Catellier D, Veith RC, Carney RM, Burg MM ... & Krishnan R (2005). Effects of antidepressant medication on morbidity and mortality in depressed patients after myocardial infarction. *Archives of general psychiatry, 62*(7): 792-798.

Taylor SE, Klein LC, Lewis BP, Gruenewald TL, Gurung RA & Updegraff JA (2000). Biobehavioral responses to stress in females: Tend-and-befriend, not fight-or-flight. *Psycholog Rev, 107*(3): 411-429.

Temoshok L (1987). Personality, coping style, emotion, and cancer: Towards an integrative model. *Cancer Surv, 6*: 545-567.

Tennen H & Affleck G (1999). Finding benefits in adversity. (In: Snyder CR (Ed.). *Coping: the psychology of what works*. Oxford University Press.)

Thorsen CE & Harris AH (2002). Spirituality and health: What's the evidence and what's needed. *Ann Beahv Med, 224*: 3-13.

Tiller W (1994). But is it energy? Reflections on consciousness, healing and the new paradigm. Commentary on: healing, energy and consciousness: into the future or a retreat to the past? *Subtle Energ, 5*(3): 253-258.

Tiller W (1997). *Science and Human Transformation*. Pavior Publishing.

Todd JF, Small CJ, Akinsanya KO, Stanley SA, Smith DM & Bloom SR (1998). Galanin is a paracrine inhibitor of gonadotroph function in the female rat. *Endocrinology, 139*(10): 4222-4229.

Topham AT, Taylor RE, Yan D, Nambara E, Johnston IG & Bassel GW (2017). Temperature variability is integrated by a spatially embedded decision-making center to break dormancy in Arabidopsis seeds. *Proceedings of the National Academy of Sciences, 114*(25): 6629-6634.

Tsong TY (1989). Deciphering the language of cells. *Trends in biochemical sciences, 14*: 89-92.

Turnbaugh PJ, Hamady M, Yatsunenko T, Cantarel BL, Duncan A, Ley RE ... & Egholm M (2009). A core gut microbiome in obese and lean twins. *nature, 457*(7228): 480-484.

Ueno S (1996). *Biological effects of magnetic and electromagnetic fields.* Plenum Press.

Urpe M, Buggiani G & Lotti T (2005). Stress and psychoneuroimmunologic factors in dermatology. *Dermatol Clin, 23*(4): 609-617.

Van Beveren NJM, Schwarz E, Noll R, Guest PC, Meijer C, de Haan L & Bahn S (2014). Evidence for disturbed insulin and growth hormone signalings as potential risk factors in the development of schizophrenia. *Translational Psychiatry, 4*: e430.

Vazquez DM, Lopez JF, Van Hoers H, Watson SJ & Levine S (2000). Maternal deprivation regulates serotonin 1A and 2A receptors in the infant rat. *Brain Research, 855*: 76-82.

Vedantam S (2007). If it feels good to be good, it might be only natural. The Washington post, May 28, 2007, A01.

Vedantam S (2010). *The Hidden Brain* / 임종기 (역) (2013). 히든브레인. 초록물고기.

Vedhara K, Bennett PD, Clark S, Lightman SL, Shaw S, Perks P ... & Jones RW (2003). Enhancement of antibody responses to influenza vaccination in the elderly following a cognitive-behavioural stress management intervention. *Psychotherapy and psychosomatics, 72*(5): 245-252.

Volden PA & Conzen SD (2013). The influence of glucocorticoid signaling on tumor progression. *Brain behav Immun, 30*(Suppl): S26-S31.

von Bertalanffy L (1968). *General System Theory: Foundation, Development, Application.* Braziller.

Vukelic S, Stojadinovic O, Pastar I, Rabach M, Krzyzanowska A, Lebrun E ... & Tomic-Canic M (2011). Cortisol synthesis in epidermis is induced by IL-1 and tissue injury. *Journal of Biological Chemistry, 286*(12): 10265-10275.

Walburn F, Vedhara K, Hankins M, Rixon L & Weinman J (2009). Psychological stress and wound healing in humans: A systematic review and meta-analysis. *Journal of Psychosomatic Research, 67*: 253-271.

Wallace BA (2000). *The tattoo of subjectivity: Toward a New Science.* Oxford University Press.

Watkins LR & Maier SF (2003). When good pain turns bad. *Current Directions in Psychological Science, 12*: 232-236.

Watkins LR & Maier SF (2005). Immune regulation of central nervous system functions: from sickness responses to pathological pain. *Journal of internal medicine, 257*(2): 139-155.

Weaver IC, Grant RJ & Meaney MJ (2002). Maternal behavior regulates long-term hippocampal expression of BAX and apoptosis in the offspring. *Journal of neurochemistry, 82*(4): 998-1002.

Weaver SA, Aherne FX, Meaney MJ, Schaefer AL & Dixon WT (2000). Neonatal handling permanently alters hypothalamic-pituitary-adrenal axis function, behaviour, and body weight in boars. *Journal of endocrinology, 164*(3): 349-359.

Wei D, Lee D, Cox CD, Karsten CA, Peñagarikano O, Geschwind DH ... & Piomelli D. (2015). Endocannabinoid signaling mediates oxytocin-driven social reward. *Proceedings of the National Academy of Sciences, 112*(45): 14084-14089.

Weiner H (2008). Psychosomatic medicine and the mind-body problem. (In: Wallace ER & Gach J (Eds.). *History of psychiatry and medical psychology*. Springer.)

Whalen PJ, Rauch SL, Etcoff NL, McInerney SC, Lee MB & Jenike MA (1998). Masked presentations of emotional facial expressions modulate amygdala activity without explicit knowledge. *Journal of Neuroscience, 18*(1): 411-418.

White JW & Krippner S (Eds.) (1977). *Future Science: Life energies and the physics of paranormal phenomena*. Anchor Books.

Wieseler-Frank J, Maier SF & Watkins LR (2005). Central proinflammatory cytokines and pain enhancement. *Neurosignals, 14*(4): 166-174.

Wilber K (2000). *Integral Phychology* / 조옥경 (역) (2008). 통합심리학. 학지사.

Wilber K (2005). Foreword. (In: Schlitz M, Amorok T & Micozzi MS. *Consciousness and Healing: Integral Approaches to Mind-Body Medicine*. Elsevier.)

Wilber, K (2007). *The integral vision: a very short introduction to the revolutionary integral approach to life, God, the Universe, and everything*. Shambhala.

Williams ED, Magliano Dj, Tapp RJ, Oldenburg BF & Shaw JE (2013). Psychosocial stress predicts abnormal glucose metabolism: The Australian Diabetes, Obesity and Lifestyle(AusDiab) study. *Annals of Behavioral Medicine, 46*: 62-72.

Williams RB (2002). Hostility, neuroendocrine changes, and health outcomes. (In: Koenig HG & Cohen HJ (Eds.). *The link between religion and health: Psychoneuroimmunology and the faith factor*. Oxford Univ Press.)

Williams RB, Barefoot JC, Haney TL, Harrell FE, Blumenthal JA, Pryor DB & Peterson B (1988). Type A behavior and angiographically documented coronary atherosclerosis in a sample of 2,289 patients. *Psychosomatic Medicine, 50*: 139-152.

Williams RB, Haney TL, Lee KL, Blumenthal JA & Whalen RE (1980). Type A Behavior, Hostility, and Coronary Atherosclerosis. *Psychomomatic Medicine, 42*: 539-549.

Wisneski L (2017). *The Scientific Basis of Integrative Health*. CRC Press.

Wisneski LA & Anderson L (2009). *The Scientific Basis of Integrative Medicine,* 2nd ed. CRC Press.

Wong ML, Dong C, Maestre-Mesa J & Licinio J (2008). Polymorphisms in inflammation-related genes are associated with susceptibility to major depression and antidepressant response. *Molecular psychiatry, 13*(8): 800-812.

Woods TE, Antoni MH, Ironson GH & Kling DW (1999). Religiosity is associated with affective and immune status in symptomatic HIV-infected gay men. *Journal of Psychosomatic Research, 46*: 165-176.

Yalom ID (1980). *Existential psychotherapy*. Basic Books.

Yan Q (2017). *Psychoneuroimmunology: Systems Biology Approaches to Mind-Body Medicine*. Springer.

Yang EV & Eubank TD (2013). The impact of adrenergic signaling in skin cancer progression: Possible repurposing of β-blockers for treatment of skin cancer. *Cancer Biomarkers, 13*: 155-160.

Yang EV & Glaser R (2002). Stress-associated immunomodulation and its implications for responses to vaccination. *Expert Reviews: Vaccines, 1*: 453-459.

Yanick, P (2000). *Quantum Medicine*. Writer Service Publications.

Yates FE (2008). Homeokinetics/homeodynamics: A physical heuristic for life and complexity. *Ecolog Psychol, 20*(2): 148 – 179.

Youm YH, Horvath TL, Mangelsdorf DJ, Kliewer SA & Dixit VD (2016). Prolongevity hormone FGF21 protects against immune senescence by delaying age-related thymic involution. *Proceedings of the National Academy of Sciences, 113*(4): 1026-1031.

Young JZ (1957). *The Life of Mammals*. Oxford Univ Press.

Zajonc R (1980). Feeling and thinking: preferences need no inferences. *Am Psychol, 35*: 151-175.

Zalcman S, Green-Johnson JM, Murray L, Nance DM, Dyck D, Anisman H & Greenberg AH (1994). Cytokine-specific central monoamine alterations induced by interleukin-1, -2 and -6. *Brain research, 643*(1): 40-49.

Zhang LX, Levine S, Dent G, Zhan Y, Xing G, Okimoto D ... & Smith MA (2002). Maternal deprivation increases cell death in the infant rat brain. *Developmental Brain Research, 133*(1): 1-11.

Zubin J & Spring B (1977). Vulnerability: A New View on Schizophrenia. *Journal of Abnormal Psychology, 86*: 103-126.

찾아보기

인명

Achterberg 254
Ader 19, 21, 79, 185, 243
Affleck 374
Aggarwal 110
Alvarez-Buyalla 244
Amanzio 244
Amorok 341
Anderson 42, 133, 239
Antoni 191
Antonovsky 34, 306, 307, 308
Anway 53
Ardell 128
Armour 128
Ashbridge 105
Astin 43
Attina 171
Avey 315
Avicenna 318
Axelrod 333

Barașch 36
Barker 53, 361
Bartlett 253
Bayliss 283
Becker 284
Beecher 248
Benedetti 241, 244, 373, 390
Benros 194
Benson 240, 242, 338
Benveniste 285, 303
Besedovsky 104, 172, 180
Besingi 53
Blalock 67, 104, 107, 173, 175, 180, 245
Booth 105
Breedlove 356
Brown 298
Browne 385
Buckley 309
Bucy 207
Bultz 247
Burr 286
Bygren 53
Byrd 268

Callaway 91
Cannon 26
Carlson 39, 247
Carney 281
Carpenter 193
Carr 67, 175
Carrasco-Zanini 244
Carrillo-vico 337
Catania 159
Cekanaviciute 119
Chang 34, 290, 291
Chapman 126
Chen 110, 194
Childre 129
Cho 373
Chomsky 382
Chopra 202, 264
Chrousos 158, 347, 350
Cimini 118
Clarke 45
Coffey 278
Cohen 19, 21, 30, 31, 42, 46, 74, 185, 259, 290, 347, 370
Cole 109
Conzen 109
Cotillard 119
Craighero 230
Creswell 191

Damasio 203, 213, 257
Dantzer 173
Daruna 98, 306
Davenas 285, 298, 303
Davidson 191, 195, 204
de la Fuente-Fernndez 240
De Mello-Coelho 160
del Rey 172
Demers 340, 383
Demirtas 193
Denda 125
Denollet 351
Depoortere 123
Devane 333
Dibble 269
Dienstfrey 389
Dimitrov 193
Domes 166
Dreher 105

Drossman 123
Dudley 91
Dunbar 228
Dusek 338
Dworkin 241
Dyson 300

Eisenberg 36
Elenkov 158
Engel 32, 307
Erta 175
Eskandari 158
Eubank 355
Eyer 46, 311, 365
Eysenck 204

Fan 110
Fang 191
Fawzy 227, 372
Fehr 229
Field 126
File 91
Fitchett 258
Flaten 241
Folkman 47, 367
Frank 106
Friedman 47, 204, 351
Fuchs 193
Furtado 193

Gadalla 152
Gard 247
Gebicke-Haerter 322
Gein 158
Gerber 294, 296
Gershon 121
Giang 186, 243
Glaser 21, 29, 190, 312, 361
Glover 362
Goebel 244
Gold 192, 347, 350
Goleman 384
Gorczynski 244
Gordon 240
Goswami 286
Grand 59
Grant 277
Greenfield 210
Green-McDonald 109
Gruber 373
Gurin 384

Haroon 193
Harris 32
Hein 229
Heinrichs 166
Henningsen 38
Hess 324
Ho 279, 290
Hochman 355
Holmes 47
Hsiao 119
Huot 361

Ibn Sina 318
Illich 382
Irwin 193
Iversen 263

Jabbi 229, 231
Jain 291, 294, 320
Janssen 248
Johansson 53
Johnson 59
Jozuka 192

Kark 261
Katzman 193
Kaye 387
Keysers 229
Kiecolt-Glaser 29, 30, 110, 312, 352
Kirschbaum 244
Kirsh 240
Kitchen 300
Klopfer 240
Klver 207
Knight 122, 279
Koenig 31, 259
Koeth 119
Kosfeld 166
Krippner 292
Kuttner 267

Lai 214
Lalonde 36, 382
Lane 33, 53
Lang 254
Laplante 361
Larson 280
Lawlis 261
Lay 109
Lazarus 47, 214, 367
Lebre 127
LeDoux 214
Lee 119, 280
Leffler 152
Leonard 178, 193
Levin 70, 257, 260, 371
Levine 240
Lewitus 195
Ley 119
Libet 201
Liboff 277
Lichko 244
Lichtman 72
Lieberman 227
Lipton 83
Little 26
Lloyd 26, 245, 389

Loeser 247
Lorentz 48
Lotti 126
Lovallo 52
Lown 372, 373

MacLean 205
Macy 311
Maestroni 173
Mahall 91
Maier 246
Mansfield 264
Maqueda 333
Margulis 388
Marin 46
Maturana 311
Mavroudis 322
Mayer 121, 123
McCain 65, 71
McCallie 240
McClare 279
McClintock 170
McCraty 129
McEwen 163, 358
McKee 315
Melzack 249
Miller 190, 193
Mitchell 355
Mller 193
Moieni 193
Moon 373
Moos 21, 28
Motivala 110, 335
Moynihan 126
Muehsam 288
Mullen 332
Myers 280
Myint 193

Nair 281
Naseem 335
Nerurkar 315
Newberg 263
Nguyen 111
Nordenström 284
Nuland 321

Oberman 230
Ohl 359
Olness 243
Oschman 278, 280, 300
Ospina-Kammerer 228, 306

Pacheco-Lopez 244
Parvez 335
Pederson 191
Pellegrino 391
Pennebaker 227, 260
Pert 29, 82, 151, 228, 233, 272, 389
Pienta 278
Pinker 55
Plante 258
Pntinen 287
Popp 290
Prez 129
Pribram 63, 202, 286
Priori 123
Proctor 242, 338

Rabin 259
Radford 362
Rahe 47
Raij 248
Rainero 244
Ramachandran 230
Ramirez-Amaya 245
Reiter 283, 337
Reter 335
Rilling 229
Rizzolatti 230
Rook 106
Rose 311
Roseboom 362
Rosenblum 267
Rosengren 350
Rosenman 204, 351
Rotan 228, 306
Roth 169
Rubik 274, 310

Sagan 388
Samson 130
Sapirstein 240
Sapolsky 39, 163, 358
Savino 137
Scher 106
Schleifer 30
Schlitz 35, 341
Schrdinger 60
Schulte-Rther 231
Segerstrom 190
Seife 270
Selden 284
Selye 364
Sheldrake 286
Sherman 254, 258
Silberfarb 258
Simonton 254
Singer 229
Smith 104
Snyder 29, 152
Soh 199
Solomon 21, 28, 70, 389
Song 178
Sood 109
Soon 201
Sorkin 104
Spannhoff 52
Sperner-Unterweger 193

Spiegel 261, 372
Sprecher 229
Spring 358
Stefano 338
Sterling 46, 311, 365
Sternberg 158, 192
Storbeck 214
Strain 36
Strassman 332
Strong 248
Su 193
Szent-Gyorgyi 284
Szyf 53

Talbot 62
Tan 337
Tanzi 202
Taylor 72, 130, 166
Temoshok 351
Tennen 374
Thorsen 32
Tiller 266, 269
Todd 118
Topham 92
Tsong 83
Turnbaugh 106

Ueno 277
Urpe 125

van Beveren 149
Varela 311
Vazquez 52
Vedantam 233
Vedhara 191
Volden 109
von Bertalanffy 37
Vukelic 126

Walburn 355
Wall 249
Wallace 377
Watkins 246
Weaver 361
Wei 334
Weiner 25
Whalen 217
White 292
Wieseler-Frank 246
Wilber 69, 292, 345
Williams 30, 245, 351
Wisneski 21, 42, 64, 133, 239, 283, 391
Wong 192
Woods 259

Yalom 261
Yan 190, 387
Yang 190, 355
Yanick 265
Yates 311
Youm 137
Young 281

Zajonc 214
Zalcman 144
Zhang 361
Zubin 358

갈렌(갈레노스, Galenos) 22, 24, 198, 236, 318, 354, 390
갈릴레오 갈릴레이(Galileo Galilei) 22
고경봉 315
고든 올포트(Gordon Allport) 258
괴테(Johann Wolfgang von Goethe) 49
끌로드 베르나르(Claude Bernard) 80, 304, 305
노만 셜리(Norman Shealy) 380
노만 커슨스(Norman Cousins) 323
노암 촘스키(Noam Chomsky) 382
뉴턴 24, 60, 304
니콜라스 코헨(Nicholas Cohen) 19, 21, 42, 74, 370
니콜라우스 코페르니쿠스(Nicolaus Copernicus) 60, 256
닐 칼슨(Neil Carlson) 39

다니엘 골맨(Daniel Goleman) 384
다루나(Daruna) 98
다마시오 214
다윈 211, 258
달라이 라마(Dalai Lama) 388
데머스(Demers) 340, 383
데이비드 레빈(David Levin) 36, 69
데이비드 렐먼(David Relman) 123
데이비드 바커(David Barker) 53, 361
데이비드 봄(David Bohm) 62, 63, 268, 269
데이비드 호킨스(David Hawkins) 238
데이비드 흄(David Hume) 219
데이비스 맥칼리(David McCallie) 240
데카르트 24, 134, 198, 276, 304
덴다 미츠히로(Denda Mitsuhiro) 125
돌로레스 크리거(Dolores Krieger) 303
디팩 초프라(Deepak Chopra) 202, 296, 310, 382, 384
딕 라슨(Dick Larson) 280

딘 오니시(Dean Ornish) 323

라 메트리(La Mettrie) 24
라 쿤즈(Dora Kunz) 303
라마르크(Jean-Baptiste de Lamarck) 53
라빈(Rabin) 259
라이프니쯔(Gottfried Leibniz) 24
란돌프 비르드(Randolph Byrd) 268
란돌프 스톤(Randolph Stone) 59
래리 도시(Larry Dossey) 266
래이 로젠만(Ray Rosenman) 204, 351
러셀 레이터(Russel Reiter) 283
레너드 위스네스키(Leonard Wisneski) 21, 64
레드포드 윌리엄스(Redford Williams) 30, 259, 351
레빈(Levin) 260
레오 로탄(Leo Rotan) 228, 306
레온 아이젠버그(Leon Eisenberg) 36
렌 위스네스키(Len Wisneski) 42
로널드 글래서(Ronald Glaser) 21, 30, 312, 360
로널드 멜작(Ronald Melzack) 249
로버트 벡커(Robert Becker) 284
로버트 사폴스키(Robert Sapolsky) 39, 163
로버트 애더(Robert Ader) 19, 20, 30, 21, 257
로버트 자이언스(Robert Zajonc) 214
로스(Roth) 169
로이드(Lloyd) 26, 389
로저 부스(Roger Booth) 105
로저 월쉬(Roser Walsh) 225
로저 펜로즈(Roger Penrose) 300
로제 기유맹(Roger Guillemin) 95, 169
로젠블룸(Rosenblum) 84, 267, 299
루돌프 무스(Rudolph Moos) 21
루드비히 본 베르탈란피(Ludwig von Bertalanffy) 305, 309
루시 앤더슨(Lucy Anderson) 42
루퍼트 셸드레이크(Rupert Sheldrake) 286
르네 데카르트(René Descartes) 22
리 스몰린(Lee Smolin) 306
리디아 테모쇽(Lydia Temoshok) 351
리차드 거버(Richard Gerber) 294, 295
리차드 데이비슨(Richard Davidson) 195, 204
리차드 도킨스(Richard Dawkins) 232, 388
리차드 라자러스(Richard Lazarus) 47, 308
리차드 라헤(Richard Rahe) 47
리흐코(Lichko) 244
릭 스트라스만(Rick Strassman) 332

마굴리스(Margulis) 388
마리오 카페키(Mario Capecchi) 194
마릴린 슈리츠(Marilyn Schlitz) 35, 340
마빈 민스키(Marvin Minsky) 255
마사 매클린톡(Martha McClintock) 170
마이클 거손(Michael Gershon) 121, 125
마이클 안토니(Michael Antoni) 191
마크 라론드(Marc Lalonde) 35, 382
마크 바라시(Marc Barasch) 36
마틴 셀리그만(Martin Seligman) 228
마하리시 마헤시(Maharishi Mahesh) 323
막스 플랑크(Max Planck) 289
매완 호(Mae-Wan Ho) 279
매튜 리버맨(Matthew Lieberman) 227
맥케인(McCain) 65, 71
맥크레이티(McCraty) 129
맬작(Melzack) 352
맹자(孟子) 273
메이어 프리드만(Meyer Friedman) 204, 350
모세 펠덴크라이스(Mosh Feldenkrais) 59, 281
밀러(Miller) 190

바바라 브렌넌(Barbara Brennan) 286, 295
바이스첵커(Viktor Freiherr von Weizscker) 237
버나드 라운(Bernard Lown) 372, 373, 374
버러스 F. 스키너(Burrhus F. Skinnner) 55
버클리(George Berkeley) 24
벅민스터 풀러(Buckminster Fuller) 280
베르너 하이젠베르크(Werner Heisenberg) 61, 76, 269
베르탈란피(Ludwig von Bertalanffy) 37
베벌리 루빅(Beverly Rubik) 274
벤로스(Benros) 193
벤저민 리벳(Benjamin Libet) 201
벵베니스트 303

부루스 립튼(Bruce Lipton) 51, 83
부루스 맥윈(Bruce McEwen) 163
브로우니(Browne) 385
블래록(Blalock) 67, 104, 107, 172, 176, 180, 245
블레즈 파스칼(Blaise Pascal) 219
비그렌(Bygren) 53
비베트 글로버(Vivette Glover) 362
비요른 노르덴스트롬(Björn Nordenström) 284
비쳐(Beecher) 248
빅 맨스필드(Vic Mansfield) 264
빅터 프랭클(Victor Frankl) 258
빌라야뉴르 라마찬드란(Vilayanur Ramachandran) 230
빌헬름 라이히(Wilhelm Reich) 58
빌헬름 분트(Wilhelm Wundt) 54

살바도르 달리(Salvador Dali) 253
샤롯 셀버(Charlotte Selver) 59
샤미니 재인(Shamini Jain 320
샹커 베단텀(Shankar Vedantam) 233
세게르스트롬(Segerstrom) 190
세묜 킬리언(Semyon Kirlian) 286, 301
세이건(Sagan) 388
셀던 코헨(Sheldon Cohen) 30
셀수스(Celsus) 383
셔윈 눌랜드(Sherwin Nuland) 321
소갈 린포체(Sogyal Rinpoche) 261
소크라테스 270
솔로몬 스나이더(Solomon Snyder) 29
수잔 리틀(Suzanne Little) 26
수전 그린필드(Susan Greenfield) 210
수전 포크만(Susan Folkman) 47
스리 오로빈도(Sri Aurobindo) 269, 291
스미스(Smith) 104, 176
스타니슬라브 그로프(Stanislav Grof) 56
스탠리 샤크터(Stanley Schachter) 214, 215
스탠리 크리프너(Stanley Krippner) 292
스튜어트 헤머로프(Stuart Hameroff) 300
스트롱(Strong) 248
스티븐 핑커(Steven Pinker) 55
스프링(Spring) 358
스피노자(Baruch Spinoza) 24, 214, 227, 229, 307, 391
신경희 48, 71, 97, 344, 359, 366, 367

아나톨 브로야드(Anatole Broyard) 375
아론 러너(Aaron Lerner) 334
아론 벡(Aaron Beck) 251
아론 안토노브스키(Aaron Antonovsky) 34, 261, 306, 307
아리스토텔레스(Aristotle) 34, 198, 270, 390
아만지오(Amanzio) 244
아서 쇼펜하우어(Arthur Schopenhauer) 252
아이작 뉴턴(Isaac Newton) 22
아이젠크(Eysenck) 204
아인슈타인 259, 267, 276, 289, 310
안드레아스 베살리우스(Andreas Vesalius) 256
안토노브스키 308, 312
안토니오 다마시오(Antonio Damasio) 127, 203, 206, 213, 257
알렉산더 구루비치(Alexander Gurwitsch) 289
알렉산더 로웬(Alexander Lowen) 59, 281
알렉스 푸조(Alex Pouget) 220
알버트 아인슈타인(Albert Einstein) 60
알프레드 화이트헤드(Alfred Whitehead) 305, 306, 310, 390
앙리 베르그송(Henri Bergson) 292, 299
애더(Ader) 79, 185
애브라함 리보프(Abraham Liboff) 277
애브라함 매슬로우(Abraham Maslow) 48, 56, 258, 344
앤더슨(Anderson) 239
앤드류 뉴버그(Andrew Newberg) 263
앤드류 아머(Andrew Armour) 128
앨런 와츠(Alan Watts) 305
앨런 월리스(Alan Wallace) 377
앨런 튜링(Alan Turing) 55
얀 크리스티안 스뮈츠(Jan Christian Smuts) 68, 309
얀(Yan) 386
어니스트 스털링(Ernest Starling) 93, 122, 343
어빈 얄롬(Irvin Yalom) 258
어윈 슈뢰딩거(Erwin Schrdinger) 60
에드문드 제이콥슨(Edmund Jacobson) 326
에드문드 펠레그리노(Edmund Pellegrino) 390
에드워드 제너(Edward Jenner)

184
에머런 메이어(Emeran Mayer) 121, 122
에스더 스턴버그(Esther Sternberg) 339
엘머 그린(Elmer Green) 213, 323
엠페도클레스(Empedocles) 318
영(Young) 281
올네스(Olness) 243
올리버 웰덴 홈스(Oliver Wendell Holmes) 339
요하네스 슐츠(Johannes Schultz) 326
요한 데놀레트(Johan Denollet) 351
우즈(Woods) 259
움베르토 마투라나(Humberto Maturana) 311
월(Wall) 352
월터 캐넌(Walter Cannon) 21, 26, 46, 80, 215, 305, 310, 313, 324, 339, 343, 347
월터 헤스(Walter Hess) 324
웨이(Wei) 334
위스네스키(Wisneski) 133, 239, 283, 391
윈 256
윌리엄 라이히(Wilhelm Reich) 301
윌리엄 로발로(William Lovallo) 52
윌리엄 베일리스(William Bayliss) 93, 306
윌리엄 오슬러(William Osler) 46, 185, 372
윌리엄 제임스(William James) 57, 214, 215, 231, 238, 258, 339
윌리엄 킬너(William Kilner) 301
윌리엄 틸러(William Tiller) 266, 268, 283, 296
윌리엄 하비(William Harvey) 130
이다 롤프(Ida Rolf) 59
이반 일리히(Ivan Illich) 382
이반 파블로브(Ivan Pavlov) 19, 21, 118
이브 아지드(Yves Agid) 215
이븐 시나 318
임병우 98

자가디시 찬드라 보스(Jagadish Chandra Bose) 91
자크 벵베니스트(Jacques Benveniste) 285, 298
재인(Jain) 339, 340
전세일 35
제니스 키콜트-글래서(Janis Kiecolt-Glaser) 30, 312
제임스 오슈만(James Oschman) 272, 278, 280
제임스 파페츠(James Papez) 218
제임스 페네베이커(James Pennebaker) 227, 260
제프 레빈(Jeff Levin) 257, 264, 371
제프리 해리스(Geoffrey Harris) 26
조르지 다루나(Jorge Daruna) 306
조세프 아이어(Joseph Eyer) 46, 364
조슈아 그린(Joshua Greene) 233
조지 솔로몬(George Solomon) 21, 27, 30, 105, 257, 305, 389
조지 엥겔(George Engel) 32, 237, 307, 308
존 앨먼(John Allman) 196
존 카밧진(Jon Kabat-Zinn) 191, 323
존 폰 노이만(John von Neumann) 269
존 피에라코스(John Pierrakos) 59, 281
존 할로우(John Harlow) 224
존 화이트(John White) 292
주빈(Zubin) 358
지그문트 프로이트(Sigmund Frued) 54, 202
지아코모 리촐래티(Giacomo Rizzolatti) 230

찰스 다윈(Charles Darwin) 105, 210, 237
찰스 샌더스 퍼스(Charles Sanders Peirce) 376
찰스 세이프(Charles Seife) 270
찰스 쉐링턴(Charles Sherrington) 343
창(Chang) 291
채프먼(Chapman) 126
첸(Chen) 110

카(Carr) 67
카크(Kark) 261
칼 랑게(Carl Lange) 215
칼 로저스(Carl Rogers) 56
칼 시몬튼(Carl Simonton) 254, 323
칼 융(Carl Jung) 57, 63, 202, 232, 258, 261, 263
칼 프리브람(Karl Pribram) 62, 202, 285
캔더스 퍼트(Candace Pert) 29, 82, 151, 160, 203, 212, 228, 229, 233, 272, 274, 340, 389
커트너(Kuttner) 84, 267, 299
케빈 애쉬브리지(Kevin Ashbridge) 105
켄 윌버(Ken Wilber) 43, 260, 292, 345, 375, 382
코헨(Cohen) 79, 185

크레스웰(Creswell) 191
클로퍼(Klopfer) 240
클리포드 바거(Clifford Barger) 339
킹 얀(Qing Yan) 190

탕윈 199
터 스털링(Peter Sterling) 364
테드 그로스바르트(Ted Grossbart) 126
테일러(Taylor) 72
토마스 에디슨(Thomas Edison) 385
토마스 홈스(Thomas Holmes) 47
토마스 홉스(Thomas Hobbes) 232
통합의학의 과학적 기반(scientific foundation for integrative medicine) 42
투키디데스(Thucydides) 185

파라셀수스(Paracelsus) 76, 254, 391
파브리지오 베네데티(Fabrizio Benedetti) 241, 373, 390
파블로브 28, 185
파우지(Fawzy) 227
패트릭 월(Patrick Wall) 249
펜필드(Penfield) 200
펠텐(Felten) 79
폴 맥린(Paul MacLean) 204, 219, 250
폴 부시(Paul Bucy) 207
폴 에크만(Paul Ekman) 211, 215
폴 휄렌(Paul Whalen) 217
프란츠 알렉산더(Franz Alexander) 59
프랜시스 베이컨(Francis Bacon) 22
프랜시스 슈미트(Francis Schmitt) 82
프랜시스 크릭(Francis Crick) 60
프랜시스 피보이(Francis Peabody) 374
프랜시스코 바렐라(Francisco Varela) 311
프레데릭 바틀렛(Frederic Bartlett) 253
프로이트 219, 237, 253, 256, 263
프리츠 포프(Fritz Popp) 290
플라톤(Plato) 198, 219
피니스 게이지(Phineas Gage) 224
피에르 자네(Pierre Janet) 58
피타고라스(Pythagoras) 22, 293, 297
피터 랭(Peter Lang) 254
피터 맨델(Peter Mandel) 297
피터 스털링(Peter Sterling) 46
피터 휴브너(Peter Huebner) 297
필립 바드(Philip Bard) 215

하워드 케이(Howard Kaye) 387
하이젠베르크 270
하인리히 클루버(Heinrich Klver) 207
한스 셀리에(Hans Selye) 22, 26, 46, 113, 137, 189, 249, 308, 313, 347, 348, 352, 355, 364
해럴드 울프(Harold Wolff) 47
해럴드 코닉(Harold Koenig) 31, 259
해롤드 버르(Harold Burr) 301, 302
해리스 디엔스트프레이(Harris Dienstfrey) 389
허버트 벤슨(Herbert Benson) 240, 242, 244, 254, 260, 323, 338, 339
헤라클레이토스(Heraclitus) 313
헤로필로스(Herophilos) 198
헬렌 플랜더스 던바(Helen Flanders Dunbar) 59
호지슨(Shadworth Hodgson 25
히포크라테스(Hippocrates) 22, 24, 198, 236, 318, 319, 320, 321, 390, 391
힐래리 퍼트남(Hilary Putnam) 55

내용

1차 면역기관 98, 136, 183
1차 면역응답 104
1차적 방어기제 101
2차 면역기관 98, 183
2차 면역응답 104
2차전령 82
2차전령 시스템 94, 277
2형 당뇨병 80, 110
3D 97
3차원적 구조 277
4D 97
4H 97
4대 활력징후(vital sign) 247
7-디하이드로콜레스테롤(7-dehydrocholesterol) 154
9 · 11 테러 362

A-B-C-D 모델 32
ACTH 104, 113, 118, 133, 137, 150, 157, 158, 163, 171, 172, 173, 175, 188, 341
ACTH-비의존적 조절(ACTH-independent regulation) 139
affect 234
AIDS 191, 259, 383
ATP 290
AuraMeter 286, 288, 302
A형 행동유형 이론 366
A형 행동유형(type A behavior pattern) 204, 351

BICOM(biological computer) 286, 302
body 54
B세포(B cell) 99, 100, 102, 158, 176
B형 행동유형 351

CB1수용체 333
CB2수용체 333
CD20 100
CD4 99
CD4 T세포 191
CD4세포(CD4+세포) 99
CD4세포(보조T세포) 259
CD분자(CD항원) 99
cluster of differentiation 100
Cosmos 294
CRF(corticotropin releasing factor) 112
CRH 길항제 164
CRH 분비 신경세포 210
CRH 생산 세포 186
CRH(corticotropin releasing hormone) 67, 121, 133, 157, 158, 163, 164, 168, 172, 173, 181, 188, 358
C-반응성단백질(C-reactive protein: CRP) 72, 110
C섬유 125
C형 행동유형 204, 351

D2형 도파민 수용체 360
design 97
DHEA 188, 355
digital 97
distress 246
DMT 264, 331
DMT(dimethyltryptamine) 263, 329
DNA 51, 97, 290, 388
DNA 염기서열 360
DNA의 생명장 285
DSM-III 350
DSM-IV-TR 350
dualism 97
D형 행동유형 351

E=mc² 60, 267, 276, 289
emotion 211
EPI 302
eustress 249
expire 299

FDA 333, 337
feeling 211
flow 338

generosity 231
glymphatic system 199
groove 338
gut feeling(직감, 육감) 123, 160
gut instinct(직관) 123

hal 35
healan 35
healing 97
HIV 259
HIV(human immunodeficiency virus) 191
holism 97
holos 68
hormone 97
HPA축 109, 112, 114, 118, 138, 144, 157, 161, 163, 173, 181, 182, 186, 188, 192, 210, 314, 325, 347, 350
HPA축의 기능부전 193
HPA축의 조절부전 355
HPA축의 피드백 163, 164
humanity 97
H-사슬(heavy-chain, 중쇄) 193

IgA 100
IgD 100
IgE 100, 298
IGF-1 159
IgG 100
IgM 100
IL-1 109, 110, 126, 158, 173, 174, 175, 176, 189
IL-10 158
IL-12 189
IL-18 189
IL-2 114, 160, 173, 175, 176, 189, 193, 194, 335, 336
IL-6 67, 109, 110, 114, 173, 174, 175, 189, 193
immunitas 98
inspire 299

kindness 231

LA지진 239
LSD(lysergic acid diethylamide) 144, 332

L-사슬(light-chain, 경쇄) 193

MEG 302
MHC 분자 189
mind-reading 166
MORA-therapy 302
morphogenesis 277
MULTICOM 302

NAAG(N-acetylaspartylglutamic acid) 329
NK세포(자연살해세포) 158, 159, 176, 188, 191, 195
N-아라키도노일 에탄올아민(N-arachidonoyl ethanolamine: AEA, anandamide) 333
N-아세틸세로토닌 145
N-아세틸아스파틸글루탐산(N-acetylaspartylglutamic acid: NAAG) 263
N-아세틸트랜스퍼라제(N-acetyltransferase: NAT) 145, 336

panta rhei 313
pathogenic(질병발생) 307
PEMF 302
PNI 47, 96, 203, 239, 339
PNI 지표 110
PNI의 역사 305, 389
PNI적인 몸 69
PTSD 193, 194, 207, 357

relation 311
ruah 338

salutogenic(건강생성) 307
SAM축 109, 111, 112, 114, 157, 181, 188, 210, 314, 325, 347
self-healing 304
self-regulating 304
SQUID 288, 302
suffering 246

T3 155
T4 155
TENS 302
Th1 100, 184
Th2 100, 184
THC (tetrahydrocannabinol) 333
TNF-알파 109, 110, 111, 114, 157, 173, 174, 175, 189, 193, 194
Toll-유사 수용체(toll-like receptor: TLR) 127
Treg(조절T세포) 100
TRP 채널(transient receptor potential channel) 125
TS(tricuspid stenosis) 373
T-scan 302
T세포 99, 100, 136, 158, 176, 189, 191

VIP 수용체 160

X-선 촬영 301

zone 338

가바(gamma-aminobutyric acid: GABA) 122, 132, 133, 141, 168, 263, 332
가스트린(gastrin) 148, 153, 155
가스트린-분비펩타이드(gastrin-releasing peptide) 157
가시광선 277, 282, 288
가임신 170
각성 146
각성 상태 263
각성 작용 142
각질세포(keratinocyte) 79, 124, 125
각질층 126
간 79, 155, 348
간뇌(diencephalon) 87, 205
간병 30
간염 바이러스 102
간헐성폭발장애 357
간호대학원 303
간호사 374
갈라닌(galanin) 117, 121
감각 수용기 85
감각 시스템 123, 255
감각 자각(sensory awareness) 59, 208
감각 정보의 여과 282
감각기관 125, 179, 282
감각신경(sensory nerve) 85, 86
감각연합영역 207
감각연합피질 208
감각피질(sensory cortex) 87, 208
감기 23, 29, 321
감기 바이러스 30
감기약 67, 146, 182
감로(甘露) 329
감마나이프 288
감마선 288
감마-엔돌핀 176
감마-인터페론(interferon-gamma) 29, 158, 173, 174, 175, 336
감마파 263
감사 228
감성 219
감성의 뇌 220, 221
감수성(sensitivity) 105
감염성 질환 353
감염증 173, 177, 193

감정 26, 203, 205, 211, 212, 214, 234
감정적 기복 222
감정적 행동 205
감추어진 질서 268
갑상선 115, 136, 155
갑상선기능저하증 353
갑상선기능항진증 353
갑상선자극호르몬(thyrotropin, thyroid stimulating hormone: TSH) 115, 116, 118, 156, 161, 176
갑상선자극호르몬방출호르몬(thyrotropin releasing hormone: TRH) 115, 116, 118, 133, 148
갑상선호르몬 116, 118
강(康) 35
강력 275
강박장애 193, 194, 357
강박증 144, 331
개 118, 282
개구리 91
개미 232
개발도상국 41
개방적 마음 228
개별적 접근 191
개심수술 328
개체 간 차이 191
개체의식 63
객관주의 251
거울신경세포(미러뉴런, mirror neuron) 230
거푸집 296
거품대식세포(foam cell) 110
건(健) 35
건강 22, 31, 35, 32, 34, 306, 308, 311, 317, 342
건강 관리의 주체 383
건강 중심 의학 40
건강 증진 의학 38
건강 증진 중심 70, 192, 368
건강 증진의 의학 368
건강관리시스템 31, 191
건강보험 370
건강생성(salutogenesis) 308
건강생성모델(salutogenic model) 34, 306, 307, 308, 312
건강수명 380
건강심리학(health psychology) 18, 47, 239, 312
건강의 정의 233, 258
건강행동(health behavior) 259, 260
건선 110, 355
건선 치료 282
검은 상자(black box) 50
게슈탈트 심리학(gestalt psychology) 237
결정 300
결정론 22
결합조직 77, 278, 280
경계심 142
경고반응(alarm reaction)단계 112, 314
경두개자기자극술(transcranial magnetic stimulation: TMS) 200
경두개직류전기자극술(transcranial direct current stimulation: tDCS) 200
경락(經絡, meridian) 127, 199, 280, 292, 293, 297
경락학설 200
경련 352
경막(dura mater) 88
경맥(經脈) 134, 293, 323
경악반응(startle response) 209
경험 253, 255
경험주의 55
경혈(經穴) 293
계몽주의 시대 22
계절성 리듬 184
계절성정동장애(seasonal affective disorder: SAD) 145
계절적 생식 주기 146
고(苦, 괴로움) 250
고독감 30
고등 사고 87
고등생물 84
고래 289
고령화 사회 40
고리형산화효소-2 억제제(cyclooxygenase-2 inhibitor: COX-2 inhibitor) 193
고양이 282
고전물리학 41, 60
고전적 조건형성(classical conditioning) 19, 21, 28, 243, 244
고전적 호르몬 96, 153, 154, 162, 172
고주파 282
고주파 전자기장 287
고주파심부뇌자극술 298
고통(괴로움) 182, 207, 246, 248, 249, 250
고혈압 109, 111, 153, 350
고환의 위축 157
곤충 282
골격근 152
골다공증 80, 350, 354
골상학 287
골수(bone marrow) 98, 99, 183, 336
골수이식 23, 71, 194
골절 354
공(空) 61
공간 지각 263

공감 222, 229, 232, 233
공격성 144
공격적 행동 331
공명 266, 274, 298
공명 정보 277
공명 주파수 277
공포감 142
공포의 조건화 357
공해 363
공황장애(panic disorder) 207, 357
과거 253
과립구(granulocyte) 99, 100, 184, 194
과민성대장증후군(irritable bowel syndrome: IBS) 33, 121, 145, 246, 352
과잉면역 106, 186, 188, 192, 353
과정 305, 306, 307, 309, 313
과정 지향적 관점 310
과학 패러다임 388
과학(科學) 24, 76, 377, 388, 390
과학의 패러다임 245
과학혁명 22, 60
관대함 231
관문통제이론(gate control theory) 249, 352
관상 287
관상동맥질환 72, 204, 351
관용(tolerance) 105
관절염 80, 110
관찰 62, 268
관찰자 268
관찰자 변인 270
관찰자와 관찰 대상 62
괄사요법(刮痧療法, meridian scrapping) 127
광민감성(photosensitivity) 131
광수용기 131
광양자(光量子) 61
광자 289, 296
광학(Opticks) 84, 289
광합성 290, 296
광화학 반응 290
괴로움 246
교감신경 111, 131, 137
교감신경계(sympathetic nervous system) 69, 85, 86, 184, 313, 324, 351
교뇌(pons) 87, 205
교련하기관 90
교미 170
교미행동 168
교세포(glial cell, neuroglia) 88, 90, 202
교회 259, 260
구부정한 자세 281
구성(construction) 55, 253
구성주의(constructivism) 251, 253
구심성 신경섬유 123
구애행동 168
구조 77, 280
구조(모양) 276
구조적 변형 281
구조적 통합(structural integration) 59, 281
구조적 특성 276
구토 123
구토반응 229
구피질(paleocortex) 87, 204
국경 106
국립보건원(National Institutes of Health: NIH) 41, 294, 301
국립정신건강연구소(National Institute of Mental Health: NIMH) 339
군인 23, 190
균형 306, 310, 313, 316, 342
그레이브스병(Graves' disease) 353
그렐린(ghrelin), 167, 168
그룹 심리치료 372
그리스 198
그리스 의학 318
그물층 138, 139
극성 호르몬 94
극저주파 277, 288
근거기반의학(evidence-based medicine) 237, 377
근골격계 질환 109
근막(fascia) 278, 280, 287
근막계 280
근막조직 280
근본치료 321
근육 348, 352
근육 발달 156
근육의 긴장 198, 326
근육이완제 241, 248
근육통 352
근전도(electromyogram: EMG) 82, 129, 276
근행동 165
글라이신(glycine) 141
글루카곤(glucagon) 79, 148, 154, 155, 168
글루타메이트(glutamate) 133, 141, 341
급성 스트레스 127, 158, 190, 347, 351
급성 스트레스 반응 143
급성기반응 110
급성반응기단백질(CRP) 110, 174
급성스트레스장애(acute stress disorder) 356, 357
긍정적 자극 250
긍정적 정서 210, 221, 231
기(氣) 58, 134, 272, 273, 280, 294, 285, 291, 292
기계 25

기계 안의 유령(ghost in the machine) 201
기계론 22, 24, 198, 304
기계론적 병인론 305
기공 45, 238, 291
기공치료 130, 298, 303
기관지 평활근 156
기능부전 304
기능성 소화기계 질환 351
기능장애 81
기능적 송과체 절제 342
기능적 연결 108
기능적 연결망 184
기능적 통합(functional integration) 59
기능적신체증후군(functional somatic syndrome: FSS) 37
기능적자기공명영상(functional magnetic resonance imaging: fMRI) 50, 201, 223
기대 252
기도 257, 260, 263
기본입자 61
기본적 정서 211
기분(mood) 211
기쁨(laetitia) 307
기숙사 170
기억 53, 87, 91, 104, 163, 184, 187, 205, 207, 214, 218, 242, 253, 280, 285
기억 저장 62
기억 형성 174
기억된 웰네스(remembered wellness) 242, 244
기억세포(memory cell) 187
기억의 등록 152
기억의 장기증강(long-term potentiation: LTP) 152, 338
기저외측부(basolateral complex) 208
기저핵(basal nucleus) 208
기체형 신경전달물질 152, 338
기체형 전령물질(gasotransmitter) 152
기타 보완의학 체계(other complementary medical system) 44
기항지부(奇恒之府) 199
기혈(氣血) 323
긴 경로 216
긴장 312, 313
까마귀 92
꿀벌 51, 232
꿈 작업 57

나디(nadi) 293
나뭇잎 286
나쁜 스트레스 249
난소 115, 154, 155
난자 53
난포자극호르몬(follicle stimulating hormone: FSH) 116, 133, 146, 156
날록손(naloxone) 150
날트렉손(naltrexone) 150, 336
남성호르몬 139
남성호르몬제 157
내과계 입원환자 315
내면의 평화 144
내부감각(interoception) 179
내부감각수용기(interoceptor) 179
내부환경(milieu intrieur) 80
내분비 기관 119, 154, 155
내분비 호르몬 153
내분비(endocrine) 93, 95, 172, 337
내분비계 교란물질(endocrine disruptor) 171
내분비계(endocrine system) 66, 78, 93, 111, 140, 314
내분비적 조절 기제 122
내인(內因) 346
내인성 도파민 240
내인성 몰핀(endogeneous morphine) 29, 330
내인성 벤조다이아제핀 133, 332
내인성 아편제(opioid) 149, 158, 176, 330, 336
내인성 약물 40, 251, 327
내인성 진통 물질 249
내인성 치유물질 264, 327, 340, 341
내인성 카나비노이드 333
내장신경 123
내적 감각기관 107, 172
내적 치유기제 31, 38, 98, 264, 316, 320, 324, 384
내적 치유기제의 역할 322
내적 치유력 38, 384
내측전전두엽(medial prefrontal cortex: MPFC) 87, 210, 222, 223
내측측두엽 207, 262
내피세포성장인자(endothelial cell growth factor: ECGF) 148
내피세포-유래 이완인자(endothelium-derived relaxing factor: EDRF) 152
너지 60
네안데르탈인 232
네페쉬(nefesh) 293
노르보텐(Norrbotten) 53
노르아드레날린(noradrenalin) 112
노르에피네프린 수용체 177
노르에피네프린 신경섬유 183
노르에피네프린 신경핵 142
노르에피네프린 핵 210
노르에피네프린 회로 143, 186
노르에피네프린(norepinephrine)

66, 108, 111, 133, 142, 143, 156, 157, 164, 168, 181, 194, 263, 357
노세보(nocebo) 241
노인 260
노화 69, 109, 130, 137, 336, 355
노화 방지 337
놀이 205
뇌(brain) 50, 55, 85, 88, 91, 96, 121, 124, 154, 196, 198, 201, 202, 204
뇌, 행동 그리고 면역(Brain, Behavior, and Immunity) 30
뇌간(brain stem) 85, 87, 111, 116, 204, 205, 250
뇌과학 23, 50
뇌궁(fornix) 205, 206
뇌궁하기관 90
뇌나트륨이뇨펩타이드(brain natriuretic peptide: BNP) 130
뇌량(corpus callosum) 205, 206, 221
뇌막(meninge) 88
뇌-반응성 자가항체 194
뇌-비만세포 연결(brain-mast cell connection) 121
뇌섬엽(insular) 87, 229
뇌신경(cranial nerve) 86
뇌실주위기관(circumventricular organ) 90, 162, 173
뇌와 면역 기능 195
뇌의 노화 163, 359
뇌의 크기 228
뇌-장관 축 123
뇌-장-장내미생물군 축(brain-gut-microbiome axis) 122
뇌전도(EEG) 82, 275, 276, 288, 301, 376
뇌전증 262
뇌졸중 221
뇌주설(腦主說) 199
뇌척수액(cerebrospinal fluid: CSF) 88
뇌파 60, 63, 198, 262, 263
뇌-피부 연결(brain-skin connection) 126
뇌하수체 전엽 116, 117, 155
뇌하수체 호르몬 137
뇌하수체 후엽 88, 115, 117, 155
뇌하수체(pituitary gland, hypophysis) 90, 112, 114, 115, 116, 117, 136, 159, 173, 181, 192, 205, 206
뇌하수체-유사 호르몬 175
눈맞춤 164
뉴로키닌(neurokinin) 159
뉴로텐신(neurotensin) 121
뉴잉글랜드의학저널(The New England Journal of Medicine: NEJM) 257, 347
느낌(feeling) 203, 213
능동면역(active immunity) 101, 102, 103
능동적 대응 113
니코틴(nicotine) 133, 194

다발성경화증(multiple sclerosis) 119, 243
다발층 138, 139
다섯 번째 활력징후 247
다세포 생물 81, 84
다이놀핀(dynorphin) 121, 149, 158, 330
다중 변수 306
다중 증상(multiple medically unexplained symptoms: MUS, MMUS) 37
다중양식연합영역 218
다중양식연합피질 216
다중인격장애 198
다중차원의 건강 70
다중차원의 웰빙(multi-dimensional well-being) 18, 32, 70, 307
다학제적 학문 20
단기기억 163
단기적 기억 207
단맛 28, 150
단백질 호르몬 94
단백질(protein) 276
단세포 생물 81
단순포진 바이러스 29
단일방향성 선형인과 306
단일양식연합영역 218
단일양식연합피질 216
단일염기다형성(single nucleotide polymorphism: SNP) 192
단핵구(monocyte) 99, 100, 110, 158
단핵탐식세포(mononuclear phagocyte) 99, 100
당뇨병 52, 111, 169, 171, 172, 322, 351
당뇨병 환자 373
당질코르티코이드 수용체 157, 361
당질코르티코이드 수용체 유전자 361
당질코르티코이드(glucocorticoid) 112, 137, 138, 139, 157, 336, 348
대뇌반구 87
대뇌피질 195, 196, 200, 221
대마초 194, 333
대사 항상성 110
대사성 질환 175
대사의 각인 361
대사의 편성 361
대사증후군(metabolic syndrome)

109, 110, 350, 380
대상회(대상피질, cingulate gyrus) 205, 206, 224
대식세포(macrophage) 91, 99, 100, 102, 110, 189
대안의학 체계(alternative medical system) 44
대우주 42, 68, 235, 317
대인관계 32
대장암 119
대중연설 과제 188
대중의학서 383
대증치료(對症治療) 321, 368
대처(coping) 47
대처자원 366, 367
대처자원 관리 368
대체의학 63
대체행동 49, 359, 360
대학생 29
데카르트 62, 214
델타파 263
도(道) 61, 384
도가(道家) 329
도교 61, 272, 292
도덕적 판단 223
도덕적 행위 228
도룡뇽 284
도파민 길항제 142
도파민 신경핵 142
도파민 효현제 142, 240
도파민(dopamine) 67, 108, 121, 122, 124, 133, 142, 150, 160, 166, 168, 229, 240, 329, 331, 357, 360
도피 49, 359, 360
도피 반응 143
독감 29
독맥(督脈) 134
돌고래 232, 282
동결반응(freeze response) 209
동기 223, 225, 252, 313
동기화된 행동 87, 313
동맥경화 72, 109, 350
동맥경화증 110
동물 256, 282
동물실험 56
동물의 사회 232
동물의 인슐린 169
동물적 무의식 55
동성애 남성 259
동시성(synchronicity) 62
동양의 전통 철학 270
동양의학 24, 198, 280, 318
동양철학 41, 61, 292
동의보감(東醫寶鑑) 130, 236, 319, 383
동작 206
동작을 통한 자각(awareness through movement) 59
동작치료 44
동적인(dynamic) 정보전달 시스템 140
동정심 229
동조 129, 298
동조화(synchronizing) 128, 129, 376
동종요법(homeopathy) 285, 297, 298, 303
동종의학 45
동태평형(動態平衡) 311, 366
동화작용(anabolism) 157
두 개의 갈대단 245
두 번째 화살 249
두개골(cranium) 85, 88
두뇌 51
두더지 282
두려움 53, 142, 210
두정엽(parietal lobe) 87, 217, 230, 263
두통 109, 352
디메틸트립타민 (dimethyltryptamine: DMT) 134
디스트레스(distress) 249, 372
디하이드로에피안드로스테론 (dehydroepiandrosterone: DHEA) 164
떠다니는 내분비계 85, 172
뜸 293

라디오파 277, 282, 288
라미닌 279
라이프치히대학 54
락 302
란셋(Lancet) 350
랑게르한스섬(Langerhans islets) 154
랑게르한스세포(Langerhans cell) 99, 127
러너스하이(runner's high) 150
레이저 287, 297
레지스틴 111
레티날(비타민A 알데하이드) 290
렘수면(rapid eye movement sleep: REM sleep) 263
렙틴(leptin) 79, 111, 155, 167
롤핑(Rolfing) 278, 280
루푸스(전신성홍반성루푸스, systemic lupus erythematosus: SLE) 185, 243
룸메이트 170
류마티스관절염 28, 71, 80, 106, 119, 193
류-엔케팔린(leu-enkephalin) 176, 330
류코트리엔(leukotriene) 159
리튬(lithium) 194
리학 80
림프(림프액) 98

림프계 98
림프관 98
림프구(lymphocyte) 99, 100, 104, 108, 160, 176, 184
림프절(lymph node) 98, 99, 183
림프종 환자 241

마나(mana) 293
마니푸라 차크라(Manipura chakra) 135, 136
마사지 45, 124, 126, 127, 278, 280, 326, 330
마약 194
마약성 진통제 247
마음 24, 51, 55, 57, 196, 197, 198, 234, 256, 269, 299, 319, 389
마음(mind) 73, 202
마음(心) 92
마음과 몸 214, 245
마음의 건강 384
마음의 경험 255
마음의 계산 이론(computational theory of mind) 55
마음의 기원 198, 203
마음의 힘 239
마음챙김 수행 251
마음챙김-기반 스트레스 감소(Mindfulness-Based Stress Reduction: MBSR) 191, 323
마음챙김명상(mindfulness meditation) 191, 250, 251
마이스너 소체(Meissner's corpuscle) 125
마이스너 신경총(submucous plexus of Meissner) 120
마이엘린-관련 펩타이드(myelin-related peptide) 195
마이크로파 277, 288
마취 92, 328, 330
막수용체 132, 337
막스플랑크 인지와 뇌 과학 연구소(Max Planck Institute for Cognitive and Brain Sciences) 201
만병의 근원 46, 315
만성 감염증 192, 357
만성 스트레스 30, 139, 182, 187, 188, 315, 353
만성염증 110
만성전립선염 354
만성질환 40, 109, 110, 177
만성통증 246
만성피로 164
만성피로증후군(chronic fatigue syndrome) 355
말초신경계(peripheral nervous system: PNS) 85
망막세포 130
망막-시상하부로 131, 145
맞춤의학(personalized medicine) 385, 386
매슬로우의 욕구 위계 344
매질 284
매크로글로불린(macroglobulin) 100
맥관기관 90
맥진(脈診) 63
맹시(blindsight) 179, 217
맹인 179, 255
먼지세포(dust cell) 100
멍게 91
메르켈세포(Merkel cell) 125
메타스틴(metastin) 147
메타시스템(meta-system) 324, 341
메타이론(meta-theory) 64
메타인지(metacognition) 251
메트-엔케팔린(met-enkephalin) 176, 330
메티세르지드(methysergide) 332
메틸기(CH3) 52
메틸화 52
멘탈체(정신체, mental body) 295
멜라닌세포자극호르몬(melanocyte stimulating hormone: MSH) 133, 156, 171
멜라닌소체 145
멜라토닌 수용체 132, 146, 160, 335, 337
멜라토닌(melatonin) 66, 115, 124, 131, 134, 142, 145, 155, 157, 160, 173, 263, 264, 283, 322, 327, 328, 329, 331, 334, 342
면역 기관 99, 119
면역 기능 143, 153, 227
면역 기능의 변조 98
면역 기능의 부조 186, 190
면역 보호 132
면역 부전 110, 188
면역 조절 157
면역 조절 부전 184
면역 증강 165
면역 지표 190, 372
면역(immunity) 39, 98, 110, 321
면역감시(immune serveillance) 113
면역결핍 159
면역계 66, 78, 85, 140, 181, 183
면역관용(immunologic tolerance) 106, 177
면역글로불린(immunoglobulin: Ig) 100
면역기억 104, 185
면역반응 52, 98, 110, 157, 335, 353
면역반응의 전개 103
면역세포 66, 79, 91, 96, 98, 100, 119, 151, 180, 192
면역세포의 생산량 336

면역억제제 28, 243
면역조절물질(immunomodulator) 109
면역조절자 156
면역질환 353
면역펩타이드 175
면역학(immunology) 20, 98, 203
면역학적 자극 107
면역학적 자아 105, 192
면역학적 치료법 98
명 388
명과학 시대 387
명상 44, 45, 57, 223, 227, 234, 260, 263, 293, 326, 328, 331
명상 수행 263
명상가 269
명상요법 238
명시적기억 163
모낭 154
모노아민산화효소(monoamine oxidase: MAO) 143, 332
모노카인(monokine) 172
모듈식 조립체 76
모방 행동 230
모방학습 229, 230
모성 149, 164, 165
모성박탈 361
모성의 호르몬 149
모성행동 205
모유 106, 119
모틸린(motilin) 148
목적론적 일관성(teleological coherence) 105
목표도착행동 49, 359, 360
몰입 263
몰핀 149, 240
몸 24, 36, 54, 256
몸과 마음 165, 187, 214, 245, 305, 306
몸과 마음의 상관성 237
몸과 환경 306
몸-마음 284
몸-마음-영성 284
몸의 경험 255
몸의 지혜(wisdom of the body) 343
무감동 206
무기질코르티코이드(mineralocorticoid) 112, 139, 157
무리 안의 사람 231
무배란 354
무의식 57, 197, 202, 253, 262, 263
무의식적 기억 207
무의식적 마음 69
무조건자극 28
무척추동물 124
무통각증 150
묵상 260
물 298
물 분자 284, 298
물라다라 차크라(Muladhara chakra) 135, 136
물리 · 생태학적 환경 382
물리적 압박 278
물리적 정보 275, 276
물리적 정보전달망 77
물리학(physics) 42, 57, 84, 267, 269, 268, 270, 275
물질 269, 276, 289
물질 관련 장애 359
물질P(substance P) 109, 121, 149, 157, 159, 175
물질과 의식 60
미각 수용기 123
미과학(未科學) 388
미국스트레스학회(American Institute of Stress) 46
미국심장학회(American Heart Association: AHA) 72
미국의학대학협회(Association of American Medical Colleges) 258
미국전일의학협회(American Holistic Medical Association) 380
미국정신신체학회(American Psychosomatic Society) 20
미국정신의학회(American Psychiatric Association: APA) 350
미국항공우주국(National Aeronautics and Space Administration: NASA) 29, 286
미네랄코르티코이드(알도스테론) 349
미라 198
미로 92
미모사 92
미병(未病) 37, 319
미병선방(未病先防) 38, 384
미생물 78, 169
미생물어(microbe-speak) 122
미세먼지 69, 363
미세소관(microtubule) 278, 279, 300
미세아교세포(소교세포, microglia) 90, 91, 99, 100, 174, 194
미세에너지 의학 292
미세에너지(subtle energy) 134, 264, 266, 273, 283, 287
미세염증 355
미주신경(vagus nerve) 119, 123, 136, 162, 183
미측 교 망상핵(nucleus reticularis pontis caudalis) 209
미토겐선(mitogenetic radiation) 290

미토콘드리아 287
민간의학 383
믿음 259

바소프레신(vasopressin) 167
바이러스 감염세포 102
바이오 혁명 381, 387
바이오시대 381, 387
바이오피드백(biofeedback) 201, 234, 238, 323, 326
바타(vata) 317
박쥐 282
반도체 300
반려견 166
반려동물 126, 130, 146, 330
반문화 · 반전운동 57
반사 55
반사구 63, 200
반사구 요법 200
반세포 91
반응 55, 104
발기부전 153, 157, 354
발반사요법 200
발성기관 229
발정 주기 170
방실핵(실방핵, paraventricular nucleus: PVN) 132, 164, 167, 209, 210
방어기제 105, 384
방출호르몬(releasing hormone) 115, 117, 155
방향 감각 133, 283
배뇨량 167
배란 144, 147
배변장애 352
배외측전전두엽(dorsolateral prefrontal cortex: DLPFC) 87, 222, 223, 224
배우 187
배우자 30
배지(medium) 51
백악관위원회 247
백혈구 99
백혈구증가증 80
백혈병 23, 71, 194
뱀 207, 282, 374
범불안장애 357
범신론 381
베세도브스키(Besedovsky) 104
베타-아드레날린성 수용체 143
베타-엔돌핀 수용체 176
베타-엔돌핀(beta-endorphin) 66, 104, 113, 126, 145, 149, 157, 158, 168, 171, 172, 175, 188, 325, 330, 351
베타-차단제(beta-blocker) 143, 194, 353, 355, 356
베타-카르볼린(β-carboline) 332
벤스-존스 단백질(Bence-Jones protein) 192
벤조다이아제핀 수용체 132, 332, 335, 337
변연계(limbic system) 87, 116, 142, 151, 204, 205, 206, 210, 212, 213, 218, 219, 220, 227, 250
변연엽(limbic lobe) 87, 204
변증시치(辨證施治) 368
변형된 투쟁-도피반응 359
병(illness) 36
병력 385
보건의료 정책 36, 304, 364
보건의료 조직 382
보살피고 친구되는 반응(tend and befriend response) 166
보석 297
보석테라피 297
보완대체요법 124, 272, 287
보완대체의학(complementary and alternative medicine: CAM) 41, 44, 83, 235, 238, 257, 285, 301, 375, 376
보완대체의학센터(National Center for Complementary and Alternative Medicine: NCCAM)] 44, 257
보완통합건강센터(National Center for Complementary and Integrative Health: NCCIH 44
보조T세포(helper T cell: Th) 99, 100, 102, 184, 191, 336
보조운동영역 210
보조운동피질 222
보체(complement) 101, 174
보체계 103
보허거사(補虛祛邪) 368
복내측전전두엽(ventromedial prefrontal cortex: VMPFC) 87, 222, 223, 224, 225
복부두뇌(brain-in-the-gut) 120, 125
복잡계(complex system) 309
복측피개야 209, 224
복통 145, 352
본능 220
본능의 층 219
볼테르의 보이지 않는 흉상이 있는 노예시장 253
봄베신 157
봉선핵(raphe nuclei) 144
봉한체계(Bonghan system) 199
부갑상선 136, 155
부갑상선호르몬 155
부교감신경계(parasympathetic nervous system) 85, 86, 152, 184, 324
부두교 주술 살해(boodoo death) 241
부모의 학습 286

부속후각계 170
부수현상설(epiphenomenalism) 25
부신(adrenal gland) 115, 136, 138, 169
부신수질 111, 138, 155, 158, 182
부신피질 112, 115, 138, 155, 182
부신피질자극호르몬(adrenocorticotropin, adrenocorticotropic hormone: ACTH) 96, 112, 115, 116, 148, 156
부신피질자극호르몬방출호르몬(corticotropin releasing hormone: CRH) 109, 112, 115, 148
부신피질호르몬 94, 112, 154, 156
부완핵(parabrachial nucleus) 209
부작용 241, 342
부적응적 인지 256
부적응증 313
부정적 감정 187, 207
부정적 사고 231
부정적 자극 250
부정적 정서 80, 195, 210, 212, 221, 351
부조화(dyscrasia) 316, 321
부주의 206
분계선조 침대핵(bed nucleus of the stria terminalis: BNST) 209
분계선조(stria terminalis) 205
분노 30, 207
분노발작 357
분노장애 357
분노장애 치료 334
분노조절장애 49
분리뇌(split brain) 221
분비물 100
분석주의적 접근법 56
분자 60, 275
분자생물학(molecular biology) 60
분화 290
불건강 311
불건강한 행동 315
불교 61, 245, 253, 267
불교 수행 250
불교의학 199
불균형 316
불내외인(不內外因) 346
불면증 132, 144, 358
불법 약물 247
불성(佛性) 202
불안 80, 132, 149, 163, 193, 207
불안감 165
불안장애 207, 357
불안증 144, 331, 356
불일이불이(不一而不二) 24
불임 53, 171
불임 치료 147
불확정성 원리(uncertainty principle) 76
불확정성 이론 270
불확정성(uncertainty) 61
뷰티풀마인드(beautiful mind) 244
브라디키닌(bradykinin) 328
브라만 61
브레이크아웃(breakout) 338
비-ACTH 조절(non-ACTH regulation) 139
비교내분비학 169
비국소성 원리(non-locality principle) 264
비국소성 의학 266
비국소성 이론 264, 286
비국소성(non-locality) 238
비극성 호르몬 94
비마약성 진통제 247
비만 106, 110, 119, 145, 171
비만세포(mast cell) 100, 121, 127, 146, 159, 176, 182
비선형적 306
비슈다 차크라(Vishudda chakra) 135, 136
비스테로이드성 소염진통제(non-steroidal anti-inflammatory drug: NSAID) 247
비약물학적 치료 83
비일상적 의식 상태 338
비일상적인 의식 264
비자기(non-self) 104, 105, 184, 189, 192
비장(spleen) 98, 99, 183
비장신경 183
비타민 44
비타민D 124, 155
비타민E 337
비특이면역(non-specific immunity) 99, 101, 102
빛 61, 83, 289, 296, 322
빛에너지 276, 291
빛의 존재(light being) 291
뼈 흡수 348
뼈의 재생 300

사각형 73
사고 206
사고장애 221
사교적 활동 205
사구층 138, 139
사기(邪氣) 39, 367
사단(四端) 232
사람융모성생식선자극호르몬(human chorionic gonadotropin: hCG) 154, 156, 176
사람의 인슐린 169

사랑 231
사랑의 호르몬(love hormone) 166, 334
사망률 259
사면체 389
사별 30
사상체질 366
사상한 모델(four quadrant model) 43
사성제(四聖諦) 250
사양지심(辭讓之心) 232
사이언스(Science) 53
사이코패스 220, 226
사이클로포스파마이드(cyclophosphamide) 28, 186, 244
사이토카인 수송 분자 173
사이토카인(cytokine) 66, 78, 96, 101, 107, 126, 172, 192, 194
사이토크롬(cytochrome) 287
사체액설 318
사카린 28, 244
사티벡스(Sativex) 333
사하스라라 차크라(Sahasrara chakra) 135, 136
사회 228, 231
사회공포증 357
사회생활 224
사회성 164
사회재적응평정척도(Social Readjustment Rating Scale: SRRS) 47
사회적 건강 225, 228, 233
사회적 결속 229, 233
사회적 관계 223, 228
사회적 관계망 260
사회적 기억 166
사회적 뇌 228
사회적 뇌 가설(social brain hypothesis) 228
사회적 보살핌 167, 231
사회적 상호작용 149, 166, 223
사회적 스트레스 48
사회적 연결망 259
사회적 인식 193
사회적 차원의 건강 228, 233
사회적 행동 144
사회화(socialization) 229
사회화된 자아(socialized ego) 56
산소 분자 284
산화 스트레스 69
산화질소 합성효소(eNOS) 111
살인자 226
삶의 의미와 목적 추구 32
삶의 질 32
삼각형 73, 183
삼위일체 뇌 이론(triune brain theory) 204, 219, 250
삼일신고(三一神誥) 199
삼재사상(三才思想) 317
삼차신경 209
삼첨판협착증 373
삼투압 115
상경신경절(superior cervical ganglia) 131, 132
상고천진론(上古天眞論) 384
상대성이론 60, 270
상대적 멜라토닌 결핍 증후군 336
상상력 254
상생상극(相生相剋) 365
상위의식 상태 56
상의(上醫) 319
상의세포(뇌실막세포, ependymal cell) 90, 91
상처 치유 30, 165, 348, 354
상처 회복 기간 29
상태불안 163
상태의 공존 61
상하 뇌 220
상호작용 모델(transactional model) 47
상후두정엽 263
새끼 361
새직장증후군 357
새학기증후군 357
색침(colorpuncture) 297
생기론(vatalism) 272
생기론자(vitalist) 272
생로병사 97, 322
생리적 스트레스 48
생리적 욕구 344
생리학 84, 275
생명 60, 381
생명 현상 60, 274, 296
생명과학 18, 388
생명력(life force) 272
생명에너지 134, 135, 272, 280, 291, 299
생명에너지 사상 262, 266, 292
생명윤리 388
생명의 약동(lan vital) 272, 292, 299
생명의 추진력(vital impulse) 292
생명체 289
생물물리학(biophysics) 290
생물사회심리적 모델 346
생물심리사회적 관점 39, 47, 247
생물심리사회적 기능장애 모델(biopsychosocial dysfunctional model) 34
생물심리사회적 모델(biopsychosocial model) 32, 33, 237, 307, 308, 387
생물심리사회적 접근법 247
생물의학 20
생물정보이론(bio-informational theory) 254
생물학적 공통성 366
생물학적 기반을 둔 요법(biologically based

therapy) 44
생물학적 부품 304
생물학적 시계(biological clock) 131, 283
생물학적 시스템 310
생물학적 언어 107
생물학적 자아 105
생물학적 전기회로 284
생물학적 제제 186
생식 기관 136
생식 기능 118, 145
생식 조절 132
생식선 115
생식선자극호르몬 115, 116, 157
생식선자극호르몬방출호르몬 (gonadotropin releasing hormone: GnRH) 115, 118, 133, 146, 147, 148
생애 초기 52, 106, 361
생의학(biomedicine) 20, 31, 32, 41, 266, 375
생의학의 패러다임 22
생의학적 모델 307
생의학적 패러다임 191
생장수장(生長收藏) 322, 384
생존 기간 372
생쥐 170
생체 매트릭스(living matrix) 278, 279, 280, 300
생체 전자기 272, 284
생체 전자기 이론 274
생체 전자기장 284
생체광자(biophoton) 289, 290, 296
생체광자장 290
생체리듬 322
생체물리학(biophysics) 59
생체에너지학(bioenergetics) 59, 281
생체외(in vitro)실험 161
생체장 과학 291
생체장(biofield) 288, 291, 292, 294, 301
생체전자기학 (bioelectromagnetics) 284
생체정보(bioinformation) 274
생태계 122, 169
생태론적 세계관 41
생화학적 274
생화학적 반응 275
생화학적 정보 79
생활 스트레스 29, 47
생활사건 47
생활습관 38, 49, 52, 315, 380, 383, 385
생활습관병 364, 380
생활양식 49, 236, 239, 364, 382
생활요법 73
생활환경 52, 236, 383, 385
서골비기관(vomero-nasal organ: VNO) 170
서브헬스(sub-health) 36, 307
서양의학 20, 236, 316, 318
서파수면 173, 263
석영 290
석회화(calcification) 283
선언적기억 163, 358
선조체 142
선천적면역 101, 102
선택적 세로토닌 재흡수 억제제(selective serotonin reuptake inhibitor: SSRI) 72
선택적 약효 발현 239
선하수체 116
설사 145, 352
설진(舌診) 63
설치류 336
설침(舌鍼) 63, 200
섬유소원(fibrinogen) 72, 298
섬유아세포 348
섬유아세포성장인자 21(fibroblast growth factor 21: FGF21) 137
섬유아세포성장인자(fibroblast growth factor: FGF) 148
섭식 331
섭식 조절 중추 79, 121
섭식 행동 149, 111
섭식장애 145, 359
성(性) 35
성격 204, 219, 224, 256
성격 변화 206
성격구조론 219
성격무장(character armoring) 59
성경 299, 338
성상교세포(별아교세포, astrocyte) 90, 91, 174
성욕 168
성인 질병의 태아 기원설(fetal origins of adult disease: FOAD) 53, 361
성인병 98, 364
성장 290
성장인자(growth factor: GF) 101, 172
성장호르몬 수용체 159
성장호르몬(growth hormone) 116, 118, 133, 137, 148, 155, 156, 157, 159, 176, 244, 354
성장호르몬방출호르몬(growth hormone releasing hormone: GHRH) 148, 354
성질(性質) 35
성행동 156, 168
성호르몬 94, 141, 154, 156, 157, 162, 168, 169, 354, 355
성호르몬 수용체 146
세 도샤론(tri-dosha theory) 317, 368

세계 3대 전통의학 318
세계대전 54
세계보건기구 소위원회 34
세계보건기구(World Health Organization: WHO) 32, 36, 41, 49, 237, 258, 307, 315, 380
세로토닌 결핍 144, 361
세로토닌 대사 174
세로토닌 수용체 144
세로토닌 수용체 유전자 52
세로토닌 시스템 342
세로토닌(serotonin) 121, 122, 123, 124, 132, 133, 142, 144, 168, 174, 189, 263, 327, 328, 329, 331, 357, 361
세크레틴 93, 155
세타파(Θ wave) 134, 263
세포 99
세포 밖 기질 278
세포골격(cytoskeleton) 278, 279, 280, 300
세포기억(cellular memory) 128
세포내함입작용(endocytosis 152
세포독성T세포(cytotoxic T cell: Tc) 100, 102, 159
세포막 94, 277, 279
세포분열 290
세포성면역(cellular immunity) 101, 102, 158, 184, 189, 190, 191
세포외배출작용(exocytosis 152
세포자멸사 158
세포질 279
소 289
소뇌(cerebellum) 87, 227
소리 83, 297
소리나 자기를 이용하는 치료법 280
소리의 치유력 297
소립자 61, 269
소마토메딘(somatomedin) 79, 155, 354
소마토스타틴 수용체 160, 176
소마토스타틴(somatostatin) 121, 133, 148, 154, 155, 160, 176, 354
소수성(hydrophobic) 132, 337
소식(小食) 137, 337
소염제 67, 182, 192, 193, 349
소염제(스테로이드제) 109
소우주 42, 68, 235, 270, 317
소음 363
소장 119, 155
소진(exhaustion)단계 112, 314
소프트웨어 50, 255, 256
소화관 78
소화기계 79, 118
소화기계 호르몬 148
소화불량 352
손자의 수명 53
송과체(pineal gland) 88, 90, 115, 117, 130, 131, 136, 145, 155, 282, 322
송과체세포(pinealocyte) 131
송로버섯 170
송전선 287, 289
수감자 168
수구초심(首丘初心) 199
수기 및 신체-기반 요법 (manipulative and body-based method) 44
수기치료(manipulative therapy) 44, 127, 200, 278
수기치료법 280
수동면역(passive immunity) 101, 102, 103
수동적 저항 113
수마트립탄(sumatriptan) 244, 332
수면 132, 335
수면 호르몬 145
수면-각성 주기 145
수면장애 132, 164
수명 137, 259
수상 287
수상돌기(dendrite) 88
수소이온 농도(pH) 269
수송 단백질 162
수오지심(羞惡之心) 232
수용체 94, 274
수용체 단백질 277
수용체 단백질 구조 83
수용체 수 150
수정 297
수정체 282
수조 80
수준(차원) 69
수지상세포(dendrocyte) 100
수지침 200
수초(myelin sheath) 90, 91
수컷의 암컷화 171
순응도(compliance) 373
순환하는 뇌 85, 172
순환하는 신경계 85
숨 299
슈반세포(신경초세포, Schwann cell) 90, 174
스마트키 277
스마트폰 288
스와디슈타나 차크라 (Svadhishthana chakra) 135, 136
스칼라 에너지 288
스타인-바 바이러스 29
스테로이드 154, 358
스테로이드 호르몬 94, 139, 141, 157, 162, 182
스테로이드제 157, 163, 186, 348
스트레스 감소 프로그램 356, 372

스트레스 과정 모델 346
스트레스 관리 49, 192, 251
스트레스 관리 프로그램 373
스트레스 반응 축 52, 67, 111, 361
스트레스 반응 회로 255
스트레스 반응(stress response) 109, 112, 143, 157, 158, 165, 227, 312, 314, 325, 326
스트레스 반응성 256
스트레스 반응의 3대 증상(triad of symptoms) 187
스트레스 시스템 324, 325, 326
스트레스 연구 18, 58, 203, 238
스트레스 완화 227
스트레스 이론 305
스트레스 중재 프로그램 191
스트레스 호르몬 27, 52, 138, 150, 156, 158, 162, 165, 167, 188, 207, 325, 326, 329, 340
스트레스(stress) 21, 26, 38, 46, 81, 111, 121, 142, 144, 186, 206, 207, 239, 249, 306, 307, 310, 312, 339, 343, 380
스트레스-면역-질병 모델(stress-immune-disease model) 39, 110
스트레스성 351
스트레스성 고혈당 351
스트레스성 자극 관리 368
스트레스에 대한 반응성 189
스트레스에 대한 행동 반응 360
스트레스에 의해 초래되는 3대 증상(triad of symptoms) 137
스트레스와 면역 187, 188, 190
스트레스와 질병 346
스트레스원(stressor) 105, 314
스트레스의 3대 증상 352
스트레스의학(stress medicine) 18
스트레스-취약성 모델(stress-vulnerability model) 358, 367
습진 355
시각 208, 290
시각 정보 252
시각연합피질 208
시각장애 217
시각피질 179, 217, 252, 263
시간과 공간 60, 61
시간맞춤치료(chronotherapy) 323
시간생물학(choronobiology) 323
시공간 61
시공간 연속체 61
시교차상핵(suprachiasmatic nucleus: SCN) 131, 145, 335
시냅스 전달 방식 148
시냅스(synapse) 89, 95, 255
시비지심(是非之心) 232
시상(thalamus) 87, 115, 117, 205, 208, 216, 224
시상상핵 164
시상-신피질-편도체 경로 215, 216, 217
시상-편도체 경로 215, 216, 217
시상하부(hypothalamus) 27, 66, 79, 87, 111, 115, 116, 117, 121, 142, 144, 155, 173, 180, 181, 205, 206, 210, 263, 324
시상하부-교감신경-부신수질 축(sympatho-adreno-medullary axis: SAM축) 111
시상하부-뇌하수체-갑상선 축 116
시상하부-뇌하수체-부신 축 27
시상하부-뇌하수체-부신피질 축(hypothalamic-pituitary-adrenocortical axis: HPA축) 67, 72, 111, 116
시상하부-뇌하수체-생식선 축 116
시상하부의 남성화 156
시스템 37, 309
시스템생물학(systems biology) 387
시스템의 온전성(integrity) 255, 315
시스템이론(systems theory) 37, 255, 305, 306, 308, 312
시차 132
시험 23, 190
시험 스트레스 29
식물 91, 289
식변용 56
식별 104, 184
식욕 168, 352
식욕억제제 146
식이보조제 45
식이보충제(dietary supplement) 337
식이요법 44, 45
식중독 383
식품의약국(Food and Drug Administration: FDA) 241
신 256, 260, 266, 283
신(神) 199
신경 389
신경 기능 회복 335
신경 발화율 180
신경 회복 132
신경(신경섬유, nerve) 85
신경가소성(neuroplasticity) 193, 196, 255, 256
신경계(nervous system) 66, 78, 85, 140, 280
신경계-내분비계-면역계 151
신경과학 23, 51, 197, 200, 203, 234, 387
신경내분비 신호 변환기 134
신경내분비 펩타이드 호르몬 172
신경내분비 호르몬 108

신경내분비(neuroendocrine) 95
신경내분비계 181, 183
신경-내분비-면역계 22, 37, 82, 108, 115, 127, 135, 177, 178, 213
신경-내분비-면역계의 상호작용 122
신경내분비학 (neuroendocrinology) 20, 26
신경망 255
신경망 구성 양상 255
신경-면역 통합체계 104, 105
신경발생(neurogenesis) 332
신경분비(neurocrine) 95
신경생리적 반응 패턴 204
신경생리학 23
신경성 351
신경성 조절 기제 122
신경성장인자(nerve growth factor: NGF) 160
신경세포 174, 202, 278
신경세포 보호 335
신경세포(뉴런, neuron) 88
신경세포-근육세포 접합부 152
신경심장학(neurocardiology) 128
신경안정제 351
신경염증 174
신경의학 237
신경이완성 약물 194
신경전달물질(neurotransmitter) 60, 66, 78, 89, 107, 141, 172
신경절(ganglion) 85
신경조절물질(neuromodulator) 141
신경조직 124
신경증 362
신경퇴행성 질환 109, 322
신경펩타이드 수용체 151, 175, 228
신경펩타이드(neuropeptide) 147, 178, 175, 177, 212
신경펩타이드Y 159, 167
신경하수체 117
신경호르몬 96, 141
신과학(new science) 40, 41, 62, 238, 270
신념 260, 261
신뢰감 149, 166, 229
신뢰감 형성 164
신뢰게임(trust game) 166
신명출언(神明出焉) 196, 198
신비적 경험 262
신선사상(神仙思想) 329
신성(神性) 202
신약 241
신의 병 262
신의 자리(God's spot) 262
신장 138, 155
신장애 192
신종 질병 40
신진대사 352
신체 접촉 126
신체 지도 59, 200
신체심리학(somatic psychology) 54, 58, 301
신체적 긴장 281
신체적 신호 116
신체적 이완요법 326
신체적 정보처리 시스템 254, 256
신체적 통증 246, 247, 250
신체중심 심리치료 58, 237, 281, 301
신피질(neocortex) 87, 205, 204, 216, 220, 221, 227, 250
신항상성 365
신훈 199
실재(reality) 67, 311
실재의 파동성 238
실존주의 237
실체 60
실행기능(executive function) 222
실험의학 80
심 · 뇌혈관계 질환 52, 110, 175
심근경색 239, 350
심근세포 156
심리 · 사회적 욕구 344
심리 · 사회학적 환경 382
심리 · 영적 요소 261
심리 · 행동적 정보처리 시스템 255, 256
심리상담 227
심리신경면역학 20
심리요법 44
심리적 건강 225
심리적 고통 246
심리적 긴장 326
심리적 스트레스 48, 109, 110, 192, 246, 347
심리적 차원의 건강 225
심리적 · 신체적 동기 226
심리학(psychology) 20, 47, 54, 84, 234, 268
심리학실험실 54
심리학의 ABC 234
심리학의 제3세력 56
심리학의 제4세력 56
심리학적 자아(self) 105
심박변이도(heart rate variability: HRV) 72, 128
심박수 209, 247
심박수 반응 188
심방나트륨이뇨펩타이드(아트리오펩틴, atrial natriuretic peptide: ANP) 130, 155
심상(imagination) 254, 260
심상요법 45, 234, 238, 254, 323, 326

심신 연구(mind-body research) 339, 389
심신병행론 214
심신상관론 23, 25, 214
심신상관성 23, 79, 203, 233, 251
심신요법(mind and body practice) 44
심신의 반응 양식 226
심신의학 26
심신의학(mind-body medicine) 26, 40, 47, 58, 186, 233, 235, 236, 239, 261, 266, 268, 312, 339, 384
심신의학의 원리 129, 296
심신의학적 중재법(심신요법) 40, 249, 251, 273, 324, 330, 373
심신의학적 치유 기법 238
심신의학적 치유법 227
심신이원론(mind-body dualism) 22, 23, 24, 214, 251, 304
심신일체 236
심신중재법(mind-body intervention) 44, 339
심신통합 기법 57
심신통합적 패러다임 191
심신통합적 학문 312, 343
심신평행론(psychophyisical parallelism) 24
심의(心醫) 236
심인성 351
심장 박동수 198
심장(心臟) 79, 92, 115, 127, 128, 136, 155, 198
심장뇌(heart brain) 128
심장병 72, 109, 119, 268
심장신경계 199
심장신경면역학 (cardioneuroimmunology) 128
심장이식 128
심장지능 이론 129
심장지능(heart's intelligence) 129
심장질환 350
심적결정론(psychic determinism) 253
심전도(electrocardiogram: ECG, EKG) 63, 82, 129, 276, 288, 301, 376
심전도파 60, 128
심주설(心主說) 199
심폐활성(cardiorespiratory activity) 204
심혈관계 질환 69, 80, 98, 109, 110, 172, 322, 335, 350, 351
심혈관사건 72
십이관사(十二官使) 128
싯다의학 318
쌀 335

아건강(亞健康) 37
아기 230
아나킨라[anakinra] 193
아나하타 차크라(Anahata chakra) 135, 136
아난다마이드(anandamide) 329, 333, 334
아동의 성장 354
아동의 지능저하 171
아드레날린(adrenaline) 112
아디포넥틴 111
아디포사이토카인(adipocytokine) 111, 172
아디포카인(adipokine) 111, 172
아랍의학 318
아로마테라피(aromatherapy) 326
아르파르테이트(aspartate) 141
아메리카 원주민 293
아메리카 인디언 293
아메바 92
아미노산 141, 276
아미노산류의 신경전달물질 141
아민 141
아민류 신경전달물질 141
아바타(Avatar) 342
아보가드로 수(Avogadro's number) 303
아산화질소(nitrous oxide: N2O) 152, 241
아세트알데하이드(CH3CHO) 152
아세틸기(CH3CO) 52
아세틸콜린 수용체 152, 177, 183
아세틸콜린(acetylcholine) 67, 121, 133, 152
아세틸화 52
아스클레피안(asklepian) 374
아스클레피오스(Asclepius) 374
아스트랄체(감성체, astral body) 295
아스피린 182
아우어바흐 신경총(myenteric plexus of Auerbach) 120
아유르베다 의학(Ayurvedic medicine) 44, 134, 199, 272, 293, 317, 318, 319, 364, 368
아즈나 차크라(Ajna chakra) 134, 135, 136
아테네 185
아토피 119, 353
아토피 피부염 126
아토피성 피부염 355
아편 수용체(opioid receptor) 330
아편 유사제(opioid) 330
아편제 수용체 29
아편제(opioid) 121
아편제(몰핀) 29
아포몰핀(apomorphine) 240
아포프토시스(apoptosis) 137, 158, 189, 336

악몽 186
악성종양 52, 98, 109, 110, 111, 153, 177, 204, 288, 353
악성흑색종 환자 351, 372
안녕(ease) 312
안드로겐(androgen) 139, 168
안드로스테논(androstenone) 170
안드로스테놀(androstenol) 170
안드로스텐디온(androstenedione) 154
안면운동핵 209
안와전두엽(orbitofrontal cortex: OFC) 87, 222, 223, 224, 225
안와전두피질 208
안정감 149
안지오텐신(angiotensin) 328
알도스테론(aldosterone) 133, 139, 155, 156
알레르기 106, 146, 177, 184, 185, 190, 288, 328, 353
알레르기 반응 101, 127, 198
알레르기성 질환 243
알츠하이머병 환자 30, 243
알츠하이머병(Alzheimer's disease) 80, 110, 152, 174, 194, 333
알코올 194, 361
알파-멜라닌세포자극호르몬(alpha-melanocyte stimulating hormone, 알파-MSH) 117, 159
알파-엔돌핀 176
알파-인터페론 174, 194
알파파 263
암 28, 80, 109, 322, 354
암 생존자 261
암 진단 243
암 환자 254, 258, 261, 331, 372
암모니아(NH3) 152
암묵적기억 163
암산 수행 과제 188
암세포 102, 285
암퇘지 170
암페타민 142, 147
압전 현상 299
압전기(piezoelectricity) 300
압전기적 효과(piezoelectric effect) 300
압전성(壓電性) 299
애더와 코헨의 연구 28, 104, 203, 242
애디슨병(Addison's disease) 340
애착 149, 164
애착 형성 164, 166, 223
액정(liquid crystal) 300
액정구조 278
액정이론 279
액틴필라멘트(actin filament, microfilament) 278, 279
앨러미다 카운티 연구(Alameda County Study) 259
야간 근무 335
야콥슨기관(Jacobson's organ) 170
약력 275
약물 분자 275, 285
약물 수용체 285, 327, 328
약초 44
양(quantity) 165
양극성 치료(polarity therapy) 59
양극성장애(조울증) 194
양방향성 107
양방향성 상호인과 306
양배추 91
양생(養生) 38, 236, 380, 383, 384
양생술 319
양생의학(養生醫學) 49, 235, 319, 382, 383, 384, 386
양심(養心) 38, 223, 236, 380
양육 205
양육의 결핍 361
양육행동 164
양자(quantum) 61, 265
양자론 59, 60, 69, 238, 270
양자물리학(quantum physics) 40, 60, 238, 264, 267, 268, 269, 276
양자생물학(quantum biology) 18, 265
양자얽힘(quantum entanglement) 264, 268
양자의식 이론 300
양자의학(quantum medicine) 264, 265
양자중첩 270
양자치유(quantum healing) 264
양자통신 268
양전자방출단층촬영(positron emission tomography: PET) 50, 301
양파 290
어미 쥐 223
억제성 신경전달물질 141, 149
억제호르몬(inhibiting hormone) 115, 117, 155
언어 229
언어 중추 229
에너지 25, 62, 83, 84, 130, 267, 269, 272, 276
에너지 변환기(energy transducer) 133, 134, 283, 296
에너지 보존 법칙 62
에너지 센터 135
에너지 요법(energy therapy) 44
에너지 흐름 83
에너지 흡수 반응(trophotropic response)을 324
에너지의학(energy medicine) 18, 59, 83, 266, 272
에너지장 83, 285

에너지체 295
에리스로포이에틴(적혈구조혈인자) 155, 156
에스트로겐 139, 154, 155, 156, 162, 168
에스트로겐 대체요법 153, 338
에타너셉트(etarnercept) 193
에테르(ether) 58, 92, 291, 294
에테르체(etheric body) 294, 295
에피네프린 108, 138, 139, 143, 155, 156, 157, 168, 181
에피네프린 수용체 184
에피네프린(epinephrine) 27, 111, 142
에피네프린의 에너지장 285
엔도텔린(endothelin) 154
엔돌핀 수용체 151, 176
엔돌핀(endorphin) 29, 96, 121, 149, 176, 188, 189, 249, 327, 328, 329, 330
엔케팔린 수용체 176
엔케팔린(enkephalin) 121, 149, 157, 158, 176, 188
여섯 번째 활력징후 247, 372
여성형 유방 157
여성호르몬 139, 157, 168, 171
여왕벌 51
역경(易經) 310
역치하자극(subliminal stimulus) 217
역학 84
역효현제(inverse agonist) 332
연구 방법론 71, 377
연동운동 145
연수(medulla oblongata) 87, 205, 249
연애 감정 146
연주기 리듬(annual rhythm) 132
연질막(pia mater) 88
연합피질(association cortex) 87
연합학습 185
열린 시스템(open system) 284, 296, 305, 310
열에너지 276
염기서열 51
염색체 51
염증 조절 159
염증(inflammation) 23, 98, 110, 153, 182, 192, 193, 246
염증반응 72, 102, 146, 159, 328
염증성 장질환 106, 119
염증세포 69
염증의 5대 요소 182, 246
엽록소 290
영(spirit) 62, 254
영국 247
영성(spirituality) 21, 56, 73, 197, 202, 257, 258, 266, 283
영아돌연사증후군(sudden infant death syndrome: SIDS) 136
영원의 철학(perennial philosophy) 68, 295
영장(靈長) 257
영적 건강 256, 257
영적 경험 134, 262, 263
영적 돌봄 238
영적 스트레스 48
영적 차원의 욕구 344
영적 체험 329, 332
영적 치유 329
영적 치유법 261
영적 치유술 257
영적 활동 259
영적(spiritual) 웰빙 32
영적인 경험 257
영적인 질병 257
영적인 치유 257
영적인 활동 258
영혼 299
영혼(soul) 201
영혼(spirit) 272
영혼의 분자(spirit molecule) 264, 332
영혼의 자리(principal seat of the soul) 134
예방 319
예방의학 98
예방접종 23, 101, 180, 185, 190, 195
예방치병(豫防治病) 384
예배 259
예언의학 318
예지 현상 62
오라(aura) 286, 292, 295
오렉신(orexin) 167
오르가즘 이론(orgasm theory) 58
오르곤(orgone) 58, 294, 301
오베칼프(Obecalp) 239
오비탈, orbital 275
오성(悟性) 234
오신장(五神臟) 93
오장(五臟) 93
오장육부(五臟六腑) 199, 365
오타와헌장(Ottawa Charter) 36
오타코이드(autacoid) 327, 328
오행 317
옥시토신 수용체 166, 329
옥시토신(oxytocin) 115, 117, 126, 147, 148, 149, 155, 156, 157, 164, 176, 229, 325, 327, 329, 334
온딘의 불행(Ondine's curse) 220
온전성(integrity) 68, 105, 309, 316
올리고당 106
완전의학 패러다임 266
외배엽 125
외분 93
외상(trauma) 186
외상성 사건 194

외상성 스트레스 193, 207
외상적 기억 227, 281
외상후격분증후군 357
외상후스트레스장애(post-traumatic stress disorder: PTSD) 143, 186, 356
외인(外因) 346
외인성 약물 327, 340, 341
외측 시상하부 224
외측 시상하부(lateral hypothalamus) 209
외측핵(lateral nucleus) 208
요가 44, 45, 134, 238, 260, 272, 293, 319, 323
요가 철학 299
요통 109, 352
욕구 48, 313
용서 231
우나니의학(Unani medicine) 318
우뇌 195, 221
우뇌형 221
우두 184
우반구 221
우울 80, 163, 193
우울감 173
우울증 23, 36, 67, 69, 71, 72, 80, 119, 126, 143, 144, 163, 173, 174, 175, 182, 192, 193, 194, 204, 226, 331, 350, 356, 357, 361
우울증 환자 297, 341
우주 261
우주비행사 29
우주의 질서 322
운동 조절 205
운동 통제 206
운동신경(motor nerve) 85, 86
운동피질(motor cortex) 87
울화병 357
웃는 행동 231
웃음 231
웃음요법 323, 330, 373
원 73
원격치료 264, 268
원격투시 268
원숭이 196, 207, 230, 232
원인-결과 관계 377
원인체(직관체, causal body) 295
원자 275
원자핵 275
원적외선 297
원초아(id) 219
원초적 욕구 205
원형탈모증 355
월경 주기 170
월경장애 354
월경전증후군(premenstrual syndrome: PMS) 144, 354
월드컵 축구경기 239
웨어러블(wearable) 기기 288
웰네스 산업(wellness industry) 385
웰네스 시장(wellness market) 386
웰빙 32, 34
위 155
위궤양 치료제 146
위생가설(hygiene hypothesis) 106
위약 150
위장관 79, 115, 118
위치(운동)에너지 276
유기적 상호의존 309
유기체 310
유기체 정보 네트워크 82
유기체 철학(philosophy of organism) 305, 310
유대교 293
유대인 46
유대인 강제수용소 240
유데모니아(eudaimonia) 34
유도만능줄기세포(induced pluripotent stem cell: iPS) 125
유두체 206
유리 290
유물론(materialism) 22, 24, 25, 198
유물론적 일원론 23
유방암 171, 335
유방암 환자 372
유산 363
유선 156
유스트레스 249
유심론(immaterialism) 24
유심론적 일원론 23
유전 383
유전공학 381
유전자 드라이브(gene drive) 381
유전자 발현 51, 52
유전자 변이형 245
유전자(gene) 51
유전자가위 388
유전자재조합기술 169
유전정보 385
유전체(genome) 385
유전학 51, 387
유즙 분비 153
유해 화학물질 363
음과 양 292
음성피드백(negative feedback) 113, 117, 139, 182, 188
음식 섭취 173
음식물 섭취 167
음악 294
음양오행(陰陽五行) 293
음양오행론 317, 368
음파 277, 282, 288
의과대학 42, 374, 376
의과학(medical science) 31

의대생 29
의도 269
의도주입전자장치(intention imprinted electrical device: IIED) 268
의료 소비자 385
의료비 385
의료비용 37
의료산업 386
의료의 부익부 빈익빈 382
의료화(medicalization) 382
의미 261
의사 374, 391
의사결정 222, 228
의사결정 장애 224
의사면허 384
의사소통 205
의사소통 시스템 325
의사소통 훈련 223
의사와 환자의 관계 373
의술론(De medicina) 383
의식 42, 50, 62, 92, 197, 202, 234, 262, 267, 268, 269
의식(consciousness) 202
의식과 물질 57
의식과 자유의지의 기원 201
의식의 움직임(movement of consciousness) 383
의식적 기억 207
의식적 마음 69
의약론(醫藥論) 236
의원성질환(iatrogenic disease) 37
의학 383, 390
의학 교육 374, 391
의학 혁명 381, 387
의학모델 306
의학의 진선미 381
의학적공명치료음악(Medical Resonance Therapy Music) 297
이기적 유전자(selfish gene) 232
이기적 행동 232
이도요병(以道療病) 235, 384
이미지트레이닝(image training) 254
이부프로펜(ibuprofen) 182
이분법적 접근 62
이산화황(SO2) 152
이상성 모델 365
이상성 부담(allostatic load) 47, 365
이상성(allostasis) 46, 311, 364, 365
이상지질혈증 111
이성 203, 205, 219
이성과 감성 219
이성의 뇌 205, 220, 221
이성의 층 219
이성적 판단 222
이성적인 판단 228
이슬람의학 318
이양편(二養編) 236
이온 82, 274, 275, 276, 277, 284
이온 통로(ion channel) 89, 277
이온사이클로트론공명(ion cyclotron resonance) 277
이온의 흐름 287
이온채널 278
이완 251, 260, 263, 264
이완 반응(relaxation response) 260, 323, 325, 326, 334, 338, 339
이완 상태 326
이완 시스템(relaxation system) 40, 323, 324, 325, 326, 329, 334
이완 호르몬 40, 325, 326, 334, 338
이완요법 40, 44, 238, 323, 324, 326
이원론 50, 51, 198, 304, 390
이종요법 285
이중맹검시험(double blind test) 377
이중측면이론(double aspect theory) 24, 214
이집트 198
이침(耳鍼) 63, 200
이타적 행동 167, 232, 233
이해 231, 233
이화작용(catabolism) 157
인간게놈프로젝트(human genome project) 97
인간과 동물의 정서 표현(The Expression of the Emotions in Man and Animals) 211
인간의 뇌 205, 219, 250
인간의 유래(The Descent of Man) 258
인간잠재력운동(human potential movement) 57
인간학적 의학(anthropological medicine) 237
인격 198, 224
인공지능(artificial intelligence) 251
인내천(人乃天) 317
인도 199, 293
인도의 3대 의학 318
인돌아민 147
인돌아민류 142
인두신경증 352
인본주의심리학(humanistic psychology) 56
인슐린 79, 96, 133, 148, 149, 154, 155, 157, 161, 167, 244, 348
인슐린 수용체 151
인슐린쇼크요법 244
인슐린유사성장인자(insulin-like

growth factor: IGF) 148, 159
인슐린의 혈중 농도 167
인슐린저항성(insulin resistance) 109, 111, 151, 348
인식 205
인지 시스템 255
인지(cognition) 104, 184, 199, 214, 234
인지과학 23, 50, 234, 251
인지기능 163, 174, 194
인지심리학(cognitive psychology) 47, 251, 347
인지우선성가설(cognitive primacy hypothesis) 214
인지적 기능 224, 226
인지적 평가 248
인지주의 55
인지주의심리학 55, 251
인지행동심리학 56
인지행동요법 227
인지행동적 요법 73
인지행동적 중재법 191, 372
인지행동치료 238
인지혁명 55
인지현상학 47
인체의 구조에 대하여(De Humani Corporis Fabrica) 256
인크레틴(incretin) 167, 168
인터류킨(interleukin: IL) 101, 172
인터류킨-1(interleukin-1: IL-1) 67, 114
인터류킨-6(IL-6) 72
인터페론(interferon: IFN) 114, 172, 101
인테그린 279
인플루엔자 102
인플릭시맙(infliximab) 193
일곱 에너지체 295
일관성의 감각(sense of coherence: SOC) 261, 308
일란성쌍둥이 51, 106, 255, 383
일반시스템이론(General System Theory) 37
일반시스템이론(general systems theory) 308
일반의약품 247
일반저항결핍(generalized resistance deficit: GRD) 308
일반저항자원(generalized resistance resource: GRR) 308
일반적응증후군(general adaptation syndrome: GAS) 27, 112, 189, 313, 314
일벌 51, 92
일산화질소(산화질소, nitric oxide: NO) 126, 141, 152, 328, 338
일산화탄소(CO) 152
일원론(monism) 24, 214
일주기 리듬(circadian rhythm) 132, 322
일주기성 리듬 184
일차감각피질 216
일차운동피질 222
일차진료의(general practitioner) 36, 46
일체유심조(一切唯心造) 253, 269
임맥(任脈) 134
임상시험 240, 241
임신 53, 168
임신 중 스트레스 362
임신부 361, 362
임피던스 302
입원 기간 260
입자 61, 267, 276
입자성 275
자가면역 106
자가면역질환(autoimmune disease) 107, 119, 177, 185, 190, 192, 193, 243, 288, 353, 357
자가분비(autocrine) 84, 95, 172, 336, 337
자가조절 호르몬 117
자가항체(autoantibody) 152, 194
자궁내막증 171
자극호르몬 115, 155
자기(self) 82, 104, 105, 184, 189, 192
자기감(sense of identity) 105
자기-결정(self-determination) 105
자기공명영상(MRI) 82, 288, 301
자기-돌봄 319, 340, 383
자기-돌봄의 의학 383
자기생성(autopoiesis) 311
자기성찰의 중추 223
자기장 200, 302
자기재생 322
자기-정체성(self-identity) 105
자기-조절(self-control) 359
자기-조직화 시스템 365
자기-조직화(self-organizing) 305, 310, 311
자기진단 322
자기-파괴적(self-destructive) 359
자기화 284
자기회복 322
자동차 311, 324
자동호흡 220
자본주의적 의료 권력 382
자비 231
자살 164, 341
자살 충동 341
자석 284, 302

자성구자 항재이뇌(自性求子 降在爾腦) 199
자세 198, 280, 281
자아(ego) 69, 219, 262, 263
자아실현 56, 344
자아초월심리학(transpersonal psychology) 56
자아초월의학(transpersonal medicine) 261
자아초월적 의식 상태 265
자아초월적(transpersonal, 초개아적) 56
자연계 공통 신호전달물질 170
자연과학 268
자연면역(내재면역, innate immunity) 101, 102, 190, 191
자연살해세포(natural killer cell: NK cell) 29, 99, 100, 102
자연의 섭리 322
자연의 약국 328
자연의 질서 319
자연의학(naturopathic medicine) 319, 320
자연의학의 원칙 320
자연치유 능력(natural healing power) 340
자연치유(naturopathy) 272, 320
자연치유력 38, 98, 316, 320, 321
자연학(Physica) 270
자오유주(子吾流注) 323
자외선 133, 282, 288, 289, 290, 297
자원봉사자 229
자유라디칼(free radical) 160, 337
자유에너지 296
자유의지 22, 56, 197
자율신경 384
자율신경 불균형 110
자율신경 조절장애 322
자율신경계 반응성 191
자율신경계(autonomic nervous system) 66, 85, 86, 111, 177, 183, 184
자율신경계의 각성 143, 186
자율신경망 108
자율훈련(Autogenes Training) 326
자의식 69, 202
자폐아 149
자폐증 52, 119, 171, 194, 329
자폐증 치료제 334
자학적 쾌감 150
자해 행동 149
작업기억 206, 222
잠복자극(masked stimulus) 217
잠복형 바이러스 23, 29
장(field) 57
장관 면역체계 119
장기기억 163, 207
장기이식 106
장기이식 거부반응 243
장기적 기억 207
장내 면역계 195
장내 미생물 106, 119, 122
장내 미생물군(microbiome) 122
장력 77, 82, 279
장수 137
장신경계(enteric nervous system: ENS) 79, 85, 86, 119, 123, 125, 199
장자(莊子) 292
장크롬친화성세포 (enterochromaffin cell) 123
재생 290
재원 기간 354, 356
재적응 47
저주파 282, 287
저항(resistance)단계 112, 314
저항력 315
저항자원 312
저혈당 244
적개심 30
적외선 133, 282
적응 반응 313
적응(adaptation) 34, 105, 306, 307, 312
적응방어 기제 104
적응-방어 체계 107
적응의 질병(disease of adaptation) 313, 314
적응장애(adjustment disorder: AD) 313, 356
전교련(anterior commissure) 221
전기 82
전기 쌍극자 284
전기력 82
전기에너지 82, 276
전기충격 28, 53, 163
전기치료제(electroceutical) 294
전기회로(biologically closed electric circuit: BCEC) 284
전대상회(anterior cingulate gyrus) 206, 223, 229, 263
전도체 278
전두-변연 소통 228
전두-변연 연결(frontal-limbic connection) 225, 226, 227, 341
전두-변연 연결망 255
전두연합령 142
전두엽(frontal lobe) 87, 222, 230, 250
전력망 288
전령물질 25, 37, 60, 66, 77, 78, 107, 140, 183, 274
전류 284, 287
전립선암 375
전부 아니면 전무(all or none) 165
전압기적 효과(electropiezo

effect) 300
전운동피질(premotor cortex) 229, 230
전의식 270
전인의학 41
전인적 31
전인적 돌봄(whole-person care) 26
전인주의 68
전일론 68
전일론적 세계관 24
전일론적 치유 전통(holistic healing tradition) 26
전일성 35, 262, 316
전일적 건강 305, 376
전일적 생리학 274
전일적 스트레스의학 343
전일적 전통의학 245
전일적 차원의 건강 257
전일적 철학 270
전일적 패러다임 387
전일적(holistic) 차원의 웰빙 32
전일적(全一的) 20, 32
전일주의 의학 316
전일주의(holism) 22, 35, 68, 309, 316
전일주의적 심신의학 235
전자 61, 269, 274, 275, 284
전자구름 289
전자기 상호작용 275
전자기 파동 31
전자기 파장 59
전자기력 275
전자기에너지 277
전자기장 77, 82, 274, 276, 288
전자기장 오염 289
전자기적 274
전자기적 스트레스 69
전자기파 25, 77, 83, 128, 282, 363
전자기파와 질병 288
전자기학 84
전자파 과민증 288
전전두연합령 222
전전두엽(전전두피질, prefrontal cortex) 87, 207, 208, 210, 222, 250, 263
전전두엽의 주요 부위 223
전진 시스템 324
전체성(wholeness) 70, 261
전체주의 68
전통의학 38, 68, 83, 134, 200, 235, 305, 376, 383
전통적 의료모델 32
전통중국의학 44
전투 23
전투 스트레스 190
절연체 278
점막 100
점성술 317
점액 318
점자 255
점진적 이완법 45
점진적근육이완법(Progressive Muscular Relaxation) 326
접근행동 149, 166, 229
정골요법(osteopathy) 45, 278
정규의학 339
정규의학(orthodox medicine) 41
정기 367
정기(正氣) 39, 98, 321
정기(精氣) 93, 196
정기론 366
정기신(精氣神) 329
정동(affect) 211
정동장애 193
정밀의학(precision medicine) 98, 385
정보 55, 212, 272, 274
정보-기반 패러다임 274
정보물질(informational substance) 82
정보의 흐름 83
정보이론 306
정보전달 시스템 82
정보처리 51, 55, 251
정보처리 방식 55, 253
정보처리 시스템 254
정보처리기계(information-processing machine) 55
정상 307
정서 불안 206
정서 상태 187
정서 억제 151
정서 조절 206, 223, 226
정서 조절 장애 220
정서 표현 151, 227
정서 훈련 255
정서(emotion) 73, 87, 116, 123, 151, 197, 203, 205, 210, 211, 212, 214, 218, 222, 225, 226, 233, 234
정서(情緖) 204
정서를 공유하는 능력 233
정서반응 208, 210, 217, 224, 226, 250
정서우선성가설(affective primacy hypothesis) 214
정서의 뇌 210
정서의 생화학물질(biochemicals of emotion) 151
정서장애 221
정서장애자 243
정서적 고통(distress) 247, 250
정서적 공감 231
정서적 기억 207, 248
정서적 반응 216
정서적 신호 116
정서적 자극 216
정서적 지능 226
정서적 판단 223

정서적 폭로(고백) 260
정서적 표현 228
정서적기억 163, 358
정소 115, 155
정신 22, 202, 389
정신 나간 면역학(crazy immunology) 19
정신(psyche) 73
정신계 389
정신과 물질 62
정신과 병원 54
정신과 약물 194
정신과적 장애 80, 98, 124, 192, 194
정신면역학(psychoimmunology) 21, 27, 30, 238
정신박약아 243
정신병 증상 193
정신분석학(psychoanalysis) 54, 58, 237
정신생리적장애 (psychophysiological disorder) 349, 250
정신-신경-내분비-면역계 135
정신신경내분비면역학 (psychoneuroen-doimmunology: PNEI) 20
정신신경면역계 모델 (psychoneuroimmune system model) 105
정신신경면역병리학 (psychoneuroimmuno-pathology: PNIP) 192
정신신경면역학 (psychoneuroimmunology: PNI) 20, 21, 23, 30
정신신체의학(psychosomatic medicine) 47, 54, 58, 236, 237, 239, 312, 349
정신신체장애(psychosomatic disorder) 27, 315, 349
정신신체적 질병(psychosomatic disease) 58, 237
정신신체적(psychosomatic) 69, 236
정신에너지(psychic energy) 84, 267
정신의학 54, 192, 234, 237
정신장애 진단 및 통계편람 (Diagnostic and Statistical Manual of Mental Disorders: DSM) 350
정신장애자 54
정신적인 질환 119
정신지체아 229
정자 53
정자 생산 156
정자 생산량 354
정자 수 감소 171
정자 운동성 354
정자의 기형화 171
정자의 운동 능력 171
정자의 질 52
정중융기 88, 90
정체(整體) 366
정체평형(整體平衡) 366
정통의학 41
제2의 과학혁명 60
제2의 뇌(second brain) 121, 125, 376
제2차 세계대전 361
제3뇌실 90, 130
제3의 뇌 125, 376
제3의 눈 131, 134, 283
제3의 순환계 199, 280
제4뇌실 90
제6의 감각(sixth sense) 67, 172, 180, 245
제도권의학 41
제약산업 385
제약회사 294
조개 91
조건자극 28
조건형성 21, 28, 53, 118, 185, 244
조건화된 공포 반응 224
조건화된 면역반응 243, 245
조골세포(osteoblast) 300
조기 사망 49, 315, 380
조루 354
조류 168, 230, 283, 289
조부모의 삶 53
조부모의 행동 287
조작적 조건형성 55
조절단백질 51
조절부전 342
조절장애(dysregulation) 37, 304, 308, 311
조직 특이 대식세포 100
조직(장기)이식 189
조현병 치료제 194
조현병 환자 244
조현병(정신분열증) 71, 107, 119, 142, 149, 192, 193, 194, 358
조혈 336
조화 306, 316, 342
존재의 대둥지 모델 345
존재의 대둥지(the great nest of being) 68, 295. 387
존재의 의미 261
종 특유의 행동 211
종교 24, 256, 257, 258, 260
종교생활 258
종교성 258
종교적 수행 260
종교적 활동 259
종류감(globus symptom) 352
종양 109
종양괴사인자(tumor necrosis factor: TNF) 101, 172, 174
종양성장인자(tumor growth

factor, transforming growth factor: TGF) 174
종양유전자(oncogene) 360
종양전이 억제 유전자(metastasis suppressor) 147
좋은 스트레스 249
좌뇌 195, 221
좌뇌형 221
좌반구 221
좌우 뇌 221
좌우 반구 221
주관적 고통 247
주류과학(mainstream science) 19, 339
주류의학 41
주의 205, 222
주의 조절 223
주의 집중 205, 206
주의 통제 206
주의력 142
주조직적합복합체(major histocompatibility complex: MHC) 106, 189
주체와 객체 60, 62
주파수 274
주형(template) 286, 294
죽상동맥경화증 110, 119
줄기세포 51, 91, 388
중간필라멘트(intermediate filament) 278, 279
중국 317, 376
중국 전통의학 376
중국과학원 268
중국의학 128, 292, 317, 318, 368
중뇌(midbrain) 87, 205
중뇌수도관주위회백질 (periaqueductal gray matter: PAG) 164, 209, 249
중독 49, 360
중독 약물 247
중력 275
중력에 갇힌 빛 289
중세 24
중심구(central sulcus) 222
중심핵(central nucleus) 208
중의(中醫) 319
중의학(中醫學) 376
중재기도(intercessory prayer) 130, 264, 268
중증 감염증 71
중증근무력증(myasthenia gravis) 152
중증급성호흡기증후군(severe acute respiratory syndrome: SARS) 321
중첩의 붕괴 270
중추신경계(central nervous system: CNS) 66, 85, 329
쥐 28, 163, 185, 330
즐거운 감정 187
증상 316
증상(symptom) 37, 246
지각 254
지구 전자기장 133, 283, 289
지금 여기(here and now) 54, 250
지단백질(LDL-콜레스테롤) 110
지도 106
지동설(근대과학의 탄생) 60
지렁이 124
지방간 109
지방세포(adipocyte) 79, 110, 154, 167, 172
지방조직 79, 111, 155, 169, 348
지배자선(master gland) 115, 134
지복감(ananda, 至福感) 333
지복의 분자(bliss molecule) 334
지성(intellect) 202
지압 124, 280, 293
지역사회 261
지저귐 168, 230
지주막(arachnoid mater) 88
지지집단 치료 372
지진 282
지혈 145
직관 266, 283
진공 60, 269
진단의학 98
진동 274, 282, 298
진정작용(sedative action) 146
진통 145, 330
진통 작용 148, 149
진통 효과 240
진통제 182, 240, 247, 248
진화 105, 196, 210, 218, 292
진화론 258
진화론적 정서 이론 211
질(質) 35
질량 60, 267
질병 기제(disease mechanism) 38
질병 시장(illness market) 386
질병 없는 병 36
질병 전 단계(pre-disease state) 37
질병 중심 의학 40
질병 치료 중심 70, 192, 368
질병(disease) 22, 31, 36, 238, 246, 306, 308, 312, 322
질병-건강(disease-ease) 307
질병발생(pathogenesis) 308
질병소인 367
질병소인-스트레스 모델(diathesis-stress model) 358
질병에 대한 통제력 383
질병의 경향성 204
질병의 예후 373
질병의 틀 294
질병행동(illness behavior, sickness behavior) 67, 173, 178

질환(illness) 246
집단무의식(collective unconscious) 63, 232
집락자극인자(colony stimulating factor: CSF) 101, 172, 173, 174, 336
징후(sign) 37, 246
짧은 경로 216

차크라(chakra) 134, 135, 293
착시 현상 253
창세기 299
창조적 고조(creative surge) 292
창조적 진화(creative evolution) 292
척수 손상 248
척수(spinal cord) 85
척수반사 249
척수신경(spinal nerve) 86
척추 85
척추 손상 215
척추동물 124
천식 119
천식 발작 185
천연두 184
천연물질(natural products) 44, 45
천인합일(天人合一) 317
천적 207
천지인(天地人) 317
천체의 회전에 관하여(De Revolutionibus Orbium Coelestium) 256
철학 22, 268, 270, 388, 390
청각 208
청각연합피질 208
청반(locus ceruleus) 111, 142, 186, 209, 210
체감각연합피질 209
체감각피질 229
체내(in vivo)실험 161
체색 145
체성감각 213
체성감각영역 213
체성신경계(somatic nervous system) 85, 86
체액 81
체액병리학 318
체액설(humoral theory) 236, 317, 318, 321, 368
체액성면역(humoral immunity 101, 102, 184, 190, 191
체온 115, 146, 173, 247
체중 110
체중 증가 352
체지방 167
체질 256, 367, 368
체질론 366
체질의학 368
체형 280
체화 214
초개아심리학 56
초월(超越) 258
초월명상(Transcendental Meditation: TM) 323
초월적 경험 266, 283
초월적 의식 202
초월적 의식 상태 263
초월적 자기(Self) 57
초월적 자아실현(transcendent self-actualization) 57
초유기체(supraorganism) 122
초음파 282
초음파 촬영 301
초자아(superego) 219
촉각 208, 255
촉감 201
최면 248, 252
최면요법 185, 234, 238, 326, 373
최종야 88, 90
축복 231
축색(axon) 85
축색돌기(축색, axon) 88
충동 억제 223
충동 조절 226
충동 조절 장애 359
충수 99
췌장 136, 155
췌장 호르몬(인슐린, 글루카곤) 111, 148
취약성 358, 367
측두극(temporal pole) 208
측두엽(temporal lobe) 87, 207, 224
측분비(주변분비, paracrine) 84, 95, 118, 140, 172, 336, 337
측은지심(惻隱之心) 232
측좌핵(nucleus accumbens) 156, 334
치료(cure, treatment) 39, 317
치료(治療) 38
치료자 130
치료자의 마음 376
치료적 접촉(Therapeutic Touch: TT) 303
치매 52, 163, 359
치매 환자 30
치심요법(治心療法) 235
치유 262, 304, 317
치유 기제(healing mechanism) 38
치유 시스템(healing system) 151, 228, 340
치유 호르몬 165
치유(healing) 35, 70, 316
치유(治癒) 38
치유의 예술 374, 375
치유의 예술을 찾아서(The Lost Art of Healing) 374
치유호르몬 144, 331

치주질환 80
친사회적 행동 229
친염증성 사이토카인 29, 80, 109, 110, 157, 159, 174, 189, 193, 246, 335
친절 167, 228, 231
친화적 행동 166
칠성장어 131
칠정(七情) 366
침 293
침구계 치료 127
침구계 치료술 200
침법 323
침술 63, 150, 279, 284, 285, 287, 328, 330

카나비노이드 333
카나비노이드 수용체 333, 334
카발라(Kabbalah) 293
카오스 수학 302
카이로프랙틱(chiropractic) 45, 278
카테콜아민 147, 163, 188, 351
카테콜아민(catecholamine) 112, 142
카파(kapha) 317
카페인 128
칼슘 349
칼슘 항상성 354
칼시디올(calcidiol, 25-hydroxyvitamin D) 154
칼시토닌(calcitonin) 148, 155, 168
칼시토닌유전자관련펩타이드(calcitonin gene-related peptide: CGRP) 127, 161
칼시트리올(calcitriol, 1,25-dihydroxyvitamin D) 154
커듀시어스(caduceus) 374
컴퓨터 50, 55, 251, 255
컴퓨터단층촬영(computed tomography: CT) 50, 288, 301
케모카인(chemokine) 172
코스모스(kosmos) 294
코카인 142, 194
코티손(cortisone) 112
코티솔 수용체 188
코티솔(cortisol) 27, 109, 112, 113, 124, 126, 133, 137, 139, 155, 156, 162, 163, 164, 168, 181, 182, 188, 189, 244, 263, 281, 340, 341, 348, 351
코티코스테론(corticosterone) 112
코펜하겐 해석(Copenhagen interpretation) 269
코퓰린(copulin) 170
콜라겐 278, 279, 281, 348
콜라겐 합성 354
콜레스테롤 139, 154, 355
콜레시스토키닌 155, 168
콜레시스토키닌(cholecystokinin: CCK) 121, 148, 154, 167
콜레칼시페롤(cholecalciferol, vitamin D3) 154
콜린(choline) 152
쾌감 264
쾌감 호르몬 150
쾌락 142, 205
쿠싱증후군(Cushing's syndrome) 358
쿠퍼세포(Kupffer cell) 99, 100
쿤달리니(kundalini) 272
퀴놀린산(quinolinic acid) 341
크레비오젠(Krebiozen) 241
크로마틴 279
크로마틴 결합 단백 279
크롬친화성 조직 139
크롬친화성세포(chromaffin cell) 139, 182
키스펩틴(kisspeptin) 146, 147
킬리언 사진 302

타이로신(tyrosine) 141
탄저균 277
탐식작용 101
태계 44
태극권 45, 238
태아 53, 100, 361, 362
태아 결손 171
태아의 남성화 362
태아의 대사 53
태양광 282, 297
태양풍 289
턱관절장애(temporomandibular joint disorder: TMD, TMJ syndrome) 352
테스토스테론 154, 155, 156, 157, 162, 168, 281, 354
텐세그리티(긴장통합체, tensegrity) 280
텔레파시 268
텔로미어(telomere) 355
토션장(torsion field) 268
톱니바퀴 모델 326
톱니바퀴 조합체 모델 77
통각(nociception) 205, 246
통각과민 241
통각수용기 249
통계 377
통신용 무선파 288
통증 관리 247
통증 자극 248
통증 조절 251
통증 조절 회로 250
통증 지각 109, 248, 250, 352
통증(pain) 71, 80, 146, 153, 182, 206, 207, 240, 246, 248, 249, 250, 328

통증회로 248
통합 연구의 플랫폼 45
통합 패러다임 70, 304, 375, 387
통합변형수련 57
통합생리학(integral physiology) 19, 21, 64, 66, 151, 304, 376
통합스트레스의학(integrative stress medicine) 46, 48, 344
통합심리학(integral psychology) 54, 57
통합의 패러다임 19, 376
통합의학(integrative medicine) 40, 41, 191, 233, 238, 257, 375, 376
통합의학의 과학적 기반(scientific foundation for integrative medicine) 42
통합이론 43
통합적 방법론 257, 376
통합적 의학(integral medicine) 43
통합적 의학의 사상한 345, 387
통합적 패러다임 65
퇴행성 질환 98, 177
투쟁 49, 359, 360
투쟁 반응 143
투쟁-도피 반응(fight-or-flight response) 21, 143, 166, 226, 314, 324, 351
튜불린(tubulin) 300
트립타제(tryptase) 182
트립토판(tryptophan) 141, 144, 145
트립토판하이드록실라아제(tryptophan hydroxylase: TPH) 174
특성불안 163
특이면역(specific immunity) 99, 101, 102, 190
특정공포증 357
특정병인론 32, 305, 314
특허 분자생물학 387
티로신(tyrosine) 112
티모신(thymosin) 137
티모포이에틴(thymopoietin) 137, 155
티물린(thymulin) 137
티벳 199
티솔 157
틱(tic) 359

파골세포(osteoclast) 100, 300
파동 61, 265, 267, 269, 276, 296, 298
파동 에너지 269
파동과 입자의 이중성 61
파동방정식 270
파동성 275
파동유전학 285
파동의 수축 269
파동의학 266, 298
파라뉴런(paraneuron) 120
파블로브 244
파블로브식 조건형성 185
파이어반(Peyer's patch) 99
파충류 211
파충류의 뇌 205, 212, 219, 250
파치니소체(Pacinian corpuscle) 125
파킨슨병 142, 240, 298, 331
파킨슨병 환자 215
파페츠회로(Papez circuit) 218, 219
판단 장애 220
팔의론(八醫論) 236
팔정도(八正道) 250
패러다임 22, 70, 388
팩트(fact) 339
페닐알라닌(phenylalanine) 147
페닐에틸아민(phenylethylamine) 142, 146, 147, 166
페로몬(pheromone) 169, 170
펩타이드 154
펩타이드 호르몬 154, 175
펩타이드류 신경전달물질 141, 148
펩타이드류 전령물질 213
편도선(tonsil) 98, 99
편도체 중심핵 223
편도체(amygdala) 87, 116, 163, 166, 186, 205, 206, 208, 213, 215, 216, 219, 223, 224, 329
편도체의 두 가지 입력 경로 216
편도체의 외측핵 215
편형동물 91
평가(appraisal) 47
평형 306
폐경 후 우울증 153, 338
폐경기 우울증 168
폐쇄성 351
포기 49, 359, 360
포도당 149, 348
포스트모더니즘(postmodernism) 57
포유류의 뇌 205, 210, 212, 219, 250
폭력적 행동 168
폴리네시아 293
표상(representation) 55, 253
표적기관(target organ) 94
표적세포(target cell) 95
표적치료 98
표적치료제 193
표정 215, 227
표준의학 41
표피 림프구 127
표현예술 227
표현예술치료 227, 238
푸로작(Prozac) 247
프라나(prana) 134, 135, 272, 291,

293, 294
프랜시스 다윈(Francis Darwin) 92
프레그네놀론(pregnenolone) 355
프로게스테론 155, 156, 162, 168
프로그램 55
프로락틴 수용체 160
프로락틴(prolactin) 116, 117, 133, 137, 146, 153, 155, 156, 157, 159, 160, 176, 189
프로스타글란딘(prostaglandin) 328
프로오피오멜라노코르틴(proopiomelanocortin: POMC) 150, 171
프로이트 237
프로테오글리칸 279
프로포폴(propofol) 247
프루스트 효과(Proust effect) 218
프리모시스템(primo vascular system) 199, 280
프린지(fringe) 19, 339
프탈레이트(phthalate) 171
플라세보 현상 243, 245, 330
플라세보 효과(위약효과, placebo effec) 239, 285, 338
플라세보(위약, placebo) 239, 260, 261, 377
플래시백(flashback) 186
피놀린(pinoline) 332
피드백(feedback) 117, 157, 311
피드포워드(feed-forward) 21
피부 79, 106, 115, 124, 125, 155
피부 · 점막 부속 림프조직 98
피부과 질환 124
피부신경계 199
피부암 282
피부질환 355
피브로넥틴 279
피타(pitta) 317
하드웨어 50, 255, 256
하등생물 84
하버드 의대 동문회보(Harvard Medical Alumni Bulletin) 339
하버드 의대 심신의학연구소 339
하부 두정소엽(inferior parietal lobule) 230
하부 전두이랑(inferior frontal gyrus) 230
하시모토 갑상선염(Hashimoto's thyroiditis) 353
하위 뇌 220
하의(下醫) 319
하이드록시인돌-O-메틸트랜스퍼라제(hydroxyindole-O-methyltransferase: HIOMT) 145, 336
하이드록실 라디칼(hydroxyl radical, OH기) 337
하측두피질 208
하향성 통제체계 249
학생 23
학습 21, 92, 184, 185, 207, 219, 255
학제간 분야 57
학제간 협력 47
한의학 39, 92, 98, 198, 199, 272, 286, 291, 311, 321, 323, 366
한의학(韓醫學) 235, 376
한의학(漢醫學) 44, 376
합리주의 55
항고혈압제 241
항균 153
항글루타메이트제 341
항노화 작용 132, 336
항노화 호르몬 355
항동성 308
항동성(homeodynamics) 311
항바이러스 153
항불안제 248
항산화 기능 332
항산화 작용 132, 337
항산화 효과 335
항산화 효능 160
항상성 모델 365
항상성 삼각형 107, 178, 309, 325, 389
항상성 삼각형 모델 39
항상성 이론 305
항상성 조절 78
항상성(homeostasis) 21, 26, 46, 80, 115, 179, 203, 308, 310, 312, 343
항생식선 효과 146
항세균 효과 194
항세로토닌제 328
항스트레스 호르몬 355
항암 효과 132
항암치료제 355
항암화학요법 323
항염증성 사이토카인 158
항염증성 우울증 치료제 193
항우울제 72, 143, 144, 194, 240, 247
항원(antigen: Ag) 98, 100, 102
항원제시(antigen presentation) 102
항원-항체 103
항이뇨호르몬(vasopressin, antidiuretic hormone: ADH) 115, 117, 133, 147, 148, 155, 156, 167, 263
항정신병제 193
항체 생산 158, 159
항체 형성 반응 190, 195
항체 형성률 191
항체(antibody: Ab) 23, 99, 100, 102, 192
항프로스타글란딘제 328

항히스타민제 146, 244, 328
해마 용적 361
해마(hippocampus) 62, 43, 87, 128, 163, 173, 186, 205, 206, 207, 213, 216, 219, 224
해마이행부(subiculum) 206, 207
해부학적 연결 108, 184
핵 279
핵수용체 132
햄스터 205, 342
햇볕 331
행동 시스템 255
행동 조절 222, 223
행동(behavior) 50, 51, 201, 211, 234
행동신경학(behavioral neuroscience) 49, 50
행동의학(behavioral medicine) 18, 29, 47, 49, 239, 312
행동주의 55, 251
행동주의 철학 50
행동주의심리학(behavioristic psychology) 29, 47, 49, 55
행동학적 장애 194
행동학적 혁명 50
행복 32
행복감 144, 264
행복약(happy pill) 247
행복호르몬 144, 166, 331
향기 53
향정신성의약품 247, 329
허브(herb) 280
헤로인 194
헤로인(heroin) 149
헤파린 298
현대 내분비학 82, 85, 94
현대 심신의학 235
현대 에너지의학 301
현대의학 31, 41, 375
현대적 양생의학 382
현상계 61, 269
현상학적 장 251
현실도피행동 49, 360
현악기 298
혈(血) 292
혈관 내피세포 111, 154, 338
혈관 확장 153, 338
혈관계 280
혈관망 284
혈관벽 284
혈관확장물질 152
혈관활성장펩타이드(vasoactive intestinal polypeptide: VIP) 96, 148, 154, 157, 160, 175
혈뇌장벽(blood-brain barrier: BBB) 88, 89, 101, 121, 124, 126, 134, 150, 162, 173, 174
혈뇌장벽의 투과성 194
혈당 112, 115, 149, 348
혈당 조절 93, 351
혈소판 328
혈압 130, 157, 167, 247, 349, 366
혈압 증가 209
혈액 284, 318
혈액 순환 이론 130
혈액순환 패턴 198
혈전 형성 153
혈전증 350
혈점 287, 297
혈청(serum) 144
협력 231, 233
협심증 46, 153, 350
협심증 치료 240
형이상학(metaphysics) 42, 62, 269
형질세포(plasma cell) 99, 100, 102
형태발생 277
형태유전성 에너지장 286
형태유전성공명(morphogenetic resonance) 287
형태장 291, 294
형태형성 277, 290
형태형성장(morphogenetic field) 286
호르마오(hormao) 93
호르몬 수용체 94, 327
호르몬(hormone) 66, 78, 82, 93, 107, 140, 155, 177
호르몬-수용체 전달 방식 148
호르몬의 작용 방식 154
호모 데우스(Homo deus) 251
호모 사이버네티쿠스(Homo cyberneticus) 251
호모 에렉투스 231
호문쿨루스(homonculus) 200
호산구(eosinophil) 99, 100
호염구(basophil) 99, 100, 146, 244, 298
호중구 69, 99, 100, 176
호중구(neutrophil) 100
호흡(respiration) 247, 299
호흡법 45, 293, 326
혼화(eucrasia) 321
홀로그램 62, 286
홀로그램 이론 287
홀로그램 패러다임(hologram paradigm) 59, 62
홀로그램적 수신기 202
홀로그램적 에너지 틀 294
홀리즘과 진화(Holism and Evolution) 68
홍채분석 63
화병 357
화산폭발 282
화상 치료 373
화성궤양 352
화학 84
화학결합 279
화학반응 274

화학에너지 276
화학적 정보 275
화학치료제(pharmaceutical) 294
확률해석 269
확산 뇌(diffuse brain) 125
환각 263
환각물질 264
환각작용 332
환각제(pscychedelic) 332
환경 스트레스 363
환경 인자 184
환경 전자기장 284
환경오염 40
환경의 전자기파 277, 288
환경호르몬 169, 171
환상통(phantom pain) 248
환시 263
환영 263
환원론 25
환원론적 패러다임 71
환원주의 68, 69, 309, 381, 387, 390
환원주의적 과학 304
환자 23, 130
환자 중심 의료 390
환자의 영성 374
환자의 영혼 391
환자의 특이성 377
환청 263
활동전위(action potential) 89
활성산소 69, 184, 355
활성형 비타민D 154
황담즙 318
황제내경(黃帝內經) 199, 322, 364, 376, 384
황체형성호르몬(luteinizing hormone: LH) 116, 118, 133, 137, 146, 156
황화수소(H2S) 152
회복탄력성(resilience) 32
획득면역(적응면역, acquired immunity) 101, 102, 184
횡격막 300
효과기(effector) 85, 89
후각 208, 282
후각 수용기 123
후각계 224
후두엽(occipital lobe) 87, 200, 217
후성유전 51
후성유전체(epigenome) 52
후성유전학(epigenetics) 18, 47, 51, 360, 383
후진 시스템 324
후천적면역 101, 102
휴대전화 277
휴대전화 알레르기 288
흉선 호르몬 137, 157
흉선(thymus) 98, 99, 115, 134, 136, 144, 155, 159, 183, 336
흉선세포 137, 189
흑담즙 318
흑사병 185
흑질(substance nigra) 142
흡연자 52
흡혈박쥐 232
흥분성 신경전달물질 141, 146, 147
희돌기교세포(oligodendrocyte) 90, 91
희로애락 97
희망 374
희망적 사고 231
희열 264
흰개미 232
히게이아(Hygeia) 374
히브리 299
히스타민(histamine) 100, 121, 142, 146, 159, 182, 298, 328
히스테리 236
히스톤(histone) 52, 279
히스티딘(histidine) 141
히포크라테스 의학 98, 316, 364, 368
힌두 원소들 317
힌두교 61
힘 83

저자 소개

신경희 / stress2z@hanmail.net

스트레스통합치유연구소 공동대표이며, 선문대학교 통합의학대학원 겸임교수, 서울불교대학원대학교 초빙교수이다. 스트레스의학, 정신신경면역학, 통합의학, 심신의학, 약리학 및 기초의학 분야의 강의와 연구를 하고 있다.

병리학, 심리학, 유전공학, 심신치유학을 두루 전공하고, 생명공학 및 제약 관련 기업에서 오랫동안 연구와 학술 업무를 한 경험을 기초로, 자연과학과 인문과학을 깊이 있게 아우르는 전일적 치유 과학의 원리와 실제를 강의와 집필 활동을 통해 전하고 있다.

스트레스통합치유연구소를 통하여 스트레스 치유자와 강사를 양성하는 아카데미를 진행하고 있으며, 기업체 EAP 컨설팅과 의료기관 및 학교를 대상으로 한 치유 교육 사업에도 참여하고 있다.

〈저서 및 역서〉

스트레스, 건강, 행동의학(학지사, 2018)

스트레스 핸드북(씨아이알, 2017)

통합스트레스의학(학지사, 2016)

삶을 만점으로 만드는 스트레스 관리(영림미디어, 2015)

스트레스의 통합치유(영림미디어, 2013)

스트레스와 건강(학지사, 2012)

통합의학·전인치유의 과학적 기초, 몸과 마음의 통합생리학

정신신경면역학 개론

An Introduction to Psychoneuroimmunology

2018년 2월 1일 1판 1쇄 인쇄
2018년 2월 5일 1판 1쇄 발행

지은이 • 신경희
펴낸이 • 김진환
펴낸곳 • (주) 학지사
04031 서울특별시 마포구 양화로 15길 20 마인드월드빌딩
대표전화 • 02)330-5114 팩스 • 02)324-2345
등록번호 • 제313-2006-000265호

홈페이지 • http://www.hakjisa.co.kr
페이스북 • https://www.facebook.com/hakjisabook

ISBN 978-89-997-1529-7 93510

정가 23,000원

이 도서의 국립중앙도서관 출판시도서목록(CIP)은 서지정보유통지원시스템 홈페이지(http://seoji.nl.go.kr)와 국가자료공동목록시스템(http://www.nl.go.kr/kolisnet)에서 이용하실 수 있습니다.
(CIP 제어번호: CIP2018006874)